Herrn Redaktor
Hans Breitenmoser
mit besten Wünschen
für gute gesundheit.
Rapperswil 9. september 1985
L. Aufzeichnis

Burgerstein
Heilwirkung von Nährstoffen

Heilwirkung von Nährstoffen

Richtlinien für Gesundheit und Leistungsfähigkeit bis ins hohe Alter

Orthomolekulare Medizin

Von Dr. Lothar Burgerstein

4. verb. und überarb. Auflage

HAUG

Karl F. Haug Verlag · Heidelberg

CIP-Kurztitelaufnahme der Deutschen Bibliothek

Burgerstein, Lothar:
Heilwirkung von Nährstoffen : Richtlinien für Gesundheit u. Leistungsfähigkeit bis ins hohe Alter ; orthomolekulare Medizin / von Lothar Burgerstein. – 4. verb. und überarb. Aufl. – Heidelberg : Haug, 1985.
ISBN 3-7760-0844-x

Herstellerische Betreuung: Axel Treiber

2. verbesserte Auflage 1983
3. überarbeitete Auflage 1984
4. verbesserte und überarbeitete Auflage 1985

Verlags-Nr. 8544 · ISBN 3-7760-0844-x

Gesamtherstellung: Konkordia Druck GmbH, 7580 Bühl/Baden

Inhalt

Vorwort zur 4. Auflage

Entsprechend den Fortschritten in Forschung und Erfahrung auf dem Gebiet der orthomolekularen Therapie erscheint nun die 4. verbesserte und erweiterte Auflage dieses Buches.

Neue Kapitel sind: Allergie, Menstruation/Wechseljahre, Haare und Fingernägel.

Neu sind auch die Berichte über Molybdän, über wichtige Aminosäuren, z. B. Taurin, auch über Carnithin; neu ist schließlich eine umfangreiche Tabelle über den Gehalt von Vitaminen, Mineralstoffen, Fettsäuren und Aminosäuren in Lebensmitteln.

Stark vermehrt wurden die Kapitel Schwangerschaftsernährung, Ernährung und Kriminalität, Vitamin D mit dem großen Unterschied zwischen Vitamin D2 und D3. Das gleiche gilt für den Abschnitt Vitamin C mit Berichten über Behandlungsmethoden bei der Krankheit AIDS sowie für die Berichte über Kalzium, Magnesium, Mangan, Zink, Maxepa und die Kapitel Schizophrenie, Alkoholismus, Drogensucht, Schlaflosigkeit, Zähne und Zahnfleisch.

Wesentlich verlängert ist auch das Schlußwort. Es erklärt die Ursachen der Explosion von Krankenkosten und die Voraussetzungen für ihre Reduktion. Beigefügt ist ein Bericht über die größte orthomolekulare Klinik der Welt, in der in den letzten Jahren mehr als 18 000 Patienten behandelt wurden, sowie über die markante Persönlichkeit von Dr. phil. Dr. med. *Carl C. Pfeiffer.*

Das Buch wird abgerundet durch Hinweise für Ärzte, die selbst eine orthomolekulare Praxis eröffnen oder führen wollen.

Rapperswil, im Sommer 1985 — *Dr. Lothar Burgerstein*

Einleitung

Mein sehr schlechter Gesundheitszustand und meine Lebenskraft wurden nach einem schweren Unfall durch richtige Ernährung und Einnahme von Nährstoffsupplementen so verbessert, daß ich mehrere Operationen mit Erfolg überstanden habe.

In meinen früheren Jahren war ich nie ein „Gesundheitsriese", sondern hatte oft Erkältungen, Grippe und Bronchitiden. Ich war jahrelang krank, hatte chronische Gastritis und nahm deshalb fast jede Nacht Pillen, hatte eine schwere Nierenentzündung, die mir eine Nierenschädigung eintrug, hatte Gelbsucht, Schwierigkeiten mit Leber und Galle. Ich hatte Arthrose an beiden Daumen, war viel müde, und oft mangelte es mir an Entschlußkraft.

Und heute? – Ich bin nie erkältet, habe nie Grippe, meine Gastritis ist geheilt, die Daumenarthrose ebenso, und ich habe keine Schmerzen mehr im Rücken. Ich brauche kein Mittagsschläfchen mehr, arbeite gern und gut 10 Stunden täglich und mehr. Bei gutem Licht lese ich die Zeitung ohne Brille, fahre auch Auto ohne Brille. Mein Gedächtnis ist besser als vor 10 Jahren und so auch meine Entschlußkraft. Ich bin 90 Jahre alt, finde Freude am Leben und an der Arbeit und hoffe, noch weitere Jahre so leben zu können.

Freunde aus Amerika hatten mir Literatur über Nutritional Science und orthomolekulare Medizin übersandt. Ich studierte die Literatur, erlebte die Erfolge an mir, später im weiten Kreise meiner Bekannten – auch bei Ärzten.

Mein Interesse für Nutritional Science und für orthomolekulare Medizin wuchs ständig. Ich abonnierte wichtige Zeitschriften, die in den Bibliotheken nicht zu finden waren. Beim Studium wurde immer der Unterschied zwischen den Verhältnissen in den USA und Europa berücksichtigt. Dabei erkannte ich, daß die USA auf diesem Gebiet in der Forschung und praktischen Anwendung weit voraus sind, obwohl oder vielleicht weil sie zu den qualitativ am schlechtesten ernährten Völkern der Erde gehören.

Ich begann, Bücher über orthomolekulare Medizin und orthomolekulare Psychiatrie sowie orthomolekulare Referenzliteratur anzuschaffen und diese literarische Evidenz weiter auszubauen, die inzwischen wohl zur größten Sammlung dieser Literatur in der Schweiz angewachsen ist.

Ich begann, mit führenden Fachleuten der Nutritional Science und orthomolekularen Medizin zu korrespondieren, begab mich in die USA, um direkte Kontakte aufzunehmen. Dabei lernte ich Prof. *Roger J. Williams,* einen bekannten Vitamin-Forscher, kennen. Er übergab mir sein Buch „Physician's Handbook of Nutritional Science" [1]. Es ist ein brillant geschriebenes Buch, das jeder Arzt lesen sollte. Weiter lernte ich Prof. *Linus Pauling* und Prof. *Hans Selye* kennen sowie Prof. *Carl C. Pfeiffer,* einen erfolgreichen Verfechter der orthomolekularen Medizin, den ich zu meinen Freunden zählen darf.

Vor vier Jahren forderten mich Freunde auf, das, was ich erlebt und erfahren habe, aufzuschreiben. So entstand dieses Buch.

Das Buch soll aufmerksam machen

1. auf die guten Heilerfolge der orthomolekularen Medizin, der Mega-Nährstofftherapie, und
2. wie diese Heilerfolge erreicht werden können, bzw. was dazu unternommen werden muß.

Rappersswil, im Sommer 1985

Dr. Lothar Burgerstein
Fluhstraße 30
CH-8640 Rapperswil

I. Orthomolekulare Medizin

„Primum nil nocere“

Die Zelle ist Baustein des Körpers, die gesunde Zelle Träger der Gesundheit. *R. J. Williams* hat in einem Artikel seines Buches „A Physician's Handbook on Orthomolecular Medicine“ [2] die Funktion der Zelle sehr anschaulich beschrieben. Ich gebe einige Sätze daraus wieder: „Jede Zelle hat ihre eigene Kraftanlage, von der sie ihre Energie bezieht.“ „Elektrische Aktivität wird ständig manifestiert.“ „Der Verbrennungsprozeß, an dem viele verschiedene Katalysatoren (Beschleuniger) beteiligt sind.“ „Jedes Enzym (biologische Katalysatoren) ist von Natur aus ein Protein und ist aus Hunderten von Aminosäuren (und oft Vitaminen) aufgebaut und in exakt richtiger Weise zusammengesetzt.“ „In jeder Mikrosekunde passiert etwas. Physikalisch-chemische Umwandlungen, wie Filtern, Ultrafiltern, Emulgieren, Dispersieren, Aggregation, Resorption, finden ständig statt.“ „Zellen haben einen Verschmutzungskontrollmechanismus in Betrieb, und toxische Moleküle werden in weniger toxische umgewandelt.“ „Die Zellen haben Transportsysteme. Die Zellen haben Kommunikationssysteme, Botschaften und Botschaftenträger.“

Diese lebendige Darstellung, wie die Zelle arbeitet, gibt eine Vorstellung davon, wie wichtig es ist, die Zellflüssigkeit mit allen Nährstoffen in genügenden Mengen laufend zu versorgen, ganz besonders dann, wenn aus irgendwelchen Gründen Körperfremdes in den Körper kommt, das von der Zelle „verarbeitet“ werden muß.

R. J. Williams verlangt eine strenge Trennung der Arzneimittel in 2 Typen [3]: Typ 1 sind Arzneimittel, die unserem Körper fremd sind und auch in der natürlichen Nahrung nicht vorkommen, die sich aber (oft durch die Methode von Versuch und Irrtum) bei der Behandlung von Krankheiten als mehr oder weniger wertvoll erwiesen haben. Sie werden „körperfremde“ Arzneimittel genannt. – Typ 2 sind Arzneimittel, welche in unserem Körper und auch in der natürlichen Nahrung vorhanden sind. Sie sind sehr wertvoll, weil sie konstruktiv in den Stoffwechselprozeß eintreten. Man nennt sie „körpereigene“ Arzneimittel. Dies ist gleichbedeutend mit Nährstoffen (englisch: Nutrients).

Sicher „wartet“ die Zelle nicht auf „Körperfremdes“. Prof. *Williams* hat einmal in meiner Gegenwart eine Person, welche reichlich Aspirin zu sich nahm und es sehr lobte, gefragt: „Glauben Sie wirklich, daß Sie an Arthritis leiden, weil Ihrem System Aspirin fehlt?“ Man hätte nicht besser die Symptombehandlung mit körperfremden Arzneimitteln charakterisieren können! Nach Prof. *Williams* schlucken die Amerikaner täglich 15 Tonnen Aspirin. Es scheint auch das Schlüsselmedikament gegen Arthritis zu sein [4].

Man muß die Behandlung mit Nährstoffen und ihren Heilungseffekt erlebt haben, um den Unterschied in der Wirkung von körpereigenen und körperfremden Arzneimitteln kennenzulernen. Die Reaktion ist so, wie wenn der Körper auf die körpereigenen Stoffe gewartet hätte, und zwar tritt sie meistens schon nach kurzer Zeit ein.

Die Substanzen, welche für die orthomolekulare Medizin, d.h. für die Erhaltung der Gesundheit und für die Behandlung von Krankheiten, in Frage kommen, gehören also zu Typ 2. – Etwa 80 an der Zahl, sind sie in der natürlichen Nahrung im Prinzip vorhanden, also eigentlich leicht erhältlich. Die für Typ 1 notwendigen grausamen Tierversuche fallen zumeist weg.

Die Arzneimittel des Typs 1 gehen in die Zehntausende, alte verschwinden, neue kommen dauernd hinzu. Sie vermehren sich ständig. Viele haben Kontraindikationen, d.h. sie können Organe schädigen. Es ist klar, daß sie sehr genau geprüft werden müssen. Trotzdem kann es immer wieder zu furchtbaren Schädigungen kommen, wie zum Beispiel durch Thalidomid (Contergan®). Solche Schädigungen nennt man iatrogene Krankheiten, d.h. durch den Arzt verursachte Krankheiten. Arzneimittel vom Typ 1 können iatrogene Krankheiten verursachen, mit den Arzneimitteln vom Typ 2 ist das kaum möglich.

Es liegt mir ein Bericht der IBM Schweiz mit dem Titel „Computer im Einsatz gegen unerwünschte Arzneimittelwirkungen“ vor (12.11.75). Darin steht u.a. zu lesen: „Die Kosten für die Behandlung von Personen, die an unerwünschten Nebenwirkungen von Medikamenten leiden, werden in den USA auf jährlich 2 Milliarden Dollar geschätzt. Darüber hinaus soll die Betreuung solcher Patienten nicht weniger als 20% aller Spitalpflegetage beanspruchen.“

Im JAMA, der wichtigsten amerikanischen Medizin-Fachzeitschrift, wird ein Computersystem vorgeschlagen, mit dem noch nicht bekannte schädliche Nebenwirkungen von Medikamenten nach der Behandlung erfaßt werden können [5]. Bei einzelnen Medikamenten ist die potentiell tödliche Wirkung erst nach Jahren festgestellt worden (zum Beispiel Practolol).

Die orthomolekulare Medizin hat ein klares Konzept: die Ursachen der Krankheiten mit Nährstoffen zu beseitigen. Der Bedarf an Nährstoffen, welcher für die Erhaltung der Gesundheit nötig ist, kann von

Mensch zu Mensch sehr verschieden sein. Man nennt dies biochemische Individualität. Die orthomolekulare Medizin kann diesen unterschiedlichen Bedarf berücksichtigen. Es stehen ihr die Nährstoffe in Form von Nährstoffsupplementen in verschiedenen Dosierungen zur Verfügung (siehe Kapitel Nährstoffsupplemente, S. 79 und Anhang II, S. 321).

Nährstoffsupplemente enthalten Vitamine, Mineralstoffe, Spurenelemente, Aminosäuren und Fettsäuren (Spurenelemente nennt man solche Elemente, die in Mengen kleiner als 0,01 % des Körpergewichts im menschlichen Körper vorkommen)[6]. Kohlenhydrate sind nicht essentielle Nährstoffe; Energie kann auch durch Eiweiß erzeugt werden.

Linus Pauling prägte die Definition der orthomolekularen Medizin [7]. Sie lautet: „Orthomolekulare Medizin ist die Erhaltung guter Gesundheit und die Behandlung von Krankheiten durch Veränderung der Konzentration von Substanzen im menschlichen Körper, die normalerweise im Körper vorhanden und für die Gesundheit erforderlich sind" (englische Fassung, 22 Wörter).

Mit diesen schlichten Worten ist Wichtiges angekündigt: Die Erhaltung der Gesundheit wird oberstes Gebot der neuen medizinischen Richtung. Die Erhaltung der Gesundheit und die Behandlung von Krankheiten hat nach den gleichen Prinzipien zu erfolgen. Eine erstaunliche, in der Medizin noch nie gehörte Erklärung! Mit nur 22 Wörtern wird umfassend erklärt, wie diese beiden Aufgaben zu bewältigen sind, und in den 22 Wörtern ist auch der gesamte Arzneimittelkomplex eindeutig umschrieben, so klar, daß kein weiteres Fragen nötig ist. Es ist eine in ihrer Einfachheit und Vollkommenheit imponierende Definition.

Erhaltung der Gesundheit – erstes Gebot in der orthomolekularen Medizin – ist nicht gleichbedeutend mit Prävention der Schulmedizin. Der Hauptunterschied besteht darin, daß die orthomolekulare Medizin zur Erhaltung der Gesundheit Nährstoffe einsetzt, während die Schulmedizin die Prävention hauptsächlich in Impfungen und Maßnahmen wie Unfallverhütung sieht. *Der Erhaltung der Gesundheit wird in der orthomolekularen Medizin gleiche Bedeutung beigemessen wie der Behandlung von Krankheiten,* was auch darin zum Ausdruck kommt, daß erstere in ihrem Programm zuvorderst genannt wird. Wenn also die orthomolekulare Medizin die Erhaltung der Gesundheit in ihr Programm aufgenommen hat, dann liegt dahinter die Erkenntnis, daß sich diese nicht von selbst erhält, sondern auch ärztliche Kontrollen braucht, damit der Körper richtig ernährt wird und eventuelle Mängel durch Supplemente behoben werden, ansonsten es zu einem „negativen Stoffwechsel“ komme, demzufolge „der Organismus eine Aufzehrung erleidet“. „Diese verteilt sich nicht gleichmäßig auf alle Gewebe, sondern unter ihnen findet eine Art ‚Kampf ums Dasein‘ statt, durch welche einzelne Gewebe sich aufbrauchen zugunsten anderer, die gleichsam als Parasiten ihr Leben fortsetzen und sich sogar vermehren können [8, 8 a–e].“ Bei dieser inneren Selbstversorgung holt sich der Körper Nährstoffe für lebenswichtige Organe von weniger wichtigen Organen. Optimale Gesundheit ist nur ein Zustand an einem Punkt labilen Gleichgewichts. Daraus ergibt sich die Feststellung und gleichzeitig Forderung: je öfter die Kontrolle, je öfter die Sicherung, desto geringer der allfällige Schaden, desto rascher auch die Wiederherstellung. Ebenso kann die Folgerung gezogen werden, daß mehr Menschen den Orthomolekularmediziner besuchen werden als den Schulmediziner. Da das Wort „Patient“ Duldender bedeutet, also einen Kranken meint, wird man nicht alle Besucher eines Arztes der orthomolekularen Medizin als Patienten ansprechen können.

Die orthomolekulare Medizin beginnt mit der Erforschung der Ursache der Krankheit. Ohne individuelle Nährstoffmängel zu erkennen oder doch wenigstens zu vermuten, kann keine Behandlung beginnen. Es werden Blut, Urin, Fäzes, aber auch Speichel, Schweiß und Haare untersucht. Die Auswertung dieser neueren Untersuchungen, zum Beispiel Auswertung des Haartests auf Mineralstoffmangel, erfordert Erfahrung. Viele äußerliche Zeichen, wie zum Beispiel auch das Aussehen der Zunge und der Nägel, sind Hinweise für Krankheitsursachen. Ich habe eine Zunge gesehen, die ganz schwarz und nach allen Seiten durchfurcht war wie ein Cañon. Ursache war eine länger dauernde Antibiotika-Kur; man hatte vergessen, gleichzeitig B-Vitamine zu geben. Alle diese Untersuchungsmethoden werden laufend verbessert mit der Weiterentwicklung der noch jungen Nährstoffwissenschaft. Für das Suchen der Ursachen der Krankheit werden von der orthomolekularen Medizin die hochentwickelten Apparaturen und Methoden der konventionellen Medizin ebenfalls verwendet.

Für die orthomolekulare Medizin ist die Gesundheit unteilbar! Erkrankt ein Organ, so ist dies ein Alarmzeichen, und wenn es nicht gelingt, die Ursache zu finden und zu beheben, dann werden andere

Körperteile krank werden. Ungenügende Ernährung schädigt den ganzen Körper – sichtbar wird sie am schwächsten Körperteil.

O. Wolff schreibt im Ärzteblatt Baden-Württemberg [9]: „Obwohl die vornehmste ärztliche Aufgabe die Heilung ist, spricht man heutzutage kaum von Heilmitteln – leider mit Recht, denn die wenigsten der gebräuchlichen Medikamente sind wirkliche Heilmittel." Ich finde, jedermann soll wissen, daß zwischen Heilbehandlung und Symptombehandlung ein Unterschied besteht, denn letztere bringt keine Heilung.

Bei der Behandlung von Krankheiten wird in der orthomolekularen Medizin nicht nach Arzneimitteln gesucht, welche Symptome beseitigen, sondern nach Mitteln, welche die Ursachen der Krankheiten zu beheben vermögen. Man wird Fragebogen ausfüllen lassen (siehe ein Beispiel Seite 353), um Zeit zu sparen und auch um das Verhalten zu erforschen. Man beobachtet die Symptome, und an deren Schwächerwerden oder Schwinden erkennt man die Heilung durch die Nährstoffe. Die „Biochemical Individuality" (biochemische Individualität) nach *R. J. Williams* [10] wird besonders genau untersucht und berücksichtigt. Die Therapie beginnt mit kleinen Dosen. Sie werden langsam gesteigert, bis die optimale Dosis erreicht ist. Die Therapie birgt heute für den Orthomolekularmediziner kaum ein Risiko.

Man kennt heute die Grenzen zur Toxizität, die in den meisten Fällen sehr hoch liegen. Es gibt nur wenige Kontraindikationen. Im Gegenteil, die Nährstoffe helfen oft dem gesamten Organismus, und nicht nur einem Organsystem. Es werden auch körperfremde Arzneimittel angewandt, aber stets in Verbindung mit körpereigenen Arzneimitteln, die die Hauptsäule der Therapie bilden.

Wie entstand die orthomolekulare Medizin? An gesunden, gut genährten Versuchstieren haben Biochemiker künstliche Nährstoffmängel erzeugt, die dadurch entstehenden Krankheitsbilder festgestellt und durch Nährstoffgaben die Tiere wieder geheilt. Diese Berichte wurden in Fachzeitschriften laufend veröffentlicht, aber wenig beachtet. Ärzte haben diese Versuche an Menschen wiederholt und Erfolge erzielt, die als spektakulär und dramatisch bezeichnet wurden. Die Referenzliteratur geht bis in die 30er Jahre zurück. Im Jahre 1937 erschien ein Artikel über die Bildung von Nierensteinen bei Vitamin-A-Mangel [11]. Ein Jahr später wurde ein Artikel über Muskeldystrophie bei Kaninchen, welche durch Weizenkeime geheilt wurden, publiziert [12]. In den 40er Jahren ist die Referenzliteratur schon sehr zahlreich, und danach nimmt sie sehr stark zu.

Nährstoffe sind besser erfaßbar, einfacher durchschaubar und sicherer beherrschbar als konventionelle Arzneimittel; sie werden konstant von vielen Stellen und unabhängigen Wissenschaftlern weiter erforscht. Die Anwendungsmöglichkeiten werden dauernd verfeinert. Im Unterschied dazu ist der Schulmediziner weniger sicher, ob der Patient nicht doch irgendwo einen schwachen Punkt hat, der eine Kontraindikation für seine Therapie darstellt. Ein amerikanischer Freund sagte mir einmal sehr treffend über die Schulmediziner: „They are often a little anxious, always meditative" (zu Deutsch: oft ein wenig ängstlich, immer nachdenklich). Unbewußt wird das sicher auch mit den vielen körperfremden Medikamenten zusammenhängen, die der Schulmediziner braucht und bei denen es dem Arzt und auch dem Patienten buchstäblich nicht immer ganz wohl sein kann (dem Arzt in den USA vielleicht auch wegen der vielen Malpractice-Prozesse). Man kann sie nie ganz genau kennen, und es muß ein Riesenapparat aufrechterhalten werden, um diese Flut laufend zu prüfen.

Auch das Verhältnis zwischen Arzt und Patient bei der orthomolekularen Medizin ist ein anderes. Das Instrument, das der orthomolekularen Medizin zur Verfügung steht, ist sicherer, und darum wird sich auch der, welcher es anwendet, sicherer fühlen. Die Sicherheit des „Instruments" überträgt sich auf den Arzt und zuletzt auch auf den Kranken oder Vorbeugungswilligen. Der Patient fühlt den fundamentalen Unterschied zwischen Symptombehandlung und orthomolekularer Heilbehandlung bald. Die wenigen Arzneimittel, die alle Nährstoffe sind, werden ihm bald zu festen Begriffen. Er kann seine Beobachtungen besser mitteilen, und er hat, wie ich selbst feststellen konnte, zu den Nährstoffen, unter denen er sich auch etwas vorstellen kann, weil sie in der Nahrung vorkommen, mehr Vertrauen.

Selbst wenn die Schmerzen nicht so rasch verschwinden, steigt das allgemeine Wohlbefinden. Schon nach kurzer Zeit steigt die Zuversicht, was an sich schon heilungsfördernd ist: Der Patient fühlt, daß es seinem ganzen Körper besser geht, und wenn die Heilung eingetreten ist, sind die Patienten nicht nur schmerzfrei, sondern fühlen Lebensfreude; sie spüren den Unterschied gegenüber früher als ein „Gesundsein", nicht nur als eine Schmerzbefreiung.

Die orthomolekulare Medizin bedeutet eine Aufwertung des ärztlichen Berufs. Vor allem wird der Arzt selbst ein Vorbild bester Gesundheit sein. Das ist heute nicht immer der Fall. Der Arzt wird mit mehr Befriedigung seinen Beruf ausüben, wenn er weiß, daß er alles, was Heilung bringen kann, zur Verfügung hat, und somit wird er auch mehr Erfolg haben. Er wird mehr Genesende sehen sowie Genesene, die zur Kontrolle kommen, damit sie ja nicht wieder krank werden, aber auch Gesunde, bei denen sich eine Krankheit ankündigt. Je gesünder der Mensch sich fühlt, desto begieriger ist er, dieses Gefühl zu behalten. Ich habe es oft erlebt, und jeder kann es bei sich selbst erleben. Freilich gibt es auch einen Zustand von falscher oder schlechter Ernährung oder psychischer Zerrüttung, bei dem anscheinend das Krankmachende gleichsam süchtig verlangt wird. Allgemein bekannt ist zum Beispiel die Tatsache, daß schlechter genährte Kinder mehr Verlangen nach Süßigkeiten haben, die nur leere Kalorien bieten. Ich weiß von einem Fall, bei dem während mehr als einem Jahrzehnt ein sehr unangenehmes Brennen beim Wasserlassen vorlag. Dieser Mann trank fast begierig größere Mengen Milch. Seine lästigen Beschwerden besserten sich erst, als er nach einer Ernährungsaufklärung von seiner „Sucht“ etwas abließ. (In diesem Falle lag wahrscheinlich eine Milchallergie vor. Siehe auch Seite 57.)

Unter Krankheit ist alles „Kranksein“ zu verstehen, auch Unfallfolgen oder zum Beispiel Vergiftungen durch Pflanzen und Tiere. Große Erfolge hat die orthomolekulare Medizin bei der Behandlung von Zivilisationskrankheiten und die orthomolekulare Psychiatrie bei der Behandlung von Geisteskrankheiten erzielt. Heilung ist oft möglich oder zumindest oft eine soziale Rehabilitation mit Vermeidung von Wiedereinlieferung in Kliniken. Bei orthomolekularer Psychiatriebehandlung könnte ein viel größerer Prozentsatz der Patienten ambulant behandelt werden. Bei allen Krankheiten kann eine Stärkung des Organismus und eine Linderung der Beschwerden erzielt werden.

Da jede Krankheit und jeder Unfall eine Streßsituation darstellen, verbunden mit großem Nachholbedarf an Nährstoffen, kann die orthomolekulare Medizin bei jeder Krankheit Nutzen bringen. Ich habe in keiner Abhandlung über Streß in der europäischen Literatur den durch Streß entstehenden Mehrbedarf an Nährstoffen wie Aminosäuren, Vitamin C usw. erwähnt gefunden.

Die orthomolekulare Therapie berücksichtigt immer den Synergismus, d. h. die gegenseitige positive Beeinflussung der Nährstoffe; zum Beispiel sind die Vitamine des sogenannten B-Komplexes in ihrer Wirkung voneinander abhängig. Aber auch der Antagonismus muß berücksichtigt werden. Zum Beispiel stört das in den Zitrusfrüchten enthaltene Zitral die Resorption von Vitamin A [13]. Oder ungesättigte Öle beispielsweise, etwa Fischleberöl, benötigen größere Mengen von Vitamin E als Oxydationsschutz.

Zur Nährstoffwissenschaft gehört auch das Wissen um die Resorption. Es muß dafür gesorgt werden, daß die Nährstoffe in der Nahrung und in den Supplementen optimal resorbiert werden, ein Problem, das es in dieser Form bei den körperfremden Arzneimitteln nur am Rande gibt. Bei Osteoporose zum Beispiel liegt oft ein Resorptionsfehler vor. Kalzium kann etwa deshalb nicht gut resorbiert werden, weil im Darm wegen zu großem Zuckerkonsum ein übermäßig alkalisches Milieu entstanden ist oder weil der Magen zu wenig sauren Saft produziert. Wenn andererseits Kalzium im Urin ausgeschieden wird, dann ist das noch kein Zeichen, daß ein Kalziumüberschuß und genügende Resorption vorliegen, was oft irrtümlicherweise angenommen wird. Im Gegenteil, es kann ein Zeichen dafür sein, daß die Vorbedingungen für eine gute Verwertung im Organismus fehlen. Es gibt noch viele andere Fälle von Resorptionsstörungen, zum Beispiel werden die fettlöslichen Vitamine A, D und E nur resorbiert, wenn etwas Galle fließt, und dies ist nur der Fall, wenn etwas Fett in der Nahrung enthalten ist. Zink wird im leeren Magen oder mit Milchprodukten schlechter resorbiert als mit Fleisch und Gemüse [14].

Das Ansteigen der Zivilisationskrankheiten, die Erkenntnis der schlechten Ernährung waren sicher Triebfedern für das Suchen nach Abhilfe durch die Verbreitung der orthomolekularen Medizin.

Die Ursachen, weshalb die Begründer der orthomolekularen Medizin in den USA und Kanada zu suchen sind, liegen auf verschiedenen Ebenen. Es wurde von Wissenschaftlern früh erkannt, daß die schlechte Qualität der Lebensmittel (zum Beispiel in den USA und in anderen sogenannten zivilisierten Ländern sowie in Ländern, in denen schlechte Lebensmittelqualität mit der „Zivilisation" eingeführt wurde) die Gesundheit schwer schädigt. Massenherstellung von Nahrungsmitteln mit möglichst langer Haltbarkeit ist von der Lebensmitteltechnik auf billigste Art meist am leichtesten zu lösen, wenn große Nährstoffverluste in Kauf genommen und danach gewisse Stoffe wieder hinzugefügt werden. Dies geschieht in übergroßem Maße vor allem in den USA. Heute gehört ein Teil der amerikanischen Bevölkerung zu den qualitativ am schlechtesten genährten Menschen der Erde, und die Zivilisationskrankheiten nehmen ständig zu. Das hat ganz natürlicherweise als Gegenströmung Forschungen nach den Ursachen dieser Krankheiten gefördert. In ihrem Buch „Let's Eat Right to Keep Fit" [15] berichtet *A. Davis* vom ungeheuren Einfluß der amerikanischen Lebensmittelindustrie auf die Ärzteschaft und weitere Fachwelt mittels Inseratekampagnen in den medizinischen Zeitschriften. Sie spricht von einer eigentlichen Kontrolle und „Gehirnwäsche", die bei den University Food Departments ausgeübt würden. Sie bemerkt auch mit Bedauern, daß es in den Schulküchen nur Rezepte mit prozessierten Nahrungsmitteln gibt. Im Januar 1969 gab der Vorsitzende einer Untersuchungskommission des Departements für Gesundheit, Erziehung und Wohlfahrt der USA offiziell einen Bericht an das „Select Committee on Nutrition and Human Needs of the Unites States Senate", betitelt: „A National Nutritional Survey" [16], in dem offiziell der erschreckend schlechte Gesundheitszustand der amerikanischen Bevölkerung beschrieben wird, welcher auf „ungenügende" Ernährung zurückzuführen sei. Es wird darauf hingewiesen, daß die Lebensmittelindustrie („Food Processors") zur schlechten Ernährung beiträgt. Inzwischen bessern sich die Verhältnisse in den USA; es wird eine große Propaganda für gesunde Ernährung betrieben. Es gibt verschiedene Gesundheitsmagazine, darunter z. B. das Prevention Magazine mit einer Auflage von drei Millionen.

Die Ernährung in Europa ist besser als in den USA, aber ebenfalls gefährdet, insbesondere für sogenannte Risikogruppen wie Jugendliche, die außer Haus möglichst billig essen, oder alte Personen, denen das Kochen zuviel Mühe bereitet (vgl. hierzu Sozial- und Präventivmedizin 1973, *D. Schlettwein-Gsell*).

Man kann behaupten, daß in den USA ein eigentlicher Kampf entbrannt ist. Auf der einen Seite die Riesenkonzerne, welche mit allen Mitteln die bisher angewandten Fabrikationsmethoden zu verteidigen suchen, auf der anderen Seite unabhängige Ernährungswissenschaftler, die es schwer haben, mit ihrer neutralen Aufklärung anzukommen.

Die „Medical Tribune" (23.5.1975) hält ein Interview mit Prof. *H. Schaefer*, Präventivmediziner aus Deutschland, fest, der anläßlich eines internationalen Symposiums über „Grenzen der Medizin" im Mai 1975 sagte, daß in den Konsumgesellschaften das Optimum des Gesundheitszustandes überschritten sei und die Lebenserwartung der Männer bereits wieder sinke. „Die Gesamtkosten von Krankheit rangieren mit Sicherheit in der Größenordnung von 20% des Bruttosozialprodukts. Das Phänomen ist also sehr viel dramatischer, als selbst dieser Kongreß in Davos erkannt hat." Im Schlußbericht meint „Medical Tribune": „... Sie alle sind zufrieden mit der Lage, wie sie ist, denn sie alle kommen dabei gut zurecht. Kritik kann schon heute nur in Furchtlosigkeit betrieben werden, wenn sie segensreich sein soll."

Gefördert bzw. möglich gemacht wurde die Verbreitung der orthomolekularen Medizin in den USA durch die Tatsache, daß alle Nährstoffsupplemente, auch solche, die Megadosen enthalten, in jedem Reformhaus gekauft werden können. Dies im Gegensatz zu Europa, wo viele solcher Heilmittel nach strengen Vorschriften erst registriert werden müssen. Oftmals werden teure klinische Versuche mit Kontrollgruppen verlangt, weil die Heilwirkungen in Europa noch unbekannt sind.

Bei der Konferenz der International Academy of Preventive Medicine in Kansas City, Missouri, im Jahre 1978, kam die Differenz zwischen Schulmedizin (Conventional Medicine) und orthomolekularer Medizin zur Sprache. Auf diesem Kongreß konnte *Michael Lessner* ankündigen, daß der Gouverneur von Kalifornien (der heutige Präsident der USA, *Ronald Reagan*) ein Gesetz unterzeichnet habe, wonach die Krankenversicherungen neben den Schulmedizinbehandlungen auch Behandlungen nach den Grundsätzen der orthomolekularen Medizin vergüten müßten. Dieses Gesetz bedeutet, daß die orthomolekulare Medizin offiziell anerkannt wurde.

Auch in Europa gibt es Anzeichen, daß sich neben der konventionellen Medizin neue Richtungen durchzusetzen beginnen. Dr. med. *Hans Nieper*, Leiter des Paracelsus-Krankenhauses Silbersee in Langenhagen bei Hannover, hat in seinem Buch „Revolution", Illmer Verlag, Hannover, einige Beispiele von Krankheiten behandelt und die eumetabolische (orthomolekulare) Heilbehandlung der orthodoxen Schulmedizinbehandlung gegenübergestellt, um die Vorteile der eumetabolischen Heilbehandlung herauszustreichen. Im gleichen Buch bringt der Autor ein Kapitel über „Die Orthodoxie in der Medizin und der Verfassungsjurist". In diesem wird von dem deutschen Staats- und Verfassungsrechtler Prof. Dr. jur. *Günter Küchenhoff* ein Gutachten zur empirischen Medizin aus juristischer Sicht gegeben: „Wenn neuartige Methoden als ultima ratio nicht eingeführt werden, so kann ein starres Festhalten an eingeführten Methoden (Schulmedizin) eine unterlassene Hilfeleistung (vgl. auch § 330 c des Strafgesetzbuches) darstellen, genau wie eine Außerachtlassung risikofreier, herkömmlicher Methoden.

Neuartige Methoden, die auf einem ernsthaften, wissenschaftlichen Bemühen beruhen, sind durch die Freiheit der Wissenschaft und der Lehre ebenso gedeckt wie hergebrachte Methoden (Art. 5, Abs. 3 GG)."

Die orthomolekulare Medizin macht in den USA trotz Widerständen von verschiedenen Seiten beachtliche Fortschritte. Es gibt Kliniken, welche orthomolekulare Medizin anwenden, und auch Auskunftsstellen, wo man sich nach Adressen von unabhängigen Orthomolekularmedizinern erkundigen kann [17]. Zeitschriften berichten über Fortschritte in orthomolekularer Medizin, eine Fachzeitschrift allein über orthomolekulare Psychiatrie [18]. Die orthomolekulare Psychiatrie war das erste Gebiet, auf dem sich die orthomolekulare Medizin offiziell betätigt und bewährt hat. In praktisch allen Ländern (außer den USA, Kanada und England) ist die orthomolekulare Psychiatrie leider noch unbekannt. Ich sage leider, weil Geisteskrankheiten zu den schrecklichsten Krankheiten gehören, indem sie oft schwerer als andere Krankheiten die ganze Familie treffen.

Es gibt eigene Mitteilungsblätter für Nutritional Science [19]. Diese Publikation erscheint alle Monate und enthält, sehr übersichtlich nach Nährstoffen und Krankheiten eingeteilt, durchschnittlich 500 Mitteilungen aus Fachzeitschriften.

Ich habe festgestellt, daß alle, die sich mit „Nutritional Science" und orthomolekularer Medizin beschäftigen, von ihr begeistert sind und nie mehr ohne diese Wissenschaft sein wollen.

Deshalb wird es für immer mehr Menschen selbstverständlich sein, sich zunächst und vorrangig um die Erhaltung der eigenen Gesundheit zu bemühen, anstatt – oft vergeblich – Krankheiten zu bekämpfen, um wieder gesund zu werden.

Referenzliste zu Einleitung und Kapitel 1

[1] *Williams, R. J.:* A Physician's Handbook of Nutritional Science. Charles C. Thomas Publ., Springfield, 1975.

[2] *Williams, R. J., Kalita, D. K.,* ed.: A Physician's Handbook on Orthomolecular Medicine. Pergamon Press, New York, 1977, S. 2.

[3] *Williams, R. J.:* Nutrition in a Nutshell. Dolphin Books, New York, 1962, S. 98.

[4] *Williams, R. J.:* Nutrition against Disease. Pitman Publ. Corp., New York 1971, S. 11.
[5] *Jick, H.* et al.: J. Am. Med. Assn., 242, 2310, 1979.
[6] *Schroeder, H. A.:* The Trace Elements in Man. Old Greenwich Conn., 1973, S. 13.
[7] *Pauling, L.:* Vitamin C, the Common Cold and the Flu. W. H. Freemann & Co., San Francisco, 1970, S. 85.
[8] *Kollath, W.:* Getreide und Mensch. Schwabe & Co., Bad Nauheim 1964, S. 118.
[8 a] *Kollath, W.:* Die Ordnung unserer Nahrung. 9. Auflage. Karl F. Haug Verlag, Heidelberg 1981.
[8 b] *Kollath, W.:* Die Ernährung als Naturwissenschaft. 3. Auflage. Karl F. Haug Verlag, Heidelberg 1981.
[8 c] *Kollath, W.:* Leben, Wachstum und Gesundheit. Karl F. Haug Verlag, Heidelberg.
[8 d] *Kollath, W.:* Regulatoren des Lebens – vom Wesen der Redox-Systeme. 2. Auflage. Karl F. Haug Verlag, Heidelberg 1978.
[8 e] *Von Koerber, K. W., Männle, Th., Leitzmann, C.:* Vollwert-Ernährung. 2. verb. Aufl., Karl F. Haug Verlag, Heidelberg 1982.
[9] *Wolff, O.:* Ärzteblatt Baden-Württemberg 10/71, Stuttgart, S. 572.
[10] *Williams, R. J.:* Biochemical Individuality. University of Texas Press, Austin, 1975.
[11] *Ezickson, W. J., Feldman, J. B.:* J. Am. Med. Assn., 109, 1706, 1937.
[12] *Morgulis, S., Osberoff, W.:* J. Biol. Chem., 124, 767, 1938.
[13] *Wertheim, A. H.:* Natural Poisons in Natural Food. Lyle Stuart & Co., Secausus, N. J., 1974, S. 27–30.
[14] *Pécoud, A.* et al.: Clin. Pharm. and Therap., April 1975, Vol. 17, Nr. 4 S. 469–474.
[15] *Davis, A.:* Let's Eat Right to Keep Fit. G. Allen & Unwin, London 1971, S. 253–261.
[16] The Food Gap, Poverty and Mal Nutrition in USA. Washington Government Printing Office, 1969 (s. *Davis, A.:* Let's eat right to keep fit, s. [15]).
[17] International Academy of Preventive Medicine, 871 Frost Wood Drive, Houston, Texas 77024.
International Academy Metabology Inc. 2236 Suree Ellen Lane, Altadena, CA 91001.
International College of Applied Nutrition, Box 386, La Habra, CA 90631, Academy of Orthomolecular Psychiatry, North Nassau Mental Health Center P.O. Box 372, Manhasset, N. Y. 11030.
American Schizophrenia Association, Suite 805, 56 W. 45 St., New York, N. Y. 10036.
[18] Journal of Orthomolecular Psychiatry, Canadian Schizophrenia Foundation, 2229 Broad Street, Regina, Saskatchewan S4P 1Y7.
[19] Nutrition Abstracts and Reviews, Commonwealth Agriculture Bureaux, Farnham House, Farnham Royal, Slough, SL23BN, UK.

II. Was ist gesunde Ernährung?

1. Nährstoffwissenschaft und Diätetik

„Die Ernährung, deren gründliches Studium von der klassischen Medizin vernachlässigt worden ist, spielt in der orthomolekularen Medizin eine dominierende Rolle. Die Entwicklung dieses medizinischen Gebiets wird, so hoffe ich, eine friedliche Revolution im medizinischen Denken bewirken.

Diese Revolution warf schon ihre Schatten voraus, als 1959 *Frank G. Bourdreau,* M. D., vom Milbank Fund of New York, folgendes erklärte: ‚Wenn man unsere gesamten Erkenntnisse über die Ernährung auf die moderne Gesellschaft anwenden würde, so wäre das Resultat eine enorme Verbesserung des Gesundheitszustandes unseres Volkes, zumindest ebenbürtig jener, welche folgte, als die Mikrobentheorie der Infektionskrankheiten zur Grundlage der öffentlichen Gesundheit und medizinischen Forschung gemacht wurde'."

Dieses Zitat stammt aus dem Vorwort zu „A Physician's Handbook on Orthomolecular Medicine", einem Buch, in dem die prominentesten Begründer und Promotoren der Nutritional Science und orthomolekularen Medizin Berichte abgegeben haben, welche einen ausgezeichneten Querschnitt durch die gesamte orthomolekulare Medizin bieten [1].

Ich übersetze den amerikanischen Begriff „Nutritional Science" mit „Nährstoffwissenschaft". Ich will damit den Unterschied zu dem im deutschsprachigen Gebiet üblichen Begriff „Ernährungswissenschaft" oder „Ernährungslehre" hervorheben. Dieser liegt darin, daß die amerikanische „Nutritional Science" einen besonderen Akzent auf die Heilwirkung der einzelnen Nährstoffe legt und beweist, daß Nährstoffmangel Mitursache von Zivilisationskrankheiten ist.

Die Nährstoffwissenschaft ist auch nicht gleichzusetzen mit Diätetik, mit der sie oft irrtümlicherweise verwechselt wird [2]. Diätetik ist das Wissen um die praktische Anwendung der Nährstoffwissenschaft – in der Spitalkost zum Beispiel durch die Diätassistentin nach den Angaben und Anweisungen des behandelnden Arztes. Die Diätassistentin weiß, welche Nährstoffe in welchen ungefähren Mengen in den einzelnen Nahrungsmitteln vorhanden sind und was geschehen muß, damit sie bei der Zubereitung möglichst erhalten bleiben und von den Patienten gut resorbiert werden können, kurz: welche Nahrung der Kranke bekommen muß, damit sich sein Zustand bessern kann. Daraus geht hervor, wie notwendig die Ausbildung des Arztes in der Nährstoffwissenschaft ist. Ohne einen in Nährstoffwissenschaft ausgebildeten Arzt kann es keine richtige Diätetik, keine erfolgreiche Diätassistentin geben. Und das ist auch der Grund, weshalb die Krankenhauskost der Gesundheit oft nicht nur nicht nützt, sondern eher sogar schadet.

Ich zitiere einen kurzen Briefwechsel, der die Situation beleuchtet: Ich schrieb an eine Klinik: „Sehr geehrte Herren, ich möchte mir den Vorschlag erlauben, die Ernährung Ihrer Patienten auf unprozessierte Nahrung umzustellen. Wie ich gehört habe, soll unprozessierte Nahrung den Heilprozeß günstig beeinflussen.“ Darauf erhielt ich vom Chefarzt folgende Antwort: „Für Ihren Brief danke ich Ihnen bestens. Die Verabreichung unprozessierter Nahrung ist natürlich eine finanzielle Frage, die ich nicht lösen kann. Eine derartige Umstellung wäre in staatlichen Kliniken nur denkbar, wenn sie von der Regierung angeordnet würde.“

Wenn schon der Patient seine sicher in vielen Fällen kostbare Zeit im Krankenhaus verbringen muß, wenn er selber, die Krankenkasse, der Staat, d.h. die gesamte Bevölkerung, für seinen Aufenthalt hohe Beiträge entrichten müssen, so soll dieser Krankenhausaufenthalt optimal ausgenützt werden, indem man nur beste Ernährung verabreicht, welche erwiesenermaßen jeden Krankheitszustand bessert und damit den Krankenhausaufenthalt abkürzt. Gesunde Ernährung nach Anweisung speziell ausgebildeter Medizinalpersonen wird, selbst wenn sie in der Anschaffung etwas teurer ist, nicht nur viel Leid verkürzen, sondern auch Kosten senken.

Die Nährstoffwissenschaft umfaßt ein sehr weites Gebiet. Hier nur einige Hinweise:
- Folgen von Überschuß oder Mangel an Nährstoffen.
- Chemie und Pharmakologie der Nährstoffe, d.h. die Lehre von der Resorption, die synergistischen Zusammenhänge (gegenseitige positive Beeinflussung) und der Antagonismus (gegenseitige negative Beeinflussung).
- Die Pharmakotherapie der Nährstoffe, d.h. welche Nährstoffe gegeben werden müssen, um bei den verschiedenen Krankheitszuständen oder Unfallfolgen eine Heilung herbeizuführen oder zu beschleunigen oder um Krankheiten zu verhindern; ebenso die richtige Dosierung, darunter auch diejenige von Nährstoffen wie Selen, Kupfer, welche in geringen Mengen der menschlichen Ernährung nützen

(Selen zum Beispiel erhöht in minimalen Mengen die Wirkung von Vitamin E), in größeren Mengen aber schaden.

- Enzymlehre und Beeinflussung der Enzyme durch Nährstoffe.
- Entgiftung des Körpers mittels Nährstoffen, zum Beispiel von schädlichen Schwermetallen wie Quecksilber, Blei, Cadmium.
- Verringerung von Schäden, welche durch körperfremde Arzneimittel oder andere therapeutische Maßnahmen verursacht sind, mittels Nährstoffen.
- Beratung für gesunde Ernährung, im speziellen Krankenkost.
- Nebenwirkungen von Nährstoffen sowie allfällige Gegenanzeigen (z.B. sollen Personen mit hohem Histamingehalt im Blut keine Folsäure einnehmen, ebenso nicht Krebskranke).

Es ist klar, daß eine Umstellung auf gesunde Ernährung nicht von heute auf morgen möglich ist. Beginnen Sie persönlich mit dem, was Ihnen am leichtesten und wichtigsten erscheint. Denken Sie hierbei auch an die „biochemische Individualität" – es gibt Menschen, die kraft ihrer besonderen Erbanlagen sozusagen alles essen können und dabei bis ins hohe Alter gesund bleiben. Ich möchte Ihnen aber raten, sich nicht darauf zu verlassen: solche Menschen sind Ausnahmen; sie sind noch kein Beweis dafür, daß es jedermann tun kann.

Es ist ein Irrtum zu glauben, daß ein nach jeder Richtung hin gesundes Essen aus nicht prozessierten, nicht denaturierten Nahrungsmitteln weniger gut schmeckt als das bis heute noch allgemein übliche Essen. Im Gegenteil: Es gibt viele Speisen, die viel besser schmecken. Es gibt Leckerbissen. Die meisten, besten, habe ich in amerikanischen Büchern [3] und Zeitschriften [4] entdeckt.

In den folgenden Kapiteln will ich Beispiele der praktischen Anwendung der Nährstoffwissenschaft darlegen. Was unter dem so oft gebrauchten Wort „gesunde Ernährung" zu verstehen ist, habe ich in den „Ratschlägen für die Küche", einen Küchenzettel, für den ich viel Nährstoffliteratur „durchsiebt" habe (s. S. 331), zusammengefaßt. Ich verweise in diesem Zusammenhang auch auf das ausgezeichnete Buch „Schicksal aus der Küche" von *M. O. Bruker*, einem Pionier auf dem Gebiet gesunder Ernährung (Bio Verlag, D-6072 Dreieich), und auch auf die beiden kleinen, sehr lesenswerten Bücher von *R. Collier*, Natürliche Ernährung Bd. I + II (Vertrieb T. Halft, D-5202 Hennef 1).

2. Die Nahrungsmittelzusätze (Additive)

Die orthomolekulare Medizin verlangt aufgrund der Untersuchungsergebnisse der „Nutritional Science“, daß der Nahrung nicht nur keine Nährstoffe entzogen, sondern ihr auch keine Additive, d. h. keine schädlichen Geruchs-, Geschmacks-, Farb- und Konservierungsstoffe zugesetzt werden. Die Lebensmittelvorschriften verlangen wohl, daß alle diese Additive auf Verträglichkeit zu prüfen sind. Diese Prüfung erfolgt normalerweise durch hohe Gaben der Additive an Tiere. Wenn die Tiere gesund bleiben, so werden im allgemeinen die Additive zugelassen. Dies ist jedoch noch kein schlüssiger Beweis, daß die Additive dem Menschen nicht schaden könnten.

Ich habe bei einem Institut für Toxikologie angefragt, an welchen Tieren die Toxizität der Nahrungsmittelzusätze geprüft wird. Die Antwort lautete wie folgt: „In Beantwortung Ihrer Anfrage möchte ich Ihnen mitteilen, daß Nahrungsmittelzusätze in der Regel an Ratten und Hunden (Beagle) auf chronische Toxizität geprüft werden. Andere Tierarten kommen nur in Ausnahmefällen in Frage. Für Fertilitätsstudien werden Ratten und Kaninchen verwendet. Für die Kanzerogenese werden in der Regel Mäuse und Ratten verwendet.“

Mäuse, Ratten und Hunde haben aber im Gegensatz zum Menschen immer optimales Futter, das alle notwendigen Nährstoffe enthält. Sie erhalten also von der Geburt bis zum Tod gesunde Nahrung – im Gegensatz zum Menschen, der die Additive zu sich nimmt und daneben im Durchschnitt schlechter genährt ist als die Versuchstiere (abgesehen davon, daß er in vielen Fällen noch gesundheitsschädigende Verhaltensweisen hat wie Tabakrauchen, Alkoholtrinken u. a.).

Dazu kommt, daß die Versuchstiere im Gegensatz zum Menschen die Fähigkeit besitzen, Vitamin C selbst zu synthetisieren und bei Streß die Mengen stark zu steigern. Bekommt ein Versuchstier Gift, so kommt es zu einer Steigerung der Vitamin-C-Produktion, und es ist ja bekannt, daß Vitamin C Giftstoffe aus dem Körper entfernt. Als Versuchstiere müßten Meerschweinchen genommen werden, die wie die Menschen kein Vitamin C erzeugen können.

Weiter ist zu bemerken, daß an den Versuchstieren immer nur ein Additiv oder ein Arzneimittel erprobt wird. Der Mensch nimmt aber oft verschiedene Additive gleichzeitig zu sich, und das Zusammenwirken verschiedener Additive ist nicht erprobt, kann unter vernünftigem Aufwand auch gar nicht erprobt werden.

Daß auch als unschädlich zugelassene Additive schädliche Wirkungen haben können, wurde in den USA indirekt zum Beispiel dadurch bewiesen, daß an Hyperaktivität leidende Kinder oftmals schon geheilt wurden, wenn man ihnen eine Ernährung frei von Additiven gab, die sogenannte Feingold-Diät [5].

Wie heikel das ganze Gebiet der Nahrungsmittelzusätze ist, zeigt ein Artikel von *S. H. Kon*, von dem ich hier eine inhaltliche Zusammenfassung gebe [6]: „Unterschätzung der chronischen Toxizität von Nahrungsmittelzusätzen und Chemikalien". Üblicherweise wird bei Langzeittoxizitätsstudien von der Annahme ausgegangen, daß die Toxizität mit steigender Dosis zunimmt und daß niedrigere Dosen a priori logischerweise niemals toxischer sein können als höhere Dosen. Tatsache ist aber, daß in der Literatur von zahlreichen Fällen berichtet wird, in denen eine Dosiswirkungskurve bzw. eine chronische Toxizität gefunden wurde, die bei niedrigeren Dosen der zu untersuchenden Substanzen höhere Werte ergeben als bei höheren Dosierungen.

Diese Tatsachen werden aber von den meisten Autoren ignoriert, da sie „unlogisch" sind, oder sie werden als Artefakte eingestuft. Der Autor ist der Ansicht, daß diese scheinbar unlogischen und unerwarteten toxischen Wirkungen niedriger Dosierungen keine Zufälle oder Artefakte sind, sondern erklärbare Tatsachen, die noch näher erforscht werden müssen, da zur Zeit noch zu wenig experimentelle Unterlagen darüber vorliegen.

Die Hypothese, daß niedrige Dosen von Nahrungsmitteladditiven und anderen Chemikalien toxischer sein können als höhere Dosen, versucht der Autor durch folgende Fakten zu untermauern: Bei chemischen Reaktionen, besonders bei Radikalkettenreaktionen, wirken kleine Mengen einer Substanz (eines Katalysators) beschleunigend auf die Reaktionsgeschwindigkeit, während größere Mengen derselben Substanz hemmend wirken. Anders ausgedrückt: Eine kleine Menge eines Stoffes hat eine stärkere Wirkung als eine größere Menge desselben Stoffes.

Solche Radikalkettenreaktionen kommen besonders als Autooxidationsprozesse auch in der Biochemie häufig vor und werden als auslösende Faktoren in der Genese von Karzinomen und Atherosklerosen diskutiert. Diese Reaktionen werden hauptsächlich durch Schwermetallionen katalysiert.

Komplexbildende Chemikalien, wie Azofarbstoffe (Lebensmittelfarben), Cyclamat, Saccharin, EDTA, Propylgallat, Zigarettenrauchbestandteile u.a.m. bzw. deren Metaboliten, können durch ihre metallkomplexierende Wirkung Schwermetalle mobilisieren, diese durch Zellmembranen durchschleusen und so katalytisch auf Autooxidationsprozesse wirksam werden lassen. Es existiert zur Zeit noch zu wenig experimentelles Material, um diese These zu beweisen.

Der Autor weist darauf hin, daß die herkömmliche Praxis der Toxizitätsbestimmung gerade die möglicherweise sehr niedrigen toxischen Dosen von Lebensmitteladditiven, Drogen usw. übersieht und somit eine Gefahr bei der Anwendung dieser Chemikalien besteht.

Die weltbekannte Ralph-Nader-Gruppe, welche sich dem Konsumentenschutz und dem Kampf gegen Umweltverschmutzung widmet, veranlaßte 1969 mehrere Autoren, einen Bericht über den Lebensmittelschutz durch die amerikanische FDA*) zu schreiben. Das Resultat war ein aufrüttelndes Buch mit dem Titel: „The Chemical Feast" [7]. Die Studien wurden von hervorragenden Fachleuten durchgeführt und beweisen, daß die Nahrung in den USA durch die Lebensmittelindustrie verschlechtert und dadurch die Gesundheit dauernd geschädigt wird. Meines Wissens ist dieses Buch nur in Norwegen und in Italien übersetzt worden. In Italien erschien es unter dem aufreizenden Titel „Il cibo che uccide" (deutsch: „Die Nahrung, die tötet").

In Italien ist es schon seit vielen Jahren Vorschrift, auf der Packung der prozessierten Nahrung, zum Beispiel dem Schachtelkäse, alle Additive aufzuführen. Auch bringt die italienische Presse viele Beiträge über Gesundheit. In der wichtigen Tageszeitung „Corriere della Sera" erscheinen regelmäßig Ratschläge für gute Ernährung sowie Kritiken an den Lebensmitteln usw. „La Nazione" veröffentlichte am 15.6.1979 einen Artikel, den Sie nachfolgend auszugsweise auf deutsch übersetzt finden: „Der Alarm kommt aus Mailand. Vorsicht bei Speisen. – Tag für Tag nehmen wir mit den Nahrungsmitteln unglaubliche Mengen an Gift zu uns. Das ist gewiß nichts Neues. Dieses Problem erhält jedoch einen neuen und beängstigenden Aspekt, wenn ausgerechnet einer jener Betriebe, die zu unserer Vergiftung beitragen (wenn auch indirekt),

*) Food and Drug Administration – die amerikanische Stelle für die Zulassung von Lebens- und Arzneimitteln.

eine Aufstellung der chemischen Produkte und ihrer für unseren Organismus schädlichen Eigenschaften liefert, die in unserer Nahrung zugelassen sind. Zu wissen, daß zum Beispiel auch Schweineaugen zur Zubereitung von Würstchen verwendet werden, kann auch dem eifrigsten Würstchenverzehrer einen Schreck einjagen. Die ‚Notizie radicali', eine Nachrichtenagentur der Radikalen Partei, hat ein für sich selbst sprechendes Dokument veröffentlicht. Ein chemisches Werk in Mailand, das auf nationaler Ebene operiert, soll im Einvernehmen mit dem Betriebsrat eine für den internen Gebrauch bestimmte Bekanntmachung an die eigenen Betriebsangehörigen verteilt haben. (Das fragliche Unternehmen vertreibt täglich zentnerweise chemische Substanzen an die Nahrungsmittelindustrie, gewöhnlich handelt es sich dabei um Konservierungsmittel und Zusätze für Konserven, Wurstwaren, Käse und Getränke.) Die Bekanntmachung datiert vom 19.3.1979 und ist eine offene Aufforderung an die Betriebsangehörigen, auf der Hut zu sein vor einer Unmenge Nahrungsmittel, die auf dem Index des chemischen Werks stehen und schädliche, ja oft krebserzeugende Substanzen enthalten. Dies ist sicher keine sehr ermutigende Lektüre. Beginnen wir mit den Wurstwaren, die sich durch 3 Arten von Schädlichkeit auszeichnen: 1. Durch die darin enthaltenen Nitrite und Nitrate (wegen einer eventuellen Überdosis) bilden sich Nitrosamine, die bekanntlich kanzerogen sind. 2. Die Polyphosphate hemmen die vor allem für die Knochenbildung notwendige Kalkbildung (besonders gefährlich für Kinder). 3. Räucherwaren enthalten polyzyklische Kohlenwasserstoffe, die ebenfalls bekanntlich kanzerogen sind. (...) Kehren wir zu den Würstchen zurück. Außer daß sie Nitrite, Nitrate, Polyphosphate und Emulgatoren enthalten, eignen sie sich für Verfälschungen jeder Art. Offenbar werden für ihre Herstellung alle möglichen Tierabfälle, wie Klauen, Augen, Schnauzen und sonstige unaussprechliche Sachen, verwendet (...). Es folgt eine lange Aufzählung von Produkten, die zu meiden sind, da sie mit Eindickungsmitteln, Oxidationshemmern, Konservierungsmitteln und Entspannungsmitteln hergestellt werden, wie zum Beispiel Fruchtsäfte, Bonbons, Süßigkeiten, Eis, Fischkonserven, Fertigpuddings, Margarine, Fertigsaucen, Kaugummi usw. (...) Den Namen des Mailänder Unternehmens, das, obwohl es chemische Substanzen für Nahrungsmittel herstellt und liefert, die Güte hatte, seine eigenen Mitarbeiter über die Schäden aufzuklären, die sie beim Verzehr von Schmelzkäse und Wurstwaren erleiden können, will man der

Radikalen Partei auf keinen Fall nennen. (...) Ist das Schriftstück also eine Provokation? Sicher, jedoch mit dem einzigen Ziel, Licht in diese unglaublichen Lebensmittelverfälschungen zu bringen, deren Opfer wir seit Jahren sind. (...) Unser Lebensmittelgesetz ist das strengste in Europa ..." So der Bericht aus „La Nazione".

Es ist bedauerlich, daß immer wieder ein Sprachrohr gefunden wird, um die Prozessierung und Denaturierung der Nahrungsmittel als harmlos hinzustellen, Mitteilungen zu machen, daß alle Zusätze zu den Nahrungsmitteln sehr genau geprüft und wegen der winzigen Quantitäten harmlos seien. Aber all die Argumente für die Additive können einer ernsthaften Kritik nicht standhalten. Die Lebensmittelzusatzstoffe sind, selbst wenn in winzigen Quantitäten vorhanden, doch auf die Dauer gefährlich.

Es darf auch nicht vergessen werden, daß der Körper noch anderen Schädigungen ausgesetzt ist, die leider nicht vermieden werden können.

Nur in wenigen Fällen kann die Qualität von einzelnen Nährstoffen durch die Prozessierung von Nahrungsmitteln verbessert werden.

Carl C. Pfeiffer gibt in seinem Buch „Mental and Elemental Nutrients" [8] einen ausführlichen Bericht über Additive und Ersatzstoffe (von denen pro Person pro Jahr 2 Kilogramm eingenommen werden) in den USA, der zeigt, daß es beim Durchschnittskonsumenten gar keine genaue Kenntnis gibt, wie schädlich Additive sind, und daß die Meinungen darüber widersprüchlich sind – nur daß sie schädlich sind, darüber besteht kein Zweifel.

Es ist die Summierung der winzigsten Quantitäten, welche schlußendlich nach Jahrzehnten die Gesundheit untergraben. Winzigste Mengen von Additiven, geringste Schädigungen durch dauernden Weißmehlkonsum, ständige Einnahme von zu großen Quantitäten von Zukker, kaum meßbare Quantitäten von Cadmium, Blei, Quecksilber summieren sich eben im Laufe der Jahre. Wollen wir gesund alt werden, dann müssen wir alles tun, um diese minimalen Mengen von Giftstoffen dort zu eliminieren, wo es möglich ist.

3. Nährstoffwissenschaft und Sensorik

Unter „Sensorik" versteht man die Wissenschaft, die erforscht, was zu unternehmen ist, damit die Nahrung besonders gut schmeckt, besonders gut riecht, sich im Munde angenehm anfühlt und eine anziehend schöne Farbe hat. Dafür gibt es an den Hochschulen eigene Institute.

Ständig wird in den Massenmedien und in Fachvorträgen darauf hingewiesen, daß zuviel gegessen wird und daß es schädlich ist, wenn man dadurch beleibt wird – daß dies erwiesenermaßen zum Beispiel zu Herz-Kreislauf-Krankheiten oder Diabetes führt. Es werden alle möglichen mehr oder weniger schädlichen Abmagerungskuren empfohlen, wie Appetitzügler, Magerkuren mit nur Flüssigkeit, mit nur Fasten, mit nur Fleisch, mit nur alten Brötchen und Wein (Schroth-Kur), alle mit Gefahren und mehr oder weniger Kosten verbunden. Daß man in den allermeisten Fällen mit einer natürlichen, gesunden Nahrung zu einem Normalgewicht kommt, wird nicht mit Inseraten angepriesen.

Sensorik arbeitet der Tendenz, ein normales Gewicht zu erhalten, entgegen. Sie „heizt" die Eßlust an durch „besseren" Geschmack, „besseren" Geruch, „schöneres" Aussehen der Speisen und erreicht dies alles durch die bestimmt nicht gesundheitsfördernden Nahrungsmittelzusätze.

4. Die Ernährung der Bauern

Ich habe wiederholt festgestellt, daß die Bauern sehr großes Interesse an gesunder Ernährung zeigen und eine Aufklärung begrüßen, auch die Bäuerinnen, die stolz auf ihre Kochkunst sind. Die Bauernschaft hat physisch und psychisch einen sehr gesunden Nachwuchs. Aber sie leidet ebenfalls an Zivilisationskrankheiten wie Zahnzerfall, Herzkrankheiten usw. Auch hier trägt die Hauptschuld, Weißmehlnahrung und der Zuckerkonsum – und die immer noch ungenügende Aufklärung. Manche verlieren ihre Zähne, weil sie die Gewohnheit haben, eine Pfeife oder einen Stumpen dauernd zwischen den Zähnen zu halten. Bauern mit Zahnzerfall erklärten mir, sie wären glücklich, hätten sie ihre Zähne noch. Man hätte ihnen nie gesagt, was sie tun müßten, um diese zu erhalten.

Die Bauernschaft hat die Möglichkeit, auf eigenem Grund und

Boden gesündeste Nahrung zu beschaffen, sich bestes Gemüse anzubauen, eigenen Weizen in einer Haushaltsmühle zu mahlen und somit auf Vollkornnahrung überzugehen, wenn sie aufgeklärt wird. Landwirtschaftliche Zeitungen könnten, von neutraler Stelle orientiert, in vermehrtem Maße Artikel über gesunde Ernährung bringen. Die Bauern würden Aufklärung von einer neutralen Stelle für Gesundheitsschutz begrüßen. Sie sind heute verunsichert; oft bekam ich zu hören: „Ja, was da in den Zeitungen und Zeitschriften über Gesundheit geschrieben wird, das kann man auch nicht alles glauben."

5. Vollwertige Nahrungsmittel

Milch

Milch gehört zu den wertvollen Nahrungsmitteln. Etwa 70% der Erdbevölkerung fehlt das Enzym Laktase, so daß sie große Mengen von Milchzucker nicht vertragen können, und gerade diese Bevölkerung lebt zum größten Teil in der Dritten Welt: Man kann ihren Proteinmangel nicht mit Milchpulver lindern [9]. Etwa 30% der Erdbevölkerung verträgt Milch. Diese wohnt zum größten Teil auf der nördlichen Erdhälfte. Milch ist nicht von der Natur aus für den Menschen vorgesehen. Sie enthält auch weibliche Wachstumshormone, und es ist möglich, daß die Tatsache der Zunahme der durchschnittlichen Körpergröße mit dem gesteigerten Milchkonsum zusammenhängt [10].

Einseitige Ernährung mit Milch kann nicht empfohlen werden, denn wenn zuviel eingenommen wird, bleibt zuwenig Platz für andere Nahrungsmittel, welche Nährstoffe enthalten, die in der Milch nicht enthalten sind. Milch enthält nur wenig Eisen. Es ist also möglich, daß bei einseitiger Ernährung mit Milch Blutarmut auftritt. Milch enthält auch relativ wenig Magnesium, jedenfalls kaum genügend, damit alles in der Milch enthaltene Kalzium resorbiert werden kann. Es gibt Menschen, insbesondere Kinder, welche gegen Milch allergisch sind oder sonst eine Abneigung gegen Milch haben. Bei Milchallergie soll Milch in Form von Joghurt genommen werden, was dann meist gut vertragen wird. Trinkt jemand keine Milch und ißt keine Milchprodukte, so kann dies zu Kalziummangel führen; in keinem andern Nahrungsmittel ist Kalzium so reichlich enthalten. Die Nicht-Milch-Trinker sollten auf die

Notwendigkeit von zusätzlichem Kalzium aufmerksam gemacht werden, da ansonsten Schäden an Knochen und Zähnen entstehen können. Ganz besonders wichtig ist dies bei Frauen während der Schwangerschaft. Die Kalziumsupplemente sollen mit allem, was zur Resorption und richtiger Verwertung von Kalzium notwendig ist (Vitamin D_3, Vitamin C, Magnesium), eingenommen werden.

Butter wird von vielen Menschen gemieden, um einen zu hohen Blutcholesterinspiegel zu verhindern, was nach neueren Untersuchungen nicht angezeigt ist [11].

Durch das Homogenisieren, Pasteurisieren, Uperisieren, Pulverisieren wird die Milch verändert. Es wird berichtet [12], daß die Verteuerung der Milch durch die Verarbeitung den Absatz geschädigt haben dürfte.

Es scheint, daß man vergessen hat, genauere vergleichende Analysen zwischen Rohmilch und verarbeiteter Milch anzuordnen, bevor man mit der Verarbeitung in großem Stile begann. Erst viele Jahre später wurden umfassende Versuche vorgenommen und veröffentlicht. Es ist bedauerlich, daß gewisse Versuche nicht zu Ende geführt wurden [13].

Es liegt ein Bericht vor, abgefaßt von Prof. *B. Blanc* von der Eidgenössischen Forschungsanstalt für Milchwirtschaft, Liebefeld, Bern [14]. Aus dem Bericht geht hervor, daß der Gehalt der erhitzten Milch an Aminosäuren und Vitaminen nur unbeträchtlich verringert wird. Auf Seite 54 schreibt *B. Blanc:* „Im Rahmen der unternommenen multidisziplinären Untersuchung wurde versucht, die simultanen Variationen nachzuweisen, denen zahlreiche Faktoren unterworfen sind, die mehr oder weniger direkt mit dem Nährwert der Milch sowie deren Verdauung zu tun haben, und zwar indem man Rohmilch mit pasteurisierter Milch und UHT-Milch*) verglich. Trotz Einsatz aller verfügbarer Hilfsmittel gelang es nicht, sämtliche in diesem Fall mitwirkenden Faktoren zu berücksichtigen. Dennoch dürfte es sich hier nach unserem Wissen um die umfassendste Gesamtuntersuchung handeln, die bisher zur Erfassung der Einflüsse thermischer Behandlungen in bezug auf die Eigenschaften der Milch gemacht wurden."

Auf Seite 60 heißt es: „Könnte nicht etwa die Erhaltung der enzymatischen Aktivitäten in Nahrungsmitteln, auch wenn sich diese ungünstig

*) UHT = Ultra-Hot-Temperature

auf die Haltbarkeit der Produkte auswirken würde, im Verdauungskanal eine Rolle spielen?"

Und auf Seite 64–66: „Worin könnte außerdem die Rolle der Leukozyten bestehen, die unversehrt mit der rohen Milch in den Verdauungskanal des Kindes oder des Erwachsenen gelangen? Diese Leukozyten sind in einer beträchtlichen Anzahl (mindestens 50 000 pro ml) vorhanden und stellen Vektoren zahlreicher Substanzen dar, die an der Immunität nicht unbeteiligt sind. Angesichts der zahlreichen, noch unbeantwortet gebliebenen Fragen und in der Absicht, die klar formulierten Ansichten von anerkannten Persönlichkeiten und Forschungsgruppen zu berücksichtigen, die den höheren Nährwert roher Lebensmittel bejahen, habe ich nicht gezögert, mit der chemisch-biologischen Abteilung des Forschungslabors des Goetheanums (Dornach, Schweiz) bezüglich der Anwendung der $CuCl_2$-Kristallisationsmethode nach *Pfeiffer* (*Selawry* und *Selawry,* 1957) als auch mit dem Institut Cultura (Dornach, Schweiz) wegen der Einbeziehung des Tropfbildverfahrens in den Untersuchungen in Kontakt zu treten.

Es wäre noch verfrüht, auf die Einzelheiten gewisser Beziehungen zwischen den herkömmlichen wissenschaftlichen Methoden und den Ganzheitsmethoden der anthroposophischen Labors zu sprechen zu kommen. Aber obwohl diese letzteren Methoden in mehrerer Hinsicht von Interesse sind, wäre es doch zu hoffen, daß sie eines Tages dank einer Weiterentwicklung und Verfeinerung der analytischen Methodik widerspruchslos angewendet werden können. Nicht nur die Variationen der essentiellen Verbindungen (Aminosäuren, Vitamine), ihre Verfügbarkeit, wie auch die der Spurenelemente und Mineralstoffe können bei der physiologischen Gesamtwirkung eines rohen oder eines technisch behandelten Nahrungsmittels eine Rolle spielen. Auch Moleküle mit bekannten Funktionen, wie Enzyme (Lysozym und Laktoperoxydase), die dennoch weiterer Erforschung bedürfen, sowie Ernährungsfaktoren der Immunität (Leukozyten) sind daran beteiligt.

Außerdem können die verschiedenen biophysikalischen Merkmale (Redoxpotential, Verteilung der Fettkügelchen, der Zustand der Kaseinmizellen, gelöste Gase, Proteine im nativen oder denaturierten Zustand) einen besonderen Einfluß auf den Vorgang der Verdauung und Resorption ausüben und darüber hinaus auf die Wechselbeziehungen zwischen Organismus und den aufgenommenen Nahrungsmitteln wirken.

So vermochte *Kouchakoff* (1937) eine wichtige Veränderung der postprandialen Leukozytose beim Verzehr der gleichen Früchte oder Gemüsesorten in rohem oder gekochtem Zustand nachzuweisen. Ähnliche Unterschiede können auch für die Milch bestehen, und Vorversuche unter Mitwirkung von Studenten als Versuchspersonen erlaubten, die Methodologie zu verbessern. Es war leider nicht möglich, die Arbeiten fortzusetzen, aber ihre Wiederaufnahme wäre wünschenswert. Auch wenn Versuche an gesunden Tieren zu keinen beträchtlichen Unterschieden geführt haben, ist es nicht auszuschließen, daß die Zugabe einer bestimmten Menge an Rohkost zur Diät in gewissen Streßsituationen, wie Wachstum, Schwangerschaft, postoperativen Zuständen oder in Situationen, die mit einer chronischen Abwehrschwäche des Organismus zusammenhängen (Infektionen oder Formen der Krebsausbreitung), von großem Nutzen sein könnte."

Über den geringen Wert pasteurisierter Milch liegen aus den USA Berichte von *J. C. Thomson* [15] vor, in denen er pasteurisierte Milch als „a national menace" (eine nationale Bedrohung) bezeichnet, was sicher übertrieben ist. Berichte über die Nachteile pasteurisierter Milch wurden in den „Abstracts on the Effect of Pasteurization on the Nutritional Value of Milk" [16] veröffentlicht. In „Nutrition Applied Personnally" [17] wird berichtet, daß Laborversuche mit Tieren, die nur mit pasteurisierter Milch genährt wurden, Degenerationserscheinungen hervorbrachten, während die mit Rohmilch genährten Tiere über Generationen hinweg gesund blieben.

„Applied Nutrition" [18] vertritt den Standpunkt, daß Pasteurisieren nicht angewandt werden soll, um Milch von kranken Tieren trinkbar zu machen. Eine derartige Milch dürfe grundsätzlich nicht verwendet werden.

Bestimmt wäre trinkfertige Rohmilch ideal. Wenn man aber die Risiken und Nachteile, die eine Massenverteilung derselben ohne genügende Aufklärung verursachen würde, ins Auge faßt und sie mit den Nachteilen verarbeiteter Milch vergleicht, dann wird man vorläufig noch der verarbeiteten (prozessierten) Milch den Vorzug geben müssen.

Rohmilch, die durch Filtration mechanisch gereinigt worden ist, ist weiterhin in der Schweiz bei einem Absatzanteil von ca. 20% erhältlich. Wer sie kauft, muß aber wissen, daß sie in gekochtem Zustand weniger wertvoll ist als pasteurisierte Milch. Sogenannte Vorzugsmilch zu erhitzen, wäre ein Fehler; sie sollte nur roh verbraucht werden.

Joghurt

Joghurt ist ein sehr wertvolles Nahrungsmittel – in vielen Fällen der frischen Milch vorzuziehen. Durch Joghurt wird das Wachstum der schädlichen Fäulnisbakterien im Darm gehemmt und die Produktion von wichtigen Darmbakterien (sie leben hauptsächlich von Faserstoffen), welche die wertvollen B-Vitamine erzeugen, gefördert. Vorzuziehen sind bei sauren Milchprodukten solche mit überwiegend rechtsdrehender Milchsäure (L+). Antibakterielle Medikamente, wie zum Beispiel Sulfonamide oder Antibiotika, zerstören diese wertvollen Darmbakterien. Daher ist es besonders ratsam, bei Antibiotika-Kuren Joghurt in den Speiseplan mit aufzunehmen. Zwischen Einnahme von Antibiotika und Joghurt oder Milch soll ein Zeitraum von 3 Stunden liegen, da die Wirkung von Antibiotika bei gleichzeitiger Einnahme sonst weitgehend aufgehoben wird (Mitteilung des Schweizerischen Apothekervereins, laut Neue Zürcher Zeitung vom 11. 2. 1981).

Schon 1950 wurde darauf hingewiesen, daß Joghurt ein wertvolles Nahrungsmittel ist bei Appetitlosigkeit, Darmvergiftungen und Diarrhö, Kolitis, Leberschäden, Nierenentzündung sowie Blutarmut [19]. Hinzufügen möchte ich noch, daß Joghurt sehr gut gegen Blähungen und auch bei Divertikulitis wirkt. Wie Tierversuche zeigen, soll Joghurt einige Antitumorkomponenten enthalten [20].

Aus eigener Erfahrung weiß ich, daß Fieberblasen (Herpes simplex, ein Virus) verschwinden, wenn man 2- bis 3mal pro Tag Joghurt nimmt. Vielleicht wirkt dies nicht bei allen.

Käse

Es ist zu bemerken, daß in jedem Hartkäse während der Fabrikation Tyramin entsteht, das den Blutdruck zu erhöhen vermag. Personen mit hohem Blutdruck sollten im Genuß von Käse mäßig sein, auch wegen des Salzgehaltes.

Bestimmte Personen können durch Schimmelkäse allergisiert werden: Es ist schon beobachtet worden, daß Haut- und Pilzerkrankungen durch Genuß von Schimmelkäse verstärkt wurden. (Dies gilt auch für andere Nahrungsmittel, die einen hohen Schimmelgehalt haben.) Sehr empfehlenswert sind die Frischkäse, wie sog. Hüttenkäse, Petit Suisse usw.

Eier

In der Literatur der Nährstoffwissenschaft findet man sehr oft nur das Eigelb empfohlen. Es enthält die Vitamine A, B, wertvolle Aminosäuren und Spurenelemente, vieles, was in anderen Nahrungsmitteln nicht enthalten ist. Das Ei kann als das gesündeste konzentrierte Nahrungsmittel bezeichnet werden. Die Bedenken, Eier wegen des Cholesteringehalts (ebenso wie Butter) zu meiden, haben sich nach den neusten Forschungen als unbegründet erwiesen [21]. Es besteht kein Zweifel darüber, daß Hypercholesterinämie hauptsächlich von im Körper synthetisiertem Cholesterin und nicht von mit der Nahrung zugeführtem Cholesterin verursacht wird. Außerdem wurde nachgewiesen, daß der Mensch pro Tag maximal nur 2,9 g Cholesterin resorbieren kann [22]. Dr. *Carl C. Pfeiffer* teilt mit, daß zwei Eier pro Tag den Blutcholesterinspiegel nur um 2% erhöhen, was nicht genügt, um Arteriosklerose zu verursachen. Das rohe Eiweiß ist schädlich, denn es hält das Protein „Avidin“, das durch Wechselwirkung zu einem Mangel an Biotin (einem Vitamin) führt [23].

Es gibt Menschen, welche gegen Eier allergisch sind. In einem solchen Fall soll geprüft werden, ob die Allergie nur gegen das Eiweiß besteht oder auch gegen das Eigelb. Oftmals besteht die Allergie nur gegen das Eiweiß, manchmal auch nur gegen das flüssige Eigelb, nicht aber gegen das hartgekochte Eigelb.

Öle und Fette

Öl ist zur Gesundheitserhaltung unentbehrlich, da es die lebenswichtigen, sogenannten hochungesättigten Fettsäuren (Linolsäure, Linolensäure und Arachidonsäure, zusammen auch Vitamin F genannt) enthält. Der Gehalt an diesen Fettsäuren ist von Ölsorte zu Ölsorte verschieden. Zu den in dieser Hinsicht hochwertigsten gehören das Distelöl (Safloröl), das Sonnenblumenöl, das Maisöl und das Sojaöl. Olivenöl ist geschmacklich zwar sehr beliebt, aber sein Gehalt an hochungesättigten Fettsäuren ist bedeutend geringer. Die genannten Fettsäuren werden an der Luft oder im Körper relativ leicht oxidiert, weshalb sie einen Oxidationsschutz brauchen. Das natürliche Vitamin E kommt in der Nahrung fast ausschließlich in den genannten Ölen vor, dient ihnen also als Oxidationsschutz, freilich außer im Maiskeim- und Weizenkeimöl in ungenügenden Mengen. Es ist deshalb empfehlenswert, bei reichlichem Genuß von vegetabilischen Ölen zusätzlich Vitamin E zu nehmen. Die Pflanzenöle haben also einen recht hohen Gehalt an Vitamin F und Vitamin E. Es fehlen ihnen aber die Vitamine A + D 3 und die ebenfalls essentiellen Omega-3-Fettsäuren, die in Fischölen enthalten sind.

Getreide, Weizenkeim, Brot, Mehlprodukte

Man kann nicht von Getreide als Nahrung sprechen, ohne die Bücher von Prof. Dr. med. *Werner Kollath* [24, 24 a–d] zu erwähnen. In diesen lesenswerten Büchern werden sehr detailliert die Vorteile der Vollkorn- und die Nachteile der Weißmehlnahrung beschrieben. Eine weitere interessante und aktuelle Neuerscheinung ist soeben erschienen, die auf den Gedanken von *Kollath* aufgebaut und sehr zu empfehlen ist [25]. Dem Weißmehl sind Pantothensäure und Vitamin E praktisch vollständig sowie Eisen, Kalium, Mangan, Magnesium, Zink, Kupfer, Molybdän und Kobalt zu 50–87 % durch Raffinierung entzogen worden [26]. Dazu kommen noch weitere Schäden wegen des Entzugs des lebenswichtigen Chroms und Zink, welche vor allem in der Kleie enthalten sind, und des verhältnismäßig zu hohen Gehalts an Cadmium im Vergleich zu Vollkornmehl. Diese Tatsache wird von *H. A. Schroeder* [27], einem der bedeutendsten Spurenelementforscher, belegt. Der wertvolle Mineralstoff Zink ist ein natürlicher Antagonist zu dem sehr giftigen Cadmium. Die ständige Einnahme von Cadmium allein führt zu einer Blutdruckerhöhung. Es ist also anzunehmen, daß diese weitverbreitete Krankheit auch mit der heute vermehrten Einnahme von Weißmehlprodukten zusammenhängt. Aus dem Gesagten folgt, daß Weißmehl nicht nur nicht gesundheitsfördernd, sondern gesundheitsschädlich ist. Neuere eigene Untersuchungen haben allerdings einen etwa zehnmal geringeren Cadmiumgehalt von Weißmehl ergeben als die von *Schroeder* angegebenen Werte, was vermutlich mit der Bodenqualität und den verwendeten Düngemittel zusammenhängt.

Zur Orientierung muß gesagt werden, daß schon vor Hunderten von Jahren vielerorts das auf Stein gemahlene Mehl gesiebt wurde und somit schon damals wertvolle Nährstoffe verloren gingen, aber lange nicht in solchem Ausmaß wie seit Einführung der Walzenmühle. Richtiges Vollkornmehl bzw. Vollkornbrot oder Vollkornteigwaren, mit fast 100%iger Ausmahlung, gibt es erst seit Aufkommen der Reformnahrung. Der Konsument hat ein Recht, über den Unterschied von Vollkorn- und Weißmehl aufgeklärt zu werden. Die Analysen dieser beiden Mehlsorten sollten auf jeder Packung aufgedruckt sein. *T. L. Cleave* hat in seinem Buch „The Saccharine Disease" [28] mit einem großen Beweismaterial die Gesundheitsschäden von raffiniertem Zucker und Weißmehl beschrieben.

Im Heft Nr. 10 der Schriftenreihe der Schweizerischen Vereinigung für Ernährung wird auf Seite 53 erwähnt, die Eidgenössische Ernährungskommission habe schon vor Jahren mitgeteilt, daß sie an ihrem grundsätzlichen Standpunkt über die Brotfrage festhalte und einhellig der Auffassung sei, daß Graubrot aus einem Mehl mit einem Ausmahlungsgrad von über 82% in ernährungsphysiologischer Hinsicht als ideales und gesundheitlich vollwertiges Nahrungsmittel zu betrachten ist [29]. Diese Kommission verfolgt also nicht ohne Beunruhigung den Konsum an raffinierten und daher vitaminarmen Lebensmitteln, wie es Weißmehlprodukte (vor allem auch Gebäck) sind.

Sie lehnt die fakultative Vitaminisierung von Halbweiß- und Weißbrot nicht grundsätzlich ab, weil durch den Zusatz von Vitaminen zu Halbweiß- und Weißmehl dem durch die Ausmahlung erfolgten Verlust an lebenswichtigen Stoffen wenigstens teilweise entgegengewirkt werden kann. Sie hebt aber ausdrücklich hervor, daß die natürlichen Nahrungsmittel den stark raffinierten vorzuziehen sind, auch wenn letztere nachträglich mit synthetischen Stoffen angereichert werden sollten. „Aus diesen Erwägungen heraus sieht sich die Eidgenössische Ernährungskommission nicht in der Lage, eine Regelung zu befürworten, wonach Halbweiß- und Weißbrot mit Vitaminen obligatorisch angereichert werden soll."

Nachträgliche Anreicherung des Weißmehls mit einem oder mehreren Vitaminen ist auch vom ernährungswissenschaftlichen Standpunkt aus abzulehnen. In Kanada ist es gesetzlich verboten [30], weil sie Vorteile vortäuscht, die nicht existieren. Ich zitiere: „Insekten fressen angereichertes Mehl genausowenig, wie sie Weißmehl fressen. Deshalb sollte es auch uns anstehen, genausoviel Verstand zu haben wie die Insekten."

Alle Nahrungsmittel aus Vollkorn könnten billiger sein als die Nahrungsmittel aus Weißmehl, weil das Korn besser ausgemahlen wurde. 100 kg Korn ergibt ca. 96 kg Vollkornmehl, dagegen nur ca. 65 kg Weißmehl.

Die Getreidekörner behalten ihre Keimkraft viele Jahre, also auch ihre Vollwertigkeit. Sie sind sehr geeignet zur Vorratshaltung, vorausgesetzt, daß sie trocken und kühl in den Originalpackungen gelagert werden. Es ist die beste, natürliche Konserve. Hat man dazu noch eine Haushaltsmühle, dann ist man gut versorgt. Zu beachten ist, daß der Saatweizen mit Giftstoffen gebeizt wird, um ihn gegen Mäusefraß zu schützen. In Notzeiten wurde solcher Weizen gegessen, und viele Menschen starben daran.

Der Weizenkeim ist als kleines, dunkles Pünktchen an einem Ende des Weizenkorns sichtbar. Er wird „das Gold" der natürlichen Nahrung genannt. Er enthält alle B-Vitamine (mit Ausnahme des Vitamins B_{12}) und das wertvolle Vitamin E, weiter alle essentiellen Aminosäuren (etwas geringer ist der Tryptophangehalt; diese essentielle Aminosäure kommt reichlich in Sonnenblumenkernen, Erdnüssen und Sesamsamen vor). Weiter enthält der Weizenkeim wertvolle Mineralstoffe und Spurenelemente, besonders Mangan, Zink [31] und zusätzlich noch nützliche Faserstoffe. Weizenkeim ist die reichste Quelle für Vitamin E. Eine Tasse (ca. 150 ml) natürliches Weizenkeimöl enthält dagegen nur ca. 200 I. E.*) Vitamin E. Weizenkeim mußte früher immer frisch aus der Mühle geholt werden wegen der raschen Oxydierung von Vitamin E. Oder er mußte tiefgekühlt aufbewahrt werden und war auch bei dieser Behandlung nur beschränkt haltbar. Heute gibt es Weizenkeim mit vollem Vitamin-E-Gehalt in haltbarer Pulverform.

Weizenkeime (ebenso wie Leber, gewisse Hefen, Alfalfa) gehören zu den Nahrungsmitteln, in denen Substanzen von besonderer Wirkung entdeckt wurden, die aber noch nicht identifiziert sind [32]. Diese Substanzen werden auch „Antistreß-Faktoren" genannt, da sie bei Streßsituationen besonders wirksam sind. Die besondere Wirkung des Weizenkeims bzw. des Weizenkeimöls auf die Körperkraft und Ausdauer sowie auf die Reaktionszeit wurde mittels Elektrokardiogramm bewiesen [33]. Kein Wunder, daß Spitzensportler reichlich Weizen-

---

*) Internationale Einheiten.

keime zu sich nehmen.

Weizenkeime (ebenso wie Hefe) werden auch mit Erfolg bei der Heilung von Ekzemen eingesetzt, denn oft ist ein Mangel an Vitaminen des B-Komplexes an Ekzemen schuld.

Wenn wir den Inhalt des Weizenkeims kennengelernt haben, können wir ermessen, welcher Schaden der Menschheit erwachsen ist durch ein Mahlverfahren, bei dem diese wertvollsten Nährstoffe den Hauptnahrungsmitteln wie Brot und Teigwaren zum großen Teil entzogen wurden.

In der „guten alten Zeit“ (vielleicht heute noch in einigen abgelegenen Gegenden Europas) brachte der Bauer den Sack mit Korn in die Mühle. Das Korn wurde auf den Mühlsteinen gemahlen und weniger gesiebt, das Vollmehl nach dem Mahlen heimgenommen und das ganze Quantum sofort zu Brot verbacken. Es wurde immer der gesunde Sauerteig verwendet. Der Brotvorrat reichte dann oft für 3–4 Wochen. Die Brote wurden in großen Gestellen in trockenen, kühlen Kellern gelagert – nie wurde das Brot schimmelig. Es war eine Delikatesse. Ich habe selbst noch die oben beschriebene Herstellung von Brot erlebt. Um dieses tägliche Brot konnte man beten. Um das heutige Weißbrot kann man nicht beten – es ist ein Fluch. In den großen Mühlen wird das Korn zwischen Walzen zerquetscht. Der Weizenkeim, der das Vitamin-E-haltige Weizenkeimöl enthält, wird dabei zu einem Blättchen zerdrückt und kann vom übrigen Mahlgut herausgesiebt werden. Es ist der wertvollste Teil des Korns. Eine Zeitlang ausschließlich zu Viehfutter verwendet, wird es jetzt mehr und mehr wieder der menschlichen Ernährung zugeführt. Das Getreidevollmehl ist nur wenige Tage haltbar, weil es den öligen Keim enthält (das Öl wird ranzig). Vollmehl kann täglich frisch von der Mühle besorgt oder in der Haushaltsmühle gemahlen werden.

Das Weizenkeimöl enthält auch *Octacosanol,* welches vermutlich für die den Körper stärkenden Eigenschaften des Weizenkeimes verantwortlich ist.

Octacosanol ist ein Nährstoff, der die neuromuskuläre Gesundheit fördern soll.

Durch Untersuchungen sind zahlreiche günstige physiologische Reaktionen wie vermehrte Kraft, Ausdauer und Stärke nachgewiesen worden, die auf dem Octacosanol beruhen. Grundumsatz, Sauerstoffausnutzung, Reaktionszeit und Nervenfunktion werden beträchtlich verbessert [33].

Octacosanol ist in zahlreichen Pflanzenölen und Wachsen enthalten. Normale Lieferanten von Octacosanol sind Vollkörner und Nüsse. Weizenkeimöl enthält besonders viel Octacosanol. Weizenkeimöl ist eine Mischung aus zahlreichen Nährstoffen wie Vitamin E, Fettsäuren und „langkettigen" Ölen.

Bei der Erforschung von Octacosanol hat man zwei Hauptrichtungen verfolgt: seine energieverstärkenden Eigenschaften und seine Bedeutung für den Gesundheitszustand der Nerven. Die energieerzeugenden Eigenschaften von Octacosanol wurden als erstes entdeckt, so daß sich die Forschung größtenteils auf diesen Bereich erstreckte.

1949 wies Dr. *Thomas K. Cureton* an der University of Illinois nach, daß Weizenkeimöl über seinen Vitamin-E-Gehalt hinaus wichtige physiologische Eigenschaften besitzt. Zwischen 1950 und 1969 untersuchte Dr. *Cureton* die Nährstoffe im Weizenkeimöl, indem er dessen verschiedene Bestandteile extrahierte und konzentrierte. Er wies nach, daß das Konzentrat, das Octacosanol und drei eng damit verwandte langkettige Cosanole (Tricosanol, Tetracosanol und Hexacosanol) enthält, für die meisten energieerzeugenden Eigenschaften des Weizenkeimöls verantwortlich ist, mit dem man bei Sportlern eine verbesserte körperliche Kondition erreichen konnte.

Die erwähnten dokumentierten Untersuchungsergebnisse und andere Studien haben gezeigt, daß Octacosanol ein wirksamer Ergänzungsstoff der Ernährung beim Training ist, und zwar nicht nur für Wettkampfsportler, sondern auch für Menschen, die auf ihre körperliche Leistungsfähigkeit achten.

Damit ist allerdings die Geschichte vom Octacosanol noch nicht zu Ende. Es gibt Erkrankungen, die auf die günstigen neuromuskulären Wirkungen von Octacosanol ansprechen, wenn es als Zusatznahrung verwendet wird. Die Forscher verfolgen die Fallberichte über günstige Wirkungen von Octacosanol bei der Multiplen Sklerose, der Zerebralparese, der Muskeldystrophie und anderen Erkrankungen. Die richtungsweisende Forschung von *Carlton Fredericks,* Ph. D., wird in „Eat Well, Get Well, Stay Fit", erschienen bei Grosset & Dunlap, New York (1980), beschrieben.

Der 2. wertvolle Teil, welcher dem Weizenkorn bei der Herstellung des Weißmehls entzogen wird, ist die Kleie. Sie ist die Hülle des Korns. Mit dem allmählichen Übergang von natürlicher Nahrung auf prozessierte, welcher etwa vor 70 Jahren erfolgte, begann auch in größerem Maße die chronische Verstopfung als Krankheit aufzutreten, die man bei den Naturvölkern nicht kennt. Darmverstopfung wurde geradezu epidemisch. Wenn auch Kleie Nährstoffe enthält, so liegt doch ihr großer Wert in ihrer Saugfähigkeit, d.h. ihrer Fähigkeit, Wasser zu binden und dadurch an Volumen zuzunehmen. Durch diese Eigenschaft vermag sie die Darmtätigkeit zu regulieren, indem eine normale, optimale Konsistenz des Stuhls herbeigeführt wird. Es hat sich aber gezeigt, daß Kleie nicht nur bei Verstopfung, sondern auch bei Diarrhö normalisierend wirkt. Jahrzentelang glaubte man, daß faserreiche Nahrung den Darm reizt und bei Kolitis sowie Diarrhö faserfreie Nahrung gegeben werden müsse. Heute weiß man, daß Kleie nicht reizt. Über ihre günstige Beeinflussung von Divertikulose und Divertikulitis wurden viele Berichte veröffentlicht, besonders in England [34].

Wegen des rascheren Durchgangs des Stuhls durch den Darm wird auch die Entstehung kanzerogener (krebserzeugender) Substanzen aus Galleprodukten durch Bakterieneinwirkung (möglich bei langer Verweildauer des Darminhalts im Darm) verhindert und auch ein eventueller Kontakt solcher Substanzen mit der Darmwand verkürzt [35]. Weiter wurde festgestellt, daß faserreiche Nahrung bei primitiven Völkern die Ansammlung von Cholesterin in der Galle zu verringern vermag und somit zur Vermeidung von Gallensteinen beiträgt [36].

Eine weitere wichtige Eigenschaft der Kleie: sie verhilft zur Abmagerung; nicht nur dadurch, daß sie füllt, d.h. das Gefühl des Sattseins fördert, sondern auch durch die Verringerung des Kalorienwerts [37]. Es sei auch erwähnt, daß alle faserreiche Nahrung, wie Kleie, faserreiche Gemüse usw., vom Menschen automatisch länger gekaut wird. Der Speichel und die Verdauungssäfte fließen dadurch rascher und tragen zu einer guten Verdauung bei.

Mit der Verhinderung einer Stuhlverhärtung wird auch das starke Drücken bei der Darmentleerung vermieden, das sehr ungesund, ja gefährlich ist. Das starke Drücken fördert sowohl die Bildung von Krampfadern in den Beinen als auch die Bildung von Hämorrhoiden (die ja auch Krampfadern sind). Der sogenannte plötzliche Badezimmertod (Tod auf dem Klo), ist auf die Blutdruckerhöhung beim Drükken zurückzuführen. Verstopftsein ist für ältere Personen besonders gefährlich. Gewarnt wird vor Stuhlverhalten; bei Stuhldrang sollte so rasch als möglich für Entleerung gesorgt werden.

Wenn man Kleie regelmäßig einnimmt, dann wird man auch kein Sodbrennen mehr haben. Ich habe das selbst feststellen können.

In der Literatur wird darauf hingewiesen, daß Kleie wegen ihres Gehalts an Phytinsäure die Resorption von Kalzium und Eisen, möglicherweise auch von Zink, Mangan und Magnesium stören kann [38]. Dies trifft wahrscheinlich nur bei Einnahme exzessiver Mengen zu. Im übrigen kann Kleie morgens und mittags, die Mineralien aber abends eingenommen werden, wodurch die unerwünschte Wirkung der Phytinsäure praktisch ausgeschlossen wird. Es ist auch zu erwähnen, daß Phytinsäure im Vollmehl niemals in freier Form, sondern immer als schwerlösliches Kalzium- oder Magnesiumsalz vorkommt und daher als solches die Resorption von weiteren freien Metallen nicht verhindern kann. Lediglich die von vornherein an die Phytinsäure gebundenen Metalle Kalzium und Magnesium bleiben ungenutzt, dies aber auch nur teilweise, weil es im Darm eine Phosphatase gibt, die Kalzium- und Magnesium-Phytat spaltet und die Metalle so der Resorption zugänglich macht. Auch bei der Brotteigbereitung, wenn der Teig einige Zeit steht oder wenn man Sauerteig nimmt, wird durch in der Natur fast überall vorhandene Phosphatasen (zum Beispiel in der Hefe) die Phytinsäure teilweise abgebaut.

Immer wieder taucht die Frage auf nach dem Unterschied zwischen natürlichen und synthetischen Vitaminen. Dazu ist zu sagen: Mit Ausnahme von Vitamin E sind die chemischen Formeln für synthetische und natürliche Vitamine gleich. In den USA wird meines Wissens fast ausschließlich nur das natürliche, nun auch in Europa erhältliche Vitamin E verwendet. Vermutlich wird es für besser gehalten.

Vitamin A ist in vielen Nahrungsmitteln enthalten, vornehmlich auch in Lebertran, zusammen mit Vitamin D 3 und in Karotten als Provitamin Carotin.

Vitamin D 3, das in der Haut durch Sonnenbestrahlung aus Ergosterol gebildet wird, kommt auch im Fischöl vor.

Sie haben also die Möglichkeit, Vitamin A und E und D 3 in natürlicher Form zu sich zu nehmen.

Was die B-Vitamine anbelangt, so gibt es in der chemischen Formel zwischen synthetischem und natürlichem Vitamin B keinen Unterschied.

Sie können in winzigen Mengen natürliche B-Vitamine in Hefe und Weizenkeim finden, zusammen mit vielen anderen lebenswichtigen

Nährstoffen.

Hefe und Weizenkeim haben den Vorteil, daß sie auch noch die festgestellten, aber noch nicht identifizierten Antistreß-Faktoren enthalten, welche die Widerstandskraft erhöhen.

Noch zu sagen ist, daß vollwertige Hefe und vollwertiger Weizenkeim erst in letzter Zeit erhältlich sind: Hefe als beste Primärhefe mit Reinheitszertifikat, dessen Phosphorüberschuß durch Kalzium und Magnesium balanciert ist, in leicht schluckbaren, leicht dosierbaren und leicht aufzubewahrenden 1 g-Tabletten; Weizenkeim ebenso mit dem Überschuß an Phosphor durch Kalzium und Magnesium balanciert und stabilisiertem Vitamin E.

6. Protein – in der tierischen und pflanzlichen Nahrung

Fleisch (Rind, Fisch, Geflügel, Wild) gehört neben Eiern und Milch zu den wertvollsten Nahrungsmitteln. Es enthält lebenswichtige Substanzen, vor allem komplette Proteine (Eiweiße), welche auch die essentiellen Aminosäuren enthalten, die der Körper nicht selbst erzeugen kann. Wenn einem Protein eine oder mehrere essentielle Aminosäuren fehlen würden, dann wäre es für die Ernährung ungeeignet, denn es würde Körpereiweiß abbauen. Im Körper sind 25 Aminosäuren bekannt*), von denen 8 essentielle sind, die der Körper nicht erzeugen kann: Leucin, Isoleucin, Lysin, Methionin, Phenylalanin, Threonin, Tryptophan, Valin.

Der Mensch ist nach seinem Gebiß und Darm ein „Omnivore“, ein Allesesser, was seine Überlebenschancen in der Vorgeschichte wesentlich erhöhte. Einmal hat sich ein Vorgänger der Primaten – im Paradies – vornehmlich von Pflanzen und Früchten ernährt und dabei die Fähigkeit, Ascorbinsäure (Vitamin C) zu erzeugen, verloren. Es hat Zeiten gegeben, in denen er sich hauptsächlich von Fleisch ernähren mußte, da er durch die beginnende Eiszeit aus dem „Paradies“ vertrieben wurde. Amerikanische Wissenschaftler haben nachgewiesen, daß der vorge-

*) Klinisches Wörterbuch, Walter D. Gruyter-Verlag.

schichtliche Mensch Kannibale war. Der Cromagnon-Mensch hat den Neandertaler verdrängt bzw. einfach aufgefressen [39]. Auch der Homo sapiens ist Kannibale geblieben. Ich habe noch 1947 in Brasilien in den Zeitungen Berichte über Kannibalismus größeren Ausmaßes gelesen.

Beim Menschen hat es stets ein Verlangen nach Fleisch gegeben, das auf emotionelle oder verstandesmäßige Gründe zurückzuführen ist. Mancher fühlt sich erst richtig ernährt, wenn er ein tüchtiges Stück Fleisch verzehrt hat. Das tierische Protein steht so hoch im Kurs, daß die verschiedensten Sorten von tierischen Proteinen verzehrt werden. Ich habe noch vor etwa 20 Jahren Inserate mit der Überschrift gelesen „Fette Schlachthunde zu kaufen gesucht". Es wurden auch Katzen zum Mästen gesucht, und wurde auf dem Lande ein Hund von einem Auto totgefahren, so waren sofort Interessenten für das Hundefleisch zur Stelle. Es gibt Länder, wo Schlangen, Frösche hoch im Kurs stehen. Eben lese ich in der Neuen Zürcher Zeitung, 28./29.7.84, folgendes unter dem Titel „Eindrücke aus Kanton": „Frisches Fleisch ist Mangelware. Deshalb wird auch fast alles, was kreucht und fleucht, für kulinarische Zwecke verwendet. Viele Restaurants haben anstatt oder als Ergänzung zur Speisekarte Käfige am Eingang angebracht. Darin warten Schlangen, Frösche, Füchse, Hunde, Ratten, Schildkröten und andere Vierbeiner darauf, à la cantonaise zubereitet und in Suppenform, grilliert oder gebacken aufgetischt zu werden. Ein Restaurant im Herzen der Stadt ist ganz auf Schlangengerichte spezialisiert. Seine Schlangen à la carte gelten unter Chinesen weltweit als wahre Delikatesse." In Malavi (Afrika), wo großer Proteinmangel herrscht, sind die alljährlich auftauchenden Fliegenschwärme, welche die Sonne verfinstern, Voraussetzung von Proteinorgien und ein Volksfest. Die Behörden in Malavi ermuntern durch Bildmaterial die Bevölkerung zum Verspeisen von Ratten und anderem Getier.

Fleisch enthält das Vitamin B_{12}, das in der pflanzlichen Nahrung fast gänzlich fehlt. Fleisch scheint die sichere Kost zu sein, aber sie ist es nur, wenn das Tier richtig ernährt und richtig gehalten wurde. Das ist leider sehr oft nicht der Fall. Trotz behördlichem Verbot werden Hormone und Antibiotika in den Mästereien verwendet – für den Käufer unsichtbar, aber der Gesundheit abträglich. Die Fütterung ist oft einseitig und nur auf Gewichtszuwachs ausgerichtet, und oft ist die Tierhaltung derart, daß einem die Lust vergeht, solches Fleisch zu essen.

In einer Gerberei in Italien hatte man Reklamationen wegen der Lederqualität. Man ging der Sache nach und fand, daß die Häute von gewissen Mästereien stammten, wo die Rinder bewegungslos bis zum Schlachten im eigenen Kot eng aneinandergedrängt standen; vermutlich war auch das Fleisch nicht von bester Qualität. Man berichtete mir auch, daß in Schweinemästereien die Schweine aus Bewegungsmangel tobsüchtig wurden und sich gegenseitig Schwänze und Ohren ausrissen, worauf sie Beruhigungsmittel bekamen. Auch solches Fleisch würde ich nicht essen wollen. Dem Fleisch des Kalbes, das von der Kuh weg vom ersten bis zum letzten Tag ohne Bewegung immer in der Stalluft nur mit aufgelöstem Milchpulver ernährt wurde, nie ein Hälmchen Gras zu fressen bekam, dürfte manche Substanz fehlen oder nur in zu geringem Maße vorhanden sein. Mir wäre das Fleisch des Kalbes, das mit frischer Kuhmilch aufgezogen wurde, sich im Freien bewegen und auch etwas Grünfutter fressen konnte, lieber, auch wenn das Fleisch deswegen etwas dunkler wäre. Manchem wird auch das Schlachten selbst ein Grund für den Verzicht auf Fleisch sein. *Christian Morgenstern* mag recht haben damit, daß die Vegetarier enorm zunehmen würden, müßte sich jeder die Tiere selbst schlachten.

Die nur fleischessenden Eskimos haben auch die Knochen gegessen, und das war nötig, denn Fleisch enthält einen Überschuß an Phosphor und ist ein „Kalkräuber". Ich habe Frauen gekannt mit schwerer Osteoporose, die immer reichlich Fleisch aßen. Ich bin überzeugt, daß der übermäßige Fleischgenuß mit ein Grund für die Osteoporose war. Fleischkost erfordert zusätzlich Kalzium (Fleisch macht den Organismus sauer). Bei großem Fleischkonsum soll also immer an Supplemente gedacht werden, zum Beispiel an Dolomit-Tabletten, die Kalzium und Magnesium enthalten; dies um so mehr, als unsere Nahrung ohnehin immer eher einen Phosphorüberschuß aufweist, weiter auch Vitamin D 3 und Vitamin C, die ebenfalls zur Kalkbildung notwendig sind.

Zu den preiswertesten und hochwertigsten Proteinen gehören das Ei und der Quark. Das scheint zu wenig bekannt zu sein. Protein ist von eminenter Wichtigkeit für das Wachstum, somit vor allem für die Kinder, und deshalb ist es nötig zu überwachen, daß die Kinder genügend Protein einnehmen. Es gibt Kinder, die Fleisch oder Milch nicht mögen. Man soll sie nicht zwingen, diese Nahrung zu essen, man muß auf andere Kombinationen von Nahrungsmitteln ausweichen, die proteinreich sind, wie zum Beispiel auf Eierspeisen, hausgemachte Mayonnaisen, eventuell auch auf Frappés mit Eigelb, auf Nahrungen, die von Kindern allgemein gern genommen werden.

Fleisch von gehaltenen Tieren ist in vielen Fällen eine unökonomische Nahrung, weil das Tierfutter auch Menschennahrung gewesen wäre und die Verwertung über das Tier einen großen Verlust darstellt. Dies ist bei der herrschenden Nahrungsknappheit bei zunehmender Bevölkerungszahl auf der Erde ein wichtiges Argument, sofern es nicht gelingen sollte, große neue Nahrungsquellen oder Böden zur Bewirtschaftung zu erschließen.

Wenn man mich nach dem hochwertigsten, „gesündesten" Fleisch fragte, dann würde ich antworten: „Das Wild aus fernen Revieren (eben erfahre ich, daß auch Wild bereits in Gehegen gezüchtet und mit Hormonen und Antibiotika gefüttert wird) und die Forelle aus dem Bergbach, die sich von Schnecken (sie hat dann gelbes Fleisch) oder Krebsen (sie hat dann rotes Fleisch) ernährt. Und vielleicht noch das Pferdefleisch." – Meines Wissens gibt es noch keine Pferdemästereien mit Hormonen und Antibiotika in der Nahrung. Das Pferd gehört zu den saubersten Tieren, trinkt nur sauberstes Wasser. Ich habe gelesen, daß man in der Schweiz das Rentier in den südlichen Alpen als sehr ökonomischen Fleischproduzenten ansiedeln will. Das Ren ist genügsam, ein sehr guter Futterverwerter, braucht keinen Stall, keine Wartung. Solches Tierfleisch wäre sicher auch gesund. Eben erfahre ich, daß in der Schweiz auch ansehnliche Quantitäten von Straußen- und Antilopenfleisch importiert werden. Antilopenfleisch dürfte sicher frei sein von Antibiotika und Pestiziden. Strauße werden in Farmen gezüchtet (wegen der Federn) – haben auch dort schon die Antibiotika Eingang gefunden?

Fleisch steigert den Blutdruck. Versuche haben dies bewiesen [40]. Großer Rindfleischkonsum kann auf Dauer Darmkrebs verursachen [41]. Ein weiterer Nachteil des Fleisches ist, daß es säurebildend wirkt, wie aus der Literatur hervorgeht [42]. Es sollen jedoch nur 20% der Nahrung säurebildend und der Rest basenbildend sein, also aus Früchten, Gemüsen (vornehmlich roh gegessen) und Milchprodukten bestehen.

In einer Zeitung lese ich: „Die Sojabohne ist wegen ihres Reichtums an Proteinen und Vitaminen neben Meeresgetier und den verschiedenen Algenarten das wichtigste Naturprodukt, das die Menschheit vor einer weltweiten Hungerkatastrophe bewahren kann."

Daneben dient die Sojabohne noch als Rohstoff für gewisse Industrieprodukte, wo bei der Verarbeitung als Nebenprodukt das natürliche Vitamin E gewonnen wird. Soja ist auch Rohstoff für das wichtige Lezithin.

Die Sojabohne liefert kein komplettes Protein. Ihr Protein wird komplett, wenn es zusammen mit anderen Nahrungsmittel genossen wird, z.B. mit Reis, Weizen usw. (siehe Kapitel „Vegetarismus“, Seite 55).

Es gibt viele Arten von Sojaspeisen, die seit undenklicher Zeit in den Gebieten, wo Soja Hauptnahrung ist, entwickelt wurden. Neben Sojakäse sei erwähnt Sojamilch, wichtig für die 70% der Erdbevölkerung, welche Kuhmilch nicht vertragen können. Diese Menschen leben zum größten Teil in den Entwicklungsländern.

Im Westen sind folgende Sojaprodukte bekannt und beliebt geworden: Tofu, das wie weißer Käse aussieht, Tempeh, für dessen Herstellung gekochte Sojabohnen mit einem Edelpilz geimpft werden. Tofu und Tempeh kann man selbst herstellen, ebenso Sojakeimlinge. Überdies gibt es verschiedene Sojasaucen und Sojateigwaren. Es wird auch Sojafleisch angeboten, aber es ist mir nicht sympathisch, weil zur Herstellung zuviel „Prozessierung“ nötig ist.

Die Hektarerträge an pflanzlichem Eiweiß von Sojabohnen sind um ein Mehrfaches höher als die durch Geflügel- oder Viehzucht erzielten Mengen an tierischem Eiweiß. Da Sojabohnen kein komplettes Protein enthalten, kommen sie als Alleinnahrung nicht in Frage.

7. Vegetarismus

Wenn wir zwischen Fleischkost und Pflanzenkost (mit Eiern und Milch) abwägen, dann werden wir uns vielleicht für die Einschränkung der Fleischnahrung zugunsten der Pflanzennahrung entscheiden, denn die Pflanzennahrung ist auch preisgünstiger. In der Pflanzennahrung sind alle essentiellen Aminosäuren enthalten, aber nicht in so optimalen Relationen wie im Fleisch, im Ei und in der Milch. Die ideale Pflanzennahrung kommt vom biologischen Anbau. In den Industriegärtnereien wird mit Pestiziden gespritzt, und es steht auch fest, daß die Böden immer mehr ausgelaugt werden, so daß wertvolle Mineralstoffe, wie zum Beispiel Zink, mehr und mehr in der Ernährung mangeln, was durch Supplemente ausgeglichen werden sollte.

Durch Kombination von pflanzlichen Nahrungsmitteln untereinander und mit Ei und Milch kann der Nährwert der Pflanzennahrung ganz wesentlich erhöht werden. Die biologische Wertigkeit von Weizenprotein kann durch 0,4% Lysinzusatz verdoppelt werden [43].

Wenn ich gefragt werde, ob ich Vegetarismus empfehle, so kann ich nicht mit ja oder nein antworten. Fest steht, daß Vegetarier im allgemeinen schlanker sind und auch, wie die Statistik zeigt, weniger an Herzkrankheiten leiden. Auch bei Vegetarismus gilt die biochemische Individualität nach *Williams,* d.h. jeder Mensch ist verschieden und der Vegetarismus kann auf jeden Menschen verschiedene Wirkung haben. Beginnen Sie 2 Wochen lang bei einer Mahlzeit, zum Beispiel beim Abendessen, das „rote" Fleisch, also Rindfleisch, durch Geflügel oder Fisch zu ersetzen. Wenn Sie sich nach 2–3 Wochen besser fühlen, dann lassen Sie auch abends Geflügel oder Fisch weg, und nehmen Sie nur eine Fleischmahlzeit pro Tag. Wenn Sie sich nach 2–3 Wochen noch besser fühlen, dann können Sie beginnen, nur 2- oder 3mal in der Woche Geflügel und Fisch zu nehmen. Es kann sein, daß Sie sich noch besser fühlen, wenn Sie allmählich alles Fleisch weglassen und nur noch vegetarisch essen. Eier und Milch sollen aber auf jeden Fall beibehalten werden.

Für Vegetarier empfehle ich das Buch „Diet for a Small Planet" von *Frances Moore Lappé* [44], das Anleitungen gibt, wie man komplettes Protein, d.h. alle essentiellen Aminosäuren enthaltend, mit pflanzlicher Kost erreicht. Einzelpflanzen liefern kein komplettes Protein. Reis und Bohnen sind ein solch komplettes Protein, und es wird gesagt, daß ⅔ Haferflocken und ⅓ Sojaflocken ebenfalls ein kompletten Protein ergeben. Getrenntes Essen der verschiedenen vegetabilen Proteine nützt aber nichts, sie müssen gleichzeitig genommen werden.

Im Zusammenhang mit Vegetarismus möchte ich noch das ausgezeichnete Buch „Not All in the Mind" von *Richard Mackarness* [45] erwähnen, der nachweist, daß viel mehr Menschen an Allergien gegen bestimmte Proteine leiden als gemeinhin bekannt ist. Diese Allergien können sich in Kopfschmerzen, ständigen Magenschmerzen, Diarrhö, Gelenkbeschwerden, kurz: in Krankheitssymptomen äußern, die man überhaupt nicht als allergische Reaktionen auf Nahrungsmittel erkennt. Sogar Bettnässen kann auf eine Allergie gegen ein Nahrungsmittel zurückzuführen sein.

Interessant sind auch die „maskierten" [45] Allergien, d.h. die unverständliche Begierde nach gewissen Lebensmitteln, die täglich und immer in großen Quantitäten genossen werden müssen, um eine Beruhigung herbeizuführen. So kommt es vor, daß jemand süchtig ist nach Milch oder nach Schokolade oder nach irgendeinem anderen Lebensmittel, das er eigentlich, weil es bei ihm Allergie hervorruft, meiden sollte. Dem Betroffenen ist dieser Zusammenhang zuerst meist völlig unverständlich (s. a. S. 21).

8. Trenn-Kost nach Hay

Trenn-Kost ist eine Ernährungsform, die keine zusätzlichen Kosten verursacht, den Magen schont, beste Verdauung gewährleistet und den Gesundheitszustand bessert. Viele werden sich wohl fühlen und bei dieser Ernährungsform bleiben – auch wenn sie im ersten Moment erstaunt sind, daß man ihnen eine solche Ernährung zumutet. Auf Wiener Schnitzel mit Pommes frites, auf Rehpfeffer mit Spätzle verzichten und dafür Naturschnitzel und Rehpfeffer nur mit Salat und Gemüse zu essen, das ist Trenn-Kost*). Das Prinzip der Trenn-Kost ist: Es werden die überwiegend Kohlenhydrat (Stärke) enthaltenden Nahrungsmittel, wie Teigwaren, Reis, Kartoffeln, Brot, und die überwiegend Protein (Eiweiße) enthaltenden Produkte, wie Fleisch, Fisch, Eier, Käse, nicht in derselben Mahlzeit verzehrt, sondern die Eiweiß-Speisen mit Salat, Gemüse und Früchten und die stärkehaltigen Speisen nur mit Salat und Gemüse genossen. Also keine Osso Buco mit Risotto, sondern Osso Buco mit Salat, Gemüse und Früchten, und in einer anderen Mahlzeit Risotto mit Salat und Gemüse. Warum? Weil die Verdauung der Kohlenhydrate im Mund durch den Speichel beginnt und ohne Magensäure im Magen und im Darm weitergeht, und weil nach *Hay* die Proteine im Magen den Fluß des Magensafts auslösen, der seinerseits die Verdauung der Kohlenhydrate hemmt; diese passieren dann unverdaut den Magen und beginnen im Darm zu gären.

Wenn das Trennen der Eiweiß- und Stärkenahrung nicht eingehalten wird, so ist die Verdauung gestört. Folgen davon sind „Völlgefühl",

---

*) Nach Dr. *Hay* und Dr. *Walb* in: *L. Walb* und *I. Walb.* Die Haysche Trenn-Kost, 38. Auflage (Karl F. Haug Verlag, Heidelberg).

Magendrücken und die bekannte Müdigkeit nach dem Essen, die viele Menschen durch Kaffee zu vertreiben versuchen. Der große Vorteil, den die Trenn-Kost nach *Hay* bringt, liegt darin, daß unter größter Schonung des Magens und der Därme die Verdauung rasch erfolgt und somit eine Vergiftung des Körpers verhindert wird. Der Stuhlgang erfolgt meistens 2mal am Tag. Die Abnützung des Körpers durch den Verdauungsvorgang wird auf ein Minimum reduziert. Der Körper ist kräftiger, die Abwehr gegen alle Krankheiten stärker. Ich glaube: die Trenn-Kost tut gut.

Neben der Trennung der Speisen müssen aber auch die „Ratschläge für die Küche" beachtet werden (Seite 331).

Eiweißhaltige Nahrungsmittel sind: Fleisch, Fische, Geflügel, Eier, Milch, Käse, Sojaprodukte.

Stärkehaltige Nahrungsmittel sind: Alle Getreideprodukte, Reis, Kartoffeln.

Neutrale Nahrungsmittel sind: Öle und Fette (auch tierische Fette), Butter, Quark und selbstverständlich alle Gemüse sowie Eigelb.

Ich würde jedem, der einen empfindlichen Magen hat, empfehlen, das Buch von *Walb* zu lesen und mit Trenn-Kost einen Versuch zu machen. *Walb* berichtet von der besonders guten Wirkung der Trenn-Kost bei Nierenentzündung, Rheumatismus, Herzkrankheiten, Diabetes, Magen-Darmstörungen und Ekzemen. Trenn-Kost soll auch sportliche Leistungen steigern

Es gibt noch ein 2. Buch [46], „Nie mehr krank sein" von Dr. med. *Robert G. Jackson,* welches eine Trennung der Nahrungsmittel in Gruppen beschreibt und Empfehlungen gibt, in welcher Zusammenstellung sie genommen werden sollen. Auch *Jackson* empfiehlt, „stärkehaltige Speisen" nicht zusammen mit „Eiweißnahrung", also Fleischnahrung, Eier, Käse, Quark, Milch, zu essen. Er teilt weiter die Nahrungsmittel noch in „basenüberschüssige" und „säureüberschüssige" Nahrung ein und gibt auch für diese Vorschriften.

Auch die Lektüre dieses Buches kann empfohlen werden. Der Autor war so schwer krank, daß man ihm nur noch vier Monate Lebensmöglichkeit zubilligte. Durch Umstellung auf die beschriebene Ernährung hat er nicht nur sein Leben gerettet, sondern wurde so kerngesund, daß er im hohen Alter noch außergewöhnliche sportliche Leistungen vollbrachte. Auf Seite 270 des Buches gibt der Autor Gefühle nach seiner Genesung wieder: „Es gibt keine Lobpreisung, deren Töne hoch genug gestimmt wären, um genügend wiederzugeben, was der empfindet, welcher aus einem krankheitsbedrohten Leben den Weg zur disziplinierten Lebensführung und damit zum beglückenden Bewußtsein einer beständig wachsenden und zum Schluß vollkommenen Gesundheit gefunden hat. Solche Menschen können nicht mehr abtrünnig werden, sie werden höchstens zeitweise kleine Rückfälle erleben." Für jemanden, der krank war, dem kein Arzt helfen konnte und dem die Trenn-Kost die einzige Rettung war, wie dies für Dr. *Jackson* zutrifft, für den sind diese Worte verständlich.

Für die Trenn-Kost gilt die „biochemische Individualität". Es wird Menschen geben, welche ohne Schaden Rehpfeffer mit Spätzle und Osso Buco mit Risotto essen können.

9. Wichtigkeit des Frühstücks

Ich habe festgestellt, daß die Kaffeeautomaten in den Firmen vormittags zwischen 9 und 10 Uhr stärker frequentiert werden. Der Grund ist Vormittagsmüdigkeit. Sie kommt davon, daß zum Frühstück hauptsächlich Weißbrot oder Weißgebäck und Konfitüre genommen wird.

Bei einem Frühstück, das neben Kohlenhydraten (Brot, Konfitüre) auch noch Proteine enthält (Milch, Joghurt, Käse, Eier, Fleisch), erfolgt ein langsamer Anstieg des Blutzuckerspiegels, er hält in richtiger Höhe an bis zum Mittag. Es wird auch keine Müdigkeit verspürt, weil Fett und Protein die Verdauung der schnell verdaulichen Kohlenhydrate bremsen. Wer das „englische Frühstück" kennt, mit „Bacon and Eggs", „Haddock", „Porridge", gebratenen Heringen u. a., erkennt darin das ideale Frühstück. Nach einem solchen Frühstück wird man nicht um 9 Uhr zum Kaffeeautomaten laufen oder eine Tafel Schokolade verzehren, worauf wohl der Blutzuckerspiegel für einen Moment steigt, aber dann auch rasch wieder absinkt.

Ich habe bei Menschen, die über Vormittagsmüdigkeit klagen, mit der Änderung der Frühstücksweise gute Erfolge erzielt.

Für Personen, welche sich mit Trenn-Kost ernähren, gelten andere

Richtlinien (siehe Abschnitt 8). Diese Personen können zum Beispiel zum Frühstück nehmen: Eier oder Käse, auch kaltes Huhn usw. mit Salat. Ich esse oft mit großem Genuß Salat am Morgen mit irgendeinem Protein.

Es kann auch sein, daß jemand nur wenig beim Frühstück zu sich nimmt – und trotzdem gesund bleibt. Dieses Wenige soll jedoch nicht schwarzer Kaffee sein mit viel Zucker und Brötchen aus Weißmehl, sondern auch Proteine enthalten.

10. Vorschlag für Gewichtsreduktion ohne Schädigung des Körpers

Eine Gewichtszunahme erfolgt, wenn man mehr ißt, als der Körper braucht. Oft sind psychologische Momente daran schuld, und es gibt Fälle, wo es gefährlich wäre, auf Gewichtsreduktion zu dringen. Wenn sich solche Personen zwingen, abzumagern, dann kann es zu gefährlichen Depressionen kommen, zu Selbstmordgedanken oder zu einem übermäßigen Konsum an Alkohol, Zigaretten oder Kaffee.

Normalerweise reguliert der Appetitmechanismus, der sich im Gehirn (Hypothalamus) befindet, das Quantum der Nahrungseinnahme. Dieser Appetitmechanismus muß, wie *R. J. Williams* meint, eine zelluläre Basis haben, d. h. bestimmte Nervenzellen im Gehirn sind für den Mechanismus verantwortlich. Werden sie ungenügend mit lebenswichtigen Nährstoffen (wie Mineralstoffe, Vitamine u. a.) versorgt, dann werden ihre Funktionen beeinträchtigt und damit auch der Appetitmechanismus gestört [47].

Es ist somit wahrscheinlich, daß bei gewissen Menschen mit einer Tendenz zu Übergewicht dieser Mechanismus seit früher Kindheit wegen ungenügender Ernährung gestört ist. Tatsache ist, daß gesund ernährte Menschen normalerweise zu keinem Übergewicht kommen, woraus geschlossen werden kann (und was auch bewiesen wurde), daß die beste Maßnahme zur allmählichen Reduzierung des Körpergewichts der Übergang zu einer gesunden Nahrung ist. Es tritt dadurch auch richtige Verdauung ein.

Der Appetitmechanismus arbeitet bei einem gesunden Menschen im Durchschnitt aller Tage sehr genau: Wenn ein Mensch in 10 Jahren 8 Tonnen feuchte Nahrung aufgenommen hat und nur 99 % statt 100 %

verbrennen würde, dann hieße dies eine Gewichtszunahme von etwa 35 kg während dieser Zeitspanne [48].

Zur gesunden Ernährung gehört auch der Verzicht auf Alkohol, bzw. soll Alkohol nur in sehr mäßigen Mengen getrunken werden. Getränke enthalten je nach Alkoholgehalt wenige bis sehr viele Kalorien. Gefördert wird der Abmagerungsvorgang, wenn Kohlenhydrate aus Weißmehl und „Süßes“, ebenso Alkohol, gemieden werden. Jeder, der auf „gesunde Nahrung“ übergegangen ist, wird feststellen, daß die Lust nach „Süßem“ zurückgeht.

Von radikalen Abmagerungskuren ohne ärztliche Kontrolle ist abzuraten, zum Beispiel von den „Nur-Fleisch-Kuren“, welche in Amerika propagiert werden; von Abmagerungskuren ohne Fett ist ebenso abzuraten. Fett als solches macht nicht fett. Nahrungsfett wird vor allem in Energie umgesetzt [49]. Auch wird es gebraucht, damit die Galle fließt. Radikalkuren müssen vom Arzt verordnet werden und unter der Leitung eines Arztes bleiben. Vor allem müssen während der Kur reichlich Vitamin- und auch Mineralsupplemente genommen werden. Ich habe erlebt, daß eine Person, welche eine Abmagerungskur nach den Vorschriften einer Klinik durchführte, gesundheitlich so geschädigt wurde, daß sie längere Zeit der Arbeit fernbleiben mußte. Mit der erhöhten Einnahme von Fleischprotein steigt auch der Bedarf an Kalzium, da Fleisch den Organismus sauer macht und auch reich an Phosphor ist [50].

Solche Abmagerungskuren sind nicht empfehlenswert, sie nützen auch auf die Dauer nichts, wenn nicht die Ernährung und die Lebensgewohnheiten geändert werden.

Soeben erhalte ich von Dr. *Carl C. Pfeiffer* (Princeton Brain Bio Center, Skillman, N.J.) den folgenden Bericht über stark mineralhaltige Diäten zur Gewichtsabnahme.

Stark mineralhaltige Diäten zur Gewichtsabnahme

Was fehlt den Diäten zur Gewichtsabnahme mit berühmten Namen?

Den bekannten Diäten zur Gewichtsabnahme fehlen die essentiellen Minerale. Den Geweben der Patienten mangelt es an essentiellen Spurenelementen wie Schwefel, Selen, Jod, Zink, Mangan, Molybdän und Chrom. Wir müssen diese Elemente mit unserer täglichen Nahrung aufnehmen oder bewußt als tägliche Substitution zu uns nehmen. Ohne diese essentiellen Spurenelemente leiden die Gewebe Not und der Körper signalisiert „Ich habe Hunger!“. Erhalten sie diese Spurenelemente, sind die Gewebe zufrieden und der Hunger wird beherrscht. Diese Spurenelemente steuern auch die Ansammlung von Flüssigkeit in den Geweben. Durch die Flüssigkeitsansammlung entsteht der falsche Eindruck, daß der diätlebende Patient trotz Nulldiät weiter an Gewicht zunimmt! Keine der Diäten mit bekannten Namen wie Scarsdale, Atkins, Pritikin, Mayo, Beverly Hills oder proteinreiche Diäten berücksichtigen die essentiellen Spurenelemente. Diese Diäten jonglieren mit Kohlenhydraten, Proteinen und Fett, um endlose kalorienarme Kombinationen herauszufinden, so als ob es nie Minerale gegeben hätte. Die flüssige Proteindiät ist sogar noch schlimmer, weil sie viel Kupfer und wenig Zink und Kalium enthält; sie hat zu mehreren Todesfällen geführt, selbst wenn der über nur ein Stethoskop und Blutdruckwerte verfügende Hausarzt hilflos zusah. Ein Überschuß an Kupfer und Mangel an Kalium kann eine tödliche Kombination sein. Als Warnzeichen des Mineralmangels können Krämpfe in den Beinen auftreten, doch wenn es zu Krämpfen im Herzmuskel kommt, ist der Stöpsel des Lebens unwiederbringlich herausgezogen. Sie können mehr erreichen, gesünder bleiben und Geld sparen, wenn Sie auf solche Diäten verzichten. Grundanliegen der meisten Spezialdiäten ist der Profit für den Vertreiber, indem er entweder Bücher, Produkte oder Kuren verkauft. Das Zimmer in einer Kurklinik mit Salatbüffet kann bis zu 2000 Franken pro Woche kosten, woran Sie erkennen können, daß die mineralreiche Diät zur Gewichtsabnahme für Sie mehr bedeutet als die Senkung ihrer wöchentlichen Lebensmittelrechnung.

Allgemeine Regeln bei Diät

A) Bereiten Sie Ihr Heim für die Diätkost vor:
   1. Zucker, Süßigkeiten, Kekse und Alkohol wegbringen.
   2. Vorrat an Sellerie, Salat, Kohl, Karotten, Gewürzgurken, Paprika, Zwiebeln, Kohlrabi, Rettich, Weizenknäckebrot, fettarmem Joghurt und Gurken anlegen.
   3. Versichern Sie sich der Unterstützung Ihrer Familie bei Ihrer Diät.

B) Tägliche körperliche Betätigung, soweit sie vertragen wird.
C) Trinken Sie täglich 4 Gläser Wasser mit Zitrone.
D) Beschäftigen Sie sich mit interessanten Projekten.

Typisches Frühstück

1. ½ Tasse Haferflocken; 2 Eßl. Weizenkeim; 2 Eßl. Sonnenblumensamen. Als Müsli mit Vollmilch und Obst essen. Kein Zucker!
   Oder:
2. ½ Tasse geschrotenen Weizen; 2 Eßl. Weizenkeim; 1 Eßl. Sonnenblumensamen. Als Müsli mit Vollmilch und Obst essen. Kein Zucker!
   Oder:
3. ⅓ Tasse Nüsse; 2 Eßl. Weizenkeim; 1 Eßl. Sonnenblumensamen. Als Müsli mit Vollmilch und Obst essen. Kein Zucker!
   Oder:
4. Pochiertes Ei auf Vollkornbrot (oder Reiskuchen); Obstsaft oder ½ Pampelmuse; 1 Glas Vollmilch.
   Oder:
5. 1 Rührei mit 2 Eßl. Weizenkeim; Obstsaft oder ½ Banane; 1 Glas Vollmilch.
   Oder:
6. 1 Spiegelei in Sonnenblumenöl gebraten; Obstsaft; 1 Scheibe Vollkornbrot (keine Butter); 1 Glas Vollmilch.
   Oder:
7. 2 Scheiben Vollkornbrot mit Diät-Marmelade; Obstsaft; 1 Glas Vollmilch.
8. Enthaltsamkeitstag: 2 Gläser ungesüßten Obstsaft zum Frühstück.

Wer gegen Weizen allergisch ist, sollte statt Weizenkeim oder Weizen jeweils Reisknäckebrot essen.

Die drei Nahrungsmittel für das Frühstück – Haferflocken, gemahlener Weizen und Nüsse – enthalten kaum Zucker; deshalb werden sie empfohlen.

Typische Mittagsmahlzeiten

1. 1 Tasse Gemüsesuppe. (Suppen können in einer Thermoskanne zur Arbeit mitgenommen werden.) Obst der Saison.
2. 1 Tasse Bohnensuppe. Obst der Saison.
3. 1 Tasse Linsensuppe. Obst der Saison.
4. 1 Tasse Hühnersuppe. Obst der Saison.
5. 1 Tasse Muschelsuppe. Obst der Saison.
6. Enthaltsamkeitstag: Rinder- oder Hühnerbouillon zum Mittagessen.

Gut zubereitete Suppen sind reich an Mineralien und entsprechen einem kompletten Essen. Im Handel erhältliche Suppen dürfen verwendet werden, enthalten aber meist viel Natrium. Natrium kann bekämpft und neutralisiert werden, indem man Salzersatz (Kalium) und Algenpulver wegen seines Jodgehaltes verwendet.

Typische Abendessen

1. Gekochtes Schollenfilet, 100 g; Karotten und Erbsen; Salat mit Sonnenblumen- oder Distelöl-Salatsoße; Mohrrübenstengel; 1 Scheibe Vollkornbrot zu jedem Abendessen. Kein Nachtisch außer Obst.
2. Gekochtes Lammkotelett (Fett entfernen); ¼ Salatkopf; in Scheiben geschnittenes hartgekochtes Ei; Gurke, Sellerie und Rettich.
3. 1 gekochtes Kabeljaufilet, 100 g; Spinat; 1 kleine gekochte Kartoffel; Zwiebeln, Streifen von grünem Paprika und ¼ Weißkohlkopf als Salat.
4. Mageres Rindergehacktes, 100 g; Broccoli; Kürbis; in Scheiben geschnittene Zwiebel, Gurken und ¼ Kopf Rotkohl als Salat.
5. 1 Hähnchenkeule oder 2 Hähnchenflügel; 1 kleine Kartoffel; gekochter Kohl oder Aubergine; Salat aus Wasserkresse und Rettich.
6. Pilzomelette aus 2 Eiern; Weißkohlsalat; in Scheiben geschnittene Zwiebeln.
7. Salm- oder Thonsalat aus der Dose, 100 g; ½ große Kartoffel; rote Bete, gekocht oder geraffelt, roh als Salat.

8. Leber von jungem Rind, 100 g; Zwiebeln; gelbe Kohlrüben.
9. Enthaltsamkeitstag: A) Saft zum Frühstück; B) Suppe zum Mittagessen; C) Salat zum Abendessen.

Alle Gemüse können durch Hülsenfrüchte ersetzt werden (Bohnen, Kichererbsen, Linsen, Erbsen).

Vitamin-Mineral-Ergänzungen bei Diät zur Gewichtsabnahme

Vitamine

1. Jeden Morgen 100 mg Pyridoxin (B_6). Das verbessert die Ausscheidung von Körperflüssigkeiten.
2. Morgens und vor dem Schlafengehen 1000 mg Vitamin C.
3. Morgens und abends Ziman-Fortified. Enthält Zink und Mangan plus Vitamine.
4. Morgens und abends 3 Tabletten Brauereihefe. Liefert den chromhaltigen Glukosetoleranzfaktor (GTF).
5. Morgens und abends 150 mcg Molybdän.

Diese Vitamine und Minerale sollen auch am Enthaltsamkeitstag genommen werden.

11. Ernährung während der Schwangerschaft

Ein sehr wichtiges Kapitel ist die Ernährung während der Schwangerschaft und Stillzeit. Die Eheleute sollten schon bei der Eheschließung Aufklärungsliteratur erhalten, und die Schwangerschaftsberatung sollte besser organisiert werden.

Über die Situation in den USA auf dem Gebiete der Ernährungsberatung gibt das „Journal of Applied Nutrition" [51] Auskunft. Der Autor sagt: „Wir rennen in unseren Bemühungen gegen einen Wall, aufgebaut von kommerziellen Interessen, welche davon profitieren, daß das Publikum im dunkeln gehalten wird über die Gefahren für die Gesundheit derjenigen Produkte, welche hergestellt werden."

Ich habe folgenden Fall erlebt: Eine junge, sehr sportliche, gut gebaute schwangere Frau verbrachte viele Monate in einer Höhe von ca. 2000 m ü. M., ging viel spazieren und hatte im 7. Monat eine Frühgeburt. Das Kind überlebte. Es schielte aber und hatte an einem Auge eine Sehschwäche. Der Arzt hatte erlaubt, monatelang auf der Höhe von etwa 2000 m ü. M. zu leben. Man weiß aber, daß Schwangere aus dem Unterland größere Höhen als 1500 m meiden sollten [52]. Der Arzt hatte bei seiner Beratung die Frau nicht gefragt, ob in der Familie Frühgeburten vorkamen, was der Fall war. Der Arzt hat auch bei der 2. Schwangerschaft dieser Frau vergessen, ihr Ruhe zu empfehlen. Er erlaubte ihr, während der ersten Zeit der Schwangerschaft auf einer Yacht auf dem Meer zu segeln, wo sie selbstverständlich schwersten Streckbewegungen beim Festhalten bei bewegter See ausgesetzt war. Auch vom Schwangerschaftsturnen war nicht abgeraten worden. Im 7. Monat begab sich die Frau auf eine mehrstündige Bergtour und gebar prompt am nächsten Tag ein Knäblein, das sterben mußte. Auch bei der 3. Schwangerschaft wurde ihr nicht Ruhe verordnet. Im 6. Monat fragte sie den Arzt, ob sie schwimmen dürfte. Er erlaubte ihr dies, trotz der gefährlichen Streckbewegungen, und am nächsten Tag gebar sie ein Mädchen. Diesmal kam das Kind in eine Frühgeburtsabteilung unter der Leitung eines Spezialisten: das Mädchen überlebte.

Die Frau war auch in bezug auf Nährstoffsupplemente nicht richtig beraten worden. Man hatte ihr eingeschärft, ja nicht zuviel an Gewicht zuzunehmen. Dies ist unrichtig. Wenn die Ernährung richtig ist, wie in den „Ratschlägen für die Küche“ angegeben, dann wird auch das Gewicht im Rahmen bleiben, denn es kommt vor allem darauf an, was man ißt. Das amerikanische „Committee on Maternal Nutrition of the Food and Nutrition Board of the National Reserach Council“ [53] schreibt: „Kalorieneinschränkung, um Gewichtszunahme während der Schwangerschaft zu beschränken, wurde empfohlen als Mittel, um Toxämie und andere Komplikationen zu verhüten.“ (Toxämie ist ein gefährlicher Vergiftungszustand während der Schwangerschaft, dessen Ursache man nur sehr ungenau kennt und dessen Auswirkungen für die Mutter und das noch ungeborene Kind sehr gefährlich sind.) „Selten wurde eine Idee mit einer solchen Hören-Weitersagen-Basis und aufgrund so magerer wissenschaftlicher Studien in so weitem Umfang angewendet.“ Und „Medical Tribune“ [54] nimmt Bezug auf einen Report des „Select Committee on Nutrition and Human Needs of the US Senate“, welcher das erschütternde Zunehmen von Frühgeburten und Babys mit Mangelgewicht hervorhebt und die damit zusammenhängenden geistigen und körperlichen Störungen. Die Gewichtskontrolle von Schwangeren mittels Nahrungseinschränkung und Appetitzüglern wird heftig angegriffen.

Alkoholgenuß und Rauchen während der Schwangerschaft sollen verboten sein. Man muß dies den Frauen zu Beginn der Schwangerschaft ausdrücklich sagen: Verschiedene Frauen haben mir bestätigt, daß ihnen dies nicht gesagt wurde. Ich hörte sogar Bemerkungen wie zum Beispiel: „Alkohol ist doch nicht ungesund"*). In den Aufenthaltsräumen der Geburtskliniken sind rauchende Mütter zu sehen. Niemand hatte ihnen geraten, nicht zu rauchen.

In den USA gibt es offizielle Listen, welche Arzneimittel enthalten, die während der Schwangerschaft nicht verordnet werden dürfen. Aspirin fehlt auf dieser Liste, obwohl es, über längere Zeit genommen, Komplikationen hervorrufen kann [55].

Die folgenden Angaben über Nährstoffsupplemente während der Schwangerschaft beruhen auf amerikanischer Literatur. Es mag sein, daß die Ernährung in Amerika im Durchschnitt schlechter ist als die Ernährung in Europa. Immerhin, auch in Europa ist die Zahl der mit Fehlern geborenen Kinder groß (ich habe gelesen, daß jedes 5. Kind in Deutschland einen solchen Schaden aufweist), so daß die Angaben auch für Europa Geltung haben können. In Italien wird bei Häufung von Mißgeburten an einem Ort ein fahrendes Laboratorium delegiert, das alle lokalen Umstände untersucht, die mit der Häufung im Zusammenhang stehen könnten [56].

Dazu kommen noch die beim Heranwachsen auftretenden Schäden, die bei der Geburt unsichtbar vorhanden waren. Und bei vielen Müttern treten erst später Schäden auf, die auf die Überbeanspruchung und den Nährstoffmangel während der Schwangerschaft zurückzuführen sind.

Empfohlene Supplemente während der Schwangerschaft

Morgens: 1–2 Tassen „Pep-up" (s. S. 346)
1 Multivitamin-Multimineralkapsel „B" (s. S. 324)
1 Tablette Folsäure 5 mg

*) Eben lese ich in Lancet, July 26 1980, daß Alkohol das Ungeborene nicht nur schädigen kann, wenn er im Übermaß getrunken wird, sondern auch bei 1- oder 2maligem täglichem mäßigem Genuß.

Am Ende des Frühstücks: 1 Kapsel Vitamin E (100 I. E.). Nach einigen Wochen wird empfohlen, jeden zweiten Tag noch eine 2. Kapsel Vitamin E zu nehmen.

½ Tabl. (50 mg) Kalziumpantothenat
½ g Vitamin C

Mittags: 1 Multimineraltablette „B“ (s. S. 326)
1 Tablette Vitamin B_6 (40 mg)
1 Tablette Niacinamid (50 mg)
½ g Vitamin C
1 Tablette Chelated Zink (15 mg)
1 Teelöffel BS-Protein in einem Glas Orangensaft (s. S. 85)

Abends: 1 Multimineraltablette „B“
2 Tabletten Kalzium à 200 mg
1 Tablette Magnesium 200 mg
½ Tablette Cholin 500 mg
½ Tablette Inosit 500 mg
½ g Vitamin C

Nach einer Woche sollte das Quantum von Vitamin C auf 1 g gesteigert werden. Weiter wird empfohlen: täglich 2 Glas Vollmilch – möglichst Frischmilch aus sauberem Stall. Weiter werden die „Ratschläge für die Küche“ empfohlen und zum „Knabbern“ Nüsse, Mandeln, Sonnenblumenkerne, Kürbiskerne usw.

Wo immer im folgenden Vitamin D empfohlen wird, ist Vitamin D_3 gemeint.

Auf meine Anfrage wegen Schwangerschaftsernährung erhielt ich vom Leiter einer Geburtsklinik folgende Mitteilung: „Ich bin zwar kein Spezialist für Schwangerenernährung, aber soviel weiß ich, daß das Problem angeborener Mißbildungen und Frühgeburten hierzulande so gut wie nichts mit Ernährung zu tun hat.“ – Ich bin überzeugt, daß die Ernährung in Europa besser ist, aber in Anbetracht der vielen geschädigten Neugeborenen – eine deutsche Statistik spricht von jedem 4. oder 5. Kind – und in Anbetracht von Schädigungen, die bei der Mutter später eintreten können, bin ich der Meinung, daß die Ernährung bei der Schwangerschaft sehr genau überwacht werden muß; die Mutter muß neben sich auch ihr werdendes Kind ernähren. In den USA gibt es eine eigene Gesellschaft zum Schutz des Ungeborenen durch Ernährung: „Society for the Protection of the Unborn through Nutrition", 17 North Wabash/Suite 603, Chicago, Illinois 60602, mit einem Board of Directors, der aus 7 Personen, auch aus Ärzten, besteht, einem Advisory Board, der aus 20 Personen besteht – alles Fachleute. Diese „Society for the Protection of the Unborn through Nutrition" gibt regelmäßig Ratschläge heraus, und es gibt auch ein Buch, das von der Gesellschaft empfohlen wird: „Maternal Nutrition and Child Health" (*Charles C. Thomas* Publ., 1979), und weiter erhielt ich eine ganze Liste von Büchern und Abhandlungen über dieses Thema. Es ist sehr bedauerlich, daß man von all dem in Europa nichts zu wissen scheint. Ich habe auch Berichte gelesen, nach denen Ärzte wegen „Malpractice" große Geldstrafen erhielten, weil sie Frauen während der Schwangerschaft bezüglich der Ernährung nicht richtig beraten haben. Und das ist auch richtig: Wenn schon soviel Aufhebens gemacht wird wegen Schwangerschaftsunterbrechungen, wenn man so besorgt ist um das Leben des Ungeborenen, dann muß man ebenso besorgt sein um die Gesundheit des Ungeborenen. Somit erscheinen Rauchverbote, Alkoholverbote und Verbote von anderen, die Gesundheit schädigenden Verhalten der Mutter gerechtfertigt. Zumindest besteht die Verpflichtung, die Schwangere auf die Gefahren für das Kind aufmerksam zu machen.

In Amerika wird auf die Wichtigkeit der „Prenatal Nutrition" (Ernährung des Kindes vor der Geburt) größten Wert gelegt. „The America's Doctors of Medicine" haben im Janaur 1972 ein ganzseitiges Inserat in vielen der großen Zeitungen und prominenten Wochenmagazinen veröffentlicht mit der Überschrift:

„The time to start feeding your baby right is several years before it's born".

„Die Zeit, um mit der Ernährung Ihres Babys zu beginnen, ist mehrere Jahre, bevor es geboren wird."

Das heißt, die Garantie für ein wirklich gesundes Baby ist nur gegeben, wenn sich die Mutter auch schon Jahre vor der Geburt richtig ernährt hat.

Und in Europa? Leider nichts von alledem!

Ich lege den englischen Text dieses in den großen Zeitungen veröffentlichten ganzseitigen Inserates bei.

THE IMPORTANCE OF PRENATAL NUTRITION

In January of 1972 and shortly thereafter the American Medical Association placed identical full page advertisements in many large newspapers and prominent weekly magazines. Most of the full page was filled by a picture of a pregnant woman. Beneath the picture was this very significant statement:

The time to start feeding your baby right is several years before it's born.

By the time you've started to knit things, it could already be too late.

To nurture the baby growing inside her, a mother needs the strength that comes from years of good eating habits. During pregnancy, nutrition can have a direct, permanent effect on early brain growth. A seriously malnourished mother means a seriously deprived fetus. And that means a child born with less than full potential, physically and mentally.

Sound scary? It is. A malnourished mother is more likely to bear a premature, undesized baby (and the younger she is, the greater is the risk). The kind of baby who is least equipped to cope with the demands of living in today's society. The kind of baby who suffers the highest infant mortality rate.

Actually, the rate of infant mortality *has* improved in the U.S. It has dropped 25 percent in 10 years.

But more can be done. Much more. *If* society can be educated and motivated to better dietary habits. *Then* we can break a link in the vicious circle of poverty and ignorance that leads to malnutrition . . . that leads to underdeveloped children . . . that leads to poverty and ignorance again.

A big part of the job is education. We at the American Medical Association want to do our part. (70 percent of our budget goes to health and scientific education.)

One of the things the AMA will be doing in this area is to sponsor the National Congress on the Quality of Life, March 22–25 in Chicago. We hope it will be an important step in reaching this basic health standard for America: *a healthy mother* and a *healthy child.*

With all of man's concern about his environment, we doctors want to remind him of his first and most formative environment. The mother's womb.

America's Doctors of Medicine

12. Säuglingsernährung

Bessere Aufklärung auf diesem Gebiet erscheint wünschenswert. O. *Tönz*, Chef der pädiatrischen Abteilung des Kinderspitals Luzern, versuchte abzuklären, wieviele Kinder heute noch ihre ideale Ernährung an der Mutterbrust bekommen und aus welchem Grunde die Stilltätigkeit heute so gering ist [57]. Hauptsächliche Ursachen für das Nicht-Stillen sind:

a) ungenügende Instruktion und Stillgewöhnung in den Geburtskliniken (194 Punkte),
b) Angebot von Säuglingsmilchpräparaten durch die Industrie (144 Punkte),
c) Milchmangel trotz Stillwillens (109 Punkte),
d) Bequemlichkeit, kein Stillwille (108 Punkte),
e) Berufsarbeit der Mutter (70 Punkte),
f) Überbeanspruchung der Mutter durch Haushalt und Familie (45 Punkte),
g) kosmetische Gründe (8 Punkte).

Die Gewichtigkeit der einzelnen Argumente wurde mit 1, 2 und 3 Punkten gewertet. Durch diese Statistik wurden mangelhafte Instruktion und ungenügende Stillgewöhnung in den Geburtskliniken als wichtigste Argumente in den Vordergrund gerückt. Diese Auskunft steht in gewissem Gegensatz zu Untersuchungen anderer Autoren wie *Bärlocher* und *Berger* sowie *Hüter* [58], bei denen eindeutig Hypogalaktie (Milchmangel) trotz vorhandenen Stillwillens im Vordergrund der Problematik stand. Es handelt sich indessen nur um einen scheinbaren Widerspruch, denn mit „mangelnde Instruktion“ ist ja bereits ein wichtiger Grund für Milchmangel bezeichnet! Die unnatürliche Trennung von Mutter und Kind in den ersten Lebensstunden (der Saugreiz, auch wenn noch keine Milch fließt, trägt zur Milchförderung bei) sowie die frühe Krankenhausentlassung der Wöchnerinnen, oft in dem Moment, da der Milcheinschuß eben erst stattfindet, sind entscheidende Gründe für oft vermeintlichen Milchmangel. Zum Teil ungenügend geschultes Personal auf den Wochenbettstationen, schwindende Kenntnisse in der Stilltechnik bei den jüngeren Säuglingsschwestern und ein Desinteresse vieler Geburtshelfer an der Brusternährung sind Faktoren, die einer ersprießlichen Milchförderung zweifellos auch abhold sind.

Als zweithäufigster Grund für Nicht-Stillen wird das Angebot von Säuglingsmilchprodukten durch die Industrie genannt. Es sind heute über 200 Kindernährmittelpräparate im Handel, die eine echte Konkurrenz zur Muttermilchernährung darstellen. Eine positive Einstellung zum Stillen ist nur zu erwarten durch die großangelegte Aufklärung aller Frauen, die ein Kind erwarten. Weiter ist die Mutter aufzuklären, wie sie selbst dafür sorgen kann, daß sie genügend Milch hat. In den allermeisten Fällen kann der Milchmangel durch frühzeitigen Kontakt von Mutter und Kind sowie durch richtige Ernährung behoben werden. Ich kann mir nicht vorstellen, daß eine Mutter nicht stillen will, wenn man ihr vor Augen hält, welcher Schaden ihrem Kind erwächst, wenn es ohne Muttermilch bleibt.

Der Nahrungsmittelindustrie ist es bis heute nicht gelungen, eine der Muttermilch identische, künstliche Säuglingsmilch herzustellen (insbesondere fehlen darin wichtige Abwehrstoffe), aber selbst wenn ihr das einmal gelingen sollte, so wäre damit dennoch nicht die Brusternährung ersetzt, denn Studien über die Bedeutung der Brusternährung haben gezeigt, wie wichtig diese auch für die seelische Entwicklung des Kindes ist. Mit dieser Erkenntnis hängt auch zusammen, daß man neuerdings wieder danach trachtet, dem Neugeborenen sofort einen engen Kontakt mit der Mutter zu ermöglichen.

In der Literatur wird darauf hingewiesen, wie wichtig zum Stillen die „gesunde" Ernährung der Mutter ist [59]. Die Mutternahrung muß reich sein an Vitamin A, C, D, E und F (Linolsäure), ebenso muß der B-Komplex gut vertreten sein. Der Vitamin-B_1-Bedarf der Mutter steigt besonders stark während der letzten Monate der Schwangerschaft, der Bedarf des Säuglings vor allem während der Monate nach der Geburt. Der vermehrte Bedarf an Vitaminen des B-Komplexes wird am besten durch Primär-Bierhefe gestillt. Die Mutter muß wissen, daß ihre Milchproduktion durch entsprechende Ernährung gefördert werden kann. Ich habe zahlreiche persönliche Berichte erhalten, wonach der Milchfluß allein durch reichlichen Genuß von erstklassiger Bierhefe gefördert wurde. Weiter verweise ich auf „Stimulating Breast Milk" in *Adelle Davis'* Buch „Let's Have Healthy Children" [59].

Milchzucker (Laktose) fördert die Resorption von Kalzium [60]. Auch frisch zubereiteter Joghurt, fein geschlagen, wird empfohlen. Von

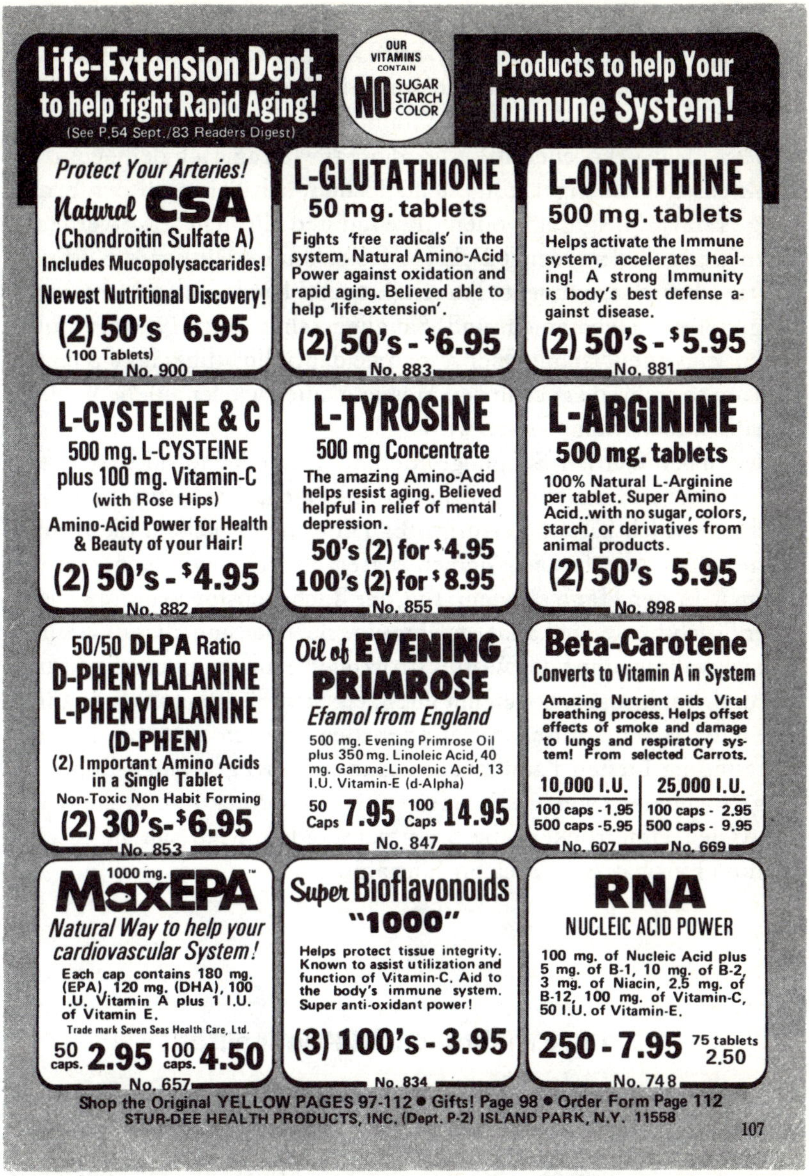
Life-Extension Dept.
to help fight Rapid Aging!
(See P.54 Sept./83 Readers Digest)
OUR VITAMINS CONTAIN NO SUGAR STARCH COLOR
Products to help Your Immune System!
Protect Your Arteries!
Natural CSA
(Chondroitin Sulfate A)
Includes Mucopolysaccarides!
Newest Nutritional Discovery!
(2) 50's 6.95
(100 Tablets)
No. 900
L-GLUTATHIONE
50 mg. tablets
Fights 'free radicals' in the system. Natural Amino-Acid Power against oxidation and rapid aging. Believed able to help 'life-extension'.
(2) 50's - $6.95
No. 883
L-ORNITHINE
500 mg. tablets
Helps activate the Immune system, accelerates healing! A strong Immunity is body's best defense against disease.
(2) 50's - $5.95
No. 881
L-CYSTEINE & C
500 mg. L-CYSTEINE plus 100 mg. Vitamin-C
(with Rose Hips)
Amino-Acid Power for Health & Beauty of your Hair!
(2) 50's - $4.95
No. 882
L-TYROSINE
500 mg Concentrate
The amazing Amino-Acid helps resist aging. Believed helpful in relief of mental depression.
50's (2) for $4.95
100's (2) for $8.95
No. 855
L-ARGININE
500 mg. tablets
100% Natural L-Arginine per tablet. Super Amino Acid..with no sugar, colors, starch, or derivatives from animal products.
(2) 50's 5.95
No. 898
50/50 DLPA Ratio
D-PHENYLALANINE
L-PHENYLALANINE
(D-PHEN)
(2) Important Amino Acids in a Single Tablet
Non-Toxic Non Habit Forming
(2) 30's-$6.95
No. 853
Oil of EVENING PRIMROSE
Efamol from England
500 mg. Evening Primrose Oil plus 350 mg. Linoleic Acid, 40 mg. Gamma-Linolenic Acid, 13 I.U. Vitamin-E (d-Alpha)
50 Caps 7.95 100 Caps 14.95
No. 847
Beta-Carotene
Converts to Vitamin A in System
Amazing Nutrient aids Vital breathing process. Helps offset effects of smoke and damage to lungs and respiratory system! From selected Carrots.
10,000 I.U. 100 caps - 1.95 500 caps - 5.95 No. 607
25,000 I.U. 100 caps - 2.95 500 caps - 9.95 No. 669
1000 mg. MaxEPA™
Natural Way to help your cardiovascular System!
Each cap contains 180 mg. (EPA), 120 mg. (DHA), 100 I.U. Vitamin A plus 1 I.U. of Vitamin E.
Trade mark Seven Seas Health Care, Ltd.
50 caps. 2.95 100 caps. 4.50
No. 657
Super Bioflavonoids "1000"
Helps protect tissue integrity. Known to assist utilization and function of Vitamin-C. Aid to the body's immune system. Super anti-oxidant power!
(3) 100's - 3.95
No. 834
RNA
NUCLEIC ACID POWER
100 mg. of Nucleic Acid plus 5 mg. of B-1, 10 mg. of B-2, 3 mg. of Niacin, 2.5 mg. of B-12, 100 mg. of Vitamin-C, 50 I.U. of Vitamin-E.
250 - 7.95 75 tablets 2.50
No. 748
Shop the Original YELLOW PAGES 97-112 • Gifts! Page 98 • Order Form Page 112
STUR-DEE HEALTH PRODUCTS, INC. (Dept. P-2) ISLAND PARK, N.Y. 11558
107

anderen Zuckerarten, wie Glukose, Maltose, wird abgeraten. Vor Soja als Säuglingsnahrung wird gewarnt. Dagegen ist die schon genannte Primär-Bierhefe sehr empfehlenswert als Zusatz zum Schoppen [61]. Bei Flaschenernährung fehlt oft Vitamin E.

Bei zu früh geborenen Babys wird oft am 4. Tag nach der Geburt ein Pankreasenzymmangel festgestellt. In diesen Fällen muß der Ernährung Enzym beigefügt oder „Predigested Protein" (vorverdautes Eiweiß) gegeben werden [62]. Letzteres ist heute erhältlich (s. S. 85).

Da sich auch prominente Frauenärzte und Kinderärzte, Mütterberatungsstellen, Hebammen und Säuglingsschwestern für das Stillen erneut einsetzen, ist mit einer Zunahme der Stillhäufigkeit zu rechnen, dies um so mehr, da auch in den Massenmedien wieder auf die Wichtigkeit des Stillens hingewiesen wird.

Seit jeher wurden Säuglinge, deren Mütter keine oder zu wenig Milch hatten, oftmals von Milchmüttern, sogenannten Ammen, welche reichlich Milch hatten, versorgt. Bis 1914 gab es Stellen, die Ammen vermittelten; die besten Ammen waren die Hannakinnen, aus der Hanna. In der Hanna, einem Teil der Tschechoslowakei, die wegen ihrer Fruchtbarkeit bekannt ist, lebte eine Bevölkerung, die vor Gesundheit im wahren Sinne des Wortes strotzte. Die jungen Frauen, pausbakkig und wohlgebaut, zogen mit ihrem eigenen Säugling in die Stadt zu der milcharmen Mutter. Sie führten den eigenen und den fremden Säugling im breiten Kinderwagen spazieren, trugen lange Zöpfe mit eingeflochtenen roten und grünen Seidenbändern, kurze, weite Röcke mit vielen Unterröcken, die breit wegstanden. Man sah sie in allen Städten Europas. Sie waren hochbezahlt.

13. Ernährung und Kriminalität

In den USA hat die Kriminalität seit 1940 mit 151 920 Fällen auf 828 151 Fälle im Jahre 1971 zugenommen. Ein guter Teil der Verbrechen wird der Verschlechterung der Ernährungsqualität zugeschrieben, insbesondere der enormen Zunahme des Zuckerkonsums. *R. M. Lindner* und *R. V. Seliger* berichten über diese Zusammenhänge im „Handbook on Correctional Psychology" [63]. Nicht nur Psychiater und Psychologen, sondern auch Nichtfachärzte und Lehrer sollten diese Seiten lesen, und vor allem sollten die Strafanstalten, Jugenderziehungsheime usw. daraus Nutzen ziehen. Jugendverbrechertum kann auch mit Hypoglykämie*) zusammenhängen [64] (s. a. S. 166 f).

Ich habe an mehreren Stellen gelesen, daß man durch Übergang auf gesunde Ernährung in Strafanstalten und in einer Anstalt für schwererziehbare Kinder ausgezeichnete Resultate erzielt hat. Gesunde Ernährung erfordert mehr Handarbeit. Diese würde in den erwähnten Anstalten zur Verfügung stehen; deshalb sollte Umstellung auf gesunde Ernährung eingeführt werden können. „Mens sana in corpore sano." Auf diesem Gebiet kann durch „Supernutrition" viel Gutes getan werden. Das Wissen ist vorhanden.

Das gleiche Thema wird auch von *F. L. Hippchen* im Buch „Offender Rehabilitation" [65] behandelt. Es erweist sich, daß die billigste, kohlenhydratreiche Gefangenenkost auf die Dauer am teuersten zu stehen kommt. Wer Ernährungswissenschaft studiert hat, dem ist es klar, daß bei Aggressivität und Kriminalität, ja überhaupt beim Verhalten, die Ernährung eine wesentliche Rolle spielt.

In einem anderen Buch erklärt der gleiche Autor, daß Ernährungsmaßnahmen den Erfolg der Rehabilitation von Kriminellen verdoppeln und die Rückfallquote um die Hälfte verringern [66]. Dabei ist der zusätzliche Aufwand an Zeit und Geld gering. Weiter bemerkt der Autor, daß auch versteckte Nahrungsmittelallergien bei Kriminalität eine Rolle spielen können. Jedenfalls ist ungesunde Ernährung auch auf diesem Gebiet ein großer Schaden.

Im Buch „Orthomolecular Treatment of Criminal Offenders" [67] lesen wir im Vorwort über den Autor: *Alex G. Schauss* ist einzigartig prädestiniert, dieses erste „Schulbuch" der orthomolekularen Behandlung von Kriminellen zu schreiben, denn er hat eine weitreichende Erfahrung in krimineller Bewährungsjustiz. Schon als Jüngling in Hamburg hörte er, daß der große „Verbrecher" Hitler eine Passion für Süßigkeiten hatte. Nach entsprechender Ausbildung war *Schauss* schon mit 20 Jahren Bewährungsbeamter in Strafanstalten, wo er bald feststellte, daß die Sträflinge, welche Schnellimbisse, Zucker und koffeinhaltige Getränke mieden, sich besserten, während jene, welche bei

*) Unterzuckerung (Verminderung des Blutzuckers) aufgrund verschiedener Ursachen.

„Junk Food“ (nährstoffarme, prozessierte Nahrung) blieben, stagnierten und weiter Drogen nahmen. 1955–1977 war *Schauss* Assistent für den Jugenddienst und konnte da die Zusammenhänge zwischen Ernährung und Rückfälligkeit beobachten. In einem Heim, wo sich die jungen Sträflinge Gemüse selbst pflanzten, also wo es nur frisches Gemüse, aber keinen Zucker, keinen Kaffee und Tee gab, wo die Insassen, wann sie nur wollten, gesunde Nahrung bekamen und wo viel körperliche Arbeit geleistet wurde, da waren die Jungen nach 3 Monaten rehabilitiert, während in den andern Abteilungen die Besserung 18 Monate dauerte.

Das Handbuch von *Schauss* gibt praktische Hinweise für Rehabilitation von Verbrechern. *Schauss* beschreibt ausführlich seine Erfolge mit vielen Beispielen. Er empfiehlt Blut- und Haaranalysen, wie bei der Behandlung von Schizophrenen, um die Anomalien festzustellen. Er vermutet, daß milde Hypoglykämie wahrscheinlicher mit Aggressivität verbunden ist als schwere, weil bei letzterer die Personen zu krank sind, um gewalttätig zu werden. Der Hang zum Verbrechen, d.h. die Neigung zu Aggression, ist eine Parallele zur Alkoholkrankheit oder zur Schizophrenie und beruht sicher oft auf biochemischen Anomalien. *Schauss* gibt ein präzises „Help Enhancement Program“ (Gesundheitsförderungsprogramm) an, das nachfolgend abgedruckt ist. Neben bester Ernährung und Supplementen wird die Wichtigkeit von viel körperlicher Bewegung unterstrichen und ebenso die Wichtigkeit von reiner Luft. Luftverschmutzung, zum Beispiel durch Cadmium und Blei, kann auch zu einer Änderung der Biochemie des Blutes führen und Ursache von einem Hang zu Verbrechen sein. Das Buch enthält auch eine sehr umfangreiche Liste von Literaturangaben, aus der hervorgeht, daß sich sehr viele Wissenschaftler mit dem Problem der orthomolekularen Rehabilitierung befaßt haben und daß die Erkenntnisse nun so reif sind, daß man sie praktisch anwenden kann.

Es sollten Kurse abgehalten werden, damit jeder, der mit Sträflingen zu tun hat, diese Erkenntnisse erlernt, und dann mithelfen kann, Rückfälle zu vermeiden. Wer die Erfolge von gesunder Ernährung mit Nährstoffsupplementen bei Schizophrenen und Alkoholkranken mit eigenen Augen gesehen hat, wundert sich nicht über Erfolge der orthomolekularen Behandlung von Kriminellen.

Es besteht kein Zweifel, daß neben sozialen Umständen auch schlechte Ernährung und übersteigerter Zuckergenuß bei der zunehmenden Aggression der Jugend beteiligt ist. Es ist erwiesen, daß diese jungen Menschen viel zuckerreiche Nahrung und zuckerreiche Getränke konsumieren und sich sehr oft mit nährstoffarmen Schnellimbissen ernähren. Auch in Europa nimmt der Konsum an Zucker besonders bei der Jugend zu. Man sehe sich einmal an, was in den Kiosken an zuckerhaltigen Sachen verkauft wird: Fast in allen Produkten ist Zukker enthalten. *H. G. Schauss* hat noch ein weiteres Buch veröffentlicht, „Diet, Crime and Delinquency" [68], in dem hochinteressante Zusammenhänge zwischen Ernährung und antisozialem Benehmen beschrieben werden.

Es ist ein wichtiges Buch für Ärzte, Psychiater, die mit Gefangenen zu tun haben, und ebenso für Leiter von Strafanstalten und Besserungsanstalten. Für alle diese Personen sollte die erwähnte Literatur Pflichtliteratur sein. Im Buch von *Schauss* werden über 400 Referenzbücher erwähnt.

Die rapide Zunahme von *Jugendkriminalität* in den USA ist erschrekkend, die dadurch entstehenden Kosten sind ungeheuer, und die Sorge um die stets steigende Kriminalität ist größer als alle andern Sorgen, auch als die Sorge wegen Inflation.

Dr. *Lyle*, ehemaliger Chef-Psychologe für das „Federal Bureau of Prisons" (Bundes-Amt für Gefängnisse), schreibt: „Kriminalisten haben ignoriert, daß gestörte biochemische Funktionen eine mögliche Ursache von Kriminalität sein können." *Schauss* vergleicht die Gefängnisdirektoren mit den Schulmedizinern, die ebenfalls die Wichtigkeit der Ernährung ignorieren, weil sie diese während des Studiums nicht gelernt haben.

Das Buch ist interessant, weil es die in vielen Anstalten bereits durchgeführten Ernährungsversuche beschreibt, die ausnahmslos eine Reduktion der Kriminalität brachten. Eine Feststellung ist von großer Wichtigkeit, daß nämlich aus einer kleinen Welle der Interessenten unter Strafrechtlern eine große, schnell wachsende Bewegung geworden ist, daß sich bereits 42 der 50 Staaten in den USA mit dem Aspekt des Zusammenhanges zwischen Ernährung und Verbrechen befassen und so viele praktische Versuche mit Erfolg durchgeführt wurden und weiter durchgeführt werden. So hat z. B. das Department of Correction of Virginia bereits folgende Änderungen vorgeschrieben:

1. Dosenfrüchte in Sirup werden vor dem Konsum mit Wasser abgespült.

2. Alle alkoholfreien Getränkemischungen werden durch Fruchtsaft ersetzt.
3. Eistee wurde ungesüßt serviert.
4. Zimtzucker wird gestrichen.
5. Der Limonadeautomat wird durch einen Fruchtsaftautomat ersetzt.
6. Die Zuckerdosen auf den Tischen verschwinden, dafür wird Honig aufgestellt.
7. In allen Rezepten wurde der Zucker durch Melasse ersetzt.
8. Frühstücksgetreide-Produkte mit hohem Zuckergehalt werden gestrichen.
9. Die Eltern werden gebeten, aus Gesundheitsgründen keine Lebensmittel mit hohem Zuckergehalt zu schicken.
10. Süßigkeiten, Naschereien, Eiscreme, Pasteten, Cakes, Sorbets, Fruchtpasteten, Torten werden gestrichen, statt dessen gibt es frisches Obst, Erdnüsse, Kokosnüsse, Karotten, Käse, Kastanien, Erdnußbutter, Orangen, Äpfel, Popcorn, kalten Aufschnitt, Braten, Quark auf Selleriestangen.

Schauss zeigt auch die Zusammenhänge zwischen Bleivergiftungen, allergischen Zuständen und Kriminalität und Verhaltensstörungen. Er gibt auch einen interessanten Bericht, wie Farben das Verhalten beeinflussen können, z.B. Rot wirkt beruhigend. Er erwähnt auch, wie wichtig Bewegung und Arbeit in reiner Luft zur Verbesserung der Mentalität ist (s. Tab. S. 79).

Die Arbeiten von *Schauss* zeigen das Versagen der bisherigen Behandlungsmethoden von Kriminellen und weist den Weg, wie endlich die stets steigende Kriminalität abgebaut werden kann.

Es ist zu hoffen, daß nun endlich auch Europa von dieser Welle erfaßt wird und die Bücher von *Schauss* und Gleichgesinnten verbreitet und befolgt werden.

14. Die Nährstoffsupplemente

In der Nährstoffwissenschaft bedeutet Supplement eine Arzneiform, welche einen Nährstoff oder eine Kombination von Nährstoffen enthält, und die gegeben wird, um die Konzentration von Nährstoffen im

Das Gesundheitsförderungs-Programm *nach Schauss*

Nährstoffsupplement/Dosis	Einnahme		
	Frühstück	Mittagessen	Abendessen
Vitamin C / 1 g	×	×	×
Multivitamin-Multimineral / 1 Kps.	×		
Bierhefe / 2 Eßl.	×		
Dolomit / 1 Tbl	×		×
Niacin / 200 mg (ausg. schnelle Oxydierer)	×	×	×
Vitamin E/ 200 I. E.	×		
für Alkoholkranke, Drogenabhängige oder Verhaltensgestörte zusätzlich:			
Niacin / 1000 mg (ausg. schnelle Oxydierer)	×	×	×
Vitamin C / 1 g	×		
Vitamin B_1/50 mg	×	×	×
Vitamin B_6/50 mg	×	×	×
Vitamin-B-Komplex/50 mg	×	×	×
Kalziumpantothenat/1 Kps.	×		×

Körper zu ändern, neue Nährstoffe zu bringen, schädliche Substanzen, Bakterien, Viren aus dem Körper zu entfernen oder zu vernichten. Die Supplemente können als Tabletten, Dragées, Kapseln, in Pulver- oder flüssiger Form, peroral oder als Injektionen, in bestimmten Fällen auch als Salben gegeben werden. Solche Supplemente sind die pharmakotherapeutische Basis der orthomolekularen Medizin. Sie dienen zur Vorbeugung und in therapeutischen Dosen zur Heilung von Krankheiten.

Ich habe festgestellt, daß weitgehend Unkenntnis besteht über den Unterschied zwischen Supplementen und Arzneimitteln, die körperfremde Substanzen enthalten. Supplemente enthalten nur lebenswichtige Nährstoffe, wie Vitamine, Mineralstoffe, Spurenelemente, essentielle Fett- und Aminosäuren. Die orthomolekulare Medizin gibt Nährstoffsupplemente nach dem Grundsatz: „Der Mensch braucht alle Nährstoffe, und die Nährstoffkette ist so stark wie ihr schwächstes Glied." Es werden alle gegeben, mit Akzentuierung gewisser Nährstoffe.

Selbstmedikation mit Nährstoffsupplementen ohne Beizug eines Arztes ist nicht empfehlenswert. Wenn jemand die Nährstoffliteratur studiert hat und zu wissen glaubt, welches Supplement ihm nützen kann, dann soll er zu seinem Arzt gehen und seinen Gesundheitszustand feststellen lassen und ihm die Literatur vorlegen, falls der Arzt sie nicht schon kennt. Der Patient soll nach einer gewissen Zeit wieder vorsprechen, damit der Arzt feststellen kann, ob eine Besserung eingetreten ist oder nicht. Der Arzt wird dem Patienten dann vorschreiben, welche Nährstoffsupplemente er weiter nehmen muß, um nicht wieder krank zu werden. Der Orthomolekularmediziner wird Gesunde auf Risikofaktoren untersuchen und diese durch Nährstoffsupplemente ausschalten. Es kommt vor, daß eine Person, welche verschiedene körperfremde Arzneimittel nimmt, keine zusätzlichen Nährstoffsupplemente nehmen will, „um nicht zuviele Mittel zu nehmen". Das ist falsch. Die zusätzlichen Nährstoffsupplemente kommen allen Organen zugute und werden die Nebenwirkungen der Arzneimittel abschwächen. Allerdings gibt es einige Fälle, bei denen nur geringe Mengen von bestimmten Nährstoffen genommen werden dürfen, z. B. Magnesium bei schwacher Nierenfunktion. Es kann vorkommen, daß bei gewissen Krankheiten gewisse Nährstoffe nicht genommen werden dürfen, zum Beispiel keine Folsäure bei gewissen Depressionen, Krebs oder z. B. Niacin bei Allergie oder bei Leberschäden.

Ich habe einem Arzt eine Multivitaminkapsel gezeigt, welche 2 mg Vitamin B_1 enthielt. Er antwortete mir: „Wenn ich solche Multivitaminkapseln meinen Patienten geben würde, dann würden sie alle in die Luft gehen." Was dieser Arzt meinte, war, daß manchmal Patienten, die eine solche Multivitaminkapsel nehmen, „etwas spüren". Das geht aber nach kurzer Zeit vorbei, und der Patient fühlt sich dann wohler als vorher. Es ist auch vorgekommen, daß Patienten anfangs die erhöhte Lust zur Aktivität, die von der Multivitaminkapsel ausgelöst wurde, als „Aufregung" empfanden und wieder aufhörten, die Kapsel einzunehmen. Sie waren an die Müdigkeit, Schlappheit gewöhnt. Man hat eine solche Person aufgeklärt, und sie gewöhnte sich dann rasch an die mit Gesundheit verbundene Lust zur Aktivität und war darüber sehr glücklich. Ich kannte eine Frau, die fest überzeugt war, daß sie gegen alle B-Vitamine allergisch sei. Diese Überzeugung wurde von ihren Ärzten geteilt. Dann hat sie mit einer halben Multivitamin-Multimineraltablette, enthaltend ca. 0,3 mg B_1, begonnen, und die Dosen wurden allmählich gesteigert. Nach 3 Monaten nahm diese Frau die 50fachen Dosen und fühlte sich ausgezeichnet. Wie schlecht die Orientierung über Nährstoffe ist, geht daraus hervor, daß viele Menschen glauben,

Vitamin C rege auf. Dabei ist Vitamin C ein Beruhigungsvitamin. Es wird von *C. Pfeiffer* in seinem Buch „Mental and Elemental Nutrients" als Schlafvitamin bezeichnet [69]. Auch hier mag es Ausnahmen geben, z. B. wenn eine Allergie gegen die Pflanze besteht, aus der das Vitamin C hergestellt wird (siehe S. 271).

Nach Heilung von Krankheiten durch Nährstoffsupplemente, die auf angeborenen Nährstoffmehrbedarf zurückzuführen waren, müssen die Supplemente zur Erhaltung der Gesundheit – eventuell in schwächerer Form, weiter eingenommen werden. Die biochemische Individualität nach *R. Williams* muß berücksichtigt werden, zum Beispiel die Allergie gegen Mais. In einem solchen Fall kann dann Vitamin C verwendet werden, das aus Palmenmark hergestellt wird. Dauernde Gesundheit ist nur durch dauernde Einnahme von zusätzlichen Nährstoffen möglich. Die Gesunderhaltung wird also dauernd Kosten verursachen; diese sind aber geringer als bei Behandlung von Symptomen einer immer wieder auftauchenden Krankheit.

Supplemente ohne die fettlöslichen Vitamine A, D, E, K nimmt man am besten zu Beginn der Mahlzeiten. Enthalten sie auch die fettlöslichen Vitamine, dann wird empfohlen, das Supplement gegen Mitte oder Ende der Mahlzeit zu nehmen, d. h. nach einer Speise, die etwas Fett enthalten hat. Soll ein Nährstoffsupplement zum Frühstück genommen werden, dann muß der Patient wissen, wie das Frühstück auszusehen hat. Es gibt Personen, die zum Frühstück nur eine Tasse gezuckerten Kaffee trinken. In einem solchen Falle muß das Supplement zum Mittagessen genommen werden, wenn es nicht gelingt, die Person von der günstigen Wirkung eines reichlichen Frühstücks zu überzeugen. Ich habe selbst festgestellt, daß Personen Nährstoffsupplemente nicht vertragen haben, wenn sie diese am Morgen zusammen nur mit einer Tasse schwarzen Kaffees nahmen. B-Vitamine sind wasserlöslich. Das ist der Grund, warum Megadosen nicht auf einmal gegeben werden sollen, sondern auf die Mahlzeiten zu verteilen sind. Die fettlöslichen Vitamine A, D, E, K könnten, weil sie ohnehin gespeichert werden, auf einmal genommen werden*); als Salbe dringen sie im

*) Auch die fettlöslichen Vitamine werden mit Vorteil auf mehrere Mahlzeiten verteilt, weil die Resorptionsbedingungen bei den verschiedenen Mahlzeiten verschieden sind, und so ein guter Durchschnitt erreicht wird.

übrigen auch über die Haut in den Körper ein.

Multivitaminkapseln sollen stets den gesamten B-Komplex, d. h. alle 11 B-Vitamine enthalten (s. Seite 95), denn im Organismus wirken sie zusammen. Wollte man aber Cholin und Inosit (auch B-Vitamine) in den richtigen Quantitäten der Kapsel beifügen, dann wäre diese zu groß. Aus diesem Grunde sollte bei Einnahme von Multivitaminkapseln immer auch zusätzlich Cholin und Inosit genommen werden. Dies geschieht am besten in Form von Lezithin, welches Inosit und Cholin in größeren Mengen enthält. Es wird in Kapseln oder als Granulat gleichzeitig mit der normalen Nahrung genommen.

Wenn man auf Reisen geht, soll die Einnahme von Vitaminen, an die man sich gewöhnt hat, nicht unterbrochen werden. Ich erwähne dies deshalb, weil die Supplemente gerade auf der Reise besonders notwendig sind; einmal, weil die Reise in vielen Fällen eine Streßsituation darstellt, und weiter, weil die Ernährung auf Reisen oft nicht so „gesund" ist wie die gewohnte Ernährung zu Hause.

Beschreibungen, welche den Supplementen beiliegen, sollten genau gelesen werden. Es ist festgestellt worden, daß periodische, z. B. monatliche Gaben von Vitaminen des B-Komplexes (Niacin, Pyridoxin, Cyancobalamin und Folsäure) intramuskulär besser schleichende Hypovitaminosen zu heilen vermögen als tägliche Gaben peroral [70].

Die verschiedenen Vorschriften in verschiedenen Ländern betreffend Zulassung von ein und demselben Nährstoff sind ein Beweis für den unterschiedlichen Grad des „Standes der Wissenschaft" über Nährstoffe. Andernfalls müßten die Vorschriften in allen Ländern annähernd gleich sein. Sie sind es aber nicht. Alle Nährstoffe können Sie in USA in beliebigen Quantitäten in allen Reformhäusern kaufen – in der Schweiz und anderen europäischen Ländern dagegen müssen Sie nach strengen Vorschriften registriert sein und sind mit wenigen Ausnahmen nur in den Apotheken erhältlich – und teurer als in den USA.

Man spricht von *„Nährstoffmangel"*, wenn in der Nahrung nicht genügend Nährstoffe für den „Normalbedarf" vorhanden sind. Man spricht von einem *„Nährstoffmehrbedarf"*, wenn ein angeborener, über dem Normalen liegender Bedarf an Nährstoffen vorliegt, wie zum Beispiel bei den meisten Menschen, die an der Alkoholkrankheit leiden. Ein *angeborener Mehrbedarf* an Vitamin C liegt bei jedem Menschen vor (siehe Vitamin C, Seite 102) und ein Mehrbedarf an Vitamin E wohl bei allen Menschen seit der Erfindung des Weißmehls.

Bei der Dosierung der Supplemente müssen auch das Körpergewicht und das Alter berücksichtigt werden. Ältere Menschen z.B. haben häufig einen wesentlich größeren Bedarf.

Jeder Mensch hat, wie schon erwähnt, einen angeborenen Bedarf an Nährstoffen. Wird dieser nicht gedeckt, können Störungen eintreten. Man fühlt sich zum Beispiel müde, wird leicht erkältet, hat rheumatische Schmerzen usw.

Nährstoffsupplemente können Abhilfe schaffen, aber es kommt oft vor, daß im Moment, in dem sich der Patient wieder wohlfühlt, er auch aufhört, die Nährstoffsupplemente weiter zu nehmen. Die Patienten sollten überzeugt werden, daß diese Nährstoffsupplemente, wenn sie einen angeborenen Bedarf an Nährstoffen decken, weiter genommen werden müssen, weil sie nicht nur Heilmittel waren.

15. Bemerkungen zu wichtigen Nährstoffen

Trockenhefe

Hefe ist ein sehr wertvolles Nahrungsmittel. Es gibt kein zweites Nahrungsmittel, das eine solche Vielfalt ausgezeichneter Nährstoffe enthält. Man unterscheidet verschiedene Arten von Hefen, zum Beispiel Torulahefe und Bierhefe. In der Nährstoffliteratur wird im allgemeinen der Bierhefe der Vorzug gegeben. Wie bei allen Pflanzen, so ist auch beim Hefepilz die Qualität durch den Boden, auf dem sie wächst, beeinflußbar. Primärhefe ist eine Hefe, welche auf eigens für sie zubereiteten Böden gezogen wird. Sekundärhefe ist eine Hefequalität, welche auf Neben- und Abfallprodukten der Industrie gezogen wird. So wird die Torulahefe meistens auf Abfällen der Zellulosefabrikation oder auf Nebenprodukten, die bei der Verarbeitung von Milch anfallen, gezogen. Neben der Qualität spielt bei Hefekulturen auch die Sauberkeit eine Rolle. Es ist schon vorgekommen, daß auf Abfällen gezüchtete Hefe Salmonellen enthielt [71]. Für menschliche Ernährung soll die beste Hefe ausgewählt werden, auch wenn sie etwas teurer ist. Zu den besten Hefen gehört die auf Melasseböden gezüchtete Primär-Bierhefe. Man sollte daher immer auf die Bezeichnung „Primärhefe“ achten. Diese Hefe enthält den Vitamin-B-Komplex (mit Ausnahme von Vitamin B_{12}), weiter Protein mit allen essentiellen Aminosäuren, ferner lebenswichtige Nukleinsäuren sowie viele Mineralstoffe und Spurenelemente. Zum Beispiel enthält Primär-Bierhefe Selen, ein Antioxidans, das die Wirkung von Vitamin E erhöht. Selen scheint eine wichtige Rolle bei der Vorbeugung von Krebs zu spielen. Es gibt eine sehr reichhaltige Literatur über Hefe [72].

Hefe hat ihre Wirksamkeit bei der Heilung verschiedenster Krankheiten bewiesen. *C. C. Pfeiffer* berichtet, daß die Bierhefe den chromhaltigen „Glucose-Toleranzfaktor" enthält. Dieser dürfte den Altersdiabetes verhindern [73]. Auch wird berichtet, daß sich Hefe und Leberextrakt als Schmerzstiller bei Neuritis bewährt haben [74]. Hefe wird als ausgezeichnete Beigabe zur Flaschennahrung der Säuglinge bezeichnet [75], sie fördert auch die Milchproduktion beim Stillen. Sie hat sich auch bewährt bei der Bekämpfung von Akne. Hefe wird empfohlen für die spezielle Nahrung, wie sie bei der Bekämpfung von Infektionen notwendig ist, also bei einer Nahrung, durch welche die Zahl der Antikörper erhöht werden soll.

Ärzte scheuen sich manchmal, Hefe wegen des Gehalts an Purinen zu empfehlen. Purine sind Substanzen im Zellkern, aus denen beim Abbau Harnsäure entsteht. Bei Gicht findet sich zuviel Harnsäure im Blut; es wurde aber nie nachgewiesen, daß die Harnsäure bei Gicht direkt aus der Nahrung kommt [76], hingegen weiß man, daß die Harnsäure, welche Gichtknoten bildet, durch den Zusammenbruch von Gewebeprotein entsteht. Es ist nicht nötig, Hefe oder andere purinreiche Nahrung bei Gicht zu verbieten, sofern täglich Vitamin C in Dosen von 2 g genommen wird, das die Ausscheidung von Harnsäure vermehrt. Hefe wird also immer empfohlen, wo beste Nahrung nötig ist, zum Beispiel in der Schwangerschaft, in der Rekonvaleszenz, wenn jemand viel leisten muß usw. Eine ausgezeichnete Primärbierhefe, bei welcher der Überschuß an Phosphor mit Kalzium und Magnesium balanciert ist, ist nun in leicht schluckbaren 1g-Tabletten erhältlich. Diese Hefetabletten sind, gut verschlossen, leicht aufzubewahren, leicht auf die Reise mitzunehmen, leicht zu dosieren. Es liegen ausgezeichnete Atteste von Kliniken vor.

Zu dem auf Seite 46 genannten Antistreß-Faktor, der in der Hefe festgestellt wurde, ist noch folgendes zu sagen:

In einer Universitätsklinik wurden die Hefetabletten geprüft und über folgende Resultate berichtet: bei einer Migräne „phänomenal".

Erfolge bei Heuschnupfen wurden bezeichnet als „drastische Besserung innerhalb von 4 Tagen“ und als „gute Besserung, Beschwerden spürbar, aber nicht mehr störend“.

Solche Resultate beweisen die Antistreß-Wirkung von Hefe, die auf den Antistreß-Faktor zurückzuführen ist. Denn alle die genannten Krankheiten sind Streßzustände, bei welchen oft kein anderes körperfreundliches Mittel so rasch hilft wie Hefe. Die Forschung über die Heilwirkung von erstklassiger, balancierter Primärhefe sollte fortgesetzt werden.

Niedermolekulares, kurzkettiges, „vorverdautes“ (predigested) BS-Protein in Pulverform*)

Die herkömmlichen Nahrungsproteine mit Molekulargewichten zwischen 2 und 5 Millionen (entsprechend 20 00–50 000 Aminosäuren) werden im Darm nur zu 40–70% aufgeschlossen und resorbiert. Die Ausnutzung von BS-Protein (kurzkettigem Protein) beträgt nahezu 100%, da zu dessen Resorption nur mehr ein stark reduzierter enzymatischer Aufwand durch den menschlichen Verdauungstrakt notwendig ist, der auch von stark geschwächten Patienten meist noch geleistet werden kann. Die Verwendung des BS-Proteins ist daher um den Faktor 1,5–2 größer als diejenige üblicher Nahrungsproteine, wie zum Beispiel Fleisch. BS-Protein ist ein Gemisch von niedermolekularen Proteinen (Oligopeptiden), mit einem Molekulargewicht zwischen 2000 und 15 000 (entsprechend 20–150 Aminosäuren). Es ist hitzestabil, daher sterilisierbar, und dann unbegrenzt lagerfähig. Es ist sehr leicht löslich in Wasser, was die Einnahme erleichtert. Gegenüber den herkömmlichen, bitter schmeckenden Proteinhydrolysaten ist es geschmacksneutral. Die durch enzymatischen Abbau aus hochmolekularen Nahrungsproteinen hergestellten Oligopeptide werden fast so schnell wie Glukose metabolisiert. Sie werden nach der Resorption sehr schnell zu Aminosäuren abgebaut; der Resorptionsmechanismus unterscheidet sich aber grundsätzlich von demjenigen der Resorption eines Gemisches freier Aminosäuren, die viel langsamer resorbiert werden, und bei denen infolge gegenseitiger Behinderung auch Resorptionsstö-

*) Bezugsquelle siehe S. 306.

rungen vorkommen können. Zudem sind freie Aminosäuren oft schlecht verträglich, da sie aufgrund der hohen Osmolarität und des schlechten Geschmacks vielfach zu Übelkeit, Erbrechen und Durchfall Anlaß geben. BS-Protein regt die Verdauung durch vermehrten Speichelfluß, erhöhte Salzsäure-, Galle- und Dünndarmsekretion an.

Das Verhältnis der essentiellen zu den nichtessentiellen Aminosäuren im BS-Protein beträgt 1 : 1,4, die Zusammensetzung der essentiellen Aminosäuren des BS-Proteins ist optimal:

Isoleucin	3,15
Leucin	5,56
Lysin	5,36
Methionin	4,40
Phenylalanin	4,40
Threonin	3,31
Tryptophan	0,95
Valin	3,67

Die Biosynthese des Körpereiweißes läuft nur dann optimal ab, wenn alle essentiellen Aminosäuren als Bausteine in ausreichender Menge und im richtigen Verhältnis zueinander gleichzeitig vorhanden sind.

Die empfohlene Tagesmenge ist etwa 0,4 g pro kg Körpergewicht, verteilt auf 2 Mahlzeiten. Sie beträgt also für einen 70 kg schweren Menschen etwa 28 g. 30 g BS-Protein entsprechen 200–750 g Tierfleisch je nach Herkunft und Zubereitung oder 200–300 g Käse.

BS-Protein mobilisiert auch den Fettstoffwechsel. Es kommt daher vielfach zu einem Gewichtsverlust durch Fettabbau bei gleichzeitiger Steigerung des Muskelansatzes. Blutcholesterin- und Triglyceridwerte fallen ab, bei unveränderten Aminosäurewerten. Eventuelle Überschüsse an BS-Protein werden der Energieerzeugung zugeführt, und der überschüssige Stickstoff wird ausgeschieden. Da sowohl die Ausgangsmaterialien eßbar als auch die zur Herstellung verwendeten Abbaumethoden rein biologisch sind, bestehen gegen die Anwendung von BS-Protein keinerlei Bedenken. Es wird auch von Kindern und alten Menschen bestens vertragen und gerne genommen und ist jetzt mit angenehmem Fruchtgeschmack erhältlich. Es kann in Wasser, in Milch oder Orangensaft leicht eingerührt werden.

BS-Protein ist angezeigt in allen Fällen, bei denen die Verdauungsfunktion oder das Resorptionsvermögen des Darms aus irgendeinem

Grunde gestört ist, bei Sonderernährung, beim Übergang von parenteraler auf perorale Ernährung, bei Personen mit Kauschwierigkeiten, insbesondere auch in der Geriatrie und Pädiatrie. Ganz allgemein ist es angezeigt in allen Fällen, bei denen es darauf ankommt, eine optimale Versorgung mit Aminosäuren zu gewährleisten, um geschädigten Organen die zu ihrer Regeneration notwendigen Bausteine zuzuführen oder um prophylaktisch Schädigungen zu verhüten, sowie in allen Fällen, bei denen der Proteinbedarf des Organismus aus irgendeinem Grunde erhöht ist, wie in der Rekonvaleszenz, bei allgemeinem Streß, bei erhöhter Muskelarbeit (zum Beispiel im Leistungssport), bei intensiver geistiger Arbeit, bei starker psychischer Anstrengung, bei Organschäden von Herz, Leber, Magen, Darm, Pankreas, Nieren, Bindegewebe, Haut und deren Anhangsgebilden (Haarausfall, brüchige Nägel), bei Arthritis, schwerheilenden Wunden u. a. m. So liegen Berichte vor, wonach Haarausfall nach jahrelanger erfolgloser Behandlung mit herkömmlichen Mitteln durch Gabe von BS-Protein gestoppt und Wuchs von neuem Haar erzielt wurde. Durch den steigenden Anteil älterer Menschen an der Gesamtbevölkerung der westlichen Welt gewinnt die Problematik der Ernährung im Alter immer mehr an Bedeutung. Die zusätzliche Zufuhr von BS-Protein bei eiweißunterversorgten älteren Menschen hat positive Wirkung auf Körpergewicht, Gesamteiweiß im Serum, Albumine im Serum, Gammaglobuline im Serum.

Lezithin

Lezithin ist seit vielen Jahren bekannt, doch hat bisher die Möglichkeit, reines Lezithin einzunehmen, gefehlt. Vor einigen Jahren wurde aus Soja ein Lezithingranulat entwickelt, das allen Anforderungen entspricht. Neuerdings gibt es auch Lezithin flüssig in Kapseln. Lezithin ist ein wertvolles Supplement, weil es die beiden B-Vitamine Inosit und Cholin in relativ großen Mengen enthält. Diese können in größeren Mengen nicht in der richtigen Relation zu den übrigen B-Vitaminen in Supplementkapseln untergebracht werden. Lezithin ist im Körper in sehr großen Mengen vorhanden: jede Zelle, besonders aber die Gehirnzellen und die Nervenzellen sowie die Leberzellen enthalten Lezithin [77]. Die Anwendung von Lezithin bei Nervenkrankheiten hat sich in den letzten Jahren immer mehr durchgesetzt. Es liegen auch zahlreiche

Berichte vor, daß das Blutcholesterin mit Lezithin gesenkt werden kann [78]. Es ist aber zu bedenken, daß Lezithin einen Phosphorüberschuß hat, der durch Kalzium-Magnesium-Gaben ausgeglichen werden soll (siehe „Pep-up“, Seite 346).

Vitamine

Vitamin A: Bekannt sind die Eigenschaften und Wirkungen von Vitamin A für das Augenlicht, die Schleimhäute und die Haut. So hat man gefunden, daß Patienten mit Pilzbefall der Schleimhäute erniedrigte Vitamin-A-Werte haben können, und dies könnte die Ursache für die verminderte Resistenz gegen die Pilze sein [79]. Als wichtige Funktion von Vitamin A kann auch die Mitwirkung bei der Synthese von Protein sowie beim Fettstoffwechsel in der Leber hervorgehoben werden. Je mehr Protein wir einnehmen, desto mehr Vitamin A brauchen wir: eine proteinreiche Nahrung kann zu Vitamin-A-Mangel führen [80]. Das ist wichtig zu wissen für jene, welche als Abmagerungskur nur Proteine und Gemüse zu sich nehmen wollen, wie es zum Beispiel die Atkins-Diät empfiehlt. Bei einer Abmagerungskur dieses Typs darf man sich nicht auf den Vitamin-A-Gehalt der Gemüse verlassen; Karotin zum Beispiel kann nur in Vitamin A umgewandelt werden, wenn die Schilddrüse genügend aktiv ist, was bei einer Abmagerungskur eher nicht zutrifft. Als zur Bekämpfung des Proteinmangels in Hungergebieten durch die UNICEF Trockenmilchpulver an Kinder verteilt wurde, brach eine epidemische Augenkrankheit aus, die zur Erblindung führen kann [81]. Es stellte sich heraus, daß die mitgelieferten Vitamin-A-Präparate nicht eingenommen worden waren. Wegen der mangelnden Bildung der Bevölkerung auf dem Gebiete des Ernährungswesens hätte diese Gefahr vorausgesehen und deshalb mit Vitamin A angereichertes Milchpulver geliefert werden sollen. Da bei Streß im Körper große Mengen von Protein verbraucht werden und somit der Proteinbedarf steigt, erhöht sich automatisch auch der Bedarf an Vitamin A. Dieser ist also zum Beispiel während der Schwangerschaft oder auch bei schweren Krankheiten, wie zum Beispiel rheumatischem Fieber oder Krebs, erhöht [82]. *A. Davis* empfiehlt als Dosis während der Schwangerschaft täglich 25000 I.E. Vitamin A; für die Zeit des Stillens empfiehlt sie 50000 I.E. Vitamin A [83]. Vitamin-A-Lieferanten der Nahrung sind Milchprodukte, Leber (besonders reich), die Gemüse Karotten, Brokkoli, Spinat, Löwenzahn und Chardis (letztere geben in gekochtem Zustand mehr Vitamin A ab, da die Zellen aufgeschlossen sind). Vitamin A ist in sehr großen Dosen toxisch; *F. Klenner* berichtet aber, daß er einem Patienten gegen Ichthyosis*) 10 Jahre lang 150 000–200 000 I. E. Vitamin A täglich gegeben hat, ohne daß irgendwelche Zeichen von Toxizität aufgetreten wären, und *H. Kugler* berichtet, daß in der Krebsbehandlung während Monaten 1,5–3 Mio. I. E. Vitamin A in einer speziellen Emulsion mit ausgezeichneten Resultaten verabreicht wurden [84]. Die toxischen Wirkungen von Vitamin A können individuell sehr verschieden sein und durch Gaben von Vitamin C aufgehoben werden, wenn eine hochdosierte Vitamin-A-Therapie nötig ist, wie zum Beispiel bei Ichthyosis [85]. Es ist auch zu erwähnen, daß es möglicherweise eine relative Vitamin-A-Resistenz gibt und die Ansprechbarkeit auf Vitamin A selbst bei einem einzelnen Individuum im Laufe der Zeit stark schwanken kann [86].

Der Mangel an Vitamin A ist so verbreitet, daß man annehmen kann, er sei schon bei jedem Menschen gelegentlich vorgekommen. Das „Sehpurpur“, welches Vitamin A enthält, wird im Auge gebildet, und jeder Lichtstrahl, der das Auge trifft, verzehrt etwas von dem „Sehpurpur“, das zu seiner Regeneration wieder Vitamin A benötigt. Wenn die Augenflüssigkeit genügend Vitamin A enthält, wird das Auge sofort wieder aufgeladen, und man kann sofort wieder sehen. Wenn nicht, liegt ein Vitamin A-Mangel vor, und je länger man braucht, um wieder zu sehen, desto größer ist der Mangel. Bei einem geringeren Mangel an Vitamin A kann man bei Tag normal sehen, und nur bei Nacht schlechter. Wenn jemandem in der Nacht ein Auto entgegenkommt, dann wird er geblendet, und Vitamin A wird verbraucht. Das Sehen in der Nacht ist so von Vitamin A abhängig, daß der kleinste Mangel zu Sehschwierigkeiten führt.

Bei größerem Vitamin A-Mangel tritt ein rasches Ermüden der Augen ein, und bei noch größerem Mangel Kopfschmerzen und das Gefühl einer Überanstrengung der Augen, und das Sehen bei Nacht wird so schlecht, daß man bei Nacht nicht mehr Auto fahren kann. Hellstes Licht und Dämmerlicht brauchen viel mehr Vitamin A als ein normales Tageslicht. Personen, die auch ohne Sonne dunkle Brillen

---

*) Vererbliche Krankheit, bei der die Haut trocken und schuppend ist.

tragen, ja sogar oft auch im Haus, haben vermutlich Vitamin A-Mangel, sofern sie es nicht aus Modespleen tun.

Ich habe die Beobachtung gemacht, daß der Sommerschnupfen am Meeresstrand durch rechtzeitige Einnahme von Vitamin A vermieden werden kann. Und eine weitere Beobachtung: wenn meine Familie im Winter aus dem nebligen, sonnenarmen Unterland in die Höhe kam, in den Schnee, in das gleißende Sonnenlicht, bekamen sie Erkältungen, Sinuskrankheiten. Wenn sie aber zusätzlich Vitamin A einnahmen, blieben diese Krankheiten aus. Viele meiner Bekannten haben die gleiche Erfahrung gemacht.

Nach einer Mitteilung von *Carl C. Pfeiffer* können bei Einnahme von großen Dosen von Vitamin C die Merkmale von Vitamin-A-Toxizität, wie Gefäßblutungen unter der Haut und somit auch eventuelle Leberschäden, nicht erkannt werden. Zeichen von zuviel Vitamin A sind auch Kopfschmerzen, Augenschmerzen.

Die Verträglichkeit von Vitamin A schwankt von Person zu Person, nach *Roger Williams* bis um das Zehnfache. Dr. *Pfeiffer* berichtet, daß er nun statt 25 000 I. E. Vitamin A täglich 15 mg Beta-Carotin nimmt, was 25 000 I. E. Vitamin A entspricht. Vitamin A hat ihm schon in einer Dosis von 10 000 I. E. Kopfschmerzen verursacht.

Beta-Carotin ist eine nicht toxische Form von Vitamin A, d. h. es ist ein „Vorläufer" von Vitamin A, das es im Körper erzeugt. Mit 15 mg Beta-Carotin, dem Inhalt einer mittleren Karotte, kann man den normalen täglichen Bedarf decken. Es kann auch Karottensaft genommen werden und auch gekochte Karotten, das Kochen schließt die Zellen besser auf. Der Schutz von Vitamin A resp. Beta-Carotin gegen Krebs ist erwiesen. Beta-Carotin wird als „Falle" für die krebserzeugenden „freien Radikale" bezeichnet. Es schützt die Zellmembranen vor der Oxidation. Es schützt gegen eine sehr reaktive Form von Sauerstoff, welche „Lipid-Peroxidation" auslöst.

Versuche haben bewiesen, daß bei Männern Beta-Carotin das Risiko von Lungenkrebs reduziert, nicht aber bei Frauen. Bei Frauen hat Beta-Carotin das Risiko von Brustkrebs reduziert. Beta-Carotin kann als Faktor für Lebensverlängerung empfohlen werden. Vitamin A resp. Beta-Carotin schützt Haut und Schleimhäute vor Krebs.

Vitamin D: Den längsten Bericht über Vitamin D habe ich gefunden im Buch von *F. Bicknell* und *F. Prescott* [87]. Er umfaßt etwa 80 eng gedruckte, große Seiten mit 340 Referenzen. Vitamin D ist lebenswichtig für den Knochenbau. Und nun ein „Fallbericht", den ich erlebt habe:

Im März 1983 bekam ich plötzlich Schmerzen im rechten Knie, und eine Röntgenaufnahme zeigte: Kalzifikation der Knorpel; einige Wochen später schwoll mein Knie mächtig an mit unerträglichen Schmerzen. Das Knie war voll Eiter, eine Sekundärinfektion, die von einem vernachlässigten eitrigen Finger herrührte. Bei der sofortigen Operation wurden neben dem Eiter auch Kristalle entfernt, ein 100%iger Beweis von „Chondrokalzinose". In der Klinik sagte man mir, daß Chondrokalzinose unheilbar sei. Die Ursache kann ein starker psychischer Streß gewesen sein (was stimmte). Beim Verlassen der Klinik schärfte mir der Chef der Klinik, Prof. *W.*, in Anwesenheit meiner Frau ein, bis an mein Lebensende jeden Abend 100 mg Voltaren zu nehmen, das ich auch – ohne es zu wissen – sofort nach der Operation bekam. Es war gerade in der Zeit, in der Voltaren wegen Todesfällen in Deutschland verboten wurde. Ich nahm es nicht. Heimgekommen konsultierte ich meinen ehemaligen Mitarbeiter, Dr. med. *Roman Lietha,* der seit 1980 eine sehr erfolgreiche orthomolekulare Therapiepraxis hat, meines Wissens der erste und einzige Orthomolekularmediziner in Europa. Er gab mir das hochinteressante Buch von *J. Moon* „Pathological Calcification" [88] zu lesen. Ich las das Buch mit großem Interesse und Spannung – werde darüber weiter unten noch berichten – und lernte, daß *J. Moon* als bestes Mittel gegen Kalzifikation Vitamin D 3 empfiehlt. So nahm ich täglich eine Kapsel von 4000 I. E. Vitamin A + 400 I. E. Vitamin D 3 und zusätzlich noch weitere 400 I. E. Vitamin D 3. Da ich im letzten Jahr Kapseln enthaltend 4000 I. E. Vitamin A + 400 I. E. Vitamin D 2 nahm, war diese Einnahme von Vitamin D 2 nach der Therapie von *J. Moon* vermutlich ein weiterer Grund für die Kalzifikation. Seit April 1983, seit einem Jahr, habe ich nie mehr Schmerzen oder Anfälle wegen Chondrokalzinose gehabt. Ich betrachte mich als geheilt und hoffe, daß es so bleiben wird.

Als ich von der Klinik heimkam, hatte ich den Literatur-Computer angefragt und als Antwort 180 Fallbeschreibungen von Chondrokalzinose erhalten – in allen Fällen wurde Chondrokalzinose als unheilbar bezeichnet, in vielen Fällen der Versuch erwähnt, Chondrokalzinose mit Magnesium zu heilen, was aber nie gelang.

Und nun zu dem interessanten Buch von *J. Moon.* Dieser berichtet, daß *Hans Selye* im Buch „Calciphylaxis" über 1000 Experimente beschreibt, die er in Hunderten von Laboratorien durchführen ließ, um einige der Bedingungen zu demonstrieren, die zu einer „kalziphylaktischen Übersensibilität" führen könnten. Als Kalzifizierungs-Agens wurde eines der 20 analogen D-Vitamine genommen, und zwar das Vitamin D 2. Diese 20 D-Vitamine unterscheiden sich chemisch nur wenig, aber ganz beträchtlich in der Wirkung. *Moon* teilt mit, daß das einzige im menschlichen Körper „heimische" D-Vitamin das Vitamin D 3 ist, das im Eigelb, Rahm, Sesamöl, im Fischleberöl mit Vitamin A vorkommt. Es ist eigentlich ein Hormon (Cholecalciferol). Es kann als nicht-toxisch bezeichnet werden.

Vitamin D 2 (das man so oft in Supplementen angetroffen hat, vielleicht heute noch findet), ist laut *Moon* im Gegensatz zu D 3 sehr toxisch, fördert unnatürliche Kalzium-Ablagerungen in Arterien (Arteriosklerose), in Gehirnzellen (Zerebralsklerose), in den Gelenken (Arthritis), in den Nieren (Nierensteine), in der Lunge (Bronchitis), in den Augen Katarakt und bei hohem Blutdruck in den feinen Kapillaren der Beine, was Zirkulationsstörungen bringt. Bei Krebs werden Kalzium-Ablagerungen in der Nähe der Tumore festgestellt. Vitamin D 2 wird durch Bestrahlung des Hefepilzes mit Ultraviolettstrahlen erzeugt (Ergosterol). Durch Bestrahlung der Haut mit Sonnenlicht wird im Körper Vitamin D 3 erzeugt. *Moon* berichtet, daß wohl Vitamin D 2 Rachitis bei Kindern heilen kann, aber auch gleichzeitig Kalzifikation im Alter vorbereiten könnte, denn Vitamin D 2 fördert Kalzifikation. Zuerst meinte man, daß nur sehr große Dosen, größer als 50 000 I. E. Kalzifikation verursachen könnten, aber vor einigen Jahren bewies *W. H. Taylor*, Director der „Studies in Chemical Pathology" an den „United Liverpool Hospitals" in England, daß selbst Dosen von nur 800–2000 I. E. pro Tag in die ätiologischen (ursächlichen) Faktoren von Nierensteinen [88 a] eingeschlossen werden können.

In England wurden viele Fälle von idiopathischer Hyperkalzämie während der Zeit der Beigabe von Vitamin D 2 zur Milch festgestellt, die aufhörten, als die Milch direkt ultraviolett bestrahlt wurde.

In dem Buch von *J. Moon* werden viele weitere Berichte von Vitamin D 2-Toxizität aufgeführt.

In den dreißiger Jahren wurden viele Lebensmittel mit Vitamin D 2 angereichert. Als man aber trotzdem keine Krankheitsreduktion feststellte, daß Vitamin D im Körper gespeichert wird, versuchte man

Stoßtherapien mit Megadosen. Man dachte, daß eine Riesendosis von einigen hunderttausend Einheiten, im Herbst gegeben, das Kind über den ganzen Winter vor Rachitis bewahren wird. Daraus resultierten die Todesfälle von Kindern, die immer wieder als Argument für die Giftigkeit großer Dosen von Vitamin D angeführt werden. Ähnliche Stoßtherapien mit Vitamin D2 wurden auch bei Erwachsenen versucht, mit 5000 bis mehreren hunderttausend Einheiten pro Tag während mehrerer Wochen, ja Monate bei Tuberkulose, Nierensteinen, Herzkrankheiten, Osteoporose und vielen anderen Krankheiten. Die Folgen waren ebenfalls katastrophal. Es wurden und werden vielleicht heute noch Lebensmittel mit Vitamin D2 angereichert, Lebensmittel, vor denen gewarnt werden muß, und viele Krankheiten, auch von Erwachsenen, können auf solche angereicherten Lebensmittel zurückgeführt werden, wobei Erwachsene noch viel empfänglicher sind gegen die Toxizität von D2 als Kinder. Bei Anreicherung von Milch mit Vitamin D2 vermehrt sich die Potenz von D2 16fach!

Als Supplement kommt also nur Vitamin D3 in Frage. Eine Kapsel Fischöl mit 4000 I.E. Vitamin A und 400 I.E. Vitamin D3 ist gerade recht. Es liegt ein Bericht vor, daß Vitamin D3 wichtig ist für die Entfernung der von Vitamin D2 verursachten Kalziumablagerungen.

Zuletzt sei noch ein interessanter Bericht über Vitamin D3 erwähnt. Unlängst wurde gefunden, daß 1,25-Dihydroxy Vitamin D3, die Hormonform von Vitamin D3, eine regulierende Rolle im Immunsystem spielt [89].

Vitamin E: Neben seinem Vitamincharakter besitzt Vitamin E in höheren Dosen ausgeprägte pharmakodynamische Eigenschaften, die auf seiner allgemeinen antioxidativen Wirkung beruhen. Vitamin E ist das „biologische Antioxidant“: es schützt oxidationsempfindliche Stoffe und Strukturen im Körper, wie hochungesättigte Fettsäuren, Hormone der Hypophyse, der Nebennieren und der Gonaden sowie verschiedene Nährstoffe, zum Beispiel Vitamin A und einzelne B-Vitamine. Die antioxidative Wirkung des Vitamin E kommt auch in einer allgemeinen Verringerung des Sauerstoffbedarfs der Gewebe zum Ausdruck.

Vitamin E besitzt eine ausgeprägte antithrombotische und thrombolytische Wirkung [90]. Vitamin E hat auch eine Indikation bei arteriellen Verschlußkrankheiten, wie Koronarsklerose, Zerebralsklerose und Claudicatio intermittens [91].

Frühgeborene leiden nachgewiesenermaßen an einem Vitamin-E-Mangel, der bei künstlicher Ernährung noch größer wird, denn die meisten Baby-Nährmittel enthalten einen hohen Anteil an ungesättigten Fettsäuren, die den Vitamin-E-Bedarf erhöhen. Muttermilch enthält 10mal soviel an Vitamin E wie Kuhmilch [92]. Die bronchopulmonale Dysplasie*), retrolentale Fibroplasie**) und auch Muskeldystrophie***) von Frühgeborenen haben oft ihre Ursache in einem Vitamin-E-Mangel [93].

Verschiedene Autoren bestätigen die günstige Wirkung von Vitamin E bei habituellem Abort sowie Neigung zu Frühgeburten. Die sogenannten Streckmarken, die sich durch die Ausdehnung der Bauchhaut bei Schwangerschaft oft bilden (Striae distensae), können ebenso durch Einnahme von Vitamin E (nebst Kalziumpantothenat) vermieden werden [94]. Wechseljahrebeschwerden werden ebenfalls durch Vitamin E gemildert [95].

Nächtliche Beinkrämpfe bessern sich unter der Wirkung von Vitamin E, das in diesem Falle zusammen mit Kalzium und Magnesium eingenommen werden soll [96].

Es wurde festgestellt, daß Vitamin E den Insulinbedarf bei Diabetes einzuschränken vermag [97].

Vitamin E ist überdies ein Leberschutz- und Regenerationsstoff, wie verschiedene Autoren berichten [98]. Ebenso wird die Wirkung von Vitamin E bei Nephritis und renalbedingtem hohem Blutdruck bestätigt [99].

Chloriertes Wasser stört die Resorption von Vitamin E, was durch Abkochen verhindert werden kann.

Die Bedeutung von Vitamin E liegt also nebst den erwähnten klinischen Indikationen vor allem in der Vorbeugung gegen allgemeine vorzeitige Alterserscheinungen, die teilweise nachgewiesenermaßen auf schädliche Umwelteinflüsse (Auto- und Industrieabgase, chlorhaltiges Wasser, Lebensmittelzusatzstoffe, Zigarettenrauch) zurückzuführen sind. Vitamin E gehört ebenfalls zu den fettlöslichen Vitaminen und soll wenn möglich nach den Mahlzeiten genommen werden, da zu

---

*) b. D. = Lungenveränderungen, die oft tödliche Folgen haben.
**) r. F. = Bindegewebsbildung an der Augenlinse.
***) M. D. = Muskelschwäche, welche die Skelettmuskulatur zunehmend befällt.

seiner Resorption Gallenfluß nötig ist, welcher durch das Fett in der Nahrung ausgelöst wird.

Die Vitamine A und E sind als Emulsion erhältlich unter dem Handelsnamen A-E-Mulsin. Als Vorbild für den Emulsionsgrad diente die Muttermilch. Biologische Emulgatoren halten die Vitaminteilchen stabil. Auf diese Weise werden die Wirkstoffe wie die Muttermilch beim Säugling resorbiert; sie gelangen unter Umgehung der Leber direkt in den Kreislauf, was bei Leber-, Galle-, Pankreaserkrankungen, Antibiotikabehandlungen und im Alter sehr wichtig ist.

Bemerken möchte ich noch, daß Vitamin E in USA fast ausschließlich in der natürlichen Form des D-alpha-Tocopherol verwendet wird – während in Europa fast ausschließlich das synthetische DL-alpha-Tocopherol angeboten wird.

Vitamin E wird auch zur Behandlung von primären Bindegewebserkrankungen eingesetzt, vor allem bei Dupuytrenscher Kontraktur*) kann es so wirksam sein, daß Operationen vermieden werden können [93 a].

Vitamin K: Dieses Vitamin ist in der Nahrung (Leber und grüne Blattgemüse) reichlich vorhanden; es wird auch von den Darmbakterien erzeugt. Vitamin K ist unerläßlich für die Blutgerinnung. Wie die Vitamine A, D, E ist es ein fettlösliches Vitamin. *A. Davis* empfiehlt, Vitamin K während der letzten Wochen der Schwangerschaft täglich 5 mg zu nehmen. Bei Einsetzen der Wehen soll die gleiche Dosis stündlich eingenommen werden [100].

Vitamin-„B-Komplex“: In der amerikanischen Literatur [101] werden folgende Vitamine zum B-Komplex gezählt: Thiamin (B_1), Riboflavin (B_2), Niacin (PP oder B_3), Pantothensäure, Pyridoxin (B_6), Cyancobalamin (B_{12}), Folsäure (B_9), Biotin (H), Cholin, Inosit, Paraaminobenzoesäure (PABA). Weiter findet man in der Literatur B-Vitamine, welche von der Lehrmedizin und den Registrierungsbehörden nicht anerkannt sind. Dazu gehören: Vitamin B_{13}, das als Wachstumsfaktor bei Ratten isoliert wurde und möglicherweise mit Vitamin B_{12} beim Menschen

---

*) Schrumpfung und Verhärtung des Bindegewebes der Handinnenfläche, so daß es zu einer Krümmung der Finger kommt.

identisch ist [102], sowie Vitamin B_{14}, das wahrscheinlich ein Syntheseprodukt von Folsäure mit anderen Stoffen ist [103].

Zu Vitamin B_{15} ist folgendes zu bemerken: Im Jahr 1951 wurde von *E. T. Krebs* und Mitarbeitern [104] in Aprikosenkernen, Reiskleie, Hefe und Leber eine Substanz entdeckt, die im Experiment einen ausgeprägten sauerstoffsparenden Effekt zeigte und als Gluconsäure-6-0-Dimethylaminessigsäure-ester erkannt wurde. Aufgrund des stets gemeinsamen Vorkommens mit den anderen Vitaminen des B-Komplexes wurde dieser wasserlösliche Faktor in der Folge als Vitamin B_{15} bezeichnet. Es handelt sich dabei aber nicht um ein echtes Vitamin, sondern die Verbindung gehört in die Gruppe von physiologisch hochwirksamen Nährstoffen wie Cholin, Inositol und Paraaminobenzoesäure, die in den USA ebenfalls dem Vitamin-B-Komplex zugerechnet werden. Der Stoff wird auch als Pangamsäure (griech.: in allen Samen) bezeichnet.

Vitamin B_{17} (Laetrile) war, wie aus der Literatur hervorgeht, in den USA lange gesetzlich verboten [105]. Ärzte, die es verordnet hatten, wurden bestraft. Laetrile wurde in Mexiko hergestellt, und Tausende von Krebskranken pilgerten nach Mexiko, um sich behandeln zu lassen. Heute ist die Anwendung in gewissen amerikanischen Staaten gestattet.

Nach *A. Davis* sollen die Vitamine des B-Komplexes in dem Verhältnis zueinander genommen werden, wie sie im Körper vorhanden sind [106], zum Beispiel je 2 mg B_1, B_2 und B_6, als entsprechende Dosen je 40 mg Niacin und PABA sowie je 1000 mg Inosit und Cholin; da diese Mengen nicht in einer Kapsel Platz haben, sollen Inosit und Cholin separat eingenommen werden.

Vitamin B_1: Die Wichtigkeit von Vitamin B_1 ergibt sich aus den Resultaten eines Versuchs mit Personen, welche während 21 Wochen eine vollständige Nahrung, jedoch ohne Vitamin B_1, erhielten [107]. Es traten folgende Mangelerscheinungen auf: Persönlichkeitsveränderungen (die Leute wurden streitsüchtig, deprimiert, geistig träge, vergeßlich), Kurzatmigkeit, starke Kopfschmerzen, Herzklopfen, niedriger Blutdruck, Verstopfung, Übelkeit und Erbrechen sowie Schlaflosigkeit. Wegen all dieser Symptome und schließlicher Erschöpfung mußten die Versuche eingestellt werden. Viele dieser Symptome sind häufig bei Zivilisationskrankheiten anzutreffen.

Aus der Literatur geht hervor, daß Vitamin B_1 ein essentieller Faktor für die Übertragung von peripheren Nervenimpulsen und für den

Kohlenhydrat- und Fettstoffwechsel (also für die Energieerzeugung) ist [108]. Vitamin B_1 hilft beim Verdauungsvorgang, indem es den Muskeltonus im Verdauungstrakt aufrechterhält. Es ist notwendig für das Wachstum und für ein gesundes Nervensystem [109].

Vitamin B_2: Dieses Vitamin ist essentiell für das Wachstum und den Unterhalt der Gewebe; es spielt eine wichtige Rolle bei der Bildung einiger Enzyme und hilft dadurch beim Metabolismus der Aminosäuren, Fettsäuren und Kohlenhydrate. Vitamin B_2 ist insbesondere wichtig für die Haut und die Schleimhäute, aber auch für die Augen und für gutes Sehen. Mangelerscheinungen sind: Purpura (Hautblutungen), blutunterlaufene Augen, Entzündungen um die Nase, an den Mundecken und an den Ohren [110].

Pantothensäure: Die Pantothensäure wird als „Antistreß-Vitamin“ bezeichnet, ist also auch besonders geeignet während der Schwangerschaft [111]. Es fördert die körpereigene Cortisonproduktion und schützt vor Infektionen [112]. Die Literatur der Nährstoffwissenschaft ist voll von positiven Berichten über Pantothensäure. Eine tägliche Einnahme von 25–50 mg Pantothensäure soll helfen, Arthritis zu vermeiden [113].

Mangel an diesem Antistreß-Vitamin führt zu schweren Krankheiten und Beschwerden. *R. J. Williams* zählt sie auf in seinem Buch „Physician's Handbook of Nutritional Science“ [114]. Es sind dies: Dermatitis, Keratitis, Geschwürbildung im gesamten Magen-Darm-Trakt, Invaginationen, Blutarmut, Achromotrichose, Entfärbung des Zahnschmelzes, Sterilität, kongenitale Mißbildungen, Erschlaffung der Eingeweide, Unfähigkeit zur Erzeugung von Antikörpern, Blutungen der Nebennieren, Schädigung des Rückenmarks, Dehydrierung, Fettleber, Thymusrückbildung, Nierenschäden, Herzschäden, plötzlicher Tod ohne irgendwelche Warnzeichen, Hypoplasie des Knochenmarks, Mangel an Leukozyten, Rückgratverkrümmungen, Myelindegeneration, unkoordiniertes Gehen, verkürzte Lebensdauer, Allergien, Kopfweh, Verlust des Erinnerungsvermögens. Für jede dieser Krankheiten gibt *Williams* reichlich Nachweis von Referenzliteratur.

Vitamin B_6: Schwangere haben einen erhöhten Bedarf an Vitamin B_6; es werden 50 mg pro Tag empfohlen, wobei eine Erhöhung auf 200 mg angezeigt ist, wenn Schwangerschaftsödeme auftreten [115]. Vitamin B_6 hat sich sehr gut bewährt bei Neuritis, bei rheumatoiden Erkrankungen und bei Schulter-Arm-Syndromen; bei geschwollenen Fingergelenken werden 50–100 mg als Tagesdosis empfohlen [116]. Die prophylaktische Anwendung wird empfohlen, wenn die Fingerspitzen bei Beugung um das 2. Fingerglied die Handfläche nicht mehr zu berühren vermögen (Quick Early Warning Sign). Es ist zu erwähnen, daß bei rheumatoiden Erkrankungen neben Vitamin B_6 auch die restlichen Vitamine des B-Komplexes mit Erfolg eingesetzt werden. Vitamin B_6 hilft auch bei Kribbeln und Gefühllosigkeit in Armen und Beinen. Ein Leimverband, der mir ins Handgelenk einschnitt, verursachte eine Nervenentzündung mit unerträglichen Schmerzen. Ein Arzt empfahl mir Megadosen von Vitamin B_6. Ich nahm 3 Kapseln mit 500 mg Vitamin B_6 pro Tag und war nach 2 Tagen schmerzfrei. Bei sehr hohen Dosen (individuell verschieden von 1500–2000 mg) tritt aber als Nebenwirkung Gefühllosigkeit in Fingern und Zehen auf.

C. C. Pfeiffer schreibt, daß fehlende Traumerinnerung durch tägliche Vitamin-B_6-Gaben wieder hergestellt werden kann [117]. Bei einer bestimmten Form von Schizophrenie wird eine Besserung mit Vitamin B_6- und Zink-Therapie erreicht [118].

Schwangerschaftserbrechen ist vermutlich auf einen Vitamin-B_6-Mangel zurückzuführen, wie mittels Bestimmung der wichtigsten Form von Vitamin B_6 im Blut, Pyridoxal, festgestellt wurde [119]. *A. Davis* berichtet, daß auch Seekrankheit mit Vitamin B_6 gestoppt werden kann. Es scheint, daß auch die Antikonzeptionspille einen Vitamin B_6-Mangel hervorruft: Frauen, welche die Pille nehmen, scheiden mehr Xanthurensäure (ein Metabolit von Vitamin B_6) mit dem Urin aus [120]. Bildung von Kalzium-Oxalatsteinen in der Niere kann durch Vitamin B_6-Gaben verhindert werden [121].

Vitamin B_{12}: Vitamin B_{12} kommt nur in der animalischen Nahrung vor, also in Milch und Milchprodukten, in Eiern und Fleisch; den höchsten Gehalt hat Leber. Da Vitamin B_{12} durch Hitze zerstört wird, soll Leber beim Kochen nur ganz oberflächlich gebraten werden. Zur Resorption von Vitamin B_{12} ist das Enzym „Intrinsic Factor“, das aus der Magenwand stammt, nötig. Vitamin B_{12} muß also separat als Injektion, einmal wöchentlich 1 mg, gegeben werden, falls der Magen wegen ungenügender Produktion oder früherer Operation diesen Faktor nicht abgibt. Auch im höheren Alter sind solche Injektionen empfehlenswert. Vitamin B_{12} ist selbst in sehr hohen Dosen nicht toxisch. Falls Vitamin B_{12} peroral eingenommen wird, wird empfohlen, gleichzeitig auch Intrinsic Factor einzunehmen.

Es wurde festgestellt, daß Frauen, welche die Pille nehmen, einen wesentlich niedrigeren B_{12}-Spiegel haben als Frauen ohne Pille [122]. Wenn also Frauen aufhören, die Pille zu nehmen und dann schwanger werden, so haben sie bereits bei Beginn der Schwangerschaft einen zu niedrigen B_{12}-Spiegel. Normalerweise werden 1,25–6 mcg Vitamin B_{12} pro Tag empfohlen; diese Dosen genügen aber im erwähnten Falle nicht, auch wenn die Nahrung Vitamin B_{12} enthält.

Folsäure: Die Wichtigkeit von Folsäure für Schwangere wird in der Literatur besonders unterstrichen [123]. Die manchmal bei Schwangeren auftretende grau-braune Gesichtsfarbe ist ein Zeichen von Folsäure-Mangel, der rasch behoben werden kann, wenn 5 mg Folsäure mit jeder Mahlzeit eingenommen werden [124]. Es ist auch bekannt, daß bei Frauen, welche die Pille lange Zeit genommen haben, diese graubraune Gesichtsfärbung auftreten kann. Das Kind im Mutterleib reißt bei seinem Wachstum Folsäure an sich, so daß bei der Mutter dadurch eine Anämie entstehen kann, um so mehr, als die in der Nahrung zugeführte Menge Folsäure oft nicht die empfohlenen Mengen (0,5 mg pro Tag) erreicht.

Auch wenn schwerer Folsäure-Mangel mit megaloblastärer Anämie nicht sehr häufig ist, so sind doch die Symptome von schleichendem Mangel, wie Reizbarkeit, Vergeßlichkeit und Unkonzentriertheit häufig.

Bei einer bestimmten Form von Schizophrenie (Histapenie) bewirkt Folsäure zusammen mit Vitamin B_{12} eine Erhöhung des Bluthistaminspiegels [125].

Niacin/Niacinamid: 1942 wurde in den USA beschlossen, die bisher üblichen Bezeichnungen von „Nicotinic Acid“ (Nikotinsäure) in „Niacin“ und die Bezeichnung „Nicotinic Acid Amin“ in „Niacinamid“ umzuändern [126]. Ursprünglich nannte man die Substanz „PP-Faktor“: Pellagra Preventing Factor, weil man dachte, Nikotinsäuremangel sei der einzige Grund der Pellagra, einer Krankheit, die sich in Haut-, Darm- und Nervensymptomen äußern kann. Aber dann fand man, daß Niacin nur ein Mangelfaktor von mehreren ist. Auch in Europa werden nun die Bezeichnungen Niacin und Niacinamid gebraucht. Niacin unterscheidet sich von Niacinamid dadurch, daß es eine Gesichtsrötung (Flush) und Hitzegefühl hervorruft, das von einem Kribbeln bis in die Fingerspitzen begleitet sein kann. Auch Schwindelgefühl kann sich einstellen. Diese Erscheinungen verschwinden aber rasch. Wenn Niacin nach einer Mahlzeit genommen wird, treten diese Erscheinungen viel schwächer auf. Kindern wird Niacinamid verabreicht.

Niacin ist unerläßlich im Stoffwechsel von Kohlenhydraten, Fett und Eiweiß. Bei Mangel treten Störungen vor allem im Bereich des Nervensystems, ebenso in der Haut und den Schleimhäuten auf. Wegen der gefäßerweiternden Wirkung kann Niacin (Nikotinsäure) bei peripheren Zirkulationsstörungen, auch bei Kopfschmerzen, wenn sie auf Gefäßkrämpfe zurückzuführen sind, eingesetzt werden.

Protein, sofern es die essentiellen Aminosäuren enthält, wird von seinem Tryptophan-Gehalt Niacin-Äquivalent liefern, zum Beispiel 75 g Protein 15 mg Niacin [127]; zusammen mit dem Niacin aus der übrigen Nahrung sind das etwa 20 mg Niacin, wie sie für stillende Frauen empfohlen werden. Da der Bedarf in der Schwangerschaft wesentlich höher ist als in der Stillzeit, werden für Schwangere 2mal 50 mg Niacinamid pro Tag empfohlen, überdies wesentlich mehr Protein als 75 g.

Niacin und Niacinamid sind nicht toxisch. Es wurden schon 3–6 g pro Tag zur Reduktion des Blutfettspiegels ohne irgendwelche Nebenwirkungen gegeben [128]. Niacin soll von Patienten mit hohem Harnsäurespiegel nicht genommen werden.

Biotin: Dieses Vitamin ist sehr wichtig – und seht teuer. Oft enthalten deshalb die Supplemente nur Proforma-Mengen. *P. G. Györgyi* berichtet, daß die Aktivität von synthetischem Biotin nur die Hälfte des natürlichen beträgt. Die besten Nahrungsquellen sind: Eigelb, Leber, Nieren, Hefe, Nüsse und Gemüse. Muskelfleisch enthält sehr wenig Biotin. Biotin wird auch von bestimmten Darmbakterien erzeugt, wenn die Ausscheidung größer sein sollte als die Einnahme [129]. Avidin ist ein Stoff im rohen Eiweiß, der eine starke Verbindung mit Biotin eingeht und es dadurch dem Körper entzieht. Der tägliche Bedarf beträgt ca. 150 mcg, wobei die tägliche Nahrung, sofern sie genügend biotinreiche Produkte enthält, 150–200 mcg beträgt [130]. Biotin ist selbst in übergroßen Dosen nicht toxisch [131].

Inosit: Dieses Vitamin gehört zusammen mit Vitamin C und Vitamin B_6 zu den Beruhigungsvitaminen [132]. 1 g kann als natürliches Mittel zum Einschlafen empfohlen werden, insbesondere wenn es zusammen mit Kalzium und Magnesium eingenommen wird. Inosit ist ein Bestandteil von Lezithin. Inosit erhöht wesentlich die Sauerstoffabgabe des Blutes in der Körperperipherie und bewirkt dadurch eine bessere Gewebeversorgung [133].

Cholin: Wahrscheinlich ist Cholin ein Bestandteil von Körpergeweben, also nicht ein Vitamin im engeren Sinne. Da es in großen Mengen im Körper benötigt wird, kann leicht ein Mangel vorliegen [134]. Cholin ist für ein gutes Gedächtnis wichtig.

Es ist ein Bestandteil von Lezithin, das ebenfalls im Körper in fast allen Geweben vorkommt und aus Soja gewonnen werden kann. Glutamylcholin wirkt in allen Fällen blutdrucksenkend; es werden Dosen von 1 g pro Tag empfohlen [135], ist aber anscheinend noch nicht im Handel.

Deanol (Dimethylaminoäthanol): Deanol ist eine biochemische Vorstufe des Cholins, gelangt aber leichter in das Gehirn als letzteres und hilft so, Acetylcholin, einen Neurotransmitter, aufzubauen. Deanol wird mit Erfolg bei autistischen Kindern sowie Kindern mit Lernschwierigkeiten angewandt. Gedächtnisschwäche im Alter sowie depressive Zustände können damit gebessert werden [136].

Paraaminobenzoesäure (PABA): Die besten Quellen in der Nahrung sind: Leber, Nieren und Bierhefe; auch Muskelfleisch enthält kleinere Mengen [137]. Der Bedarf wird für Schwangere von *A. Davis* mit 50 mg pro Tag angegeben [138]. Es hat sich erwiesen, daß 5%ige PABA-Lösungen (oder entsprechende Salben) einen guten Sonnenschutz geben, insbesondere bei Personen, die gegen Sonnenstrahlung empfindlich sind; der Nachteil liegt in der Oxydation, welche zu einer Braunfärbung der Wäsche führt, die aber mittels Sodalösung reingewaschen werden kann. In der Literatur findet man Berichte über gute

Wirkung bei Vitiligo, wobei jedoch nicht sicher ist, ob diese ursächlich ist [139].

Glutamin: Glutamin ist das Amid der Glutaminsäure. Sie muß bei den wichtigen Nährstoffen eingereiht werden. Seine gute Wirkung bei Alkoholsucht und Gedächtnisstörungen ist erwiesen, aber weitere Erforschung erscheint wichtig, um alle positiven Eigenschaften kennenzulernen. Glutamin passiert die Blut-/Hirnschranke, im Unterschied zur Glutaminsäure, mit der sie oft verwechselt wird. Die Glutaminsäure verursacht das „China-Restaurant-Syndrom“*), nicht Glutamin (s. auch S. 137). *R. J. Williams* schreibt in seinem Buch „The Prevention of Alcoholism through Nutrition“, daß Glutamin den Intelligenzquotienten von kleinen Kindern erhöht, zu einem ausruhenden Schlaf beiträgt und die Heilung von Magengeschwüren beschleunigt. Weil es nicht toxisch ist, kann es in allen Reformhäusern in den USA in jeder Menge gekauft werden. In der Schweiz ist der Verkauf bisher verboten.

Vitamin C: Im Gegensatz zu allen übrigen Lebewesen, auch Pflanzen, sind der Mensch, die Menschenaffen, das Meerschweinchen und gewisse Vogel- und Fledermausarten nicht in der Lage, das lebenswichtige Vitamin C (Ascorbinsäure) selbst zu erzeugen [140]. Vor etwa 60 Millionen Jahren hat ein „Vorgänger der Primaten“ durch Gen-Mutation die Fähigkeit verloren, das Enzym 1-Gulonolacton-Oxydase herzustellen, welches in der Leber zur Produktion von Vitamin C benötigt wurde. Der angeborene Vitamin C-Mangel des Menschen ist also ursprünglich kein Ernährungsmangel, sondern eine Enzymmangel-Krankheit, welche durch das in den Nahrungsmitteln vorhandene Vitamin C allein nicht ausgeglichen werden kann, jedenfalls nicht bei größerer körperlicher oder seelischer Belastung. Ohne zusätzliche Vitamin-C-Einnahme entsteht ein Zustand, der auch subklinischer Skorbut genannt wird [140 a]. Vitamin C wird ständig verbraucht und ist bei den Lebewesen, welche es selbst erzeugen können, praktisch immer genügend vorhanden. Vitamin C befindet sich im Körper in den Nebennieren, im Gehirn, Thymus, Milz, Leber, Pankreas, Nieren, Lunge,

*) Kopfschmerzen, Hautbrennen, Engegefühl, hervorgerufen durch Natrium-Glutamat, das z. T. in China-Restaurants verwendet wird.

Herz und in den weißen Blutkörperchen [140b].

Die klassische Krankheit schweren chronischen Vitamin C-Mangels ist der Skorbut, der insbesondere Schiffsbesatzungen vergangener Jahrhunderte schwer dezimierte, weil die Ernährung diesbezüglich absolut ungenügend war. Große Mengen mitgeführter Zitrusfrüchte halfen später nach Erkennen der Ursache der Krankheit weitere große Menschenverluste verhindern. Die durch Nahrungsaufnahme möglichen Mengen von Vitamin C reichen wohl aus, um Skorbut zu verhindern, können aber nie den angeborenen Bedarf zur Verhinderung von Krankheitsanfälligkeit, zum völligen Gesundsein und zur Erreichung eines maximalen gesunden Alters decken. Dies gilt auch für die im neuesten Schweizerischen Ernährungsbericht vom Jahre 1983 empfohlene Menge von täglich 60 mg Vitamin C [140c].

Vitamin C-Mangel führt zu gestörter Kollagen-Synthese, was Krankheitszeichen in verschiedenen Geweben nach sich zieht: Kollagen wird gebraucht für starke, elastische Knochen, für gesunde Muskeln, Blutgefäße und auch für rasche Wundheilung [140d]. Vitamin C aktiviert aber auch viele Körperenzyme, ist wichtig für die Verdauung und unentbehrlich für das Nervensystem. Erstaunlich sind die Heilwirkungen mit sehr großen Dosen von Vitamin C bei verschiedenen Krankheiten, über die eine sehr reichliche Referenzliteratur von hervorragenden Autoren besteht, eine Literatur, die in Europa anscheinend kaum bekannt ist.

Der Wert des Vitamin C, in etwas größerer Menge als mit der üblichen Nahrung eingenommen, zur Beherrschung von Erkältungen und anderen Infektionskrankheiten ist jetzt praktisch allgemein anerkannt. Aber der große klinische Wert sehr viel höherer Dosen in der Größenordnung von 10–30 g pro Tag ist noch immer nicht Bestandteil der konventionellen medizinischen Praxis geworden [141]. Zwei Kliniker, *Fred R. Klenner* und *Robert F. Cathcart,* sind prominente Pioniere auf diesem Gebiet. Ihre Beobachtungen könnten die Behandlung von Infektionskrankheiten, einschließlich schwerster Viruserkrankungen, revolutionieren. In seinen dreißig Veröffentlichungen hat *F. Klenner* seine Erfolge bei der Anwendung sehr hoher Vitamin-C-Dosen zur Behandlung von Patienten mit folgenden Erkrankungen beschrieben: Virus-Pneumonie, Poliomyelitis, Influenza, Masern, Windpocken, Hepatitis, Tetanus, Mononucleosis infectiosa, Puerperalfieber, Herpes simplex (Fieberbläschen) und Herpes zoster (Gürtelrose), also alles virusbedingte Erkrankungen [142]. Zur Behandlung jeder schweren Virusinfektion empfiehlt *F. Klenner* die intravenöse Injektion von 350 mg Vitamin C pro kg Körpergewicht des Patienten; je nach der Besserung des klinischen Zustandes sollten ähnliche Injektionen alle ein bis vier Stunden wiederholt werden. Bei einem 70 kg wiegenden Erwachsenen besteht jede dieser Injektionen aus ungefähr 25 g Natriumascorbat. Eine von *F. Klenner* mitgeteilte Fallbeschreibung ist die einer sich im Koma befindlichen Frau, die an einer fortgeschrittenen Virus-Pneumonie litt. Über einen Zeitraum von 12 Stunden verabreichte er 125 g Natriumascorbat durch intravenöse Inufsion; am Ende dieser Behandlung war die Patientin bei Bewußtsein und auf dem Wege der Besserung [142 a].

Irwin Stone bemerkt in seinem Buch „The Healing Factor, Vitamin C against Disease", das jedem, der mehr über Vitamin C wissen will, empfohlen wird. „Der hauptsächliche Wert von *Klenners* Arbeit liegt darin, daß er aufzeigt, wie jede akute Viruserkrankung sich erfolgreich durch Ascorbinsäure beherrschen läßt, wenn die korrekte hohe Dosierung angewandt wird. Es ist unbegreiflich, aber wahr, daß *Klenners* Pionierarbeit fast vollständig ignoriert wurde; es wurden keine breit angelegten Untersuchungen durchgeführt, um die aufregenden Möglichkeiten seiner herausfordernden klinischen Ergebnisse zu erforschen."

Viele Ärzte, so berichtete *F. Klenner* 1951, weigern sich, Vitamin C in den empfohlenen Mengen anzuwenden, und zwar nur, weil diese Behandlungsweise ihren vorgefaßten Meinungen über das, was vernünftig ist, nicht entspricht; aber sie weigern sich nicht, irgend ein neues Präparat zu erproben, das von einer rührigen Pharmafirma angepriesen wird.

Linus Pauling bemerkt: „Mein eigener Eindruck ist, daß diese Situation sich in den 32 Jahren, seit *Klenner* diese Beobachtungen machte, wenig verändert hat. Viele Ärzte machen sich darüber lustig, daß Vitamin C in hohen oder sehr hohen Dosen zur Beherrschung von Krankheiten einen Wert haben soll, und diese Haltung scheint ihre vorgefaßten Meinungen und ihre Ignoranz widerzuspiegeln [142 b]."

Der neben *Klenner* andere hervorragende Pionier auf dem Gebiete der Behandlung von Viruserkrankungen durch die Anwendung sehr hoher Vitamin C-Dosen ist *Robert F. Cathcart,* ein Chirurg, der so fasziniert von den sichtbaren Wirkungen von Vitamin C war, daß er seinen herkömmlichen Beruf der klinischen Erforschung dieser natürlichen Substanz opferte. Zwischen 1971 und 1981 behandelte er über 9000 Patienten mit hohen Vitamin C-Dosen. Seine Beobachtungen legte er erstmals in einem Bericht der Zeitschrift „Medical Hypotheses" vor [143]. Dadurch, daß er im Gegensatz zu *F. Klenner*, der sich bei fast allen Patienten auf intravenöse Injektionen verläßt, sehr viel größeren Wert auf die orale Zufuhr des Vitamins legt, machte *R. Cathcart* einige überraschende Beobachtungen: Es ist wohlbekannt, daß ein Gesunder eine gewisse Menge Vitamin C einnehmen kann, ohne daß es zu einer abführenden Wirkung kommt, daß aber größere Mengen praktisch sofort weiche Stühle verursachen. Bei den meisten normalen, gesunden Personen kann die Einnahme von 1–4 g Vitamin C auf einmal diese laxative Wirkung haben. Wenn das Vitamin in der Form von 4 Dosen pro Tag eingenommen wird, beläuft sich die Darmverträglichkeit des Vitamins bei Gesunden nach Schätzungen von *R. Cathcart* auf 4–15 g

Normale darmverträgliche Dosen von Vitamin C.

Krankheit	Gramm pro 24 Stunden	Anzahl Dosen pro 24 Stunden
Gesunde	4 – 15	4
leichte Erkältung	30 – 60	6–10
schwere Erkältung	60 –100	8–15
Influenza	100 –150	8–20
ECHO-Viren, Cosackie-Vieren	100 –150	8–20
Mononucleosis	150 –200	12–25
Virus-Pneumonie	100 –200	12–25
Heuschnupfen, Asthma	15 – 50	4– 8
Umwelt- und Nahrungsallergie	0,5– 50	4– 8
Verbrennungen, Verletzungen, Operationen	25 –150	6–20
Angst, körperliche Belastung, leichter Streß	15 – 25	4– 6
Krebs	15 –100	4–15
Spondylitis ankylosans	15 –100	4–15
Reiter-Krankheit	15 – 60	4–10
akute Uveitis anterior	30 –100	4–15
rheumatoide Arthritis	15 –100	4–15
bakterielle Infektionen	30 –200	10–25
infektiöse Hepatitis	30 –100	6–15
Candida-Infektionen	15 –200	6–25

pro Tag. Er machte nun die bemerkenswerte Beobachtung, daß die Darmverträglichkeit von Vitamin C bei kranken Menschen sehr viel besser ist und daß bei manchen Patienten die Einnahme von bis zu 200 g pro Tag keine laxative Reaktion auslöst.

In der Tabelle, die aus *R. Cathcarts* Veröffentlichung in „Medical Hypotheses" stammt, werden die üblichen darmverträglichen Dosen für Patienten angegeben, die an verschiedenen Krankheiten leiden.

Es ist bemerkenswert, daß manche Patienten mit einer Mononucleosis, einer Viruspneumonie, bakteriellen Infektionen oder Candida-Pfund Vitamin C einnehmen können, ohne daß es zu weichen Stühlen kommt. Wenn sie beginnen, sich von ihrer Krankheit zu erholen, nimmt die Grenze ihrer Darmverträglichkeit ab, so daß die Vitamin-C-Zufuhr gesenkt werden muß, um Beschwerden durch eine übermäßige Darmtätigkeit zu vermeiden.

R. Cathcarts Methode besteht darin, daß bei der oralen Verabreichung von Ascorbat die für die wirksame Behandlung eines Patienten erforderliche Dosis etwas geringer ist als die Menge, welche die Darmtätigkeit in störendem Maße anregen würde. Dieses Vorgehen ist das Ergebnis zweier vernünftiger Überlegungen: erstens, daß die Wirksamkeit des Vitamin C mit der eingenommenen Menge steigt, und zweitens, es schädlich ist, so viel einzunehmen, daß starker Durchfall entsteht. Die darmverträgliche Dosis, die letztlich durch den Patienten selbst bestimmt wird, ist die Vitamin-C-Menge, die eine gewisse laxative Wirkung ausübt, ohne daß diese jedoch störend wirkt.

R. Cathcart hat nach eigenen Beobachtungen darauf hingewiesen, daß eine Einnahme des Vitamins in einer etwas unterhalb der Darmverträglichkeitsgrenze liegenden Dosierung zur Beherrschung der Krankheit unwirksam sein kann; nur von der Verabreichung der gerade noch darmverträglichen Dosis kann man eine entsprechende Wirksamkeit erwarten.

Als Beispiel nennt er die „100-Gramm-Erkältung". Hierbei handelt es sich um eine Erkältung solchen Ausmaßes, daß sich die darmverträgliche Dosis für den Patienten auf 100 g pro Tag beläuft. Die Beherrschung einer derartigen Erkältung durch die Einnahme einer geringeren Vitamin-Dosis ist nicht zu erwarten. Wenn sich eine Erkältung nicht durch Vitamin C beherrschen läßt, kann dies auf die Einnahme einer zu geringen Dosis zurückzuführen sein.

Es ist bemerkenswert, daß schwere und langdauernde Krankheiten, wie Hepatitis, so gut auf die Ascorbat-Therapie ansprechen. Anstatt sie dahinzuschleppen und monatelang sich schlecht zu fühlen, kann ein Patient mit einer Hepatitis sich innerhalb weniger Tage vollkommen erholen.

Er berichtet, daß akute Fälle einer infektiösen Hepatitis auffallend gut auf die Ascorbat-Therapie ansprachen. Hierunter waren zwei Chirurgen, die sich wahrscheinlich versehentlich durch Patientenblut infiziert hatten. Einer der Chirurgen und der behandelnde Arzt wollten nicht glauben, daß die Besserung durch Ascorbat bewirkt wurde; daher setzte er es ab. Sein Zustand verschlechterte sich wieder. Als er die Vitamin-C-Behandlung wieder aufnahm, ließ die Krankheit erneut nach und er erholte sich rasch.

R. Cathcart bezeichnet die Menge von Vitamin C, welche die Krankheitsprozesse aufbrauchen, als „Verbrennungsquote". Die Höhe dieser Verbrennungsquote hat einen praktischen und einen prognostischen Wert. Zum Beispiel ist bei einem Patienten mit einer Verbrennungsquote von 25–30 g fast immer etwas gesundheitlich nicht in Ordnung und eine gründliche Diagnostik notwendig. Obwohl die Ascorbinsäure zu einem gewissen Grad auch bei chronischen Virusinfektionen Erfolg bringt, ist sie doch bei der Behandlung von akuten Viruserkrankungen am erfolgreichsten. *Cathcart* berichtet, daß durch Veröffentlichungen in populären Journalen die Verwendung von Ascorbinsäure enorm zugenommen hat – oft wird sie dem behandelnden Arzt verheimlicht und dadurch werden Kontrollergebnisse mit anderen Arzneimitteln verschleiert.

Vitamin C als Ascorbinsäure oder als Ascorbatsalz (z.B. Natriumascorbat) wird rasch aus dem Gastrointestinaltrakt resorbiert. Es dringt in alle vom Krankheitsgeschehen betroffenen Zellen ein und bindet freie Radikale. Wenn die Ascorbinsäure beim Prozeß der Zerstörung freier Radikaler aufgebraucht wird, fehlt sie weiter in den Zellen, wodurch normale Körperfunktionen gefährdet sind. Es steht fest, daß der Vitamin-C-Spiegel bei Krankheiten rasch abfällt, und bei diesem Vitamin-C-Mangel entsteht also ein akuter Skorbut-Zustand. Auch AIDS führt zu einer Vitamin-C-Entleerung der Zellen und somit zu einer verstärkten Anfälligkeit der AIDS-Patienten für pathogene Keime.

In einer neueren 20seitigen Abhandlung über Vitamin C behandelt

R. Cathcart auch AIDS [143 a]. Er schreibt, daß mit Megadosen von Vitamin C und den üblichen Behandlungsmaßnahmen die Krankheitssymptome von AIDS unterdrückt werden könnten. Auch die Sekundärinfektionen führen mit hohen Dosen von Vitamin C häufig zu einer klinischen Remission. Vitamin C kann die Zerstörung der Helfer-T-Zellen im Prodromalstadium verhindern.

Die Darmtoleranz bei AIDS-Patienten mit mäßigen Kaposi-Sarkomen oder mäßiger Lymphadenopathie wird mit 40–100 g pro 24 Stunden angegeben. Eine Ascorbinsäure-Mischung, bestehend aus 25% gepufferten Ascorbatsalzen (Kalzium/Magnesium/Kalium-Ascorbat) und 75% Ascorbinsäure – die Prozentzahlen können auch etwas variieren – wird in etwas Wasser aufgelöst und alle Stunden genommen. Können nicht ausreichende Mengen oral gegeben werden, ist zusätzlich intravenöse Verabreichung nötig. Die intravenöse Lösung besteht aus 500 ml sterilem Wasser und 60 g Natriumascorbat (auf pH 7,4 gepuffert). Die Infusionsdauer beträgt mindestens 3 Stunden, es können bis zu 3 Flaschen (180 g) pro 24 Stunden gegeben werden. Infusionen können bei schwer erkrankten Patienten nötig sein, z. B. bei Pneumocystitis-Carinii-Pneumonie, bei disseminiertem Herpes, disseminiertem Cytomegalie-Virus und atypischen Pneumonien.

Nach Candida-Albicans sollte gesucht und diese Infektion behandelt werden. Intestinale Parasiten werden oft bei AIDS-Patienten nachgewiesen. Auch dann ist eine Behandlung erforderlich. Es kann auch Überempfindlichkeit auf bestimmte Nahrungsmittel und Chemikalien eintreten. Diese ist bei AIDS häufig. In diesem Fall müssen entsprechende Substanzen aus der Ernährung und auch aus der Umgebung des Patienten entfernt werden. Ascorbinsäure kann aber diese Überempfindlichkeitsreaktion signifikant abblocken.

R. Cathcart gibt in dieser Mitteilung ein genaues Behandlungsschema, bei dessen Einhaltung allmählich eine ausgeprägte klinische Remission erzielt wird. Auf alle Fälle ist es wichtig, die Prodromalstadien von AIDS mit genügend Ascorbinsäure zu behandeln. Auch wenn eine vollständige Remission der zugrunde liegenden AIDS-Erkrankung nicht erzielt werden kann, so ist die Verabreichung von Ascorbinsäure (bis zur Grenze der Darmtoleranz) trotzdem beizubehalten.

Vitamin-C-Pasten aus Kalziumascorbat haben sich auch bei Herpes simplex bewährt, wie *R. Cathcart* berichtet. Ich selbst habe Fieberbläschen mit Erfolg bekämpft, wenn ich auf einen feuchten Finger Natriumascorbat-Pulver aufgetragen habe, diese Paste auf die Lippen strich und dort trocknen ließ.

Ein signifikanter Nutzen hoher Vitamin-C-Dosen bei Krebspatienten ist von *Ewan Cameron* am Vale of Leven Hospital in Loch Lomondside, Schottland, sowie von *Fukumi Morishige* am Fukuoka Torikai und Tatachai Hospital, Japan, beobachtet worden. *E. Camerons* Patienten erhalten zwischen 5 und 45 g des Vitamins pro Tag, *F. Morishige* verabreicht ähnliche Mengen.

Die durch Vitamin C bewirkte Steigerung der Immunabwehr richtet sich auch gegen maligne entartete Zellen, die in jedem Individuum vorkommen: Vitamin C ist daher als Krebsprophylaktikum zu empfehlen [144]. Metastasierung wird durch die Wirkung von Vitamin C auf die Kollagen-Synthese und Hyaluronidase-Aktivität verhindert bzw. gebremst [145].

Es wurde beobachtet, daß die Darmverträglichkeitsgrenze bei manchen Krebspatienten hoch ist, bei über 50 g pro Tag – und möglicherweise noch höher liegt. Bislang ist keine signifikante Arbeit über die Behandlung von Krebspatienten nach dem Cathcart-Prinzip – d.h. Verabreichung der maximal verträglichen oralen Vitamin C-Dosis – bekannt geworden. In der Tat ist Vitamin C so unschädlich, daß wir nicht einmal seine maximal verträgliche Dosis kennen.

Adelle Davis [146] berichtet in ihrem Buch „Let's get well“ von außerordentlichen Erfolgen mit Megadosen von Vitamin C. Ein Patient, dessen Arzt Amputation des Beines verlangte bis zur Hüfte, berichtet, daß er täglich 25 g Vitamin C nahm, die Schwellung ließ nach, komplett geheilt war er nach drei Wochen, doch nach einer Woche konnte er seine Tätigkeit wieder aufnehmen. Und Phlebitis-Attacken wurden geheilt durch Dosen von 5 g pro Tag etwa einen Monat lang.

Vitamin C verhindert auch das Auftreten von postoperativen Schockzuständen. Es ist erwiesen, daß Vitamin C das Bilden von Blutklümpchen (Thromben) verhindert [147].

Vitamin C spielt also auch bei der Gesunderhaltung der Herzfunktion eine große Rolle, neben den Vitaminen A, E und dem B-Komplex sowie Mineralstoffen [147 a] (siehe auch S. 156).

Positive Wirkungen wurden auch bei Allergien, wie z.B. Asthma, gemeldet [148].

Zystitis und Prostatitis werden durch genügend hohe Dosen Vitamin C gebessert, und man kann beobachten, daß bei Unterbrechung von erhöhter Vitamin C-Zufuhr die Beschwerden wiederkommen [148 a].

Ich habe festgestellt, daß Personen, welche sich gesund verhalten und auch gesund ernähren, ab 50 Jahren sehr oft Arthrose bekommen. Oft treten die Schmerzen früh auf, noch bevor ein Schaden an den Knochen entstanden ist. Vermutlich ist diese Störung auch ein Zeichen von subklinischem Skorbut, also eine Vitamin-C-Mangel-Erscheinung.

Sehr wichtig ist deshalb die Einnahme von täglich mindestens 4 g Vitamin C im Anfangsstadium, weil dieses Vitamin beim Knochenaufbau und bei der Synthese von Knorpel eine Rolle spielt. In allen diesen Fällen soll auch kontrolliert werden, ob genügend Magensäure produziert wird, damit Kalzium regelrecht resorbiert werden kann. Überdies sollen mindestens 500 I. E. Vitamin D 3, also nicht das unphysiologische Vitamin D 2 täglich eingenommen werden, zusammen mit 1 g Kalzium, am besten in Form von Dolomit-Tabletten. Mit dieser Kur sollte es möglich sein, beginnende Arthrose zu heilen. Weitere Voraussetzung ist auch gesundes Verhalten und gesunde Ernährung, die gegen Übergewicht wirkt.

Vitamin C-Mangel führt auch zu Bandscheibenschäden, und rechtzeitige Behandlung von beginnenden Rückenschmerzen mit großen Dosen von Vitamin C kann Operationen vermeiden helfen. Auch Muskelschmerzen nach heftigen Muskelanstrengungen können mit Vitamin C stark reduziert werden.

Geisteskranke metabolisieren Ascorbinsäure 10mal schneller als normale Personen, vermutlich aufgrund ihrer Streß-Situation. In quantitativen EEG-Untersuchungen wurde festgestellt, daß Vitamin C eine angstlösende und sedierende Wirkung besitzt. *C. C. Pfeiffer* bezeichnet es aufgrund dessen als „Sleep Vitamin" [148 b].

Vitamin C spielt auch eine wichtige Rolle bei der Behandlung von Drogensüchtigen, worüber ich im Kapitel „Drogensucht" (Seite 253) berichte. Mit Dosen von 100 g und mehr konnten Drogensüchtige nüchtern gemacht, entgiftet und gerettet werden, auch wenn sie schon im Koma lagen. Natriumascorbat soll in keiner Hilfsstation für Drogensüchtige fehlen. Bei mit so großen Dosen behandelten Drogensüchtigen hatte Heroin keine Wirkung, wenn sie dieses sofort nach der Vitamin-C-Behandlung nahmen.

Vitamin C aktiviert eine Reihe von Hydroxylierungsreaktionen, wodurch viele Giftstoffe unschädlich gemacht werden, z. B. Pharmaka, Suchtmittel, Umweltgifte, Lebensmitteladditive sowie Schwermetalle aus Autoabgasen und Gase im Zigarettenrauch, überdies die stark kanzerogen wirkenden Nitrosamine, die heute in der Nahrung stark vermehrt vorkommen [148 c].

Der Bedarf an Vitamin C ist nach der biochemischen Individualität von Mensch zu Mensch sehr verschieden und steigert sich extrem bei Streß. Wegen seiner Ungiftigkeit ist es besser, zuviel als zu wenig zu nehmen. Auch die Angaben der Fachleute sind verschieden. *R. Cathcart* empfiehlt zumindest 4 g pro Tag. *F. Klenner,* der über eine 30jährige Erfahrung mit Vitamin C verfügt, empfiehlt für den Normalgewichtigen 10 g pro Tag. Auch ich nehme diese Dosis seit Jahren mit bestem Erfolg und halte mich an die Empfehlung von *L. Pauling,* der meine „Ratschläge für die Küche, wenn gesündeste Nahrung gewünscht wird" als „excellent" beurteilte, aber empfahl, statt Kleie eine Megadosis von Vitamin C zu nehmen: frühmorgens 5 g, weitere 3 g zum Frühstück und 2 g zum Mittagessen. Eine Einnahme von täglich 2 g Vitamin C möchte ich als Minimum bezeichnen.

Beginnen Sie mit einem halben Mokkalöffel, ca. ½ g, nach dem Morgen-, Mittag- und Abendessen, oder nehmen Sie stattdessen je eine Kapsel Vitamin C 500 mg. Dann steigern Sie auf einen gestrichenen Mokkalöffel, resp. 2 Kapseln Vitamin C – Sie nehmen dann 3 g im Tag. Ich empfehle, das Quantum in Pulverform bis zur Darmverträglichkeit zu steigern, je nach Alter, je nach Streß werden Sie auf etwa 4 g pro Tag kommen, im Alter eher mehr, und bei Grippe, Erkältungen usw. werden Sie die beschriebenen viel größeren Quantitäten benötigen.

Ich war 1981 im Dezember im Schwefelbad Saturnia in der Toscana. Ich schwamm eine halbe Stunde in 37–38grädigem Schwefelwasser. Da ich jeden Tag 10 g Vitamin C nahm, fühlte ich mich erkältungssicher und lief einige Minuten nur mit der nassen Schwimmhose bekleidet bei – 2° Außentemperatur um das dampfende Bassin. Das Hotel war voll von Grippekranken. Am nächsten Tag hatte ich eine Erkältung in einer Stärke, die ich noch nie erlebt hatte. Ich war verzweifelt und wütend – daß mir so etwas passiert und nahm, ohne je davon gelesen zu haben, am nächsten Tag 10mal Dosen von 5 g. Es nützte nichts, und ich wurde verstopft. Am dritten Tag nahm ich 10 Dosen von 8 g – es nützte nichts. Am vierten Tag nahm ich das gleiche Quantum – ebenfalls ohne Wirkung. Am fünften Tag nahm ich dann 12mal 8 g, und ich war schlagartig geheilt, die Verstopfung ließ nach, ich hatte weichen Stuhl. Ich hatte genau das genommen, was Dr. *Cathcart* bei schweren Erkältungen vorschreibt.

Vitamin C kann als kristallinisches Pulver (Ascorbinsäure) oder als Salzpulver (Natriumascorbat oder Kalziumascorbat) oder in sogenannten „time release"-Kapseln, welche das Vitamin verzögert abgeben, genommen werden. Von Vitamin-C-Lutschtabletten würde ich abraten, da sie schädlich für den Zahnschmelz sind.

Es wird abgeraten, große Dosen von Vitamin C in Tabletten zu nehmen, weil sie große Mengen von Zusatzstoffen enthalten. Es wird Vitamin C in Pulverform empfohlen, dies ist auch die billigste Form. Sie sollen nicht vergessen, wenn Sie Ascorbinsäure in Wasser oder in Fruchtsaft gelöst nehmen, nachher den Mund zu spülen oder das Getränk mit einem Strohhalm zu trinken, da die Ascorbinsäure den Zahnschmelz angreift.

Es gibt keinen Unterschied zwischen dem in Früchten und Gemüsen und tierischen Organen vorkommendem „natürlichen" Vitamin C und dem „künstlichen" Vitamin C, das aus Mais, Gerste, Palmenmark oder anderem pflanzlichen Rohmaterial gewonnen wird. Es ist lediglich zu bemerken, daß beim Genuß von Zitrusfrüchten, Hagebutten usw. noch andere Nährstoffe neben dem Vitamin C genossen werden, z.B. bei Genuß von Zitrusfrüchten auch noch Bioflavonoide. Ascorbyl-Palmitat ist ein im Fett lösliches Vitamin C, wegen seiner Fettlöslichkeit kann es wirksamer sein als die wasserlösliche Form von Vitamin C.

In der Literatur ist keine Stelle zu finden, wonach eine Erkrankung aufgrund zu hoher Gaben von Vitamin C erfolgte. Es wurden Megadosen jahrelang ohne Nebenwirkung genommen. In Zeitungsartikeln wurde berichtet, daß Vitamin C Nierensteine verursachen könne.

Man weiß, daß sich die häufigeren Kalziumoxalat-Nierensteine in saurem Urin bilden und die selteneren Kalziumphosphat-Nierensteine in alkalischem. Mit Ascorbinsäure kann man den Urin ansäuern (also gegen Kalziumphosphat-Steine) und mit Natriumascorbat alkalinisierend (also gegen Kalziumoxalat-Steine) beeinflussen [149].

Es wurden auch Mitteilungen verbreitet, daß Vitamin C das Vitamin B_{12} der Nahrung fast vollständig zerstöre. Die Meldung hat sich zu hundert Prozent als falsch erwiesen [149 a]. Auch für Übersäuerung des Magens besteht kaum Gefahr, da Ascorbinsäure eine viel schwächere Säure als Magensäure ist.

Zu Natriumascorbat und hohem Blutdruck ist zu bemerken: In Tierversuchen wurde nachgewiesen, daß große Gaben von Natriumascorbat den Blutdruck senken. Man sollte daher nicht von Natrium und Blutdruckerhöhung sprechen, sondern von Natriumchlorid und Blutdruckerhöhung. Natrium allein und ebenso Natriumascorbat verursachen keine Blutdruckerhöhung [150].

Es ist also erwiesen, daß
1. Vitamin C eine gewaltige Heilkraft hat,
2. Vitamin C auch in großen Dosen nicht toxisch ist.

Jeder, der Megadosen von Vitamin C nimmt, wird bestätigen, daß er frei von Grippe, Erkältung bleibt und ebenso frei von subklinischem Skorbut, bemerkbar beispielsweise durch Zahnfleischbluten. Für diese Krankheiten werden jährlich Riesensummen ausgegeben. Die Megadosentherapie mit Vitamin C wird krankenkostensenkend wirken.

A. Szent-Györgyi, der bedeutende Biochemiker, schreibt: Wir benötigen nicht nur Vitamin C, um unseren Körper „zusammenzuhalten“, wir benötigen Vitamin C auch, um ihn zusammenzubringen. Das Vitamin C, richtig angewendet, könnte unsere Statistiken gründlich ändern. Wir sollten es nicht als Medizin ansehen, sondern als Haushaltartikel wie Salz und Mehl usw. und sollten es im Supermarkt pfundweise kaufen können – statt in den Apotheken milligrammweise [150 a].

Bei Einnahme von großen Dosen von Vitamin C, z. B. 10 g täglich, über längere Zeiträume, soll auf die Darmverträglichkeit streng geachtet werden, damit der Stuhl normal bleibt und nicht zu dünn wird. Weiter sollen alle 12 Monate Haemoglobin, Erythrozyten, Leukozyten untersucht werden. Versuche, die noch nicht abgeschlossen sind, lassen vermuten, daß bei großen Dosen von Vitamin C eine Senkung von Haemoglobin, Erythrozyten und ein Ansteigen der Leukozyten eintreten kann.

Noch ein Wort über den „Rebound-Effekt“. Wenn eine Person die Einnahme von Vitamin C allmählich auf 4 g oder noch mehr pro Tag steigert, dann steigt zuerst der Blutspiegel auf 20 mg, aber nach einigen Tagen sinkt er wieder wegen des vermehrten metabolischen Verbrauchs. Wird die Einnahme von Vitamin C gestoppt oder vermindert, dann wird die meiste Ascorbinsäure im Blut rasch in andere Substanzen umgewandelt und die Konzentration anormal niedrig. Will also jemand seine Vitamin-C-Dosen abbauen, dann soll das langsam über 1–2 Wochen erfolgen.

Mineralstoffe und Spurenelemente

Kalzium, Phosphor, Magnesium: Zur Knochenbildung sind Kalzium, Phosphor und Magnesium besonders nötig, nebst Vitamin D_3 und anderen Nährstoffen. Es ist bekannt, daß die 3 erwähnten Mineralstoffe theoretisch etwa im folgenden Verhältnis aufgenommen werden sollten:

Kalzium : Phosphor : Magnesium = 1 : 1–1,5 : 0,5. Die Nahrungsmittelforschung zeigt, daß Phosphor in der Nahrung reichlich enthalten ist, so in: Fleisch, Fisch, Geflügel, vielen Gemüsen und Früchten, auch in Kartoffeln, Reis, Vollkornbrot sowie Nüssen und Mandeln. Vor allem aber hat die moderne prozessierte Nahrung einen hohen Phosphorgehalt, so Wurstwaren, Schmelzkäse u. a. m. Aus diesem Grund ist es empfehlenswert, bei den Supplementen nicht das oben erwähnte Mineralstoffverhältnis einzuhalten, sondern weniger Phosphor zuzuführen.

Bei Einnahme größerer Mengen Protein mit der Nahrung (Fleisch) erhöht sich automatisch die Ausscheidung von Kalzium mit dem Urin. Deshalb sollten bei Diäten mit hohem Proteingehalt (zum Beispiel Atkins-Diät) größere Mengen von Kalzium als üblich zugeführt werden [151].

Neben der Knochenbildung wird Kalzium in geringen Mengen auch zur Übertragung von Nervenimpulsen auf die Muskulatur gebraucht. Störungen des Blutkalziumspiegels können sich demzufolge einerseits in Müdigkeit, Schwäche und Depression sowie andererseits in Empfindungsstörungen, Übererregbarkeit und Krämpfen äußern. Die täglich empfohlene Kalziummenge beträgt ca. 800 mg, bei älteren Personen sogar noch mehr, was aber selten allein durch gewöhnliche Nahrungseinnahme (wenn sie nicht besonders reich an Milchprodukten ist) erreicht wird.

Wenn der Kalziumspiegel im Blut niedrig ist, dann wird durch die Parathyroid-Hormone Kalzium aus den Knochen herausgelöst. Dieses Kalzium ist das Kalzium, das bei Osteoarthritis in den Gelenken abgelagert wird [152].

Übermäßige Einnahme von Kalzium über längere Zeit, zum Beispiel als Kalziumcarbonat [153] gegen Magensäure (besonders mit Vitamin-D-Überdosierung), kann zu gefährlichen Ablagerungen in den Augen, der Lunge, den Nieren, auch in den Arterien und anderen

Geweben führen. Zudem verursacht sie vermehrte Ausscheidung von Magnesium, mit allen üblen Folgen des Magnesium-Mangels. Und übermäßige Einnahme von Magnesium kann wieder zu Kalzium-Mangel führen [154].

Solche Vorkommnisse sind aber jedenfalls seltener als Kalzium- und Magnesium-Mangel, der besonders bei Kindern und alten Leuten mehr verbreitet ist, als man meint. Bei Erhöhung der Einnahme von Kalzium muß auch die Einnahme von Magnesium und Vitamin D erhöht werden. In der amerikanischen Literatur über Nährstoffwissenschaft wird eindringlich gewarnt, die Zufuhr von Kalzium zu vernachlässigen.

Ein Beispiel einer Kalzium-Mangelkrankeit ist Parodontose, eine progrediente Kiefererkrankung, bei der die Zähne verlorengehen können [155]. Gewöhnlich wird Parodontose nur mit mangelnder Zahnhygiene in Zusammenhang gebracht. Die periodontalen Probleme sind aber oft Vorläufer einer Osteoporose. Jedermann sollte täglich neben bester Ernährung noch 2 Glas Milch trinken, um gesunde Knochen zu behalten.

Noch einiges über Kalzium aus dem Buch von *C. C. Pfeiffer* [152/90 f.]:

„Frauen über 50, die reichlich Fleisch essen, sind für Osteoporose gefährdet. Für solche Fälle ist die zusätzliche Einnahme von 400–800 I. E. von Vitamin D 3, 1000 mg chelated Kalzium und 500 mg chelated Magnesium mit etwas Milch, am besten abends vor dem Schlafengehen zu empfehlen. Weiter mindestens 2 g Vitamin C, 1 g beim Mittagessen, 1 g beim Abendessen. Diese Nährstoffe schützen auch (zusammen mit Protein) gegen Arthrose, welche als subklinischer Skorbut aufzufassen ist.“

Im folgenden gebe ich den Gehalt von Milchprodukten an Kalzium, Magnesium, Phosphor.

Produkte	Mittelwert per 100 g		
	Kalzium	Magnesium	Phosphor
Vollmilch	120 mg	12 mg	92 mg
Magermilch	123 mg	14 mg	97 mg
Magermilchpulver	1290 mg	110 mg	1020 mg
Vollmilch-Joghurt	120 mg	12 mg	92 mg

Wir sehen also, daß bei den gebräuchlichen Milchprodukten ein Magnesiummangel besteht. Deckt jemand seinen Kalziumbedarf mit Milch, so ist es ratsam, dem Körper auch die notwendige Menge Magnesium zu geben und Vitamin D 3. Da Vitamin D 3 in der Nahrung wenig vorkommt, empfehle ich, regelmäßig eine Kapsel Fischöl zu nehmen, welche 4000 I. E. Vitamin A plus 400 I. E. Vitamin D 3 enthält.

In einer Mitteilung des Princeton Brain Bio Centers in Skillman, N. J., wird der Tagesbedarf an Kalzium wie folgt angegeben:

Kleinkinder:	360–550 mg
Kinder bis 11 Jahre	800 mg
Teenagers	1200 mg
Erwachsene	800 mg
Schwangere und Stillende	1200 mg
Frauen nach den Wechseljahren	1000 mg.

Wichtig für die richtige Resorption ist auch die Magensäure, die in genügender Menge vorhanden sein soll. Ich habe einen Fall erlebt, in dem eine Frau, etwa 60 Jahre alt, die an Osteoporose litt, offenkundig Kalkmangel hatte und kein Kalzium erhielt, weil sie Kalzium im Urin ausgeschieden hat – dabei erfolgte die Ausscheidung nicht wegen zuviel Kalzium, sondern wegen schlechter Resorption. Bei Bettruhe verliert der Patient Kalzium. Daher ist Belastung der Gliedmaßen durch geeignetes Turnen in solchen Fällen von größter Wichtigkeit. Astronauten haben im gewichtslosen Weltraum täglich 200 mg Kalzium verloren, trotz Turnen.

Bei Gemüsen mit viel Oxalat, wie zum Beispiel Spinat, Tomaten, verbindet sich das Oxalat mit Kalzium und Zink und wird im Stuhl ausgeschieden. Im Buch von *Carl C. Pfeiffer* „Zinc and Other Micronutrients"*), S. 92, habe ich gelesen, daß Kalzium die Zinkresorption schwächt. Deshalb soll die Einnahme von Kalzium und Zink getrennt erfolgen. Auch die Einnahme von Inosit soll von der Einnahme von Kalzium und Zink getrennt werden. Ich empfehle deshalb, wenn Inosit als Beruhigungsmittel und Schlafmittel genommen wird, Zink am Morgen zu nehmen, Kalzium mittags, Inosit abends. Auf Seite 106 schreibt *Pfeiffer*, daß Kalziumsupplemente ohne entsprechende Quantitäten von Magnesium Kalkmangel nicht beheben können. Das beste Supplement

*) Keats Publishing Inc., New Canaan (Conneticut) 1978.

ist Dolomit, das 180 mg Kalzium und 90 mg Magnesium enthält. Der Kalziumstatus wird von verschiedenen Faktoren beeinflußt. Auch von Diätbestandteilen. Eine Diät, die reich an Protein ist, erhöht die Ausscheidung von Kalzium im Urin und kann zu erhöhtem Kalziumbedarf führen. Eine Diät mit zuviel Fett kann ebenfalls zu einem Kalziummangel führen. Auch unzureichende Pankreasfunktion, Laktasemangel, chronische Darminfektionen, auch Darmparasiten. Kalziumgaben können angezeigt sein bei Allergien, wenn gewisse Nahrungsmittel weggelassen werden, bei Mangel an Östrogen, bei Depressionen, Schlaflosigkeit, Hyperaktivität, auch nach den Wechseljahren, wo Gefahr der Osteoporose besteht. Bei Muskelkrämpfen hat schon oft Kalzium geholfen zusammen mit Vitamin E; ebenso bei Muskelschmerzen. Kalziumnierensteine werden durch Magnesium und Vitamin B_6 vermieden, auch manches Mal aufgelöst.

Kalkmangel fördert die Anreicherung von Kupfer. Zink plus Mangan im Verhältnis 20 : 1 fördert die Ausscheidung von Kupfer. *Pfeiffer* schreibt, daß in seiner Klinik, im Princeton Brain Bio Center, Skillman, N. J., USA, die meisten Patienten zuviel Kupfer und zu wenig Zink haben. Die Wichtigkeit des richtigen Verhältnisses zwischen Zink und Kupfer ist leider den Ernährungsfachleuten viel zu wenig bekannt, daher auch die vielen Multimineral-Tabletten, die mit falschem Verhältnis im Handel sind. Wegen den in den USA noch häufigen Kupferleitungen, Kupfergeschirren, Messing-Hähnen scheint dort die Kupfervergiftung häufiger zu sein als in Europa. Die Annahme, daß hartes Wasser vor Herzkrankheiten einen gewissen Schutz gewährt, sei nicht nur darauf zurückzuführen, daß hartes Wasser Kalzium und Magnesium enthält, sondern auch darauf, daß dadurch die Leitungsröhren mit Kalkschutzschichten ausgekleidet werden, welche ein „Loslösen" von Kupfer, Cadmium, Blei verhindern.

Wir sehen, wie wichtig es ist, Blutserum auf Gehalt von Metallen zu untersuchen.

Magnesium ist ein Mineralstoff, der in zahlreichen Enzymen des Körpers gebraucht wird, vor allem im Kohlenhydratstoffwechsel, und überdies eine unerläßliche Rolle beim Zusammenspiel von Nerven und Muskeln hat [156]. Magnesium ist wichtig für die Synthese des Proteins.

Zuviel Magnesium im Blut kann bei Nierenversagen beobachtet werden. Sehr hohe Magnesiumspiegel führen zu Schläfrigkeit und

Schwäche, wobei letzteres sich auch auf das Herz ausweiten kann.

Magnesiummangelkrankheit zeigt sich in Muskelzittern, Schwitzen, bizarren Bewegungen, manchmal auch Krämpfen, oder sogar Erregtheit und Delirium [157]. Schon ein kleiner Magnesiummangel [158] kann zu Nierenschwellungen infolge Kalziumablagerung führen. Er kann auch zu Depressionen führen. Akuter Magnesiummangel bei Herzkrankheiten ist sehr gefährlich. Er existiert bei Arteriosklerose. Die Arterien werden verstopft, verlieren an Elastizität. Der Herzmuskel bekommt weniger Sauerstoff, begleitet von Angina pectoris. Es ist durch zahlreiche klinische Versuche bestätigt, daß Magnesiummangel ein wichtiger Faktor bei plötzlichem Herztod ist. Zu wenig Magnesium, zuviel Kalzium können den Herzmuskel reizen, ihn zu schnell oder zu langsam schlagen lassen.

Von orthomolekularer Seite wird das von der Schulmedizin für Frauen mit 300, für Männer mit 350 mg empfohlene Quantum von täglichem Magnesium als zu gering betrachtet. Es soll 400, resp. 500 mg betragen. Es besteht ein enger Zusammenhang zwischen Wasserqualität, resp. Magnesiumgehalt des Wassers und Herzkrankheiten (siehe S. 158). Wasserenthärter entziehen dem Wasser Magnesium und durch Kochen der Gemüse geht auch Magnesium verloren. Die Feststellung eines Magnesiummangels ist wichtig, aber schwierig, denn bei Magnesiummangel wird aus den Knochen Magnesium gelöst und an das Blut abgegeben. *C. C. Pfeiffer* empfiehlt als Magnesiummangel-Test: eine hohe Magnesiumdose durch intravenöse Injektion zu geben. Eine Person mit normalem Magnesiumgehalt scheidet 90%iges Magnesium aus, während bei Magnesiummangel mehr resorbiert und weniger ausgeschieden wird.

Liane Audette vom Princeton Brain Bio Center hat einen interessanten Artikel über Magnesium veröffentlicht, den ich auszugsweise wiedergebe:

„Magnesium gehört zu den lebenswichtigsten Nährstoffen. Chronischer Magnesiummangel ist lebensgefährlich. Ich empfehle, von Zeit zu Zeit den Magnesiumstatus zu prüfen, besonders in Krankheitsfällen, was heute durch Haar- und Bluttest (s. oben) möglich ist. Mehr Magnesium wird benötigt bei Wachstum, Schwangerschaft, Wundheilung, zur Vermeidung von anormalen Kalziumdepots in Arterien, Nieren, Gelenken, zur Abschwächung prämenstrueller Spannungen, bei Herzkrankheiten, bei allen Arten von Streß, psychischem und physischem, bei Operationen, bei Sport, bei übermäßigem Lärm, bei Alkoholikern; aber auch schon bei mäßigen Alkoholgenuß erhöht sich die Ausscheidung im Urin.“ Bei Delirium tremens besteht Lebensgefahr, wenn nicht sofort größere Dosen von Magnesium und anderen Nährstoffen verabreicht werden.“

Ich habe den Eindruck, daß Störungen an Knochen, an den Zähnen mehr als man meint auf einen Mangel der Nährstoffe Kalzium, Magnesium, Vitamin D3, Vitamin C zurückzuführen sind. Wenn in der Bauernfamilie, weil es das billigste Nahrungsmittel ist, viel Milch getrunken und nicht gleichzeitig genügend Magnesium, Vitamin C und Vitamin D3 zugeführt wird, entstehen oft Schäden an den Zähnen und Knochen, wie ich es selbst schon gesehen habe.

Fluor: Die fluorreichste „Nahrung“ ist der Schwarztee. Da festgestellt wurde, daß der Zahnschmelz durch Fluorid gehärtet wird, ist man an einigen Orten dazu übergegangen, das Wasser künstlich zu fluoridieren, was auch Gefahren birgt. Hauptschuld an schlechten Zähnen trägt mangelnde Zahnpflege und ungenügende Ernährung mit Unmengen von Zuckerwaren von jung auf! Es wurde nachgewiesen, daß die gesund ernährten Menschen im Goms (Wallis) vor 100 Jahren prachtvolle Zähne hatten – ohne daß irgendwelche Fluorspuren im Wasser vorhanden waren, daß die Bevölkerung aber ab dem Zeitpunkt von Karies befallen wurde, als Weißmehl und Zucker in dieser Gegend auftauchten [159]. Karies ist eine Folge von mangelhafter Ernährung; selbst wenn durch Fluor bei solcher Ernährung die Karies vermindert werden sollte, wird damit nur ein Symptom der schlechten Ernährung vermindert, aber es werden damit nicht die Folgen der schlechten Ernährung für den übrigen Körper behoben. Es gibt eine umfangreiche Literatur über die Schäden von Fluorbeimischungen [160].

Die folgenden Bücher empfehle ich für die Orientierung über Fluor: *George L. Waldbott,* Fluoridation, The Great Dilemma, Verlag Coronado Press Inc., Lawrence (Kansas) und: *J. Yiamouyiannis,* Fluoride, The Aging Factor, Verlag Health Action Press, Delaware (Ohio) sowie *M. O. Bruker,* Vorsicht Fluor! Das Kariesproblem, bioverlag gesundleben, D-8959 Hopferau, 1984.

Fluorpropaganda in der Laienpresse, in der wissenschaftlichen Presse, ist meist so ausgerichtet, daß die Bevölkerung den Eindruck bekommt, Fluor wäre gesund. Das haben mir schon öfters Eltern bestätigt. Und das ist nicht richtig! Fluor ist nicht gesund. Das für die Zähne im Entwicklungsalter notwendige Fluor ist in der Nahrung vorhanden. Es gibt kein Nahrungsmittel, in dem nicht Spuren von Fluor vorhanden sind.

Zink: Die genaueste Darstellung von Zinkmangel-Krankheiten fand ich in dem schon erwähnten Buch von Dr. *C. C. Pfeiffer:* „Zinc and Other Micronutrients". Ich empfehle jedem Arzt, der sich für orthomolekulare Heilmedizin interessiert, dieses Buch zu lesen.

Obwohl Zink als Spurenelement erst 1960 allgemeines medizinisches Interesse zu wecken begann, ist die Literatur heute außerordentlich zahlreich. *C. C. Pfeiffer,* eine Autorität auf dem Gebiete der Zinkforschung glaubt, daß die intensiv bewirtschafteten Böden und somit die Mehrzahl der Erdbevölkerung an Zink verarmt bzw. einem schleichenden Zinkmangel unterworfen ist [161]. Hunger, starker Alkoholgenuß, extremes Schwitzen, nebst verschiedensten Krankheitszuständen (zum Beispiel Diabetes) führen zu Zinkmangel im Körper, der einerseits für verzögertes Wachstum, schlechte Wundheilung, Neigung zu chronischen Infektionen sowie Geschmacks- und Geruchsstörungen verantwortlich ist [162]. Zink steht in einem labilen Gleichgewichtsverhältnis mit anderen Spurenelementen, wie zum Beispiel Kupfer, Mangan u. a., und kann durch diese aus dem Körper verdrängt werden [163]. Prostataentzündung, chronische Furunkulose, schwere Akne, Ekzeme und verzögerte Geschlechtsreifung können mit täglichen Zinkgaben während Monaten deutlich gebessert werden [164]. Ein Zinkmangel kann sich in weiß gefleckten Fingernägeln oder auch in vorzeitigem Ergrauen der Haare zeigen. Die Rolle von Zinkmangel bei vorzeitiger Alterung ist von verschiedenen Autoren hervorgehoben worden [165]. Es wird empfohlen, Zink in Form von Glukonat oder Orotat oder Asparaginat oder cheliert peroral in Dosen von 15 mg als Dauersupplement zu nehmen. Die therapeutischen Dosen sind höher.

Bei vielen Anzeichen oder Krankheiten besteht der Verdacht von Zinkmangel, weshalb die Blutserum- und Haar/Zink-Kontrolle wichtig erscheint.

Nach *C. C. Pfeiffer* ist der Zinkmangel oft mit einem Mangel an Vitamin B_6 verbunden. Zinkmangel und Vitamin-B_6-Mangel kann Mitursache von Leberzirrhose sein, auch eine Folge künstlicher Ernährung. Oft auch Ursache der Hyperaktivität der Kinder. Zinkmangel kann auch Ursache von Diabetes, von Narben, wie sie bei Schwangerschaft oder bei gewissen Sportarten entstehen, auch von Schwangerschaftserbrechen, von Acrodermatitis, von Impotenz, von Amenorrhö, von Depressionen, von mangelnder Traumerinnerung, von Halluzinationen, von Retinaablösung und ebenso von Zirkulationsstörungen sein. Zinkmangel kann auch bei Psoriasis beteiligt sein. Keinesfalls darf Zink bei der Schwangerschafts-Ernährung vergessen werden (siehe S. 68).

Immer wieder weist *Pfeiffer* auf die Wichtigkeit hin, Zinkmangel in den Wachstums- in den Pubertätsjahren zu verhindern. Die Gesundheit der Nägel der Frauen ist auch durch die Pille gefährdet, die zu Zinkmangel führt. Gegen brüchige, dünne Nägel wird Zink und Schwefel (z.B. im Ei) empfohlen. Zink ist sehr wichtig für die Bildung der Samenflüssigkeit. Bei Prostatitis haben tägliche Gaben von Zinkgluconat über längere Zeit hindurch geholfen, in Fällen, in denen Antibiotika versagten. Zur Steigerung des Blutdruckes wird ein Supplement empfohlen, das Zink, Mangan im Verhältnis von 20 : 1 enthält, also z. B. 60 mg Zink und 3 mg Mangan, zusammen mit Vitamin B_6 und Vitamin C. Zuviel Zink kann Erbrechen, Diarrhö hervorrufen. Als tägliche Dosis wird 10–15 mg Zink empfohlen.

Zinkmangel kann zu schizophrenieartigem Zustand führen, oft verbunden mit zuviel Kupfer. Es wird ein solcher Fall beschrieben, wo dann durch Gaben von 160 mg Zinksulfat pro Tag und 1 g Vitamin B_6 2 × pro Tag nach 2 Tagen eine Normalisierung des Zustandes erreicht wurde (s. a. S. 226).

Eisen: Eisen ist in der Nahrung reichlich enthalten. Es gibt sogar Stimmen, die auf die Gefahr eines Eisenüberschusses hinweisen [166]. Es scheint, daß in der modernen Ernährung, außer in der Pubertät, bei Frauen mit sehr starker Menstruation sowie bei Schwangeren, kein Eisenmangel eintritt. Es ist also empfehlenswert, bei Schwangeren von Zeit zu Zeit den Eisengehalt des Blutes zu kontrollieren. Während der Schwangerschaft werden 20 mg Eisen/Tag empfohlen [167]. Die Resorption von Eisen im Darm scheint aber auch abhängig vom Serum-Kupfer-Spiegel zu sein. So wurde zum Beispiel beobachtet, daß der Eisenmangel beim Kind in vielen Fällen rascher zu beheben ist, wenn neben Eisen auch Kupfer verabreicht wird [168]. Beim häufigeren Blutspenden sollte dem Körper des Spenders zusätzlich Eisen zugeführt werden, und dies gilt vor allem für Blutspenderinnen. Überladung mit

Eisen kann zu Gewebeschädigungen vor allem in der Leber, der Bauchspeicheldrüse und dem Herz sowie zu Arthritis führen. Deshalb ist eine gewisse Vorsicht bei der Eisentherapie notwendig; sie sollte nicht ohne ärztliche Kontrolle durchgeführt werden.

Nach *C. C. Pfeiffer* ist nicht der Eisenmangel das Hauptproblem bei festgestellter Anämie, wie allgemein angenommen wird, sondern ebenso ein Zink- und Vitamin-B_6-Mangel, der eine Eisenmangelanämie, wenn sie nur durch Hämoglobinbestimmung diagnostiziert wurde, verdeckt imitieren kann [169]. Wichtig für die Eisenresorption ist auch das Vitamin E.

Mangan: Wie Zink bewirkt auch Mangan im Körper eine vermehrte Ausscheidung von Kupfer mit dem Urin [170]. Mangan ist ein Spurenelement, das für Knochenwachstum, normale Nervenfunktion, Fettstoffwechsel (vor allem bei bestehender Arteriosklerose) und Fortpflanzung unerläßlich ist [171]. Es ist ein Bestandteil verschiedener Enzyme. Falls diese Enzyme fehlen, können auch Vitamin C, Vitamin B_1, Cholin und Biotin nicht verwertet werden [172]. Der Mensch sollte einen täglichen Nachschub von 4 mg Mangan mit der Nahrung aus Vollkorn, Vollreise, grünem Blattgemüse haben. Mangan ist auch erhalten in Schwarztee, Walnüssen, Sonnenblumen- und Kürbiskernen. Voraussetzung ist, daß diese Pflanzen auf Böden wachsen, die noch genügend Mangan enthalten, was vor allem für grünes Gemüse bei Intensivbewirtschaftung kritisch sein dürfte [173].

Mangan hat geholfen, Schlaffheit der die Bandscheiben umgebenden Gewebe (Bänder) zu stärken [174].

Da es Schizophreniearten mit hohem Blutkupferspiegel gibt, wirkt Mangan in diesen Fällen therapeutisch günstig. Die Spätdyskinesie, ein Krankheitsbild nach langdauernder Neuroleptika-Medikation, geht mit einem Manganmangel einher: Mangan kann diese Patienten bessern [175]. Erhöhte Blutungsbereitschaft wegen Mangel an Gerinnungsproteinen im Blut antwortet nicht auf Vitamin-K-Gaben allein, sondern auf gleichzeitige Mangan- und Vitamin-K-Zufuhr [176].

Es wird empfohlen, während der Schwangerschaft reichlich manganhaltige Nahrung zu essen, um das nötige Mangan auf natürliche Weise sicherzustellen.

Molybdän: Dieses essentielle Spurenelement wird empfohlen zur Korrektur eines Mangels, der bei Unfruchtbarkeit, Haarverlust, Müdigkeit, Impotenz (der Männer über 35) Karies und Krebs eintreten kann [176 a].

Bei langdauernder parenteraler Ernährung kann Molybdänmangel auftreten, der zu einer gefährlichen Vergiftung führt, weil gewisse schwefelhaltige Aminosäuren nicht mehr richtig umgewandelt werden können [176 b].

Chrom: Weißer Zucker und Weißmehl sind Chromräuber und können Atherosklerose verursachen [177]. Chrom ist wichtig, um den normalen Glukosetoleranzfaktor aufrechtzuerhalten, und somit unerläßlich für die Verhinderung von Diabetes [178]. Weizenkeime, Leber und schwarzer Pfeffer enthalten Chrom, aber der weitaus beste, natürliche Lieferant von Chrom, das in den Glukosetoleranzfaktor eingebaut wird, ist Bierhefe, die etwa 2,2 mcg pro g enthält. Melasse von Zuckerrohr und Zuckerrüben enthält auch organisch gebundenes Chrom, das vom Körper verwertet werden kann. Es ist ein wichtiges Adjuvans bei Diabetes.

Während der Schwangerschaft soll die Nahrung der Mutter genügend Chrom enthalten, um ihren Bedarf und den Bedarf des Kindes, das Chrom zum Wachstum braucht, zu decken (rund 1,5 mg/Tag) [179]; es ist also sehr wichtig, daß Schwangere Bierhefe zusätzlich zur Nahrung einnehmen – es hat sich überdies auch gezeigt, daß die Milchförderung besser ist, wenn während der Schwangerschaft Bierhefe genommen wird.

Jod: Ohne Jodzufuhr mit der Nahrung kann die Schilddrüse die Hormone nicht produzieren, welche den Stoffwechsel im Körper regulieren. Der Kropf ist ein wohlbekanntes Zeichen von Jodmangel. Es gibt aber zahlreiche Menschen, die sehr jodempfindlich sind und die schon geringe zusätzliche Mengen nicht vertragen können. Der normale Jodbedarf wird mit 0,1 mg/Tag angegeben [180]. In der Schweiz wird jodiertes Salz verkauft, und die Verwendung von solchem Salz wird empfohlen, weil dadurch normalerweise der Jodbedarf voll gedeckt werden kann. Auch Meersalz enthält genügend Jod.

Für Jodempfindliche wird die Multivitamin/Multimineralkapsel „B" auf S. 324 empfohlen. Sie enthält kein Jod.

Schwefel: In der Volksmedizin ist Schwefel wohlbekannt als Verbindung in Knoblauch, Zwiebeln, Lauch, Schnittlauch, Schalotten und Meerrettich. Der Schwefelbedarf wird aber in der offiziellen Medizin und Ernährungswissenschaft unterschätzt. Dazu kommt, daß auch der wichtigste Nahrungslieferant an organisch gebundenem Schwefel, das Ei, lange Zeit vernachlässigt wurde, da es zu einer Erhöhung des Cholesterinspiegels führe, was aber nicht stimmt [181]. Alle Körperzellen brauchen Schwefel, wobei die Haut, das Haar und die Gelenksgewebe am meisten enthalten. Haut und Gelenkskrankheiten, wie Psoriasis und rheumatische Arthritis, reagieren auch günstig auf Schwefelzufuhr [182]. Vom Knoblauch ist auch bekannt, daß er hohen Blutdruck zu verhindern vermag und erhöhte Gerinnungsneigung günstig beeinflußt. Diese Wirkung ist auf die schwefelhaltige Verbindung Allicin zurückzuführen.

Vegetarier, die keine Eier essen, können unter Schwefelmangel leiden. Ebenso Menschen, die gegen Eier in jeder Form allergisch sind. Der Totalbedarf an Schwefel pro Tag wird auf 850 mg für einen erwachsenen Menschen geschätzt. Bei Schwefelmangel können 50 mg elementarer Schwefel in Form von Schwefelblumen genommen werden, resp. kann der Schwefelbedarf durch Einnahme der schwefelhaltigen Aminosäuren: Cystein, Cystin, Taurin und Methionin gedeckt werden (s. a. S. 130, 134, 135 ff.).

Selen: Selen gehört zu den giftigsten Elementen im Universum [183]. Es hat aber in minimalen Mengen auch wichtige, schützende Eigenschaften und ist ein essentieller Nährstoff. Selen gehört zusammen mit Vitamin C und Vitamin E zu den Antioxydantien. Reich an Selen sind Getreide, Meeresfrüchte, Innereien und auch Hefe (ca. 0,1 mcg pro g). Selen schützt gegen die Umweltgifte Cadmium und Quecksilber, Arsen, Silber und auch Kupfer, denen die zivilisierte Menschheit mehr und mehr ausgesetzt ist [184]. Außerdem verstärkt es die Wirkung von Vitamin E. Es wurde festgestellt, daß die Krebssterblichkeit steigt, wo Böden arm an Selen sind. Selen wird also auch als Antikrebsmittel betrachtet [185]. Es wird empfohlen, Selen in Mengen von 50 mcg/Tag zu nehmen.

Selenosis ist selten bei Menschen, könnte aber häufiger werden als Resultat der immer größeren Verbreitung der Kopiermaschinen. Diese Maschinen enthalten Selen-Platten und emittieren Selen in die Luft.

Vergiftung könnte also entstehen, wenn man Maschinen, die den ganzen Tag laufen, ausgesetzt ist.

Kupfer: Auch Kupfer ist ein essentieller Nährstoff, aber in größeren Mengen schädlich. Kupfer ist wichtig für die Resorption von Eisen und auch für das normale Knochenwachstum beim Kleinkind [186]. Kupfermangel kommt praktisch nur bei Kindern und sehr einseitiger Ernährung vor. Im Alter kann sich Kupfer im Körper anreichern und dann zu Störungen der Gesundheit, wie zum Beispiel Gedächtnisschwäche, vorzeitiger Senilität und Schizophrenie führen. Es wird vermutet, daß hohe Kupferspiegel auch für Hyperaktivität bei Kindern verantwortlich sind [187].

Die Östrogene in Empfängnisverhütungspillen bewirken eine Erhöhung des Kupferspiegels, was zu einer Verstärkung der Symptomatik bei Schizophrenen führen kann. Vielleicht steht auch die Postpartum-Psychose im Zusammenhang mit erhöhten Kupferspiegeln, da ja während der Schwangerschaft vermehrt Östrogen produziert wird [188].

Kupferüberschuß kann aber auch aus Wasserleitungsröhren oder Boilern stammen, sofern diese aus Kupfer sind, und das Wasser genügend sauer ist, um Kupfer herauszulösen [189].

Zinkmangel in der Nahrung kann zu einer Anreicherung von Kupfer im Blut und Gewebe führen. Starkes Rauchen führt ebenso zur Erhöhung des Blutkupferspiegels.

Der biologische Antagonismus von Kupfer und Zink ist leider eine noch viel zu wenig bekannte Tatsache [190]. Kupferüberschuß kann zu folgenden Krankheitserscheinungen führen: Depression, Psychosen, Stottern bis zur Aphasie (Fehlen der Wörter), Arteriosklerose, Schwangerschaftsblutarmut, rheumatoide Arthritis, Myoclonus, hoher Blutdruck, Erbrechen, Diarrhö.

Kalium: Nebst Kalzium und Phosphor ist Kalium das am meisten vorkommende Element im Menschen. Es kommt in allen Zellen vor und ist ein Antagonist von Natrium, wobei es mit diesem zusammen den Säurewert des Blutes und den Wasserhaushalt reguliert; Kalium ist auch notwendig für die Nervenerregungsleitung und die Muskelarbeit. Bei Kaliummangel treten Muskelschwäche, Krämpfe, Herzrhythmusstörungen und Koma auf. Wenn genügend Gemüse (wobei das Kochwasser nicht abgegossen werden darf, sondern als Suppe eingenommen werden soll) und Früchte mit der Nahrung zugeführt werden, dann wird bei gesunden Personen kein Kaliummangel auftreten. Wenn hingegen Medikamente, wie Thiazid-Diuretika, Digitalis oder Corticoide eingenommen werden, dann muß die Kaliumzufuhr künstlich erhöht werden. Dies geschieht am besten mit vielen Früchten oder allenfalls Kalium-Brausetabletten. Kaliummangel kann auch bei chronisch Kranken und Alkoholikern auftreten sowie auch nach ergiebiger Saunabenützung.

Nach *C. C. Pfeiffer* wäre es richtig, wenn das übliche Kochsalz (Natriumchlorid mit Additiven) durch „salzloses" Salz, zum Beispiel Kaliumchlorid mit geringen Mengen Phosphat, ersetzt würde [191]. Dies ist deshalb wichtig, weil ein Überschuß an Kalium ausgeschieden wird, nicht aber ein Überschuß an Natrium, und demzufolge durch zu hohen Salzkonsum leicht Bluthochdruck entstehen kann. Die glutamathaltigen Kochsalzersatz-Salze sind weniger zu empfehlen. Leider schmeckt Kaliumchlorid nicht so gut wie Kochsalz!

Bioflavonoide (Vitamin P)

Über die Bioflavonoide sind einige aufschlußreiche Hinweise von *R. C. Robbins* wiedergegeben, der seit 20 Jahren erfolgreich auf diesem Gebiet geforscht hat [192]. Die Wirkung von Flavonoiden im Menschen ist seit über 40 Jahren bekannt. Ursprünglich hielt man die Bioflavonoide für Vitamine und nannte sie Vitamin P. Von den 61 entdeckten Bioflavonoiden sind nur wenige im Menschen biologisch aktiv. Die Erforschung der Bioflavonoide ist jedoch sicher noch nicht abgeschlossen; sie sind auch von der Lehrmedizin noch nicht anerkannt. Ihre Wirkung besteht in einer Veränderung der Blutströmungseigenschaften (durch Verhinderung des Zusammenklebens von roten Blutzellen und Blutplättchen) sowie in entzündungshemmenden Eigenschaften, die stärker sein sollen als jene von Cortison. Bestimmte Bioflavonoide sollen Körperenzymsysteme stimulieren, welche krebserzeugende Substanzen zu entgiften vermögen, zum Beispiel das Aflatoxin, welches Leberkrebs verursacht. Diese letzten Wirkungen wurden von *L. W. Wattenberg* und Mitarbeitern sowie *A. G. Schwartz* und *W. R. Raid* postuliert und nachgewiesen. Weiter werden bestimmten Bioflavonoiden auch antifungale, antivirale und antibakterielle Wirkungen zugeschrieben. Biochemisch gesehen gehören zu den aktivsten Bioflavonoiden jene mit Methoxy-Gruppen. Diese Flavonoide kommen fast ausschließlich in den Zitrusfrüchten vor, und sie werden aus der Nahrung leicht absorbiert. In diese Gruppe gehört Nobiletin, das wohl wirksamste Bioflavonoid, welches sowohl entzündungshemmend wie auch entgiftend im Körper wirkt. Eine 2. Gruppe aktiver Bioflavonoide hat, biochemisch gesehen, Hydroxy-Gruppen, welche die geringere biologische Wirksamkeit bedingen. Zu diesen gehören die bekannteren Bioflavonoide Hesperidin, Quercetin und Rutin, das der Äther von Quercetin ist. Von Quercetin, Myricetin und Kaempferol ist gefunden worden, daß sie Augen-Katarakte verhindern geholfen haben. Bekannt ist auch, daß die hydroxylierten Bioflavonoide Nahrungsmittel zu konservieren vermögen. Es wird empfohlen, reichlich Zitrusfrüchte zu essen, und zwar nicht nur den Saft, sondern auch die weißen Innenhäute, welche besonders die sehr aktiven methoxylierten Bioflavonoide enthalten.

Essentielle Fettsäuren

Die Wichtigkeit der sogenannten essentiellen Fettsäuren (EFS) in unserer Nahrung ist schon seit 50 Jahren bekannt, aber erst seit kurzem ist verständlich, wie die EFS in den natürlichen biochemischen Vorgängen unseres Körpers gebraucht werden. Drei EFS kann der Körper nicht selbst herstellen, und da sie lebenswichtig sind, müssen sie von außen zugeführt werden. Es sind dies die Linolsäure, die Linolensäure und die Arachidonsäure [193, 194].

Die natürlichen Quellen für die EFS, vor allem für die Linolsäure, sind die vegetabilischen Öle: Maisöl, Sonnenblumenöl, Distelöl. Diese enthalten zwischen 50–70% Linolsäure (in ansteigender Folge), Olivenöl nur etwa 10%.

Linolsäure, eine doppelt ungesättigte EFS, wird mit Hilfe von Enzymen in die 3fach ungesättigte Gamma-Linolensäure (GLS) umgewandelt. Unabhängig davon, wieviel Linolsäure mit der Nahrung eingenommen wird, kann nur eine begrenzte Menge nach Umwandlung als GLS dem Körper zur Verfügung gestellt werden. GLS wird im Körper gebraucht, um Prostaglandine herzustellen, die lebenswichtig sind für Zellwachstum und Zellregeneration, für die Regulierung des Cholesterins und des Blutdrucks sowie die Intaktheit der Blutplättchen, für die Erhaltung einer gesunden Haut, zur Verhinderung von Entzündungen und Autoimmun-Erkrankungen und auch für die Erhaltung von geistigen Funktionen [193].

Evening Primrose Oil enthält eine höhere Konzentration von EFS als jedes andere bekannte pflanzliche Öl, und zudem noch die wertvolle GLS (9%), welche kein anderes bekanntes Öl enthält. Dadurch ermöglicht das Evening Primrose Oil die Nachfuhr und Umwandlung von Linolsäure zu umgehen, welche den kritischen Punkt im biochemischen Ablauf darstellt, indem dem Körper direkt GLS zugeführt wird.

Evening Primrose Oil hat beim Menschen bisher schon folgende Ergebnisse gezeigt: Gewichtsverlust bei etwa der Hälfte von übergewichtigen Personen, Verbesserung von konstitutionellen oder Kontaktekzemen, Verminderung von Alkoholsucht und Alkoholentzugssymptomen, Milderung von Menstruationsbeschwerden, Besserung bei ⅔ der überaktiven Kinder, Besserung der Symptome von etwa ⅓ der Multiple-Sklerose-Patienten, Verminderung von geistiger Übererregtheit, z. B. bei Schizophrenie [195].

Maxepa ist ein Auszug von gewissen Fischleberölen, die reich an Eicosapentaensäure (EPS) sind. Diese Fettsäure kommt nur in Fischölen vor oder kann allenfalls im Körper von dem unstabilen Leinsamenöl [194, 196] durch Umwandlung hergestellt werden. Die EPS kann die Blutfette niedrig halten und ebenso das Zusammenkleben von Blutplättchen verhindern; zwei wichtige Faktoren zur Vorbeugung von Gefäß- und Herzkrankheiten [197].

Die Aminosäuren

Normalerweise bricht der Körper das mit der Nahrung zugeführte Protein in Aminosäuren auf, die er dann den Körpergeweben zuführt. Bei intravenöser Ernährung sind die Proteine schon aufgebrochen. Immer mehr wird die Wichtigkeit der Aminosäuren, die wichtige Nährstoffe sind, als Krankheitsvorbeugungsmittel und Heilmittel erkannt. Auch bei den Aminosäuren spielt die biochemische Individualität eine wichtige Rolle. Vermehrte Forschung auf diesem Gebiet ist eine wichtige, dankbare Aufgabe der Pharmaindustrie. Die richtige Konzentration und Kombination der Aminosäuren im Körper spielt für die Erhaltung der Gesundheit eine wichtige Rolle. In den USA sind die Aminosäuren als Nährstoffsupplemente in allen Reformhäusern erhältlich – in Europa noch größtenteils unbekannt. Aber auch in den USA steht die

Forschung erst am Anfang, und es gibt noch viel Widersprüchliches, z. B. bei der essentiellen Aminosäure Tryptophan. Von großer Wichtigkeit sind die Aminosäuren und somit auch die Ernährung für die Rehabilitierung von Geisteskranken. Es ist zu hoffen, daß diese vielversprechende Möglichkeit, die Rehabilitierung dieser Ärmsten zu fördern, zusammen mit gesündester Ernährung, auch in europäischen psychiatrischen Anstalten eingeführt wird. Nach Ansicht amerikanischer Fachleute könnten 80–90% der Geisteskranken, wenn die Kenntnisse der Nährstoffwissenschaft eingeschaltet werden, ambulant behandelt werden. Welcher Segen!

L-Leucin ist eine essentielle Aminosäure und dient zur Synthese von Protein, bildet einen Vorläufer für Cholesterin und Karotin und wie bei allen anderen essentiellen Aminosäuren führt ein Mangel zu Asthenie (Schwäche), Anorexie (Appetitlosigkeit), Krankheitsanfälligkeit.

Abram Hoffer schreibt, daß Leucin den Verlust von Niacinamid im Urin erhöht. In Indien wurden Pellagra-Patienten mit Niacinamid behandelt. Als man ihnen Leucin gab, wurden sie psychotisch. Wurde ihnen aber Isoleucin, eine andere essentielle Aminosäure, gegeben, dann hörte der Niacinverlust im Urin auf. *Hoffer* hat mit 3 g L-Isoleucin akute schizophrene Symptome ausräumen können und glaubt, daß eine Kombination von Isoleucin und Niacinamid die Wirkung von Niacinamid erhöht und somit die notwendigen Dosen von Niacinamid verringert werden könnten [198].

Die Kombination von Valin, Leucin, Isoleucin, alles essentielle Aminosäuren, ist ein wichtiges Mittel zur Bekämpfung des physiologischen Stresses. Daher die Empfehlung, bei Streß reichlich Proteine zu sich zu nehmen.

L-Lysin ist eine essentielle Aminosäure. Sie ist wichtig für L-Lysin ist ebenfalls eine essentielle Aminosäure. Sie ist wichtig für optimales Wachstum der Kinder und zur Aufrechterhaltung des Stickstoff-Gleichgewichtes von Erwachsenen. Lysin ist bekannt geworden als bewährtes Mittel gegen Herpes simplex (Fieberblasen), Aphten. Lysin ist Antagonist zu Arginin, einer anderen Aminosäure, welche das Herpes simplex-Virus braucht, um sich zu vermehren. Ich habe das selbst erfahren: ich kann keine Baumnüsse, die reich an Arginin sind, essen, ohne sofort Fieberblasen zu bekommen. Auch Schokolade ist reich an

Arginin und fördert Herpes simplex. Bei Herpes simplex-Befall wird empfohlen, 1200 mg Lysin pro Tag solange zu nehmen, bis der Patient frei vom Befall ist. Lysin wirkt sofort. Mit 500 mg pro Tag während 6 Monaten kann meistens (wenn man argininreiche Nahrung meidet) Herpes simplex verhindert werden [199] (siehe auch Vitamin C, Seite 103).

Lysin ist besonders unentbehrlich, weil es aus anderen Aminosäuren nicht entstehen kann. Es fehlt oder ist nur in ungenügenden Mengen bei verschiedenen vegetabilischen Nahrungsmitteln vorhanden und zersetzt sich beim Kochen. Lysinmangel erzeugt Stoffwechselstörungen, verringert die enzymatische Aktivität, die zu verschiedenen Krankheiten führt. Lysin wird zur Anreicherung der Nahrung von Kindern, Schwangeren, Rekonvaleszenten empfohlen. Es verbessert den Appetit und fördert die Magensäfte [200].

Methionin ist eine essentielle Aminosäure, deren Molekül Schwefel enthält. Methionin nimmt teil an der Transmethylierung, an der Transaminierung, also an der Entgiftung des Körpers, liefert den Muskeln Energie, nimmt an der Bildung von Blutprotein teil. Methionin ist Leberschutz.

Es ist beteiligt an der Bildung von Lezithin [201].

Für die Wundheilung sind die schwefelhaltigen Aminosäuren wie Cystein, Methionin sehr wichtig. Eigelb und Milch, beide reich an Methionin und Cystein, sind also sehr zu empfehlen [202].

Zystische Fibrose wurde mit Vitamin B_6 und Methionin und bester Ernährung geheilt [203].

Methionin ist auch ein sehr wichtiges Mittel bei geistigen Störungen. Es hilft durch Methylierung Bluthistamin-Werte zu senken [204].

L-Phenylalanin ist eine essentielle Aminosäure, die unentbehrlich ist für die Stickstoffbilanz des Körpers. Sie dient zur Behandlung von Neurosen, Leberkrankheiten, zur Entgiftung von Digitalis [200], ebenfalls zur erfolgreichen Behandlung der Parkinsonschen Krankheit. Es wird berichtet, daß nach 4 Wochen schon eine Besserung eintrat. Das Steifsein wurde gebessert, auch die Sprache [205]. Schwere Depressionen wurden gebessert mit 100–500 mg pro Tag in 2 Wochen. Anzeichen der Besserung lagen schon nach 2–3 Tagen vor [206].

Phenylalanin spielt eine wichtige Rolle bei der Produktion von kritischen Hormonen: Adrenalin, Noradrenalin, Dopa usw.

Es kommt in vielen Nahrungsmitteln vor, aber immer nur in kleinen Mengen, besonders in Eiern, Milch, Fleisch und Soja. Der Bedarf des Menschen an Phenylalanin ist größer als der an anderen Aminosäuren. Es wird in den USA in Reformhäusern als Nahrungsmittelsupplement angeboten (s. Seite 73, Inserat).

L-Threonin

ist eine essentielle lebenswichtige Aminosäure für das Wachstum. Threoninmangel verursacht Appetitlosigkeit, Gewichtsverlust, Fettleber, Zurückbleiben der Knochenentwicklung. Threonin ist neben Lysin die zweite, bei den Cerealien schwach vertretene Aminosäure [200].

L-Tryptophan

ist eine essentielle Aminosäure. Viele wichtige biologische Verbindungen werden aus Tryptophan synthetisiert. Tryptophan dient als Vorläufer in der Synthese von Nikotinsäure, Serotonin. Tryptophanmangel erzeugt grauen Star, Degeneration des Glaskörpers, Kahlköpfigkeit, Anämie, Zahnkrankheiten und andere Mangelerscheinungen [200]. Tryptophan verringert Schmerzempfindungen. Es kann chronische Schmerzen dämpfen. An der Temple University School of Dentistry in Philadelphia wurden gute Erfolge mit Tryptophan bei Schmerzbekämpfung erzielt [207].

Tryptophan hat sich in gewissen Fällen auch als Schlafmittel bewährt [208]. An der Tufts University School of Medicine in Boston wurden Versuche mit Personen durchgeführt, die Einschlafschwierigkeiten hatten, wenn sie an fremden Orten schlafen mußten. Man gab ihnen 1 g oder 3 g Tryptophan und einer weiteren Kontrollgruppe Plazebos. Mit Tryptophan war das Einschlafen eindeutig erleichtert. Der Erfolg war der gleiche mit 1 g und 3 g.

Tryptophan wirkt gegen Depressionen und hat gegenüber körperfremden Mitteln den Vorteil, keine Nebenwirkungen zu erzeugen [209]. Das Gegenteil von Depression ist Manie. Manisch Kranke werden normalerweise mit Lithium behandelt. *A. M. Ghadirian,* Psychiater am Royal Victoria Hospital in Montreal, fand, daß eine Kombination von Lithium und Tryptophan besonders empfehlenswert ist, wenn es zu Aggressionen kommt. Die Dosen von Lithium können bei dieser Kombination reduziert werden. Tryptophan erlaubt oft, stärkere Drogen zu vermeiden. *A. M. Ghadirian* erklärt, daß die Ernährung bei Geistesgestörten eine wichtige Rolle spielt. *D. R. Byrne,* Arzt am VA Medicine Center, Brentwood in Los Angeles, betont das Gleiche und sagt: „Manchmal kommt die geistige Störung von schlechter Ernährung, aber es kann auch eine geistige Störung zu bizarren Eßgewohnheiten führen und kann eine schon schlechte Eßgewohnheit noch wesentlich verschlechtern. Jedenfalls ist es bei neuen Patienten von größter Wichtigkeit, die Eßgewohnheiten abzuklären [210]".

Ich habe Berichte gelesen über große Erfolge mit einer Kombination von Tryptophan, B_6 und Niacin, und ebenso Berichte, wo vor dieser Kombination gewarnt wurde. Es muß noch viel geforscht werden, bis man alles über Tryptophan weiß.

L-Valin

ist eine essentielle Aminosäure, die in vielen Nahrungsmitteln, aber immer nur in geringen Mengen vorkommt. Valin ist die dritte essentielle Aminosäure, welche neben Lysin und Threonin die Stickstoffbilanz im Körper aufrecht erhält. Valin ist der Vorläufer von Pantothensäure und Cholesterin, und es wird berichtet, daß es eine wichtige Rolle spielt für die Regeneration von Hämoglobin. Es ist wichtig für die Wiederherstellung der physischen Kraft. Valin hat, intravenös verabreicht, gute Resultate ergeben bei Ammoniakentgiftung, im Coma hepaticum und der Encephalopathia hepatica [211].

L-Histidin

ist eine halb-essentielle Aminosäure. Sie kommt vor im Hämoglobin (11 %). Histidin ist sehr wichtig für das Wachstum von Kindern. Es wird verwendet intramuskulär bei Arteriosklerose, bei Gefäßverengungen und Magengeschwüren. Histidin kann von Kindern vermutlich nicht erzeugt werden [200].

Histidin wird auch als Mittel gegen Arthritis gebraucht. Wir wissen, daß bei Arthritis die Gewebe mit Kupfer, Eisen oder anderen Schwermetallen überladen sind und Histidin hat einen chelierenden Effekt, es bindet an diesen Metallen [212].

L-Arginin

Arginin wird als halb-essentiell bezeichnet. Es wird angewendet bei Leberstörungen, Appetitlosigkeit, bei akuter oder chronischer Hepatitis, Leberzirrhose, Hyperammoniämie [200]. Es liegen viele Berichte vor, nach denen mit Arginin die Spermienzahl und ihre Beweglichkeit erhöht wurde [213]. In einem Fall genügten 4 g Arginin während 6 Wochen, um dieses Ergebnis zu erzielen.

Y. S. Cho-Chung, Biochemiker am National Cancer Institute, Bethesda, Maryland, berichtet über Erfolge mit Arginin bei Brustkrebs [214]. Es sind vielversprechende Versuche mit Arginin zur Erhöhung der Lymphozytenzahl unternommen worden.

Die Mistel zeigt, verglichen mit anderen Pflanzenaminosäuremustern, einen hohen Prozentgehalt (etwa 37%) von Arginin. Gerade diese Aminosäure scheint bei der Krebskrankheit eine bedeutsame Rolle zu spielen – insofern ist der hohe Argininгehalt der Mistel sicher ein wesentlicher Wirkungsträger.

Es konnte auch gezeigt werden, daß z.B. bei Ratten durch ein Karzinogen induzierte Magenkarzinome mittels Zugabe von 5% Arginin zum Futter sowohl in der Zahl wie auch im Wachstum verringert werden konnten. Arginin verhindert auch den karzinogenen Effekt von Kohlenwasserstoffen sowie das Wachstum verschiedener experimenteller Karzinome und Sarkome und verlängert die Überlebensraten signifikant. Dabei vergrößert es die Thymusdrüse. Arginin scheint ein Wachstumshormon für die Thymusdrüse freizusetzen.

Arginin ist in USA in Reformhäusern als Nahrungssupplement erhältlich (siehe Seite 73, Inserat).

L-Tyrosin

Tyrosin ist eine nicht-essentielle Aminosäure. Es liegen Berichte vor, daß mit Tyrosin schwere Depressionen geheilt wurden [215].

Es wurde festgestellt, daß Tyrosin Schläfrigkeit bei Tag und Einschlafen bei Nacht verhindert. Es ist das Gegenteil von Tryptophan [216].

Prof. *Radulovski* vom College of Medicine der Universität von Illinois gab im Prevention Magazin ein interessantes Interview. Er betreibt ein Schlaflabor. Er sagt: „Alle Aminosäuren sind in Konkurrenz für ihr Eindringen in das Gehirn. In unserem Fall sind es Tryptophan und Tyrosin. Wenn Tryptophan gewinnt, gehen die Katecholamine zurück – es kommt der Schlaf oder Schläfrigkeit. Wenn Tyrosin gewinnt, so kommt die Wachheit. Und wenn man den Gehalt an Tryptophan und Tyrosin in der Nahrung kennt, kann man die Müdigkeit nach dem Essen fördern oder verhindern.

Wenn ich nach dem Mittagessen frisch sein will, dann esse ich wenig, und nur proteinreiche Nahrung, z. B. Fisch und Salat.

Tyrosin ist in den USA in Reformhäusern als Nahrungssupplement erhältlich (siehe S. 73, Inserat).

L-Cystin

Man gibt dem Cystein den Vorzug, weil es die biochemisch aktivere Form ist und L-Cystin erst durch Energieaufwand gespaltet werden müßte. Cystin enthält Schwefel, einen essentiellen Nährstoff. Schwefelhaltige Aminosäuren bilden mit Giften, insbesondere Schwermetallen, Verbindungen, die ausgeschieden werden können. Haut und Haar enthalten 10–14% Cystin. Cystin ist unentbehrlich für Hautbildung, also vor allem nach Operationen, Verbrennungen [202]. Bei Ernährung von stark unterernährten Kindern muß Cystin in die Nahrung eingeschlossen werden.

Die Wilson Krankheit ist charakterisiert durch Akkumulierung von Kupfer in Leber und Hirngewebe, auch wenn die Nahrung nur normalen Kupfergehalt hat. Das schwefelhaltige Cystin dürfte hier helfen, Kupfer zu entfernen [217].

C. C. Pfeiffer berichtet, daß Cystein, Methionin, Histidin, Kupfer aus den Geweben entfernt und so bei Arthritis helfen kann [212] (siehe S. 73, Inserat).

R-Ornithin

ist eine wichtige Aminosäure. Es stimuliert die Sekretion des Wachstumshormons. Das Wachstumshormon ist wichtig für die richtige Funktion des Immunsystems. Ornithin spielt eine entscheidende Rolle im Zellwachstum und als Heilungsförderer. Es ist essentiell für Proteinsynthese, Ammoniakentgiftung, für den Muskelstoffwechsel und als Förderungsmittel der Ausscheidung von Stickstoff [200]. Es liegt mir ein Brief vor von *C. C. Pfeiffer,* der einer Pharmafirma schreibt, daß er vor einigen Jahren (Briefdatum 9.7.82) Versuche mit Ornithin machte und gute Resultate für Gehirnstimulation erreichte. Es wurden 400 mg pro Tag gegeben. Bei vielen Patienten führte diese Dosis zu einer Schwächung wegen Schlaflosigkeit. Es wurden dann 200-mg-Dosen gegeben, die besser vertragen wurden. Er schreibt: „Wenn Ornithin in 200-mg-Dosen wiederholt genommen wird, so kann es ein erfolgreiches Abmagerungsmittel sein" (siehe Seite 73, Inserat).

Taurin

ist keine essentielle Aminosäure, sie entsteht bei Cystin-Abbau. Ich erhielt vom Princeton Brain Bio Center einen Bericht, abgefaßt von *P. Tannhauser,* den ich hier auszugsweise wiedergebe.

Taurin: Seine Aufgabe im Organismus
Von *Pia Tannhauser*

Taurin ist ein kleines Molekül (H_2N-CH_2-CH_2-SO_2H), das in den meisten Körpergeweben, nicht aber in Pflanzen vorkommt. Es ist eine schwefelhaltige Aminosäure, die sich aber in ihrer Struktur von den Aminosäuren unterscheidet, die üblicherweise Bausteine der Proteine darstellen. Taurin kommt als freies Molekül im Organismus vor und wird niemals in Proteine eingebaut. Die Erforschung des Taurins wird gerade erst angekurbelt, nachdem man erst kürzlich dessen Bedeutung im Gehirn und anderen elektrisch erregbaren Geweben nachgewiesen hat.

Der ausgewachsene Körper kann normalerweise sein gesamtes Taurin selbst bilden, doch nehmen wir einen Teil davon auch mit allen Fleischarten zu uns. Hirne enthalten es in großen Mengen, werden aber nicht häufig verzehrt. Außerdem kann Taurin durch längeres Erhitzen und Verarbeiten zerstört werden.

Säuglinge benötigen in ihrer Nahrung ebenfalls Taurin, vor allem in den ersten Monaten. Sie benötigen es zur Entwicklung ihres Gehirns und Nervensystems, wo das Taurin in den Membranen bestimmter Zellen eine wichtige Rolle spielt. Die Muttermilch enthält viel Taurin, während die aus Kuhmilch hergestellten Fertignahrungen wenig enthalten. Aus Soja hergestellte Fertignahrungen enthalten überhaupt kein Taurin. Obwohl sich beim Säugling das Gehirn in den ersten 2½ Jahren weiterhin rasch entwickelt, bedeutet dies nicht, daß er die ganze Zeit gestillt werden muß. Einige Zeit nach der Geburt beginnt der Organismus des Säuglings, selbst Taurin zu bilden. Zahlreiche Wissenschaftler empfehlen jedoch, mindestens sechs bis acht Monate lang zu stillen.

Die wichtigste Aufgabe des Taurins in Gehirn und in den Muskeln, vor allem im Herzmuskel, besteht in der Stabilisierung der *Nervenzellmembranen.* Die Membranen empfangen und senden ständig elektrische Impulse; diese Impulse sind an die Bewegung von Ionen wie Kalzium, Kalium und Natrium durch die Membran in die Zelle oder aus ihr heraus gebunden. Ist die Membran elektrisch instabil, kann die Nervenzelle zu viele Impulse erzeugen, wie es bei der Epilepsie geschieht. Bei einigen Formen der Epilepsie hat sich deshalb Taurin als nützlich erwiesen.

Im *Herzen* kann die elektrische Instabilität der Membranen der Herzmuskelzelle zum Flimmern (unregelmäßigen Herzschlägen) führen. Taurin ist erfolgreich zur Stabilisierung dieser Membranen bei Patienten mit Herzrhythmusstörungen und dekompensierter Herzinsuffizienz angewandt worden.

Taurin übt auch Funktionen im *Verdauungstrakt* beim Zuckerstoffwechsel aus. Es kann außerdem den Eiweiß- und Fettstoffwechsel beeinflussen. Es spricht vieles dafür, daß durch die ständige Einnahme von Taurin der Cholesterinspiegel im Blut gesenkt werden kann: bei Meerschweinchen transportierte Taurin das in der Leber gespeicherte Cholesterin ab. Bisher sind keine kontrollierten Studien am Menschen angestellt worden.

Wie einige Berichte aus Japan zeigen, senkt Taurin bei Hypertonikern den Blutdruck. Zahlreiche Patienten erhielten über längere Zeit Taurin, ohne daß Nebenwirkungen auftraten, jedoch kann gelegentlich der eine oder andere stärker darauf reagieren; aus diesem Grund machen wir auf mögliche Nebenwirkungen aufmerksam:

1. Taurin regt die Magensäureproduktion an, so daß bei bestehendem

Ulkus oder Neigung zur Hyperazidität Vorsicht geboten ist. Ein hoher Histaminspiegel im Blut kann in diese Richtung deuten.

2. Taurin unterstützt das Insulin beim Abtransport von Glukose aus dem Blut und der Speicherung in Leber und Muskel als Glykogen. Neigen Sie zu niedrigem Blutzucker (Hypoglykämie), so könnte er durch Taurin zu stark gesenkt werden. Ein niedriger Sperminspiegel kann auf eine Hypoglykämie hinweisen (s. a. S. 166).

Glutamin

ist das Amid der Glutaminsäure. Diese ist ein wertvoller, wichtiger Nährstoff, der in jedem gesunden Körper vorhanden ist, aber nicht immer in genügender Menge, so daß ein Glutaminmangel entstehen kann. Die Beziehung von Glutamin zum Stoffwechsel des Gehirnes ist besonders interessant. Glutamin ist eine der wenigen Substanzen, welche die Blut-Gehirn-Barriere überschreiten [218]. *Roger J. Williams* hat in seinen beiden Büchern (s. „Alkoholismus", S. 236) Glutamin als Heilmittel für Alkoholiker bezeichnet. Wir wissen noch nicht, welcher Prozentsatz von Alkoholikern von Glutamin profitiert, aber es soll jeder Alkoholiker Glutamin versuchen. Prof. *Williams* hat Glutamin auch empfohlen für Besserung geistig zurückgebliebener Kinder und für Verkürzung der Heildauer von Magengeschwüren. Glutamin ist in den USA in jedem Reformhaus in jeder beliebigen Menge erhältlich – in Europa leider unbekannt, registrierungspflichtig – und scheinbar schwierig zu registrieren.

Carnitin

ist eine biologische, orthomolekulare Substanz, welche aus zwei Aminosäuren besteht. Seit 1905 ist sie bekannt, aber erst in letzter Zeit wurden intensivere Forschungen durchgeführt. Es muß noch viel abgeklärt werden. Carnitin wird in der Leber aus Lysin und Methionin synthetisiert, kommt in die Blutzirkulation und wird von den verschiedenen Geweben und Organen resorbiert. Es ist vor allem im Fleisch vorhanden, weniger in den Pflanzen. Es ist wasserlöslich, und in feuchter Hitze geht es verloren [219]. Ich glaube, daß die Zubereitung von Fleisch in dem auf S. 341 beschriebenen Kochgeschirr besonders günstig ist und Verlust von Carnitin vermindert.

Eine sehr wertvolle Eigenschaft von Carnitin ist die Förderung der Fettoxidation. Carnitin wurde erfolgreich bei Störungen des Fettstoffwechsels, bei myokardialer Ischämie (Gefäßverengung, Angina pectoris) und Leberzirrhose angewendet [220]. Es wird ein Fall beschrieben, bei welchem der Plasma-Lipidspiegel gesenkt wurde nach nur 40tägiger Behandlung mit 3 Gramm Carnitin pro Tag. In einem anderen Fall erfolgreicher Behandlung bei Angina pectoris wurden während 6 Monaten täglich 750 mg Carnitin gegeben. Der Patient konnte vorher trotz gesunder Ernährung und trotz Supplementen von Vitamin C, E, von Selen, Lezithin und Dolomit-Tabletten keine Besserung erreichen. Das Cholesterin war vor Behandlung 255, die Triglyzeride 165. Nach der Behandlung mit Carnitin war der Cholesterinspiegel 195, der Triglyzeridspiegel 114, die LDL/HDL-Ratio 4,2 gegenüber früher 6,8.

Bei intravenöser Ernährung kann Carnitin-Mangel eintreten, so daß eine Supplementierung notwendig ist.

Carnitin ist in den USA in Reformhäusern erhältlich.

Referenzliste

[1] *Williams, R. J., Kalita, D. K.* ed.: A Physician's Handbook on Orthomolecular Medicine, Pergamon Press, New York, 1977.

[2] *Davis, A.:* Let's Eat Right to Keep Fit, G. Allen & Unwin Ltd., London 1970, S. 15.

[3] *Davis, A.:* Let's Cook it Right. Signet Books, New York, 1970.
Moore-Lappé, F.: Diet for a Small Planet, Ballantine Books, New York, 1975.

[4] Prevention Magazine, Rodale Press Inc., Emmaus, PA 18049.

[5] *Feingold, B. F.:* Why Your Child is Hyperactive, Random House, New York 1974.

[6] *Kon, S. H.:* Medical Hypotheses 4, 1978, 324–339.

[7] *Turner, I. S.:* The Chemical Feast, Grossman Publishers, New York, 1970.

[8] *Pfeiffer, C. C.:* Mental and Elemental Nutrients, Keats Publishing Inc., New Canaan. Conn. 1975, Seite 35.

[9] *Semenza, G.:* Ansprache anläßlich der Verleihung des 8. Internationalen Preises für Ernährung, 26. Aug. 1975.
Kretchmer, N.: Scientific American, New York, Vol. 227, No. 4, 1972.

[10] *Page, M. E., Pacetti, B.:* Journal of Applied Nutrition, Vol. 26, No. 1 + 2, 1974.

[11] *Altschule, M.:* Executive Health, Vol. XII, No. 11, 1976, Pickfair Building, Rancho, Santa Fe, CA 92067.

[12] St. Galler Bauer, 2. Olma-Sondernummer, Nr. 41 (11. 10. 75), S. 1213.

[13] Sonderdruck aus „Probleme der Ernährungs- und Lebensmittelwissenschaft 5" (IV. Drei-Länder-Ernährungstagung, 22./23. Sept. 1977, Wien), S. 65.

[14] In: Sonderdruck aus „Probleme der Ernährungs- und Lebensmittelwissenschaft 5", s. [14].
[15] *Thomson, J. C.:* Pasteurized Milk, A National Menace, Lee Foundation for Nutritional Research, Milwaukee, Wisc. 53201.
[16] Abstracts on the Effects of Pasteurization on the Nutritional Value of Milk, Reprint No. 7, Lee Foundation (s. [16]).
[17] Nutrition Applied Personally, International College of Applied Nutrition, P. O. Box 386, La Habra, CA 90631.
[18] *Hawkins, H. F.:* Applied Nutrition, International College of Applied Nutrition, s. [18].
[19] *Seneca, H.* et al.: American Practioneer and Digest of Treatment, Vol. 1, No. 12, (Dez. 1950), S. 1253–1259.
[20] *Reddy, G. V.* et al.: Journal of the National Cancer Institute, March 1973, S. 815–817.
[21] *Altschule, M.:* On That Much-Magligned Egg, Executive Health, Vol. X, No. 8, Pickfair Building, Rancho, Santa Fee, CA 92067.
[22] *Karvinen, E.* et al.: Journal of Applied Physiology, Vol. II, Sept. 1957, S. 143.
[23] *Bicknell, F., Prescott, F.:* The Vitamins in Medicine, Lee Foundation for Nutritional Research, Milwaukee, Wisc. 1953, S. 125/126.
[24] *Kollath, W.:* Getreide und Mensch, Schwabe & Co., Bad Nauheim 1964.
[24 a] *Kollath, W.:* Die Ordnung unserer Nahrung, 9. Auflage, Karl F. Haug Verlag, Heidelberg 1981.
[24 b] *Kollath, W.:* Die Ernährung als Naturwissenschaft, 3. Auflage, Karl F. Haug Verlag, Heidelberg 1981.
[24 c] *Kollath, W.:* Leben, Wachstum und Gesundheit, Karl F. Haug Verlag, Heidelberg.
[24 d] *Kollath, W.:* Regulatoren des Lebens – vom Wesen der Redox-Systeme, 2. Auflage, Karl F. Haug Verlag, Heidelberg 1978.
[25] *Von Koerber, K. W., Männle, Th., Leitzmann, C.:* Vollwert-Ernährung, Karl F. Haug Verlag, Heidelberg 1981.
[26] *Mühlefluh, J.:* Nutrition Abstracts Review 33, 709, 1963, No. 4257.
Jukes, T. H.: Journal of Nutrition 21, 193, 1941.
Moore, R. et al.: British Journal of Nutrition 12, 215, 1958.
Czernuejewski, C. P. et al.: Cereal Chem. 41, 65, 1964.
Schroeder, H. A.: The Poisons Around Us, Indiana University Press, London, 1974.
[27] *Schroeder, H. A.:* The Trace Elements in Man, Old Greenwich Conn., 1973, S. 73–92 und S. 101–104.
[28] *Cleave, T. L.:* The Saccharine Disease, Keats Publishing Inc., New Canaan, 1975.
[29] Schweizerische Vereinigung für Ernährung, Postfach, CH-3000 Bern.
[30] Nutrition Applied Personally, International College of Applied Nutrition, La Habra Calif. 90631, 1975, S. 17.
[31] *Bicknell, F., Prescott, F.:* The Vitamins in Medicine, s. [24], S. 628.
[32] Nutrition Reviews, Vol. 13, No. 2, Februar 1955, S. 33.
[33] *Cureton, T. K.:* The Physiological Effects of Wheat Germ Oil on Humans in Exercise, Charles C. Thomas Publishers, Springfield, Ill., 1972.
[34] *Painter, N. S.* et al.: British Medical Journal, 15. April 1972, S. 137–141.
[35] *Kirwan, W. O.* et al.: British Medical Journal, 26. Oktober 1974, S. 187–189.
[36] Nutrition Reviews, Nov. 1956, Vol. 14, No. 11, S. 321 ff.
[37] Family Practice News, 15. Oktober 1974.

[38] *Persson, I.* et al.: Journal of the American Geriatrics Society, Vol. 24, No. 7, S. 334.
[39] *Mohler, H.:* Sinn und Unsinn unserer Ernährung, Sauerländer Verlag, Frankfurt/ Main, 1972, S. 123.
[40] *Sacks, F. M.* et al.: American Journal of Epidemiology, Vol. 100, No. 5 (1974), S. 390–398.
[41] *Burkitt, D. P.* et al.: JAMA, Vol. 229, No. 8, 1974 und Lancet, 30.12.1972, p. 1408.
[42] *Jackson, R. G.:* Nie mehr krank sein, Albert Müller Verlag, Rüschlikon Zürich, 1968.
[43] *Bässler, K.-H., Fekl, W.,* und *Lang, K.:* Grundbegriffe der Ernährungslehre, Springer Verlag, Berlin, 1975, S. 163.
[44] *Moore-Lappé, F.:* Diet for a Small Planet, Ballantine Books, New York, 1975.
[45] *Mackarness, R.:* Not All in the Mind, Pan Books Ltd., London, 1978.
[46] *Jackson, R. G.:* Nie mehr krank sein, Albert Müller Verlag, Rüschlikon – Zürich, 1968.
[47] *Williams, R.:* Nutrition in a Nutshell, Dolphin Books, New York, 1962, S. 59.
[48] *Williams, R.:* Nutrition in a Nutshell, s. [47], S. 59.
[49] *Kasper, H.* et al.: American Journal of Clinical Nutrition, 26.2.73.
[50] *Linkswiler, H. M.* et al.: Transactions of the New York Academy of Science, April 1974.
[51] *Page, M., Pacetti, B.:* J. of Applied Nutrition, Vol. 26, No. 1 + 2, 1974, S. 14.
[52] Kongreßbericht in: Medical Tribune, No. 23, 7. Jahrgang (7. Juni 1974) (dt. Ausgabe).
[53] Working Group in: Maternal Nutrition in the Course of Pregnancy, National Academy of Sciences, Washington D.C., 1970, S. 176.
[54] Bericht in: Medical Tribune, 13. Febr. 1974 (dt. Ausgabe).
[55] Leserzuschrift in: New England Journal of Medicine, 4. Juli 1974, Vol. 291, No. 1, S. 53.
Vgl. auch: Prevention Magazine, Febr. 1976, S. 76/77, Rodale Press, Emmaus, PA 18049.
[56] siehe: Corriere della Sera, 5. Okt. 1980, S. 19 (Aumentano ad Augusta i bambini nati deformi).
[57] *Tönz, O.:* Die Ernährungssituation des Säuglings in der Schweiz, in: Zur Ernährungssituation der schweizerischen Bevölkerung, Verlag Huber, Bern, 1975, S. 115.
[58] *Bärlocher, H., Berger, H.:* Ann. Paed. 199, 289, 1962.
Hüter, K. A.: Stillprobleme aus der Sicht des Geburtshelfers, in: Prophylaxe und Therapie perinataler Fruchtschäden, G. Thieme Verlag, Stuttgart, 1967.
[59] *Davis, A.:* Let's Have Healthy Children, G. Allen and Unwin, London, 1968, S. 21 ff.
[60] *Atkinson, R. L.* et al.: Journal of Dairy Science 40, 1947, 1114–1132.
[61] siehe [59], S. 114/115 und S. 164.
[62] Leserzuschrift in: Lancet, 25. Okt. 1975, S. 817–818.
[63] *Lindner, R. M., Seliger, R. V.:* Handbook of Correctional Psychology, Philosophical Library, New York, 1947.
[64] *Cheraskin, E., Ringdorf jr., W. M.:* Psychodietetic Foods as the Key to Emotional Health, Stein and Day Publishers, New York, 1974.
[65] *Hippchen, F. L.:* Offender Rehabilitation, Fall 1976, S. 115–123.
[66] *Hippchen, F. L.* ed.: The Ecologic Biochemical Approaches to the Treamtent of

Delinquents and Criminals. Van Nostrand Reinhold Comapny, New York 1978.
[67] *Schauss, A. G.:* Orthomolecular Treatment of Criminal Offenders, 1978, Orthomolecular Medical Society, 2340, Parker Street, Berkeley, Cal. 94704.
[68] *Schauss, A. G.:* Diet, Crime and Delinquency, 1981, Parker House, Berkeley, Calif. 94704.
[69] *Pfeiffer, C. C.:* Mental and Elemental Nutrients, Keats Publishing Inc., New Canaan, Conn., 1975, S. 125.
[70] *Frank, O.* et al.: Abstract in: American Journal of Clinical Nutrition, April 1977.
[71] Tages-Anzeiger, Zürich, 1. 10. 1974, „Nährhefe enthielt Salmonellen".
[72] *Reed, G., Peppler, H.:* Yeast Technology, The AVI Publishing Company Inc., Westport, Conn., 1973.
[73] *Pfeiffer, C. C.:* Mental and Elemental Nutrients, s. [69], S. 291.
[74] *Blankenhorn, M. A., Spies, T.:* Transactions of the Association of American Physicians 50, S. 164 ff., 1935.
[75] *Snyderman, S. E.* et al.: Journal of Nutrition 42, 1950, S. 31–44.
[76] *De Witt Stetten jr.:* The Bulletin of the New York Academy of Medicine 28, 664, 1952.
[77] *Thannhauser, S. J.* et al.: Journal of Biological Chemistry 129, 717, 1939.
[78] *Labecki, T. D.:* American Journal of Clinical Nutrition, Vol. 6, No. 3, S. 325–331.
Saba, P. et al.: Current Therapeutic Research, Vol. 24, No. 3, August 1978.
Tompkins, R. K., Parkin, L. G.: The American Journal of Surgery, Vol. 140, Sept. 1980, S. 360 ff.
[79] *Montes, F.* in: Skin and Allergy News, Sept. 1973, S. 25.
[80] *Rechcigl, M. jr.* et al.: Journal of Nutrition 76, 1962, S. 435.
[81] *Roels, A., Mack, J. P.:* Journal of Agricultural Food Chemistry, Vol. 20, No. 6, 1972 sowie: Trop. Geogr. Med. 16, 271, 1964.
[82] *Moore, Th.:* Biochemical Journal 31, 155, 1937.
Jacobs, A. L. et al.: The Journal of Clinical Nutrition, Vol. 2, No. 3, May–June 1954, S. 155.
[83] *Davis, A.:* Let's Have Healthy Children, s. [59], S. 23.
[84] *Kugler, H.:* Seven Keys to a Longer Life, Stein and Gay, New York, 1978, S. 161.
[85] *Vedder, E. B., Rosenberg, Ch.:* Journal of Nutrition 16, 57, 1938.
[86] *Hillman, R. V.:* The American Journal of Clinical Nutrition, Vol. 4, No. 6 (1956), S. 607.
[87] *Picknell, F., Prescott, F.:* The Vitamins in Medicine, s. [24], S. 442.
[88] *Moon, J.:* Pathological Calcification, George Oshawa Macrobiotic Foundation, 1544 Oak Street, Oroville, California 95965, 1977.
[88 a] Clinical Science, 1972, 42: 515–522.
[89] *Tsoukas, C. D.* et al.: Science, vol. 224, 27 Oct. 1983.
[90] *Korsan-Bengtsen, K.* et al.: Thrombosis et Diathesis Hämorrhagica 31, 1974, S. 505 ff.
Lake, A. M. et al.: Journal of Pediatrics 90, 1977, S. 722–725.
[91] *Spirt, J. J.* et al.: Zeitschrift der Ges. Inn. Med. 17, 1962, S. 431–436.
Livingstone, P. D., Jones, C.: Lancet, 20. Sept. 1958, S. 602–604.
Haeger, K.: American Journal of Clinical Nutrition 27, 1974, S. 1179–1181.
Williams, H. T. G. et al.: Surgery 132, No. 4, April 1971.
[92] *Nitowsky, H. M.* et al.: Vitamins and Hormones 20, 1962, S. 559–571.
[93] *Beckmann, R., von Osten, V.* et al.: Dtsch. med. Wschr. 91, 1966, S. 108–116.
Vester, J. W., Williams, L. R.: Clinical Research 11, 1963, S. 180

[93 a] *Steinberg, Ch.:* American Medical Association Archives of Surgery. No. 63 (1951) pp. 824–833.

[94] *Walther, M.:* Ars Medici Nr. 7, 1980, S. 324/25.

[95] *McLaren, H. C.:* British Medical Journal, 17. Dez. 1949, S. 1378–1383.

[96] *Ayres, S. jr., Mihan, R.:* Southern Medical Journal, Vol. 67, 1974, No. 1, S. 1308–1312.
Leserzuschrift in: The Medical Journal of Australia, 11. 6. 1977, S. 904.

[97] *Shute, E. V.:* The Journal of Applied Nutrition, Vol. 25, No. 1 and 2, Winter 1973, S. 39.

[98] *Hove, E. L.:* Arch. Biochem. 17, 467, 1948.

[99] *Shute, W. E.:* The Summary 5, 2, 1953, Shute Foundation, London, Canada.
Allardyce, J. et al.: American Journal Physiology 164, 48, 1951.

[100] *Davis, A.:* Let's Have Healthy Children, Allen and Unwin, London, 1968, S. 34.

[101] *Picknell, F.:* The Vitamins in Medicine, Lee Foundation, Milwaukee, Visc., 1953.

[102] *Picknell, F., Prescott, F.:* The Vitamins in Medicine, s. [24], S. 103.

[103] *Picknell, F., Prescott, F.:* The Vitamins in Medicine, s. [24], S. 193.

[104] *Krebs, E. T.* et al.: Intern. Record of Medicine 164, 18–23, 1951.

[105] *Culbert, M. L.:* Vitamin B_{17}, Arlington House Publishers, New Rochelle, N. Y., 1974.

[106] *Davis, A.:* Let's Eat Right to Keep Fit, G. Allen and Unwin, London, 1971, S. 109/110.

[107] *Williams, R. D.* et al.: Archives of Internal Medicine, Vol. 69, No. 5, May 1942.

[108] *Picknell, F., Prescott, F.:* The Vitamins in Medicine, s. [24], S. 193/199.
Vorhaus, M. G. et al.: JAMA, 16. Nov. 1935, S. 1580–83.

[109] *Pfeiffer, C. C.:* Mental and Elemental Nutrients, s. [69].

[110] *Pfeiffer, C. C.:* Mental and Elemental Nutrients, s. [69], S. 177–179.

[111] *Ralli, E. P.:* Nutrition Symposium Series 5, 78, 1952.

[112] *Bean, W. B., Hodges, R. E.:* Proc. Soc. Exp. Biol. Med. 86, 693, 1954.

[113] *Williams, R. J.:* A Physician's Handbook of Nutritional Science, Charles C. Thomas, Springfield, 1975, S. 100.

[114] siehe [113], S. 55.

[115] *Ellis, J.:* Vitamin B_6, The Doctor's Report, Harper & Row, Publ. 1973, S. 92/93.

[116] *Ellis, J.:* Vitamin B_6, The Doctor's Report, s. [115], S. 39 ff.

[117] *Pfeiffer, C. C.:* Mental and Elemental Nutrients, s. [69], S. 430.

[118] *Pfeiffer, C. C., Aston, B.:* Social Rehabilitation of the Schizophrenic by Specific Nutrients, The Brain Bio Center, Princeton, N. J., 1980.

[119] *Pfeiffer, C. C.:* Mental and Elemental Nutrients, s. [69], S. 151.

[120] *Pfeiffer, C. C.:* Mental and Elemental Nutrients, s. [69], S. 481.

[121] *Krehl, W. A.:* American Journal of Clinical Nutrition, Vol. 11, July 1962, S. 77–80.

[122] *Wertalik, L. F.* et al.: Journal of American Medical Association, Vol. 221, No. 12, S. 1371–1374 (18. Sept. 1972).

[123] *Williams, R. J.:* Biochemical Individuality, University of Texas Press, Austin, 1975, S. 155.
Pfeiffer, C. C.: Mental and Elemental Nutrients, s. [69], S. 165.

[124] *Davis, A.:* Let's Eat Right to Keep Fit, s. [2], S. 78.

[125] *Pfeiffer, C. C., Aston, B.:* Social Rehabilitation of the Schizophrenic by Specific Nutrients, s. [118].

[126] *Bicknell, F., Prescott, F.:* The Vitamins in Medicine, s. [24], S. 333.

[127] *Goodhart, R. S., Shils, M. E.:* Modern Nutrition in Health and Disease, Lea and Febiger, Philadelphia, 1973, S. 201.
[128] *Goodhart, R. S., Shils, M. E.:* Modern Nutrition in Health and Disease, s. [127], S. 201.
[129] *Bicknell, F., Prescott, F.:* The Vitamins in Medicine, s. [24], S. 126.
[130] *Pfeiffer, C. C.:* Mental and Elemental Nutrients, s. [69], S. 182.
[131] *Bicknell, F., Prescott, F.:* The Vitamins in Medicine, s. [24], S. 129.
[132] *Pfeiffer, C. C.:* Mental and Elemental Nutrients, s. [69], S. 125/136.
[133] Bericht in: European Spectroscopy News, 35 – 3 (1981), S. 103–104.
[134] *Bicknell, F., Prescott, F.:* The Vitamins in Medicine, s. [24], S. 132/133.
[135] *Nishizawa, Y.* et al.: Journal of Vitaminology 3, 106, 1957.
[136] *Pfeiffer, C. C.:* Mental and Elemental Nutrients, s. [69], S. 187–189.
[137] *Bicknell, F., Prescott, F.:* The Vitamins in Medicine, s. [24], S. 135–142.
[138] *Davis, A.:* Let's Have Healthy Children, s. [59], S. 23.
[139] *Bicknell, F., Prescott, F.:* The Vitamins in Medicine, s. [24], S. 137.
[140] *Stone, I.:* The Healing Factor, Vitamin C Against Disease, Grosset and Dunlap, New York 1972.
[140 a] The Journal of Northwest Academy of Preventive Medicine, Vol. 1, No. 1, 1977.
[140 b] *Passmore, R.:* Nutrition Today, March/April, 1977, S. 11.
[140 c] Zweiter Schweizerischer Ernährungsbericht, Verlag Hans Huber, Bern, 1984.
[140 d] *Passmore, R.:* Nutrition Today, March/April, 1977, S. 27.
Schwartz, P. L.: Journal of the American Dietetic Association, Vol. 56, June 1970, S. 497–503.
Taylor, T. V. et al.: The Lancet, 7. Sept. 1974, S. 544–546.
[141] *Kligler, I. J.* et al.: J. Path. Bact. 46, 619, 1938, S. 619–629.
[142] *Klenner, F.:* Journal of Applied Nutrition, Vol. 23, Winter 1971.
[142 a] *Klenner, F.:* Southern Medicine & Surgery, February 1948, Charlotte, N. C.
[142 b] *Pauling, L.:* Executive Health, Vol. XIX, No. 4, January 1983.
[143] *Cathcart, R. F.:* Medical Hypotheses 7: 1359–1376, 1981.
[143 a] Privatbrief 4.7.84 von *Robert F. Cathcart:* Vitamin C in the Treatment of Acquired Immune Deficiency Syndrome (AIDS).
[144] *Cameron, E., Pauling, L.:* Proc. National Academy of Sciences USA, Vol. 73, No. 10 (Oktober 1976), S. 3685–3689.
[145] *Cameron, E.:* Hyaluronidase and Cancer, Pergamon Press, New York, 1966.
Cameron, E., Pauling, L.: Cancer and Vitamin C, The Linus Pauling Institute of Science and Medicine, Menlow Park, CA, 1979, S. 90–92.
[146] *Davis, A.:* Let's get well, G. Allen & Unwin Ltd., London, 1974, S. 147.
[147] *Spittle, C. R.:* Lancet 1: 199–201, 1973.
[147 a] *Ochsner, A.:* Exectuive Health, Vol. XIV, No. 7, April, 1978.
[148] *Brown, E. A., Ruskin, S. L.:* Annals of Allergy, January/February 1949, S. 65–70.
[148 a] *Greenwood, J.:* Executive Health, Vol. X, No. 12.
[148 b] *Pfeiffer, C. C.:* Mental and Elemental Nutrients, s. [69], S. 125.
[148 c] *Vauthey, M.:* Praxis 40, 1951, 284–286.
Cameron, E., Pauling, L.: Cancer and Vitamin C, s. [145], S. 185.
Beyer, K.-H.: Journal of Pharmacol. Exp. Therapy, 71, 394, 1941.
[149] *Pauling, L.:* The Institute of Science and Medicine: Newsletter, Vol. 1, No. 11, Spring 1981.
Takenouchi, K. et al.: Journal of Vitaminology, 12, 1966, S. 49–58 und S. 307–312.

[149 a] *Newmark, H. L.* et al.: The American Journal of Clinical Nutrition 29, June 1976, pp. 645–649 und *Marcus, M.* (Zuschrift) ebenda: 34, August 1981, pp. 1622–24.
[150] *Kurtz, Th. W., Morris, R. C.:* Science, Vol. 222, 9. Dec. 1983, pp. 1139–1140.
[150 a] *Szent-Gyorgyi, A.:* Executive Health, XIV, No. 8, März 1978.
[151] *Linkswiler, H. M.* et al.: Transactions of the New York Academy of Sciences Series II, Vol. 36 (1974), S. 333–340.
[152] *Yacowitz, H.* et al.: Transactions of the New York Academy of Sciences, Vol. 33, 1971.
Pfeiffer, C. C.: Zinc and Other Micro-Nutrients, Keats Publishing Inc., New Canaan, Conn., 1978, S. 90/91.
[153] *Burnett, C. H.:* New England Journal of Medicine 240, 787, 1949.
Scholz, D. A.: Arch. Int. Med. 95, 460, 1955.
Kessler, E.: Ann. Int. Med. 42, 324, 1955.
[154] *Carr, C. W.:* Proc. Soc. Exp. Biol. Med. 89, 546, 1955.
[155] Executive Health, Vol. XIV, Nr. 2, November 1977, Pickfair Building, Rancho, Santa Fe, CA 92067.
[156] *Seelig, M. S.:* American Journal of Clinical Nutrition, Vol. 14, July 1964, S. 342–390.
[157] *Back, E. H.* et al.: Archives of Disease in Childhoond 37, 1962, S. 106–109.
[158] *Maynard, L. A.* et al.: Journal of Nutrition 64, 85, 1958.
McIntyre, I. et al.: Biochem. Journal 70, 456, 1958.
[159] *Roos, A.:* Kulturzerfall und Zahnverderbnis, H. Huber Verlag, Bern, 1962.
[160] *Exner, F. B., Waldbott, G. L.:* The American Fluoridation Experiment, The Devin-Adair Company, New York, 1961.
Sutton, Ph. R. N.: Fluoridation, Errors and Ommissions in Experimental Trials, Melbourne University Press, 1960.
Waldbott, E. L.: Fluoridation the great Dilemma, Coronado Press Inc., Lawrence, Kansas, 1978.
[161] *Pfeiffer, C. C.:* Zinc and Other Micro-Nutrients, s. [152], S. 6/7.
[162] Executive Health, Vol. XV, No. 3, Dezember 1978, s. [155].
Pfeiffer, C. C.: Zinc and Other Micro-Nutrients, s. [152], S. 11–22.
[163] *Pfeiffer, C. C.:* Mental and Elemental Nutrients, s. [69], S. 337 u. 339.
[164] *Flynn, A.* et al.: The Lancet, 14th April 1973, S. 789–791.
Henkin, R. I.: The New England Journal of Medicine, 26. Sept. 1974, S. 675/76:
Floersheim, G. L., Boesch, J. H.: Schweiz. Med. Wschr. 110, 998–1006, 1980.
[165] *Czerwinski, A. W.:* Clinical Pharmacology and Therapeutics, April 1974.
[166] *Pfeiffer, C. C.:* Zinc and Other Micro-Nutrients, s. [152], S. 60–62.
[167] *Davis, A:* Let's Have Healthy Children, s. [59], S. 22/23.
[168] *Josephs, H. W.* in: Spurenelemente, Ciba-Revue, 1973.
[169] *Pfeiffer, C. C.:* Mental and Elemental Nutrients, s. [69], S. 249.
[170] *Pfeiffer, C. C.:* Mental and Elemental Nutrients, s. [69], S. 337.
[171] *Pfeiffer, C. C.:* Zinc and Other Micro-Nutrients, s. [152], S. 66.
[172] *Pfeiffer, C. C.:* Zinc and Other Micro-Nutrients, s. [152], S. 66/67.
[173] *Pfeiffer, C. C.:* Zinc and Other Micro-Nutrients, s. [152], S. 69–71.
[174] The Journal of National Chiropractic Association, Dez. 1954.
[175] *Pfeiffer, C. C.:* Zinc and Other Micro-Nutrients, s. [152], S. 71/72.
[176] *Pfeiffer, C. C.:* Zinc and Other Micro-Nutrients, s. [152], S. 72.
[176 a] *Pfeiffer, C. C.:* Zinc and Other Micro-Nutrients, s. [152], S. 117–121.
[176 b] *Abumrad, N. N.:* American J. Clin. Nutr. 34, November 1981, pp. 2551–2559.
[177] *Schroeder, H. A.:* The Trace Elements in Man, s. [27], S. 78/81.

[178] *Pfeiffer, C. C.:* Zinc and Other Micro-Nutrients, s. [152], S. 126–130.
[179] *Schroeder, H. A.:* The Trace Elements in Man, s. [27], S. 64.
[180] *Schroeder, H. A.:* The Trace Elements in Man, s. [27], S. 52.
[181] *Pfeiffer, C. C.:* Zinc and Other Micro-Nutrients, s. [152], S. 75/76.
[182] *Pfeiffer, C. C.:* Zinc and Other Nicro-Nutrients, s. [152], S. 78/79.
[183] *Pfeiffer, C. C.:* Mental and Elemental Nutrients, s. [69], S. 266.
[184] *Pfeiffer, C. C.:* Mental and Elemental Nutrients, s. [69], S. 266/267.
[185] National Enquirer, April 4, 1978: „Simple Addition to Diet . . ."
Schrauzer, G. N. and *White, D. A.:* Bioinorganic Chemistry 8, 1978, S. 303–318.
Shamberger, R. J.: Biological Trace Element Research 2, 1980, S. 81–87.
[186] *Josephs, H. W.* in: Spurenelemente, Ciba-Revue, 1973.
[187] *Pfeiffer, C. C.:* Zinc and Other Micro-Nutrients, s. [152], S. 197.
[188] *Pfeiffer, C. C.:* Zinc and Other Micro-Nutrients, s. [152], S. 198.
[189] *Pfeiffer, C. C.:* Zinc and Other Micro-Nutrients, s. [152], S. 200–203.
[190] *Pfeiffer, C. C.:* Mental and Elemental Nutrients, s. [69], S. 328.
[191] *Pfeiffer, C. C.:* Zinc and Other Micro-Nutrients, s. [152], S. 114/115.
[192] Executive Health, Vol. XVI, No. 12, Sept. 1980, s. [155].
[193] *Vergroesen, A. J.:* Nutrition Reviews, Vol. 35, No. 1, January 1977.
Vergroesen, A. J. et al.: Prog. Fd. Nutr. Sci., Vol. 4, No. 5, 1980, pp. 13–25.
[194] *Willis, A. L.:* Nutrition Reviews, Vol. 39, No. 8, August 1981.
Galli, C. et al.: Prog. Fd. Nutr. Sci, Vol. 4, No. 5, 1980, pp. 1–7.
[195] *Horrobin, D. F.:* Medical Hypotheses 6, 1980, 785–800 und 929–942.
Vaddadi, K. S.: Prostaglandins and Medicine, 2, 1979, 77–80.
Rao, R. H. et al.: Clin and Experim. Hypertension, 3 (1), 1981, 27–38.
Lovell, C. R. et al.: The Lancet, January 31, 1981, 278, Vol. 1.
Abdulla, Y. H. et *Hamadah, K.:* Brit. J. Psychiat. 127 (1975), 591–595.
Horrobin, D. F. et *Manku, M. S.:* Brit. Med. J., 7 June 1980, 1363–66.
Rotrosen, J. et al.: Life Sciences, Vol. 26, pp. 1867–1876, 1980.
[196] *Rice, R. D.:* Separatum der Marfleet Refining Company Ltd., Marfleet, Hull (England).
Dyerberg, J.: Lancet, 2, 1979, 433–435.
Budowski, P.: Isr. J. Med. Sci. 17, 1981, 223–231.
Bang, H. O. et al.: The Lancet, June 5, 1971, pp. 1143–1146.
Siess, W. et al.: The Lancet, March 1, 1980, pp. 441–444.
[197] *Sanders, T. A. B.:* Lancet, May 31, 1980, 1189, Vol. 1.
Sanders, T. A. B. et al.: Clin. Science 61, 1981, 317–324.
Dyerberg, J.: Lancet 1, 1978, 117.
Culp, B. R. et al.: Prostaglandins 20, 1980, 1021–1031.
Thorngren, M. et *Gustafson, A.:* The Lancet, November 28, 1981, pp. 1190–1193.
[198] *Hoffer, A.:* Journal of Orthomolecular Psychiatry, Vol. 9, No. 1, 1980, pp. 2–5.
[199] *Griffith, R. S.* et al.: Dermatologica, No. 156, 1978, pp. 257–267.
Kagan, C.: Lancet, January 26, 1974, p. 137.
[200] Doctors Data, P. O. Box 111, 30 W, 101 Roosevelt Rd, West Chicago.
[201] *Labecki, T. D.:* Am. J. Clin. Nutr. 6, 1958, p. 325.
[202] *Williamson, M. B.* et al.: J. Biol. Chem. 212, 1955, p. 705.
[203] *Kotake, Y.:* J. of Vitaminol 1, 1955, p. 73.
[204] *Pfeiffer, C. C.:* Spezifische Nährstoffe bei der Rehabilitation von Schizophrenen. Princeton Brain Bio Center, Skillman, N. J.
[205] *Heller, B.* et al.: Drug Research, Vol. 26, No. 4, 1976, p. 577.
[206] *Beckmann, H.* u. *Ludolph, E.:* Drug Research, Vol. 28, No. 8, 1978, p. 1283.

[207] *Seltzer, S.* et al.: Pain, 11 (1981), pp. 141–148 und Pain, 13 (1982), pp. 385–393.
[208] *Schneider-Helmert, D.:* Schweiz. Ärztezeitung Bd. 61, 1980, Heft 42 und: viele andere Referenzen (Angaben auf Wunsch vom Autor).
[209] *van Hiele, L. J.:* Neuropsychobiology 6: 230–240, 1980 und: viele andere Referenzen (Angaben auf Wunsch vom Autor).
[210] Prevention Magazine, No. 10 (1983), p. 112, Rodale Press Inc., Emmaus, PA.
[211] *Riederer, P.* et al.: Nutr. Metabol., 24: 209–217 (1980).
[212] *Pfeiffer, C. C.:* Zinc and other micronutrients, s. [152] S. 9
[213] *Schachter, A.* et al.: The Journal of Urology, Vol. 110, Sept. 1973, p. 311–313.
[214] *Y. S. Cho-Chung* et al.: Science, Vol. 214, Oct. 1981, pp. 77–79.
[215] *Gelenberg, A. J.* et al.: Am. J. Psychiatry, 137:5, May 1980, p. 622–623.
[216] *Wurtman, R. J.:* The Lancet, May 21, 1983, p. 1145–1147.
[217] *Jensen, L. S.* u. *Maurice, D. V.:* J. Nutr., 109: 91–97, 1979.
[218] *D'Oelsnitz, M.* et al.: Gaz. Méd. de France Vol. 72, 10. Sep. 1965, pp. 2892–2895.
[219] *Mitchell, M. E.:* The Am. J. Clin. Nutr., 31, February 1978, pp. 293–306.
Bach, A. C.: Zeitschr. Ernährungswissenschaft, 21 (1982), S. 257–265.
Opie, L. H.: American Heart Journal, March 1979, Vol. 97, No. 3, pp. 375–388.
[220] *Pola, P.* et al.: Current Therapeutic Research, Vol. 27, No. 2, Feb. 1980, pp. 208–216.
Maebashi, M. et al.: The Lancet, October 1978, pp. 805–807.
Thomsen, J. H. et al.: The Am. J. of Cardiology, Vol. 43, February 1979, pp. 300–306.

Wegen Adreßauskünften wenden Sie sich bitte an die Antistress AG, CH-8640 Rapperswil, Tel. 055/27 39 44,

wegen fachlicher Fragen an den Autor dieses Buches:

Dr. L. Burgerstein
CH-8640 Rapperswil
Fluhstrasse 28
Tel. 055/27 14 17

III. Die orthomolekulare Therapie (einige Beispiele)

Es ist in vielen Dingen eine schlimme Sache um die Gewohnheit.
Sie macht, daß man Unrecht für Recht und Irrtum für Wahrheit hält.
G. C. Lichtenberg (Aphorismen)

1. Herzkrankheiten

Die „Edinburgh-Stockholm-Studie" von 1974 zeigte, daß in Edinburgh Koronarerkrankungen bei Männern in den 40er Jahren 3mal häufiger vorkamen als in Stockholm, obwohl der Blutcholesterinspiegel bei beiden Gruppen gleich hoch war [1]. Was immer auch der Grund dieser Differenz sein mag, sicher ist, daß nicht das Cholesterin an den 3mal häufigeren Kornoarerkankungen Schuld trägt. Erkenntnisse in dieser Richtung gehen bis 1951 zurück. 1976 wurden in der „Honolulu-Studie" gleiche Beobachtungen veröffentlicht [2]. Diese Untersuchungen wurden aber mißachtet, weil sie nicht die populäre Theorie unterstützten, daß ein hoher Cholesterinspiegel Risikofaktor für Koronarerkrankungen ist. Vor mehr als 20 Jahren wurde eine Arbeit veröffentlicht, aus der hervorgeht, daß der Körper auch bei hoher nahrungsbedingter Cholesterinbelastung nicht mehr als im Durchschnitt 2,9 g Cholesterin pro Tag aufnimmt; diese Menge liegt in der Größenordnung der von der Leber täglich synthetisierten Cholesterinmenge [2 a].

Verschiedenste Berichte über Versuche mit Infarktpatienten, die zum Vergleich verschiedene Diäten erhielten (Normaldiät, fettarme Diät, Spezialdiäten mit Maisöl, Sojaöl oder Margarine, fleischarme Diät), kommen zu dem gleichen Ergebnis, daß eine Verringerung des Blutcholesterinspiegels durch entsprechende fettarme Diät erreichbar ist, daß sich aber in der Anzahl der Herzattacken und Herztodesfälle keine Unterschiede ergeben [3]. Nach allen diesen Berichten ist anzunehmen, daß ein Butter- und Eierverbot für Herzkranke diesen mehr schadet als nützt, da Butter und Eier zu den besten Nahrungsmitteln überhaupt gehören.

E. P. Bendit berichtete 1970 über einen Versuch mit Hühnern, der sehr aufschlußreich ist [3]. Hühner entwickeln spontan Arteriosklerose, auch wenn sie ausschließlich Mais oder Maisöl erhalten. Die Annahme, wonach alle Zellen der Arterienwand Cholesterin aus dem Blut aufnehmen und eine Cholesterinschicht bilden, ist unrichtig. Die Cholesterinbildung an den Arterienwänden geschieht ungleichmäßig. Zellen, die Cholesterin einlagern, unterscheiden sich von den unmittelbar daneben liegenden normalen Zellen: Sie vermehren sich rascher und enthalten nicht wie normale Zellen Protein, sondern vor allem Fett, und zwar aus unsaturierten Nahrungsfetten stammendes – mit denen man eigentlich glaubte, der Arteriosklerose vorbeugen zu können. 1976 brachte *Bendit* weitere Beweise dafür, daß sich die normale Zelle der Arterienwand von der Zelle der atherosklerotischen Plaque (fleckenförmige Cholesterineinlagerung) chemisch unterscheidet, und weiter daß jedes Plaque von einer einzigen Zelle stammt. *R. H. Heptinstall*, der als einer der besten Experten auf dem Gebiet der Arteriosklerose anerkannt ist, bezeichnete diese Entdeckung als eine der signifikantesten Beobachtungen der letzten 20 Jahre. Gleichlautende Kommentare folgten auch von anderen führenden Autoritäten in der Arterioskleroseforschung, so zum Beispiel von *E. B. Smith*.

Einige Autoren fanden Hinweise dafür, daß es sich bei der Arteriosklerose um eine Prostacyclin-Mangelerkrankung handelt [4]. Diese Prostacycline brauchen essentielle Fettsäuren zu ihrer Bildung. Diese Hinweise werden untermauert durch die Befunde von *M. F. Oliver*, der bemerkte, daß schottische Bauern, die besonders häufig an Herzinfarkt erkranken, einen Mangel an essentiellen Fettsäuren aufweisen.

Es war schon lange bekannt, daß schädigende Faktoren Zellen so verändern können, daß sich diese in anormaler Weise vermehren. Als schädigende Faktoren sind allgemein anerkannt: physikalische Einwirkungen (wie zum Beispiel starke Strahlung), chemische Gifte, Virusinfektionen. Zu den Giften, die Zellen schädigen, dürfte auch Kohlenmonoxyd zählen, das im Zigarettenrauch und in den Autoabgasen vorkommt, ebenso Cadmium, das vor allem im Weißmehl enthalten ist [5]. Eine weitere Giftgruppe, welche die Zellen der Arterienwand verändern dürfte, sind die Gifte, die bei Cholesterinoxidation entstehen. In der Fabrikation von Trockeneigelb oder Vollmilchpulver entstehen oxydierte Formen von Cholesterin, welche im Tierexperiment atherosklerotische Veränderungen hervorrufen [3].

„Was geschieht mit dem Cholesterin in den Körperzellen?“ Darüber berichtete *D. Watson* im Jahre 1976 [6]. Jede Zelle enthält Cholesterin. Wenn ihr von außen Cholesterin zugeliefert wird, so erzeugt sie nur wenig Cholesterin selbst. Wird keines oder zu wenig geliefert, so produziert die Zelle große Mengen selbst. Das zeigt, wie zwecklos es ist, den Cholesterinspiegel in den Zellen durch Vermeidung von Nahrung, die Cholesterin enthält, senken zu wollen. *Watson* unterstrich, daß Cholesterin in oxidierter Form in einem kleinen Prozentsatz im Blut vorhanden ist. Es entsteht normalerweise als Teil der Art, wie der Körper von außen zugeführtes Cholesterin handhabt. Wenn dieses aus der Nahrung entfernt wird, so wird der Körper dahin tendieren, etwas oxidiertes Cholesterin selbst herzustellen. Oxidiertes Cholesterin schädigt den normalen Zellstoffwechsel der Zellen in der Arterienwand. Diese Zellen werden durch Cholesterinmangel stimuliert, sich zu vermehren, d. h. atherosklerotische Plaques zu bilden.

Plaques bilden sich unregelmäßig, aber an bestimmten Orten, so an Krümmungen und Gabelungen von Blutgefäßen [7]. Sie entwickeln sich an Orten, wo die Zellen der Arterienwand speziellem Druckwechsel ausgesetzt sind. Es ist bekannt, daß hoher Blutdruck ein potenter Faktor ist, die Zellen der Arterienwand dahingehend zu ändern, daß sie durch Vermehrung Atherosklerose erzeugen.

Im Blut befinden sich neben Cholesterin auch Neutralfette, vorwiegend tierischen Ursprungs, die Triglyceride, und zwar in Form von sogenannten Chylomikronen, welche aus Darmlymphe stammen. Sie geben dem Blutserum ein milchiges Aussehen. Die Neutralfette in den Chylomikronen stammen von längerkettigen Fettsäuren in der Nahrung; kurzkettige Fettsäuren gelangen ohne den Umweg über die Lymphe direkt mit dem Darmblut in die Leber. Vom vollständigen Ausschluß der animalischen Fette aus der Ernährung wird aber abgeraten, denn sie sind wichtig, um den Gallenfluß zu fördern. Bei übermäßig hohem Gehalt an Neutralfett im Blut steigt die Gefahr von Koronarthrombose. Es wurde festgestellt, daß die Todesraten hoch sind, wenn die Nahrung viel Neutralfette enthält.

Wenn man Lezithin mit der Nahrung zu sich nimmt, verschwindet die milchige Trübung des Blutserums, die durch die Neutralfette hervorgerufen wird. Lezithin ist somit ein wertvoller Nährstoff, der das Blutfett aufzulösen vermag [8]. Lezithin wird auch im Körper gebildet; fehlt aber zum Beispiel Linolsäure (eine hochungesättigte Fettsäure), so kann kein Lezithin synthetisiert werden; ebenso ist Protein zur Lezithinbildung nötig, denn ohne die Aminosäure Methionin kann kein Cholin (eine Vorstufe von Lezithin) gebaut werden. Für Personen, die an schwerem Proteinmangel leiden, besteht auch aus diesem Grunde die Gefahr von Herzattacken. In Versuchen mit Patienten nach einem Herzanfall hat sich auch gezeigt, daß die Thrombosegefahr verringert wird, wenn sie reine Linolensäure (eine ungesättigte Fettsäure) erhalten [9].

J. Yudkin hat nach 15jähriger Forschungsarbeit 2 Berichte herausgegeben [10]. In diesen wird nachgewiesen, daß nicht so sehr das animalische Fett, sondern der steigende Zuckerkonsum am Ansteigen der

Herzkrankheiten schuld ist. Schädlich ist nicht nur der weiße Zucker, sondern auch der braune, ebenso der Fruchtzucker, also auch der übermäßige Genuß süßer Früchte. Die sofortige Umwandlung von Zucker aus der Nahrung in Neutralfett, sofern er nicht für Energiegewinnung umgehend verbraucht wird, wurde schon früher von anderer Seite bestätigt. Diese Neutralfette werden in der Leber zusammen mit fettähnlichen Stoffen, wie Cholesterin und Phospholipiden, transportfähig gemacht und gelangen dann ins Blut. Der Cholesterinanteil dieser Partikel wird später in Zellen von Arterienwänden abgelagert und kann dann dort zur Grundlage von atherosklerotischen Plaques werden.

Wie schon erwähnt, bildet zu hoher Blutdruck eine Gefahr für das Herz, deshalb soll er kontrolliert werden. Das einmalige Messen beim Arzt liefert oftmals keine zuverlässigen Angaben, zum Beispiel wenn der Patient erregt ist, was oft vorkommt. Blutdruckmessungen sind nur maßgebend, wenn sie in einem Normalzustand vorgenommen werden. Ärzte verlangen oft, daß die Patienten vor dem Messen ruhen, aber es gelingt selten, daß man sich beim Arzt in einen Ruhezustand zwingen kann.

In Europa galt früher die Faustregel: Lebensalter plus 100 gleich oberer Blutdruckwert. Neuere Untersuchungen haben ergeben: Der Blutdruck muß nicht automatisch mit dem Alter steigen, und hohe Blutdruckwerte im Alter können nicht unbedingt als normal gelten. Die WHO*) definiert deshalb einen zu hohen Blutdruck als dann vorliegend, wenn diastolische („untere") Blutdruckwerte über 95 mm Hg und systolische („obere") über 140–160 mm Hg vorliegen. Hierbei kann der systolische Blutdruck altersabhängig zwischen 140 und 160 mm Hg schwanken, während die obere Normgrenze für den diastolischen Blutdruck altersunabhängig bei 95 mm Hg liegt.

Es hat sich gezeigt, daß in vielen Fällen der Blutdruck durch das „Autogene Training" (nach Prof. *Schultz*) gesenkt werden kann. Es handelt sich dabei um eine Selbstentspannungs- und -beeinflussungsmethode, die man in einem Kurs erlernen sollte, was heute vielerorts möglich ist.

In den USA wurden folgende Richtlinien aufgestellt: Ein unterer Blutdruckwert von 90–105 verlangt keine medikamentösen Maßnah-

*) World Health Organization (Weltgesundheitsorganisation)

men, aber der Patient soll nicht rauchen, weniger Salz konsumieren und übermäßigen Streß vermeiden; Werte von 105–140 erfordern ärztliche Behandlung; Werte über 140 bedingen Einlieferung des Patienten in das Krankenhaus. Es ist noch nicht sicher entschieden, ob der untere oder der obere Blutdruckwert als Kriterium für eventuelle Herzkrankheiten wichtiger ist, obwohl allgemein, wie auch in den genannten amerikanischen Richtlinien, der untere Wert mehr beachtet wird.

Oftmals kann der Blutdruck normalisiert werden, wenn sich die betroffene Person gesund ernährt und sich gesund verhält, also nicht raucht, nicht viel Alkohol trinkt, viel Bewegung in frischer Luft ausführt. Es hat sich auch gezeigt, daß mit Yogaübungen allmählich der Blutdruck gesenkt werden kann. Sie müssen aber unter kundiger Leitung ausgeführt werden [11]. *B. Kiveloff* berichtet, daß Blutdrucksenkung mit isometrischen Übungen erreicht wurde [12]. Ebenso hat sich Glutamylcholin bewährt [13]. Es vermag oft, den Blutdruck zu senken. Auch die Aminosäure Taurin hat blutdrucksenkende Wirkung.

Dem Normalgewicht kommt eine große Bedeutung bei zu hohem Blutdruck zu. Nach epidemiologischen Untersuchungen haben etwa 70% aller stark Übergewichtigen einen zu hohen Blutdruck. Ganz besonders wichtig ist der Zusammenhang von hohem Blutdruck und dem Verbrauch an Kochsalz [14]. Warum eine hohe Kochsalz(Natrium)-Zufuhr die Entstehung einer Hypertonie begünstigt, ist noch weitgehend unbekannt. Vermutlich spielt die Niere dabei eine große Rolle. Auch gibt es Hinweise darauf, daß das Natrium-Kalium-Verhältnis in der Nahrung dabei von Bedeutung ist. Ein zum Natrium vergleichsweise hoher Kaliumkonsum schwächt die blutdruckerhöhende Wirkung von Natrium ab.

Die meisten Naturvölker haben eine sehr niedrige tägliche Kochsalzzufuhr, die selten 5 g/Tag überschreitet. Bei den Bevölkerungsgruppen, denen Kochsalz unbegrenzt zur Verfügung steht, liegt die mittlere Zufuhr zwischen 10 und 30 g. Der Natriumbedarf des Erwachsenen ist jedoch mit 2–3 g/Tag gedeckt. Das macht man sich bei Reis-Früchte-Diät nach *Kempner* zunutze. Diese Diät ist natriumarm und kaliumreich und zeigt einen deutlichen blutdrucksenkenden Effekt [14 a].

Vitamin C ist ein Nährstoff, der bei Herzkrankheiten in Megadosen mit Erfolg eingesetzt wird. Vitamin-C-Mangel kann zu Verletzungen der Arterienwand führen und somit Plaquebildung verursachen [15]. Ebenso führt Vitamin-C-Mangel und auch Mangel an Rutin (Bioflavonoide, s. S. 126) zum Bruch von Kapillargefäßen; wo Kapillargefäße geschädigt sind, bilden sich leicht Blutgerinnsel [16]. Bei starker emotioneller Erregung oder extremer körperlicher Anspannung (Streß) kann es innerhalb von Minuten zur Erhöhung des Blutfettspiegels mit Gerinnselgefahr kommen. Wenn die Antistreßvitamine, Vitamin C und Pantothensäure, in genügender Menge im Körper vorhanden sind, ist die Gefahr wesentlich verringert. Vitamin C wird als Schutzvitamin gegen Herzinfarkt gewertet [17]. Es wurde gefunden, daß der Blutfettspiegel bei hohem Vitamin-C-Gehalt 2- bis 3mal kleiner ist als bei niedrigem Vitamin-C-Spiegel [18]. Die Leukozyten (weiße Blutkörperchen) sind mit Vitamin C beladen; an ihrem Vitamin-C-Gehalt kann der Gesamtkörpergehalt an Vitamin C gemessen werden. Es wurde festgestellt, daß der Vitamin-C-Gehalt von Herzpatienten 6–12 Stunden nach Herzattacken stark sinkt, um dann erst nach Wochen wieder den normalen Stand zu erreichen [19]. Eine Untersuchung an Herztoten zeigte, daß der Vitamin-C-Gehalt im verletzten Herz 25% höher war als in den nicht verletzten Herzteilen. Vitamin C strömt zum verletzten Herzmuskelteil zwecks Gewebeaufbau, denn es fördert die Proteinsynthese. Es ist eine natürliche Vorsichtsmaßnahme, bei Herzkranken laufend große Dosen von Vitamin C zu geben. Im grundlegenden Werk von *I. Stone,* „The Healing Factor, Vitamin C against Disease" [20], finden sich sehr interessante, detaillierte Angaben über die Wichtigkeit von Vitamin C für das Herz und das Gefäß-System.

Über Vitamin E ist viel geschrieben worden, und wie ich gesehen habe, auch viel gegen Vitamin E. Die positiven Resultate wurden in den USA hauptsächlich mit dem natürlichen, rechtsdrehenden d-alpha-Tocopherol erzielt. Die Pharmaindustrie fabriziert synthetisches Vitamin E. Vitamin E reduziert den Bedarf an Sauerstoff in den Geweben und ist deshalb für alle Herzkranken wichtig. Es stärkt auch die Zellwände und erschwert dadurch die Brüchigkeit der Gefäße und somit die Gerinnselbildung, die Ursache von Herzinfarkten [21]. Es wird berichtet, daß die Tendenz zu Gerinnselbildung durch Vitamin E normalisiert wird [22, 23]. Freiwillige erhielten Megadosen (1200–2300 I. E.) Vitamin E, und es wurde dabei gefunden, daß das Zusammenkleben der Blutzellen bei Steigerung der Dosen verringert wurde; auch bei größeren Dosen traten keine Blutungen auf [23]. Vitamin E ist den üblichen, nicht orthomolekularen Antikoagulantien überlegen, weil es dabei nicht zu Blutungen kommt und weil es nicht toxisch ist.

Bei koronaren Arterienerkrankungen werden 800–1600 I. E. Vitamin E empfohlen. Bei chronischer rheumatischer Herzkrankheit und bei hohem Blutdruck wird mit Dosen von 90 I. E. begonnen und meistens nicht höher als 150 I. E. gegangen [24].

Vegetabilische Öle erhöhen stark den Bedarf an Vitamin E, da Vitamin E als Oxidationsschutzmittel der ungesättigten Fettsäuren beansprucht wird. Dem muß Rechnung getragen werden, wenn Herzkranken vegetabilische Öle für die Küche empfohlen werden. Vitamin E verträgt sich nicht mit Chlor, also auch nicht mit chloriertem Wasser. Vielerorts ist heute das Trinkwasser aus dem Wasserhahn chloriert. Bei gleichzeitiger Einnahme von Vitamin E mit chloriertem Trinkwasser muß das Wasser zuerst abgekocht werden. Ein Antagonismus kann aber auch durch ein Zeitintervall von 12 Stunden zwischen Einnahme von Vitamin E und Trinkwasser ausgeschaltet werden [25]. Organisches Eisen ist ein Antagonist von Vitamin E. Wenn beide Nährstoffe genommen werden müssen, dann empfehle ich, Vitamin E am Morgen und das Eisen am Abend zu nehmen.

Auch die B-Vitamine, ebenso wie alle essentiellen Nährstoffe, sind wichtig für die Vermeidung und Behandlung von Herzkrankheiten. *J. Ellis* hat Herzinfarktpatienten mit Vitamin B_6 und Kalium behandelt und nimmt an, dadurch viele Todesfälle verhindert zu haben: die Elektrokardiogramme waren besser, wenn mit Kalium gleichzeitig Vitmain B_6 gegeben wurde. Er führt die Verbesserung der Herzfunktion auf eine bessere elektrische Überleitbarkeit des durch einen Infarkt geschädigten Herzens zurück [26]. *E. Cheraskin* hat nachgewiesen, daß zwischen vermehrtem Genuß von Kohlenhydraten, insbesondere Zucker, und Vitamin B_1-Mangel einerseits und beginnenden Schwierigkeiten mit dem Herz andererseits ein Zusammenhang besteht; es scheinen nicht so sehr die Kalorien als solche, sondern der Zucker den Vitamin-B_1-Mangel und somit die Herzschwierigkeiten hervorzurufen [27]. Vitamin B_6 wird, wie die meisten Vitamine des B-Komplexes, gebraucht, um Koenzyme zu bilden, die den Stoffwechsel von Zucker und Fett ermöglichen. Für die Vermeidung von Herzkrankheiten und deren Heilung ist also der gesamte Vitamin-B-Komplex wichtig, auch die Vitaminvorstufe des Lezithins, das Cholin [28].

Es ist oftmals festgestellt worden, daß Herzkrankheiten, auch plötzlicher Herztod, in Gegenden mit weichem Wasser häufiger sind als in Gegenden mit hartem Wasser [29]. Die Herzmuskeln von Menschen in

Hartwasserregionen, wo die Raten von Herztoten geringer sind, haben einen höheren Magnesiumgehalt als diejenigen in Weichwasserregionen [30]. Es wurde weiter auch festgestellt, daß an Herzattacken gestorbene Personen 22% weniger Magnesium im Herzmuskel hatten als vergleichsweise Unfalltote [31]. Die relativ niedrige Magnesiumkonzentration im Herzmuskel von Personen in Weichwasserregionen tangiert die Aktivität der Herzenzyme, welche durch Magnesium aktiviert werden [32]. Es wurde festgestellt, daß Magnesiummangel neuromuskuläre Irritabilität erzeugt, also auch Störungen im Herzrhythmus, die oft Ursache von Herzattacken und Herztod sind, verursachen kann [31]. Magnesium ist auch noch aus einem anderen Grund unerläßlich: Lezithin, das für die Auflösung von Blutfett und somit für die Verhinderung von Blutgerinnseln so wichtig ist, kann nur synthetisiert werden unter Anwesenheit von Vitamin B_6, und die von Vitamin B_6 abhängigen Enzyme werden nur aktiviert, wenn Magnesium vorhanden ist. Magnesium-Mangel führt zu atherosklerotischen Veränderungen der Gefäße und zu Blutgerinnseln [33]. Magnesium senkt den Blutdruck, es macht die Arterien elastischer, und das Herz kann zudem mehr Blut pumpen [34]. Von dramatischen Erfolgen bei Koronarerkrankungen mit Injektionen von Magnesiumsulfat berichtet *B. Malkiel-Schapiro.* In schwersten Fällen wurden alle 7 Tage Injektionen gegeben, in leichteren Fällen genügte eine einmalige Injektion [35].

Neben Magnesium sind auch Kalzium und Vitamin D (wenn von Vitamin D die Rede ist, wird immer Vitamin D 3 gemeint) von großer Wichtigkeit für das Herz [36]. Vitamin D hat zwei Funktionen: Kalziumresorption aus dem Darm und Kalziumdeponierung in den Knochen. Im Bedarfsfall wird Kalzium aus den Knochen für lebenswichtige Organe, wie zum Beispiel für das Herz, mobilisiert. Genügende Kalziumzufuhr, also auch für das Herz, ist enorm wichtig. Manches plötzliche, unerwartete Herzversagen bei einem sonst „kerngesunden" Menschen kann Vitamin-D-Mangel als Ursache gehabt haben. Die oft gehörte Theorie, erwachsene Menschen bräuchten kein Vitamin D oder, es werde ja von der Sonne in der Haut gebildet, gilt nur für die, welche viel unbekleidet an der Sonne sind. Für alle die, welche wenig an der Sonne sind, empfehle ich zur Sicherheit täglich eine Kapsel Lebertran, enthaltend 4000 I. E. Vitamin A und 400 I. E. Vitamin D_3, denn in der Nahrung ist nur verschwindend wenig Vitamin D_3 enthalten. *W. Nayler,* der gefunden hat, daß Kalzium für den Herzschlag unerläßlich ist, hat den Vorgang im Herzmuskel wie folgt beschrieben: „Bei jedem Schlag ist ein elektrochemischer Prozeß in jeder Zelle des Herzens im Gange, und dazu ist Kalzium nötig.“ [37] Kalzium kräftigt den Herzschlag, und Magnesium ist wichtig, um dem Herz die rhythmischen Bewegungen zu ermöglichen.

Es ist erwiesen, daß im Alter die Resorptionsfähigkeit aus dem Darm abnimmt. Daher soll die Einnahme von Kalzium und Magnesium im Alter zunehmen. Nicht nur beim Herzkranken, sondern auch beim Gesunden, damit er nicht herzkrank wird.

Sicherlich ist aber besonders wichtig, daß Kalzium wie Magnesium im Körper im richtigen Verhältnis und in optimalen Mengen vorkommen. Manchmal müssen nämlich vom Arzt sogenannte Kalziumantagonisten eingesetzt werden, die die Herz- und Körperblutgefäße entkrampfen und so eine leichtere Herzarbeit gestatten, was bei Angina pectoris wichtig ist [38].

Vermutlich spielt auch Silizium bei hartem Wasser eine Rolle [39]. Silizium wurde auch in den Pflanzenfasern gefunden, und es wurde festgestellt, daß bei den Menschen mit faserreicher Ernährung das Risiko für Herzkrankheiten geringer ist als bei Menschen mit einer Ernährung, die wenig Fasern enthält [40].

Die Wichtigkeit von Kalium ist allgemein bekannt und die Kaliumkontrolle eine Selbstverständlichkeit. Kalium ist für die Zellen lebenswichtig. Ein Zuviel wird ausgeschieden; dies im Gegensatz zu Natrium, welches ein Bestandteil des Kochsalzes ist. Es ist gut, für kaliumreiche Nahrung zu sorgen. Kalium ist reichlich vorhanden in Fleisch, in Früchten, in grünem Blattgemüse, Datteln, Nüssen und Samen. Kaliumverluste treten ein durch Kälte und durch Schwitzen (Sauna), bei Durchfall und bei manchen harntreibenden Behandlungen (Diuretika).

Bei koronarer Herzkrankheit wird auch Chondroitinsulfat A, eine im Bindegewebe und Skelett vorkommende Substanz, empfohlen. Wahrscheinlich wirkt diese Verbindung durch Verhinderung der Atherosklerose [41].

Fest steht, daß jede Störung der Nährstoffbilanz (neben anderen Gründen) Herzkrankheiten auslöst. Somit ist beste Ernährung Voraussetzung für Vorbeugung und Heilung von Herzkrankheiten. Es gilt auch hier, wie bei allen Zivilisationskrankheiten, für die täglichen Mahlzeiten die „Ratschläge für die Küche“ (im Anhang) zu beachten. Die Nahrung soll faserreich sein, allein schon wegen der Verdauung, die beim Herzkranken in bester Ordnung sein muß. Es werden 25–50 g Kleie pro Tag empfohlen. Knoblauch ist seit langem als Vorbeugungsmittel gegen Atherosklerose bekannt und ist nun auch wissenschaftlich als Vorbeugungs- und Heilmittel bestätigt worden [42]. Wer den Geschmack nicht verträgt, kann Knoblauchextrakt in Kapsel- oder Tablettenform nehmen. Im übrigen gibt *M. Mességue,* der weltbekannte Heilpflanzensachkundige, eine Knoblauchzubereitung an, bei der kein unangenehmer Geruch auftritt: der Knoblauch wird fein gehackt, mit fein geschnittener Petersilie vermischt und in einem Glas mit einer kleinen Menge Speiseöl zugedeckt. Die Mischung läßt man am besten über Nacht stehen und kann sie am darauffolgenden Tag als Brotaufstrich essen, der hervorragend schmeckt.

K. A. Oster glaubt, daß homogenisierte Milch für Herzkranke schädlich ist. Durch den Homogenisierungsprozeß werden die Fettkügelchen in so kleine Partikel zerbrochen, daß sie in größerer Menge direkt in den Blutstrom gelangen und damit den Blutfettgehalt gefährlich erhöhen. Diese Theorie ist nicht unbestritten. Lezithin und Hefe sollen täglich genommen werden [43, 44]. Für Herzkranke werden 2 Eßlöffel empfohlen. Im „Pep-up" ist ein Eßlöffel enthalten (s. S. 346). Das „totale Fasten", sogenanntes Heilfasten (auch Heilfastenkuren), ist Herzkranken nur unter Aufsicht eines Arztes zu empfehlen. Die Kur hat nur einen Wert, wenn nach dem Heilfasten die Ernährungsgewohnheiten entsprechend geändert werden.

Die Blutfetteilchen lassen sich in mehrere Gruppen einteilen; so die sogenannten LDL (low density) Lipoproteine, die VLDL (very low density) Lipoproteine und die HDL (high density) Lipoproteine. Die VLDL und die HDL werden beide in der Leber gebildet, die LDL sind der sogenannte Cholesterinanteil im Blutfett.

Man hat in den letzten Jahren festgestellt, daß die HDL-Proteine Cholesterin aus der Arterienwand zu mobilisieren vermögen und der Leber zum physiologischen Abbau zuführen. Ein hoher HDL-Blutfettanteil wird deshalb auch als Schutzfaktor des Zirkulationssystems bezeichnet. Hohe HDL-Spiegel verringern das Risiko von Koronarerkrankungen. Vitamin C soll den HDL-Spiegel erhöhen [45] bzw. die Plaques an den Wänden verringern [46]. Norwegische Wissenschaftler fanden, daß die für Herzkranke so günstige Körperbewegung ebenfalls den HDL-Spiegel erhöht [47]. *R. K. Thompkins* und Kollegen fanden, daß Lezithin den LDL-Spiegel (Cholesterin) senkt [48], und dies wurde auch durch einen Versuch in Italien [49] bestätigt.

Referenzliste Herzkrankheiten

[1] *Oliver, M. F.* et al.: European Journal of Clinical Investigations, 5 : 507, 1975.
[2] *Rhoads, G. G.* et al.: A New England Journal of Medicine, 294 : 293, 1976.
[2 a] *Karvinen, E.* et al.: Journal of Applied Physiology, Vol. 11, Sept. 1957, S. 143.
[3] *Altschule, M. D.:* Executive Health, Vol. XII, No. 11, Aug. 1976. Pickfair Building, Rancho, Santa Fe, CA 92067.
[4] Münchner Medizinische Wochenschrift 122 (1980), Nr. 3, S. 73.
[5] Executive Health, Vol. XI, No. 7, s. [3].
[6] siehe [3].
[7] *Altschule, M. D.:* Executive Health, Vol. X, No. 9. Pickfair Building, Rancho, Santa Fe, CA 92067.
[8] *Labecki, T. D.:* Am. J. Clin. Nut. 6, 325, 1958.
Pottenger, F. M., Krohn, B.: Am. J. Dig. Dis. IV, 107, 1952.
[9] *Owren, P. A.* et al.: Lancet 2, 975, 1964.
[10] *Yudkin, J.:* Sweet and Dangerous, Peter Wyden Inc., New York, 1972.
Yudkin, J., Edelmann, J., Hough, L.: Daniel Davey & Co., Inc., Hartford, Conn., 1971.
[11] *Patel, C. H.:* Lancet, Nov. 10, 1973, S. 1053 ff.
[12] Family Practice News, Feb. 1, 1977, S. 38.
[13] *Nishizawa, Y., Bamba, S.:* Journal of Vitaminology 3, 1957, 106.
[14] *Kasper, H.:* Zeitschrift Allgemeine Medizin, 56, 1980, S. 449–451.
[14 a] *Kempner, W. N.:* Carolina Med. J., 5, 1944, S. 125.
[15] *Pauling, L.:* Executive Health, Vol. XIV, No. 4, January 1978.
[16] *Gale, E. T., Thewlis, M. W.:* Geriatrics 8, 80, 1953.
Willis, G. C., Fishman, S.: Canadian Med. Assn. J. 72, 500, 1955.
[17] *Taylor, G.:* Lancet, January 31, 1976, S. 247.
[18] *Cerna, O., Ginter, E.:* Lancet, May 13, 1978, S. 1055 f.
[19] *Hume, R.* et al.: British Heart Journal, 1972, 34, 238–242.
[20] *Stone, I.:* The Healing Factor, Vitamin C against Disease, Grosset & Dunlap. New York 1972, Kap. 16.
[21] *Zierler, K. L.* et al.: Am. J. Physiol. 153, 127, 1948.
Ames, S. R. et al.: Inter. Rev. Vit. Res. 22, 401, 1951.
Suffel, P.:Canad. Medical Association Journal, May 1, Vol. 74, 1956.
[22] *Lake, A. M.* et al.: The Journal of Pediatrics, May 1977, S. 722.
[23] *Steiner, M., Anastasi, J.:* The Journal of Clin. Invest., March 1976, Vol. 57, S. 732–737.
[24] *Shute, W.:* Vitamin E for Ailing and Healthy Hearts, Pyramid Press, 1969.
[25] *Clark, L.:* The Handbook of Natural Remedies, The Devin Adair Company, Old Greenwich, Conn. 1976.
[26] *Ellis, J.:* The Doctor's Report, Harper & Row, 1973, S. 159.
[27] *Cheraskin, E.,* et al.: The International Journal for Vitamin Research, 37, No. 4, 1967, S. 447.
[28] *Passwater, R. A.:* Supernutrition, The Dial Press, New York, 1975, S. 105.
[29] *Crawford, M. D.* et al.: Journal of Chronic Diseases, Vol. 30, 1977, S. 69.

[30] *Anderson, T. W.* et al.: Canadian Medical Association Journal, Aug. 9, 1975, S. 199.
[31] Medical Tribune, Aug. 4, 1976, S. 6 (engl. Ausgabe).
[32] *Chipperfield, B.* et al.: Lancet, Jan. 17, 1976, S. 121/122.
[33] *Seelig, M. S., Heggtreit, H. A.:* American Journal of Clinical Nutrition, January 1974.
[34] *Mroczek, W. J.* et al.: Angiology, Oct. 1977, S. 720–724.
[35] *Malkiel-Shapiro, B.* et al.: Medical Proceedings, 1. Sept. 1956, S. 455.
[36] The Encyclopedia of Commons Diseases, by Staff of Prevention Magazine, Rodale Press Inc., Emmaus, PA, 1976, S. 864 ff., 869 ff.
[37] *Nayler, W. G.:* American Heart Journal, March 1967, S. 379–394.
[38] *Kaufmann, B.*:Selecta 50, 10. Dez. 1979, S. 4612.
[39] *Schwarz, K., Punsar, S.* et al.: Lancet, March 5, 1977, S. 538–539.
[40] *Morris, J. N.* et al.: British Medical Journal, Nov. 19, 1977, S. 1307–1314.
Trowell, H.: American Journal of Clin. Nutr., Vol. 25, Sept. 1972, S. 926–932.
[41] *Morrison, L. M., Enrick, N. L.:* Angiology, May 1973, S. 269.
[42] *Jain, R. C.* et al.: Lancet, Dec. 29, 1973, S. 1491.
[43] *Robbins, E. A.:* Journal of Food Science, May/June 1977, Vol. 42, No. 3, S. 694 ff.
[44] *Simons, L. A.:* Australien and New Zealand Journal of Medicine, June 1977.
[45] *Bates, C. J.* et al.: Lancet, September 17, 1977, S. 211.
[46] *Finamore, F. J.:* Internat. J. for Vitamin and Nutrition Research, 47, 1977, S. 62 ff.
[47] *Enger, S. C.* et al.: Scand. J. clin. Lab. Invest. 37, 1977, S. 251.
[48] *Tompkins, R. K.* et al.: Clinical Research 21, 1973, S. 276.
[49] *Saba, P.* et al.: Current Therapeutic Research, Vol. 24, No. 3, August 1978, S. 299 ff.

2. Diabetes

Nach den Erkenntnissen von *T. L. Cleave* [1] führt reichliches Essen von konzentrierter, raffinierter Nahrung (Weißmehl, Zucker usw.) zu einer unnatürlichen Beanspruchung des Pankreas, wenngleich es 20 Jahre dauern kann, bis diese Überbeanspruchung in Diabetes endet. Der häufige Altersdiabetes ist eine Ernährungskrankheit, bei der hereditäre Komponenten mitspielen.

Insulin, gewonnen von Rinder- oder Schweine-Pankreas, unterscheidet sich nur wenig in seiner molekularen Struktur vom menschlichen Insulin. Es hat die gleiche physiologische Aktivität. Die Behandlung des Diabetes mit Insulin ist also orthomolekulare Therapie.

Es hat sich gezeigt, daß Diabetiker an Vitamin-A-Mangel leiden, und es wurde schon bei Gaben von 16 000 I. E. eine Besserung erzielt [2]. Diese Wirkung scheint auf der Reduktion von Blutfett und Cholesterin durch Vitamin A zu beruhen.

Die B-Vitamine, am besten als ganzer Vitamin-B-Komplex gegeben, sind für Diabetiker sehr wichtig. Vitamin B_1 ist unerläßlich, um die Diabetes-Neuropathie zu verhüten [3]. Vitamin B_6 scheint eine besondere Rolle zu spielen. Tierversuche haben gezeigt, daß bei Vitamin-B_6-Mangel die Aminosäure Tryptophan vermehrt in Xanthurensäure umgewandelt wird. Bei Gabe von Tryptophan scheiden Diabetiker mehr Xanthurensäure im Urin aus als Nichtdiabetiker [4]. Tryptophan erhöht die Glukosetoleranz [5], und Vitamin B_6 vermag die Störung im Tryptophan-Stoffwechsel wieder zu normalisieren [6]. *J. M. Ellis* empfiehlt für Diabetiker eine Tagesdosis von 50 mg Vitamin B_6 [7]. In vergleichenden Untersuchungen zwischen diabetischen und gesunden Kindern wurde bei den Diabetikern ein häufigerer Vitamin-B_6-Mangel festgestellt [8]. Auch Vitamin B_2 ist für Diabetiker wichtig, weil es den Kohlenhydrat- und Fettstoffwechsel günstig beeinflußt.

B. F. Chow und *H. H. Stone* sprechen von einer dominierenden Rolle des Vitamins B_{12} bei der Verwertung von Kohlenhydraten, die sie in Tierversuchen festgestellt haben [9]; dieses spielt also auch bei der Behandlung von Diabetes eine wichtige Rolle.

In der Diabetes-Literatur wird oft ein weiteres B-Vitamin erwähnt: Inosit. Inosit, das auch in Lezithin vorkommt, wirkt günstig bei Nervenstörungen, wie sie bei Diabetes oft vorkommen. Die B-Komplex-Tabletten können nie Inosit und Cholin in richtiger Relation enthalten. Ihr Synergismus verlangt relativ hohe Mengen. Aus diesem Grund werden die B-Komplex-Tabletten stets zusammen mit Inosit- und Cholintabletten von 500–1000 mg genommen oder auch mit Lezithin, welches große Mengen von Cholin und Inosit enthält.

Ein sehr wichtiges Vitamin für den Diabetiker ist das Vitamin C. *F. Klenner* empfiehlt, daß Diabetikern täglich bis 10 000 mg Vitamin C gegeben werden soll, um subklinischen Skorbut zu vermeiden und auch um eine bessere Verwertung des Insulins zu erreichen. 60 % der Diabetiker wurden mit solchen Dosen und geeigneter Diät unter Kontrolle gebracht, die restlichen 40 % brauchten weniger Insulin [10]. Diabetische Geschwüre und die bei Diabetikern allgemein schlecht heilenden kleineren Wunden können als Zeichen eines subklinischen Skorbuts aufgefaßt werden [11]. Empfehlungen für niedrigere Dosen von Vitamin C für Diabetiker stammen von *Julian M. Whitaker* (Prevention Magazine, July 1982, S. 67).

Er schreibt, obwohl die meisten Diabetiker einen zu niedrigen Vitamin-C-Spiegel haben, sollen exzessive Dosen vermieden werden, weil sie (scheinbar nur bei Diabetikern) sofort in Dehydro-Ascorbinsäure umgesetzt werden, welche Arterien und Nerven schädigen könnte.

Insulinabhängige Diabetiker haben nach Einnahme von Vitamin E den Insulinbedarf um 10 und mehr Einheiten senken können. In der Literatur werden im allgemeinen 300–800 I.E. pro Tag natürliches Vitamin E, d-alpha-Tocopherol, empfohlen [12]. Bei beginnender Vitamin-E-Therapie muß auf möglicherweise auftretende Hypoglykämien bei insulinabhängigen Diabetikern geachtet werden, denn der Minderbedarf an Insulin kann innerhalb von 72 Stunden nach Beginn der Vitamin-E-Kur beginnen [13]. Vitamin E ist von größter Wichtigkeit zur Besserung der Begleiterscheinungen, die mit Diabetes auftreten können, wie Verschlechterung des Sehvermögens und Beingeschwüre [14]. Bei diabetischen Geschwüren wurden außerordentliche Erfolge erzielt, wenn zum Vitamin E täglich zusätzlich ein paar Teelöffel Lezithin gegeben wurden [15].

Für den Diabetiker sind alle Nährstoffe nötig – also auch alle Mineralstoffe. Chrom ist notwendig, damit eine normale Zuckerverwertung im Körper stattfinden kann [16]. Der günstigste Chromlieferant ist angereicherte Primär-Bier-Trockenhefe, deren Einnahme jedem Diabetiker empfohlen werden soll. Hefe sollte jedermann täglich speziell als Vorbeugung gegen Diabetes sowie zur Erhaltung der allgemeinen Gesundheit nehmen. Balancierte Primärhefe bester Qualität ist heute in leicht schluckbaren Tabletten von 1 g erhältlich. Es muß noch erwähnt werden, daß Torulahefe kein Chrom enthält und somit auch keine Wirkung auf die Glukosetoleranz hat [17].

Der Mangan-Gehalt des Blutes von Diabetikern ist nur halb so groß wie der von Gesunden. Mangan-Mangel stört die Pankreas-Sekretion, und kann somit zu Diabetes führen. Weiter wurde gefunden, daß Mangan-Mangel den Glukosemetabolismus beeinträchtigt und die Glukosetoleranz erniedrigt [18].

Diabetikern wird auch empfohlen, täglich Kalium zusätzlich zu nehmen, weil der Bedarf an Kalium bei Diabetikern sehr groß ist [19]. Kaliumreiche Nahrung ist z. B. grünes Gemüse, Früchte und Weizenkeime.

Auch Magnesium ist sehr wichtig für Diabetiker, denn Magnesiummangel ist ein Risikofaktor für diabetische Retinopathie [20].

Jugendliche Diabetiker sind ganz besonders empfindlich für Insulin. Ihr Blutzucker kann rasch von sehr hohen auf sehr tiefe Werte fallen, was die Behandlung erschwert [21]. Diese Erscheinung soll auf einen Mehrbedarf an B-Vitaminen und auch an Lezithin zurückzuführen sein

[15]. Die Überempfindlichkeit für Insulin verschwindet, wenn diese Nährstoffe reichlich gegeben werden, und dies ist möglich, weil sie nicht toxisch sind. Auch bei diesen Diabetikern wird man sich an das Optimum der Dosen herantasten; man wird mit niedrig dosiertem B-Komplex (Vitamin B_1, 5 mg) beginnen, und auf hoch dosierten B-Komplex (Vitamin B_1, 50 mg) steigern.

Der Cholesterinspiegel ist beim Diabetiker gewöhnlich hoch. Durch Lezithin kann er günstig beeinflußt werden. Es können ohne weiteres bis zu 6 Teelöffel Lezithin-Granulat täglich gegeben werden, und man kann damit ausgezeichnete Resultate erwarten. Auf den Fettgehalt von Lezithin braucht man nicht Rücksicht zu nehmen [15].

Grundsätzlich soll die Nahrung des Diabetikers wenig Fett enthalten. Mit einer Diät, die nur aus 20–30 g Fett, 120–150 g Protein und als Rest aus komplexen, also faserreichen Kohlenhydraten bestand, wurden von 80 insulinabhängigen Diabetikern mehr als ⅔ insulinfrei [22]. Joghurt ist sehr empfehlenswert, weil es im Gegensatz zu Milch keinen Milchzucker mehr enthält. Eine ganz wichtige Rolle spielt die Qualität der Kohlenhydrate. Für Diabetiker kommen nur die ballastreichen Nahrungsmittel, wie faserreiche Gemüse (Spinat, Brokkoli, Sellerie, grüne Bohnen, Spargel), in Frage [23]. Es wird auch berichtet, daß mit Rohkost der Insulinbedarf reduziert wurde [24].

In den USA sowie in Indien und Japan wurden verschiedene Versuche mit einer großen Anzahl von Diabetikern durchgeführt, bei denen die Patienten große Mengen faserreicher Kohlenhydrate in der Diät erhielten, soweit jedenfalls, als dies die erlaubte Kalorienzahl zuließ (60–70% Kohlenhydrate). Der Rest der Diät bestand aus Protein und wenig Fett. Die Krankheit besserte sich für fast alle Patienten. Heute wird auch von der amerikanischen Diabetes-Gesellschaft empfohlen, die erwähnten ballastreichen Kohlenhydrate zu nehmen, soweit die absolute Kalorienzahl dies erlaubt. Die in den USA übliche Nahrung besteht im Durchschnitt aus 40% Kohlenhydrate, 40% Fett und 20% Protein.

L. Walb berichtet in seinem Buch „Die Haysche Trenn-Kost“ [25] von Diabetesfällen, die er mit Trenn-Kost heilen konnte.

Es bleibt noch zu erwähnen, daß tägliche Bewegung, am besten Gymnastik, die Glukosetoleranz verbessern kann.

Referenzliste Diabetes

[1] *Cleave, T. L.:* The Saccharine Disease, Keats Publishing Inc., New Canaan, Conn., 1975, S. 84.

[2] *Goodhart, R. S.:* Modern Nutrition in Health and Disease, Lea & Febiger, Philadelphia 1955.
Kimble, S.: Am. J. of the Medical Science, 212, 574, 1946.

[3] *Vorhaus, M. G.* et al.: J. Am. Med. Assn. 105, 1580, 1935.

[4] *Rosen, D. A.* et al.: Proceedings Society for Exp. and Med. 88, 1955, 321.

[5] *Dubuc, D.:* Journal Medical Bordeaux 138, 881, 1961.

[6] *Brow, R. R.* et al.: J. Clinic. Invest. 40, 1961, 617.
Addam, P. W. et al.: Lancet 1973, 897.

[7] *Ellis, J. M.:* Vitamin B_6, The Doctor's Report, Harper & Row, New York 1971.

[8] *Cole, H. S.* et al.: Pediatric Research Journal, No. 4, Vol. 10, April 1976.

[9] *Chow, B. F., Stone, H. H.:* Am. J. Clin. Nutr., Vol. 5, No. 4, 1957, S. 431.

[10] *Klenner, F.:* Journal of Applied Nutrition, Vol. 23, No. 3 + 4, 1971, S. 73.

[11] *Stone, I.:* The Healing Factor, Vitamin C against Disease, Grosset & Dunlap, 1972, S. 179.
Schwartz, P. L.: Ascorbic Acid in Wound Healing, Journal of American Diabetic Association, 56, 1970, 497–501.

[12] *Vogelsang, A.:* Ann. N. Y. Acad. Sci. 52, 406, 1949.
Butturini, U.: Ann. N. Y. Acad. Sci. 52, 397, 1949.

[13] *Shute, E. V.:* Journal of Applied Nutrition, Vol. 25, No. 1 + 2, 1972, S. 39.

[14] *Tolgyes, S., Shute, E.:* Canadian Med. Assn. J., May 1, Vol. 76, 730, 1957.

[15] *Dietrich, H. W.:* South. Med. J., Vol. 43, No. 8, 743, 1950.
Pfeiffer, C. C.: Mental and Elemental Nutrients, Keats Publishing Inc., New Canaan, Conn. 1975, S. 386.

[16] *Doisy, R. J.:* Trace Elements in Human Health and Disease, Academic Press 1976, S. 79.

[17] *Rolls, R.:* British Medical Journal, 2. April 1977, p. 905.

[18] *Pfeiffer, C. C.:* Zinc and Other Micro-Nutrients, Keats Publishing Inc., New Canaan, Conn. 1978, S. 67.

[19] siehe [18], S. 280.

[20] *McNair, P.* et al.: Diabetes, Vol. 27, No. 11, 1978, S. 1075.

[21] *Emerson, K., jr.:* Nut. Rev. 6, No. 9, 257, 1948.

[22] *Singh, J.:* Lancet 1 : 422–425, 1955.

[23] American Journal of Clin. Nutr. 32, Nov. 1979, 2312–2321.

[24] Annals of Internal Medicine, Jan. 1975, S. 61.

[25] *Walb, L.* u. *I.:* Die Haysche Trenn-Kost, 36. Auflage. Karl F. Haug Verlag, Heidelberg 1982.

3. Hypoglykämie

Das Buch „Low Blood Sugar and You“ von *Carlton Fredericks,* Ph. D., und *Hermann Goodman,* M. D. (Grosset & Dunlap Publishers, New York, 1976) behandelt die Hypoglykämie und ihre Heilung. Hypoglykämie bedeutet Verminderung des Blutzuckers. Der zu niedrige Blutzukkerspiegel ergibt sich durch die zum Beispiel durch Zuckergenuß ausgelöste Überaktivität der Pankreasdrüse, die mehr Insulin erzeugt als der Körper braucht und dadurch den Blutzucker zu stark senkt, was wieder die Sucht nach Süßem erhöht. Es ist ein weiteres Buch, das die Heilkraft richtiger Ernährung bestätigt. Es beschreibt die vielfältigen Symptome der Hypoglykämie, die richtige Durchführung des Glukosetoleranztests, der die Richtigkeit der Diagnose bestätigt, und die Heilung durch entsprechende Diät. Hypoglykämie ist „Imitator" von Symptomen vieler Krankheiten, auch von Geisteskrankheiten. Hypoglykämie kann Gefühle der Angst, Schlaflosigkeit, Migräne, Kopfschmerzen, Asthma, Allergien, rheumatoide Arthritis, Neurosen, Epilepsie, Psychosen und noch viele andere Symptome hervorrufen; sie kann Gehirntumor vortäuschen, Jugendverbrechertum auslösen . . . Das Buch ist von Amerikanern geschrieben, basiert auf amerikanischen Verhältnissen, dürfte aber in gewissem Umfang auch für europäische Verhältnisse Geltung haben.

Hypoglykämie wurde bereits 1924 von *Seal Harris* entdeckt, und es wurde darüber ein langer Artikel im „Journal of the American Medical Association" veröffentlicht. Diese Entdeckung wurde von der Ärzteschaft jedoch nicht beachtet und geriet in Vergessenheit.

Wie weittragend die Folgen von falschen Diagnosen sein können, beschreiben die Autoren des erwähnten Buches im Falle des Dr. *St. Gyland,* eines Arztes in Tampa, Florida. Er erkrankte, hatte unbegründete Angstgefühle, Zittern, Schwächeanfälle, Schwindelanfälle, Ohnmachtsanfälle, Herzklopfen, Schwierigkeiten, sich zu konzentrieren. Die Diagnosen der Ärzte lauteten auf: Neurose, Diabetes, zerebrale Arteriosklerose, Gehirntumor. Die Zustände disqualifizierten ihn als Arzt. Unfähig zu arbeiten und immer noch ohne Behandlung, stieß Dr. *Gyland* auf den Artikel von *Seal Harris* aus dem Jahre 1924. Er erkannte sofort, daß er Hypoglykämie hatte; der Glukosetoleranzstest bestätigte es, und bei richtiger Diät schwanden alle Symptome – er war geheilt. *St. Gyland* schrieb einen Brief an das „Journal of the American Medical Association" (Vol. 152. July 18, 1953), in dem er erklärte, daß er von 14 Spezialisten und 3 bekannten Kliniken, darunter die Mayo-Klinik, mit falschen Diagnosen untersucht wurde. Er hat seine schmerzlich erworbenen Erkenntnisse benutzt, um zahlreichen Patienten zu helfen. Er hat mehr als 600 Patienten behandelt und seine Erfahrung in einer Schrift niedergelegt, die er einer amerikanischen medizinischen Vereinigung vorlas, welche der American Medical Association angehörte. Dieser wichtige Bericht wurde aber nur in einer brasilianischen Fachzeitschrift veröffentlicht. Hier die Liste der Symptome, über die sich die Patienten von *St. Gyland* beklagten, die alle Hypoglykämie hatten.

- Nervosität
- Reizbarkeit
- Vergeßlichkeit
- Schwindel
- kalter Schweiß
- Ohnmachtsanfälle
- Erschöpfung
- Bewußtlosigkeit
- ständiges sich Quälen
- unbegründete Angst
- Alpdrücken
- Zwangsvorstellungen, Furcht
- Verwirrtheit
- Mangel an Konzentration
- Seufzen, Gähnen
- verschwommenes Sehen
- Taumeln
- innerliches Zittern
- Gefühllosigkeit (an den Gliedern)
- Mangel an Koordination
- Zittern
- Muskelzuckungen
- Beinkrämpfe
- Muskelschmerzen
- Jucken und Kribbeln auf der Haut
- Neurodermatitis
- Kopfschmerzen
- Herzklopfen, schneller Puls
- Erstickungsanfälle
- Verdauungsstörungen
- mangelnder Sexualtrieb
- Impotenz

- Weinkrämpfe
- Selbstmordgedanken
- Nervenzusammenbrüche
- Depressionen
- Schlaflosigkeit, unfähig, wieder einzuschlafen
- Gehirnkrämpfe
- Allergien
- rheumatoide Arthritis
- Unentschlossenheit
- schlechte Arbeitsleistungen
- Persönlichkeitsveränderungen in Form von ungewohnten moralischen Entgleisungen, Sorglosigkeit in der Kleidung, Tendenz zu Drogenkonsum und zu Alkoholkonsum
- unsoziales, asoziales, antisoziales Benehmen.

Und hier die Diagnosen, welche die Patienten von ihren Ärzten für diese Symptome erhielten, bevor sie zu Dr. *Gyland* kamen:

- leicht nervös
- Neurose
- geistig zurückgeblieben
- Psychoneurose
- zerebrale Arteriosklerose
- Migräne
- Menière (Gehörverlust mit Schwindelanfall, Ohrensausen)
- Neurodermatitis
- Nesselsucht
- paroxysmatische Tachykardie (Anfälle von Herzklopfen)
- chronisches Bronchialasthma
- rheumatoide Arthritis
- Parkinsonismus (senile Lähmungen)
- Alkoholismus
- Hypochondrie
- Wechseljahrbeschwerden
- Diabetes
- Hyperinsulinismus, also Hypoglykämie – die richtige Diagnose, aber falsch behandelt – mit Zuckerstengeln!

Es gibt wohl keine andere Krankheit, die an so vielen Fehldiagnosen „leidet“ wie Hypoglykämie. Aus der Liste ist ersichtlich, daß Patienten mit Hypoglykämie sehr oft in die Hände von Psychiatern kamen.

Harry Salzer war ein Psychiater, der die Erfahrung von Dr. *Gyland* ausnützte und bei vielen als geisteskrank bezeichneten Patienten Hypoglykämie feststellte und mit Diät heilte. Er begann seine Untersuchungen 1953, und 1956 stellte er fest, daß von 216 Patienten mit Geisteskrankheitssymptomen 87 an Hypoglykämie litten. Er kontrollierte dann früher untersuchte Patienten und erklärte, daß er unter ihnen mehr als 100 Fälle von Hypoglykämie fand, darunter auch einen jungen Mann, der als „schizo-affektiv-psychotisch“ bezeichnet und entsprechend lange mit Elektroschock behandelt wurde. Bei richtiger Behandlung war dieser junge Mann nach 6 Monaten vollständig geheilt. *H. Salzer* schreibt: „Es ist beunruhigend zu denken, was passiert wäre, wenn dieser junge Mann – wie so viele andere – in eine Heilanstalt eingeliefert worden wäre, mit der üblichen stärke- und zuckerreichen Kost, wo doch die Heildiät für die Hypoglykämie proteinreich sein muß.“ *H. Salzer* verlangt von jedem Patienten, der zu einer neuropsychiatrischen Untersuchung kommt, einen 6stündigen Glukosetoleranztest, genaue Angaben über seine Ernährung, ob er viel Süßes ißt, viel stärkehaltige Speisen, Kaffee, Alkohol zu sich nimmt, ob er raucht.

Ob Hypoglykämie vorliegt, wird durch einen Glukosetoleranztest festgestellt. Es wird nach 12stündigem Fasten nüchtern der Blutzucker gemessen und dann nach einem „Glukose-Frühstück“ – ohne weitere Nahrungsaufnahme – während 6 Stunden stündlich. Liegt der Blutzukker nach 6 Stunden tiefer als vor dem Frühstück, dann kann angenommen werden, daß Hypoglykämie vorliegt. Es ist wichtig, daß dieser Test auf 6 Stunden ausgedehnt wird, da es schon vorkam, daß nach 3 Stunden der Blutzucker so hoch war, daß man an Diabetes dachte, aber nachher lag er tiefer als bei Beginn des Versuchs. Also lag Hypoglykämie vor. Das zeigt, daß eine Person gleichzeitig Diabetiker sein und Hypoglykämie-Phasen haben kann, was man Dysinsulinismus nennt.

Eine Hypoglykämie kann auch durch die wesentlich einfachere, das heißt den Patienten weniger belastende Bestimmung des Spermins im Blut festgestellt werden. Diese in Amerika bekannte Untersuchung ist neuerdings auch in einem Speziallabor in der Schweiz möglich.

Im Vorwort berichtet *C. Fredericks,* daß in der Durchführung des Glukosetoleranztests Fortschritte erzielt wurden, indem man in der

4. Stunde einige Minuten Streß einschaltet, was den Test aussagereicher macht. Auch wird statt reiner Glukose halb Glukose und halb Fruktose gegeben.

Wieviel Leiden, Zeit, Geld könnten durch Vermeidung einer Fehlbehandlung erspart werden! Dr. *Salzer* gibt eine Aufzählung der Fehldiagnosen, mit denen 200 Patienten zu ihm kamen; so hatten angeblich:

- 38 Patienten psychoneurotische Depressionen
- 33 Patienten depressive Reaktionen
- 6 Patienten paranoide Schizophrenie
- 4 Patienten undifferenzierte Schizophrenie
- 2 Patienten schizo-affektive Psychosen
- 4 Patienten manisch-depressive Zustände
- 2 Patienten postpartum depressive Zustände
- 3 Patienten psychopathische Persönlichkeit
- 3 Patienten mangelhafte Eheverhältnisse
- 9 Patienten chronischen Alkoholismus
- 9 Patienten Migräne, Narkolepsie, posttraumatische Enzephalopathie, Huntington's Chorea, Tortikollis
- 6 Patienten Kopfschmerzen unbekannter Ursache
- 5 Patienten Spannungskopfschmerzen
- 5 Patienten Multiple Sklerose
- 38 Patienten Diagnosen, die das Nervensystem betreffen
- 15 Patienten Herzkrankheiten mit hohem Blutdruck, Neurodermatitis, Hypothyreoidismus.

Einige dieser Diagnosen mögen richtig gewesen sein, aber sie waren nicht Hauptgrund der Beschwerden. Nach Verabreichung einer Hypoglykämie-Diät waren 80 von diesen 200 Patienten vollständig geheilt, 75 wesentlich besser, und von diesen 155 Patienten blieben alle gesund, welche die Diät beibehielten.

Dr. *Salzer* meint, daß fast 40% der in die neuropsychiatrische Praxis kommenden Patienten an funktionellem Hyperinsulinismus leiden. Also werden 4 unter 10 Patienten Psychoanalysen, Psychotherapien, Reflextherapien, Chemotherapien, Tranquilizern, Schocktherapien, ja sogar der Einlieferung in eine Heilanstalt ausgesetzt, wogegen sie nur eine richtige Diät nötig hätten.

Die Autoren *C. Fredericks* und *H. Goodman* meinen, es sollte generell jeder Patient, der im Verdacht einer Neurose oder Psychose steht, einem 6stündigen Glukose-Toleranz-Test unterzogen werden, um eine eventuell lebenslange, teure, nutzlose und nervenzerstörende Fehlbehandlung zu vermeiden. Dabei ist zu bemerken, daß auch echte Neurotiker Hypoglykämie haben können, also eine Komplikation ihres Zustands vorliegt.

Hoffman und *Abramson* führten 2 Versuche durch, um die „eingefleischte Indifferenz“ der Ärzte gegenüber der Rolle der funktionellen Hypoglykämie als Neurosesimulator zu brechen. Beim Versuch erhielten 220 Patienten, welche effektiv Neurotiker waren, aber auch Symptome von Hypoglykämie aufwiesen, die richtige Hypoglykämie-Diät. Die Hypoglykämie wurde geheilt und auch die psychiatrische Behandlung erleichtert. Der 2. Versuch betraf Neurotiker ohne Zeichen von Hypoglykämie. Der 6-Stunden-Glukose-Toleranz-Test zeigte nur milde Hypoglykämie. Die Umstellung auf Hypoglykämie-Diät brachte gleiche Erfolge wie in der 1. Gruppe. Es ist erwiesen, daß schwere Hypoglykämie nur leichte Symptome zeigen kann, und leichte Hypoglykämie schwere Symptome.

Hypoglykämie kann auch auf Medikamente zurückzuführen sein, ebenso auf Vitaminmangel, speziell auf einen Mangel am Vitamin-B-Komplex, was den Kohlenhydratmetabolismus stören kann. Auch emotionelle Störungen können Hypoglykämie hervorrufen. Eine Art dieser emotionellen Hypoglykämie – ihre Charakteristik ist eine „flache Glukosetoleranztestkurve“ – kommt zum Beispiel vor, wenn eine Person zu einer Beschäftigung gezwungen ist, an der sie weder Lust noch Freude hat, zu der sie sich in keiner Weise berufen fühlt, über die sie sich ständig ärgert. Sie führt zu Apathie, zu Widerwillen gegen die Routine des täglichen Lebens, zu einem „Verhungern“ des Gehirns. Beispiele liefern kleine Angestellte, die vorwärtskommen wollen und nicht können, oder aber auch Frauen, in die Monotonie des täglichen Haushalts eingeklemmt. Es kommt zu einem „Ungleichgewicht“ zwischen Pankreasdrüsenfunktion, welche den Blutzucker senkt, und der Nebennierenfunktion, die ihn hebt. Hier können nicht allein Diät und Vitamine helfen, sondern man muß zusätzlich versuchen, die Ursachen mit psychologischer Betreuung zu beheben.

Heufieber, Asthma, Nahrungsmittelallergien, rheumatisches Fieber können Hypoglykämie als Ursache haben, und in diesen Fällen durch Hypoglykämie-Diät geheilt werden. Eine Allergie kann Hypoglykämie verschlimmern, und allergische Reaktionen können nicht nur zu einer Verminderung des Blutzuckers führen, sondern auch, ohne den Blutzucker zu verringern, zu allen Symptomen von niedrigem Blutzuckerspiegel. Es kann aber auch vorkommen, daß Patienten auf die Hypoglykämie-Diät nicht ansprechen und daß ihr Zustand durch eine solche Diät sogar verschlechtert wird, dies zum Beispiel, wenn der Patient gegen eine Nahrung in der Hypoglykämie-Diät allergisch ist.

Hypoglykämie kann auch gewisse Formen von Epilepsie, vor allem der psychomotorischen Epilepsie, als Ursache haben.

Hypoglykämie kann Folge und Ursache von Alkoholismus sein. Es ist zu bedauern, daß das Buch von *R. J. Williams* „Nutrition and Alcoholism“ (University of Oklahoma Press, 1951) in den Bibliotheken verstaubt, statt daß es verbreitet wird. Die Idee, jeden Alkoholiker einem Glukosetoleranztest zu unterwerfen, ist ausgezeichnet. Damit ist für den Fall des hypoglykämischen Alkoholikers auch die richtige Diät gegeben. Es hat sich zum Beispiel gezeigt, daß Alkoholiker, die große Mengen von Fleisch regelmäßig verzehren, arbeitsfähig bleiben können.

Der Mensch kann lange einen hohen Blutzuckerspiegel ertragen, aber nur kurz einen niedrigen ohne schwere Folgen. Während der Diabetiker stets sofort und intensiv behandelt wird, bleibt Hypoglykämie ein Stiefkind der Medizin, obwohl es mindestens 2mal so viele Patienten mit Hypoglykämie gibt wie Diabetiker.

Die Ernährung in den USA mit den großen Mengen von Stärke und Zucker, den zahlreichen Getränken mit Koffein und Zucker, dem Mangel des Vitamin-B-Komplexes in der Nahrung birgt alle Voraussetzungen für Hypoglykämie. Ähnliches gilt auch für Europa.

Die Autoren fassen ihre allgemeinen Ratschläge für gesunde Ernährung wie folgt zusammen:

1. Reduktion der Einnahme von Kohlenhydraten, besonders von Zukker.
2. Kohlenhydrate sollen nur in nicht-prozessierter Form genommen werden, also zum Beispiel kein Weißmehl und keine Weißmehlprodukte.
3. 6 kleine Mahlzeiten statt der üblichen 3 großen Mahlzeiten sind zu empfehlen; das Frühstück soll immer reichlich sein. Essen Sie von den erlaubten Speisen soviel Sie wollen, zu den Mahlzeiten, zwi-

schen den Mahlzeiten. Kontrollieren Sie aber Ihr Gewicht.

4. Jede Mahlzeit soll Protein in Form von Fleisch, Fisch, Geflügel, Käse, Milch und Milchprodukten, Eier enthalten. Wählen Sie mageres Fleisch, Fisch, Geflügel, gedünstet, geröstet. Vermeiden Sie in schwimmendem Fett Gebackenes. Auch das Kochen ist keine günstige Zubereitungsform. Für Gemüse, Früchte, Getränke folgt dann eine genaue Aufzählung der Sorten.
5. Es sollen nicht nur Muskelfleisch, sondern auch Innereien, zum Beispiel Leber, gegessen werden.
6. Alkohol, Kaffee, starker Tee sollen gemieden werden, ebenso Schokolade- und Cola-Getränke, alle Getränke überhaupt, die Zucker enthalten.
7. Es sollen zusätzlich Weizenkeime und Bierhefe, die den Vitamin-B-Komplex enthalten, in der Nahrung sein. Vitamin-B-Komplex kann in Tablettenform genommen werden.

Immer wieder wird die Wichtigkeit von Protein hervorgehoben als „langdauernden Energiespeicher“ und als lebenswichtig für die Struktur und die Funktion der Leber, die das Schlüsselorgan im Stoffwechselgeschehen ist.

C. Fredericks schreibt in einer persönlichen Mitteilung vom Juli 1981, daß die sicherste Diagnose aufgrund des Therapieerfolgs gestellt werden kann: bessert die Diät den Zustand, so war der Patient hypoglykämisch.

Methoden zum Nachweis der nutritiven Hypoglykämie (NH) außer dem Glukosetoleranz-Test

Carl C. Pfeiffer, Ph. D., MD
Princeton Brain Bio Center

C. C. Pfeiffer schreibt in einem Mitteilungsblatt über Hypoglykämie: Der Genuß raffinierter Kohlenhydrate ohne Minerale führt zu Mangan-, Chrom- und Zinkmangel. Metalle wie Kalzium und Magnesium werden dann zur Kompensation mobilisiert. Kalzium- und Magnesiumspiegel im Haar des hypoglykämischen Patienten können anfänglich mäßig hoch sein, doch mit der Erschöpfung der Kalzium- und Magnesiumdepots sehr niedrig werden. Gleichzeitig sind auch Zink-, Mangan- und Chromgehalt des Haares sehr niedrig. Alle fünf Metalle sind am Zuckerstoffwechsel beteiligt. Daraus folgt, daß andere Tests, die auf eine NH hinweisen können, der niedrige Zink- und Manganwert im Serum sind. Wollten wir den exakten Mangel beschreiben, so handelt es sich bei der NH meist um einen schweren Manganmangel. Dieses Mineral nehmen wir mit Gemüsen und tropischen Früchten zu uns (die Engländer beziehen ihr tägliches Mangan aus Teeblättern).

Wir haben am Brain Bio Center den Sperminspiegel im Blut als Indikator der NH untersucht. Im Verlauf von 12 Jahren haben wir beim Vergleich der Sperminwerte (sp) mit den Glukosetoleranztests festgestellt, daß ein niedriger sp-Spiegel stets für die NH spricht. Nachdem wir diese Erkenntnis gewonnen haben, empfehlen wir den kostspieligeren und belastenden Glukosetoleranztest nicht länger. NH-Patienten sollten nicht zu Testzwecken 100 g Glukose erhalten, wenn sich die Diagnose durch eine weniger belastende Methode stellen läßt. Die anderen Tests sind objektiver und leichter zu interpretieren.

Beim NH-Patienten liegt der sp-Spiegel im Blut immer unter 1,00 mcg%. Normal ist ein Wert von um 1,30 bei Frauen und um 1,50 bei Männern. Der erniedrigte Sperminwert ist ein wichtiger Befund und kann zum Nachweis der NH beim Patienten dienen, ohne ihn der Qual eines fünf- bis sechsstündigen Glukosetoleranztests aussetzen zu müssen. Die NH bessert sich nach einer besseren Ernährungsweise, d.h. einer Kost mit viel komplexen Kohlehydraten und den Spurenmetallen Zink, Mangan, Chrom, Magnesium und Selen. Bessert sich der Gesundheitszustand auf diese Weise, normalisiert sich der sp-Spiegel wieder annähernd. Während der qualvolle Glukosetoleranztest chemisch simpel, aber für das Opfer eine Zumutung ist, ist die Bestimmung des sp-Spiegels im Blut chemisch ausgereift und relativ wenig belastend. Er ist bisher bedauerlicherweise nicht automatisiert worden. Bei Automation wird sich der sp-Spiegel für die Diagnose der Hypoglykämie und verschiedener Formen des Gedächtnisverlustes als außerordentlich nützlich erweisen. Leider stellt eine der Komplikationen der unbehandelten NH das frühzeitige Auftreten des Gedächtnisverlustes dar!

Nahrungsmittel für hypoglykämische Patienten

Ernährungsorientierte Ärzte verordnen ihren hypoglykämischen Patienten üblicherweise eine eiweißreiche, kohlehydratarme Kost und häufige Mahlzeiten und Zwischenmahlzeiten. Eine derartige Ernährung enthält häufig große Mengen tierisches Protein, während sie keine kohlenhydrathaltigen Nahrungsmittel wie Vollkorn und Obst vorsieht. Informierte Ärzte stimmen heute darin überein, daß eine an tierischem Protein *arme,* aber an komplexen Kohlenhydraten reiche Kost bei hypoglykämischen Patienten stets bessere Resultate zeitigt. Der Schlüssel dazu ist die Betonung der komplexen Kohlenhydrate – nicht der weiße Zucker, dem so viele Amerikaner verfallen sind, sondern die Art von Kohlenhydraten, die in Gemüsen, Nüssen, Samen, Vollkorn wie Haferflocken und in Kartoffeln vorkommt. Stellen sie den Hauptanteil der Ernährung für Hypoglykämiker dar, tragen diese natürlich vorkommenden Kohlenhydrate zur Regulierung der Blutzuckerspiegel bei und verhindern die raschen Blutzuckerschwankungen, die für die hypoglykämischen Symptome verantwortlich sind. Diese Nahrungsmittel enthalten außerdem die Spurenminerale, die für den Transport und die Nutzung dieser Kohlenhydrate benötigt werden (s. a. Tab. S. 177).

4. Magengeschwüre

Man sagt, daß oft Streß schuld an Magengeschwüren ist. Also wird man versuchen, Streßsituationen zu vermeiden oder mindestens zu mildern. Die Wirkung von Streß ist so stark, daß Magengeschwüre über Nacht entstehen können.

In seinem über 1200 Seiten umfassenden Buch „Stress in Health and Disease“ gibt *H. Selye* sehr interessante Angaben über Streß-„Geschwüre“, auch über eine „Streßphilosophie“, und er meint lakonisch: „Nicht eine Manifestation von Streß ist das, was Sie trifft, es zählt nur die Art und Weise, wie Sie es aufnehmen.“ [1] Und er rät zu einer Lebensphilosophie, welche „reibungsfreie interpersonelle“ Beziehungen erlaubt. Ich kann nur jedem anraten, sich diesen Leitsatz einzuprägen und immer mit sich herumzutragen. Wer täglich an seine Anwendung denkt, kann sich viel Ärger, Zeitverlust, auch finanziellen Schaden ersparen – und dazu Magengeschwüre.

Dem Kapitel „Peptic Ulcers“ folgen dann 28 Seiten voll von Referenzen mit reichlichen Inhaltsangaben.

Erlaubte Nahrungsmittel	Zu vermeidende Nahrungsmittel
Sämtliche Gemüse. Sämtliche Obstsorten; Frischobst und bestimmte Trockenfrüchte sind ausgezeichnet, insbesondere getrocknete Äpfel, Bananen, Birnen, Pfirsiche und Pflaumen eignen sich gut als Zwischenmahlzeiten. Molkereiprodukte und Eier; Milch, Butter und Käse. Ziegenkäse ist gut, vor allem bei Kuhmilchallergie. Nüsse wie Mandeln, Walnüsse, Pekan- und Haselnüsse; Nußbutter. Erdnüsse und Erdnußbutter (ohne Zucker). Samen wie der von Sonnenblumen und Kürbissen eignet sich gut für Zwischenmahlzeiten. Vollkornprodukte: Brot und Spaghetti aus 100% Vollweizen. Brot aus Hafermehl oder Vollkorn (Makkaroni und Spaghetti aus Spinat- oder Artischockenmehl sind ausgezeichnete Nahrungsmittel). Zum Frühstück Müsli aus gemahlenem Weizen und Haferflocken sind gut geeignet. Sojabohnen und Sojabohnen-Produkte. Alle Fleisch- und Geflügelsorten, Fisch und Schellfisch. Fisch und Huhn eignen sich besser als rotes Fleisch. Entkoffeinierter Kaffee, schwacher Tee (am besten Kräutertee) und Eiswasser. Saccharin als Zuckerersatz in begrenzten Mengen. Versuchsweise Honig in kleinen Mengen (etwa 1 Teelöffel pro Tag).	Generell sind reiner Zucker (weiß, braun oder roh) und weißes Mehl und daraus hergestellte Produkte zu vermeiden. Pasteten, Kuchen, Backwaren und Süßigkeiten; Weißbrot, Weizenmehlspaghetti und -makkaroni. Datteln, Feigen und Rosinen enthalten zu viel Zucker und sollten möglichst wenig gegessen werden. Cola und andere alkoholfreie Getränke; künstliche Obstsäfte, vor allem mit Zuckerzusatz. Jede Art von Alkohol. Kaffee und starker Tee. Im Supermarkt verkaufte Müsli mit Zucker, Geschmacksstoffen und künstlichen Bestandteilen.

T. L. Cleave, ein englischer Arzt, schreibt in seinem Buch „The Saccharine Disease“ [2], daß Magengeschwüre durch die prozessierte Ernährung entstehen, welcher essentielle Aminosäuren fehlen. Wenn der Magensaft kein Protein aufbrechen kann, greift er die Auskleidung der Magenwand an. Als Hauptursache der Magengeschwüre bezeichnet er vor allem Weißmehlnahrung oder Nahrung aus andern prozessierten Zerealien und alle Nahrungen, die Zucker enthalten, wie Schokolade, Zuckerwerk, Eiscreme usw. Man soll nur natürliche Nahrung essen, und essen, wenn man Hunger hat. Er hält die landläufig als Ursache angenommenen, von außen kommenden emotionellen Einwirkungen für nebensächlich. Er gibt Beispiele, wie Personengruppen trotz langdauernder Streßsituationen frei von Magengeschwüren blieben; sie ernährten sich von einfachster, reinster Naturnahrung, von Kartoffeln, weißen Rüben vom Feld. Ich habe Einblick in solche Gruppen gehabt und habe öfter Apathie statt Streß festgestellt.

Wie immer man über die Ursachen denken mag, sicher ist die Ernährung bei Magengeschwüren von größter Wichtigkeit. Sie können auch ohne Streß entstehen, und zwar durch Mangel an Nährstoffen, besonders aus Mangel an Protein, Vitamin A, B_2, B_6, E, Cholin und Pantothensäure [3]. Bei Magengeschwüren muß also sofort die Ernährung verbessert werden; es muß die Zufuhr vor allem auch an Protein bester Qualität erhöht werden. Empfohlen wird Fleisch, Fisch, Leber, Eier, weiter gekochtes grünblättriges Gemüse, Vollkornbrot, Weizenkeime, Bierhefe, Pep-up (s. S. 346), vegetabiles Öl, aber auch Fett darf nicht fehlen.

Milch kann nicht empfohlen werden. Sie vermag nicht die Magensäure zu vermindern, im Gegenteil: diese nimmt zwar in den ersten Minuten ab, in den nächsten Stunden steigt sie dafür rapide an [3 a]. Weiter wurde festgestellt, daß eine sogenannte Schonkost, wie Pürees, weichgekochte Eier, Puddings, gut gekochte Zerealien nicht mehr die Magensäure herabsetzen als eine normale Diät [4]. Trotzdem geht aus einer in den USA veröffentlichten Statistik hervor, daß 77% von 326 Spitälern Schonkost verwenden, und 55% Milch bei Magengeschwüren verabreichen [5].

Es wurde festgestellt, daß bei Weißbrotgenuß die Magenflüssigkeit den Zwölffingerdarm vor der Nahrung erreicht. Die scharfe Magensäure ist durch nichts gedämpft. Bei Genuß von Vollkornbrot dagegen berührt die Nahrung den Zwölffingerdarm zuerst, die scharfe Magensäure ist also in diesem Fall durch Nahrung gedämpft. Eine stark faserreiche Nahrung schont also den Magen bzw. den Zwölffingerdarm [6].

Gutes Kauen ist wichtig, vor allem zur Vorbeugung von Geschwüren. Tierversuche haben gezeigt, daß bei gutem Kauen die Nahrung mit Urogastron vom Speichel gemischt wird. Urogastron schützt die

Magenwände gegen Erosion [7].

Wie schon erwähnt, muß Protein reichlich gegeben werden. Es wird berichtet [8], daß beim Streß einer schweren Krankheit 135 g Körperprotein an einem einzigen Tag zerstört werden kann.

Aber auch für reichliche Gaben von weiteren Nährstoffen muß gesorgt werden. Wichtig ist das Vitamin A. Verletzte Personen benötigen mehr Vitamin A. Bei Unfällen, Verbrennungen können Personen in kürzester Zeit Magengeschwüre bekommen. Wenn solche Patienten 50000–100000 I. E. Vitamin A bekamen, und zwar 2mal täglich, dann konnten gegenüber einer Kontrollgruppe ⅔ der Patienten von den Magengeschwüren geheilt werden [9].

Auch reichliche Gaben von allen B-Vitaminen sind empfehlenswert, zum Beispiel in Form von B-Komplex-Tabletten „5" (S. 324), welche 100 mg des Antistreßvitamins Pantothensäure enthalten [10]. Bei bloßem Pantothensäuremangel kann es schon zu Geschwüren im ganzen Magen-Darm-Trakt kommen [11]. Zur Ergänzung der B-Komplex-Tabletten, welche nicht genügend Cholin enthalten können, sollen zusätzlich noch täglich morgens und abends je 500 mg Cholin gegeben werden.

Von großer Wichtigkeit bei der Behandlung von Magengeschwüren ist auch Vitamin C. *I. Stone* berichtet [12], daß gewisse Medikamente, wie zum Beispiel Aspirin, Cortison, Magengeschwüre und Magenblutungen hervorrufen können. Vitamin C hemmt in einem solchen Fall Blutungen, und *I. Stone* meint, daß bei allen entzündungshemmenden Medikamenten die Gabe von Vitamin C Vorschrift sein sollte [13]. Der höhere Bedarf an Vitamin C bei Magengeschwüren ist in vielen Arbeiten bestätigt. Zwanzig solcher Arbeiten sind allein im Buch von *I. Stone* aufgezählt [14]. *J. M. Williamson* [15] meint, daß bei Magengeschwüroperationen hohe Dosen von Vitamin C obligatorisch sein sollten, und zwar vor der Operation und während der Phase der Wundheilung. Vitamin C, in Form von Natriumascorbat mit seinem wundheilenden Antiblutungseffekt und seinen Puffereigenschaften, ist bei Magengeschwüren sehr empfehlenswert, und zwar soll man 1,5–4 g, aufgelöst in etwas Wasser, vor jeder Mahlzeit und vor dem Zubettgehen nehmen. 1,5 g Natriumascorbat in etwa 50 ml Wasser aufgelöst bringt auch bei sonstigen Magenschmerzen gewöhnlich sofort Erleichterung [16].

Betreffend Vitamin E liegen Tierversuche vor, die beweisen, daß Ratten, die einem schweren Streß ausgesetzt waren, bei Vitamin-E-

Mangel viel stärkere Magengeschwüre bildeten als solche Ratten, welche während des Stresses Vitamin E erhielten [17]. Empfohlen wird täglich 400 I. E. zu einer Mahlzeit.

E. M. Vermel, ein russischer Wissenschaftler, hat gefunden [18], daß Magengeschwüre erfolgreich mit dem Trinken von frischem, konzentriertem Kohlsaft behandelt werden können. Diese Erfahrung wurde auch durch zahlreiche Versuche in vielen Ländern bestätigt, und zwar mit überwiegendem Heilerfolg. Der bemerkenswerteste Bestandteil von Kohlsaft ist Methionin. Aber reines Methionin hat bei Magengeschwüren keine Wirkung. Vitamin U wurde aus dem Saft isoliert, aber meines Wissens noch nicht identifiziert. Man weiß nur, daß es bei Hitze zerstört wird, daß es fettlöslich ist und leicht oxidiert. Kohlsaft ist seit langem als Mittel gegen Magengeschwüre bekannt. Ich habe ihn schon 1946 in Bars in New York offeriert gesehen; er wurde als Magenschutz vor dem Frühstück angeboten. Vor *Vermel* hat schon *G. Cheney* von erfolgreicher Behandlung von Magengeschwüren mit Kohlsaft berichtet [19]. Er verordnete 100–125 ml frischen Kohlsaft mit 25–50 ml Selleriesaft, 5mal täglich. Die Erfolge traten gewöhnlich nach 6–9 Tagen ein. Eine größere ungarische Studie [20] aus dem Jahre 1963 berichtet ebenfalls von erfolgreicher Behandlung von Magengeschwüren mit Kohlsaft.

Comfrey-Tee als Präventiv- und Heilmittel bei Magengeschwüren ist weitherum bekannt. Die Wurzel enthält Allantoin als Heilkomponente, und die Blätter enthalten reichlich Vitamine, sogar das Vitamin B_{12}. Es wird empfohlen, 3mal täglich eine Tasse zu trinken.

Auch Alfalfa-Tee wird gegen Magengeschwüre empfohlen. Die Alfalfa-Pflanze enthält Vitamine und viele Mineralstoffe, denn die sehr langen Wurzeln dringen tief in die Erde ein.

R. J. Williams berichtet in seinem ausgezeichneten Büchlein „Nutrition in a Nutshell“ [21] von einer gut kontrollierten, ausgedehnten Studie von *W. Shive,* die zeigte, daß Magengeschwüre rascher heilten, wenn die Patienten Glutamin erhielten.

Auch Zink wird für Magengeschwürheilung empfohlen. Es liegt ein Bericht vor [22], wonach Gaben von 50 mg elementarem Zink (in Form von Zinksulfat) pro Tag das Heilen von Magengeschwüren förderten.

Von Kalziumkarbonat als Puffer für Magensäure ist auf jeden Fall abzuraten, weil der Dauergebrauch zu einem Magnesium-Mangel mit bösen Folgen führen kann. Auch Aluminium-Verbindungen sind nicht empfehlenswert, da bei Daueranwendung das Aluminium zu vorzeitiger Senilität (Konzentrations- und Gedächtnisstörungen) führen kann.

Referenzliste Magengeschwüre

[1] *Selye, H.:* Stress in Health and Disease, Butterworths Edit., Boston, 1976, Seite 728.
[2] *Cleave, T. L.:* The Saccharine Disease, Keats Publishing, Inc. New Canaan, Connecticut 1975, S. 138.
[3] *Davis, A.:* Let's Get Well, George Allen & Unwin Ltd., London, 1974, S. 26.
[3 a]Nutrition Reviews 1, 396, 1943.
[4] Digestion, Vol. 13, S. 241, 1975.
[5] *Welsh, J. D.:* Gastroenterology, Vol. 72, No. 4, 1977, S. 740.
[6] *Grimes, D. S., Goddard, J.:* Gut, September 1977, S. 725.
[7] *Isenburg, J. I.* in: Prevention Magazine, Juli 1979, S. 59 (Rodale Press Inc., Emmaus, PA 18049).
[8] *Tui, C.:* The Journal of Clinical Nutrition, Vol. 1, S. 232, 1953.
[9] Modern Medicine, May 28, 1973, S. 83.
[10] *Bicknell, F., Prescott, F.:* The Vitamins in Medicine, Lee Foundation Milwaukee, Wisc. 1953, Seite 238, 258.
[11] *Williams, R. J.:* Physicians Handbook of Nutritional Science, Charles C. Thomas Publ., Springfield, Ill., 1975, Seite 55.
[12] *Stone, I.:* The Healing Factor, Vitamin C against Disease, Grosset & Dunlap Publ., New York, 1974.
[13] siehe [12], S. 136.
[14] siehe [12], S. 135.
[15] siehe [12], S. 136.
[16] siehe [12], S. 137.
[17] *Kangas, J. A.* et al.: The American Journal of Clinical Nutrition, Sept. 1972, S. 864.
[18] Clinical Medicine, 4, 23–25, 1960.
[19] *Cheney, G.:* California Medicine Vol. 70, Nr. 1, 1949, S. 10.
[20] *Varga, G., Damrau, F.:* Journal of the American Medical Women's Association, Vol. 18, No. 6, 1963, S. 460.
[21] *Williams, R. J.:* Nutrition in a Nutshell, Doubleday & Co., Inc., New York, 1962, Seite 50.
[22] *Frommer, D. J.:* The Medical Journal of Australia, November 22, 1975, S. 793.

5. Arthritis und Rheuma

In den USA werden mehr als 80 verschiedene „rheumatische Erkrankungen" unter der Bezeichnung „Arthritis" zusammengefaßt: die große Gruppe der Rheumatismen (akute sowie chronische Weichteil- und Gelenkserkrankungen), rheumatoide Arthritis, Gicht, Osteoarthritis, Spondylitis u. a. *R. J. Williams* schrieb 1973 in seinem Buch „Nutrition against Disease“ [1]: „Obwohl die Versuche, Arthritis und ähnliche Beschwerden auf dem Ernährungsweg zu behandeln, begrenzt und unbeholfen waren, sind die Erfolge ausnahmslos vielversprechend gewesen. Diese Krankheiten sind sehr schwierig zu behandeln, und auf keinem Gebiet der Medizin ist die Tendenz größer, Symptome zu behandeln und die zugrundeliegenden Ursachen zu vernachlässigen. Verletzungen, Infektionen, allergische Reaktionen, psychischer Streß mögen als Ursache von Arthritis eine Rolle spielen, aber die wahrscheinlichste Ursache, schlechtes Ernährungsmilieu für Zellen und Gewebe, wurde wie üblich vernachlässigt. (...) Ich will nicht den Eindruck erwecken, daß die Behandlung dieser Krankheiten einfach ist, aber ich möchte erneut mein Diktum bestätigen: zuerst sollte es mit der Ernährung versucht werden.“

Williams schildert die günstigen Einflüsse von Nährstoffen, wie Nikotinsäure, Pantothensäure, Folsäure, Vitamin A, B_2 und B_6, wobei darauf hingewiesen wird, daß diese einzelnen nur eine Erleichterung, aber keine dauernde Heilung bewirkt haben und daß von den Zellen, wenn sich diese in einer Mangelumgebung befinden (d.h. wenn sie in der sie umgebenden Lösung nicht alle lebenswichtigen Nährstoffe finden), die ganze Nährstoffkette des Lebens benötigt wird. Wie ein roter Faden geht durch die Literatur der orthomolekularen Medizin der Hinweis, daß die aussichtsreichste Behandlung der Rheuma-Krankheiten gesunde Ernährung mit Akzentuierung gewisser Nährstoffe ist, welche in Megadosen gegeben werden müssen.

Alle Gelenke im Körper müssen von Synovialflüssigkeit geschmiert werden, und diese Flüssigkeit muß erzeugt werden aus „Rohmaterial“, das durch richtige Ernährung geliefert wird. Wenn ein Nährstoff fehlt oder Zellen durch bakterielle Toxine oder Allergene vergiftet werden, dann werden die Zellen unfähig, für richtige Schmierung zu sorgen: es kommt zu Reibungen, Abnützung und demzufolge Schmerzen. Arthritis, d.h. Gelenksentzündung, stellt einen schweren Streß dar. Streß erzeugt Mehrbedarf an Nährstoffen, chronischer Streß erschöpft die Nebennierenrinde. Cortison-Injektionen erleichtern Arthritisbeschwerden; eine Dauerbehandlung ist aber schädlich. Es muß also betont werden, daß durch Zufuhr natürlicher Nährstoffe die Cortisonerzeugung gesteigert wird, und dazu gehört die Einnahme von hochwertigen Proteinen [2], wie zum Beispiel von den schon erwähnten niedermolekularen Proteinen, und auch die Behandlung mit Vitamin C (bis mehrere Gramm täglich) und Vitamin D (2mal 2000 I.E.) sowie Nikotinsäure (3mal 1 g täglich). Diese Empfehlung stammt von dem erfolgreichen Orthomolekularmediziner *J. V. Wright* [3]. Niacintherapie für Arthritis wurde von *W. Kaufmann* in seinen Büchern beschrieben [4].

F. R. Klenner berichtet, daß er bei Arthritis mit Erfolg täglich 10, 15, auch bis 25 g Vitamin C gegeben hat [5]. Vitamin C ist neben der günstigen Wirkung bei Überbeanspruchungen der Nebennierenrinde durch Streß besonders wichtig wegen des Wiederaufbaus von Bindegewebe, das bei Arthritis sehr oft zerstört wird [6]. Wenn man mit der Nährstofftherapie beginnt, wird man eine Zeitlang (bis die akuten Schmerzen abflauen) weiter Aspirin oder andere Schmerzmittel geben müssen. Da dabei Vitamin C in großen Mengen zerstört wird, muß es auch in großen Mengen zusätzlich gegeben werden.

Bei Arthritis besteht oft ein großer Kalziumbedarf. In „Natural Remedies" [7] wird berichtet, daß im Gegensatz zur Ansicht vieler Ärzte Kalzium und kalziumreiche Nahrung bei Arthritis sehr wichtig ist: Wird nicht genügend Kalzium gegeben, dann nimmt es sich der Körper von den Knochen, und dies wiederum kann zu Osteoporose, insbesondere auch in Gelenknähe, führen. Kalziumablagerungen erfolgen nur, wenn Säure fehlt. Die Magensäuresekretion muß in Ordnung sein. Zusätzlich wird Ascorbinsäure (Vitamin C) empfohlen. Vitamin C ist zur Regenerierung der Gelenke nötig; es werden Dosen bis 10 g empfohlen [8].

H. E. Hawkins weist darauf hin, daß bei Arthritis das richtige Verhältnis zwischen Kalzium und Phosphor im Körper sehr wichtig ist [9]. Er unterscheidet 2 klinische Typen: den „Hypertrophic-Typ", mit einer hohen Kalzium- und niedrigen Phosphorbilanz; bei diesem Typ besteht die Tendenz, Kalksalze in Gelenknähe zu deponieren. Es kann sein, daß die Einnahme von Kalzium trotzdem nicht genügend hoch ist, aber wegen des niedrigen Phosphorspiegels wird das Kalzium nicht mobilisiert, und die Kapazität des Körpers, es festzuhalten, ist hoch. Beim „Hypothrophic-Typ" wird eine niedrige Kalzium- und hohe Phosphorbilanz oder aber eine niedrige Kalzium- und niedrige Phosphorbilanz gefunden; bei diesen 2 Typen von Arthritiskranken wird Kalzium den Gelenken entzogen. Die Folge ist Osteoarthritis. Bei der Kombination niedriges Serumkalzium und hoher Phosphatgehalt liegt gewöhnlich eine Ernährungsweise mit viel Fett und Öl vor, eine

Ernährung, welche den Organismus sauer macht und die Tendenz hat, Kalzium aus dem Körper zu entfernen. Die Kombination niedrige Kalzium-/niedrige Phosphorbilanz wird häufig bei Vegetariern gefunden. Aus dieser Ernährung resultiert ein allmählicher Abbau der knochenbildenden Elemente im Körper, wenn die Nahrung nicht genügend reich an Kalzium ist (zum Beispiel durch Trinken von genügend Milch). In den Fällen von niedriger Kalziumbilanz muß alles unternommen werden, um eine gute Kalziumassimilation sicherzustellen; dazu gehören zusätzliches Vitamin D und reichliche Sonnenbäder. Es wird empfohlen, laufend den Kalzium- und Phosphorspiegel zu kontrollieren. Sonnenbäder sind bei Arthritis, aber auch ganz allgemein sehr zu empfehlen. Ebenso ist Bewegungstherapie sehr wichtig, denn diese ist der beste Schutz, nebst bester Ernährung, gegen Osteoporose, also auch Osteoarthritis. Empfohlen werden: Schwimmen in warmem Wasser, Radfahren, Turnen, wobei besonders Joga mit langsamen Streckübungen empfohlen wird [10]. Die Muskeln sollen vor der Belastung langsam aufgewärmt werden.

Ch. Weber erwähnt im Zusammenhang mit der Ätiologie der rheumatoiden Arthritis auch den Kaliummangel, der durch große Kälte oder durch große Hitze (Schwitzen) gefördert wird [11]. Er erwähnt, daß die Finnen vermutlich aufgrund der häufigen Saunabenützung die höchste Arthritiserkrankungsrate der Welt aufweisen. Kaliummangel wird auch durch Schock, durch viele Arzneimittel (hauptsächlich Abführmittel und gewisse harntreibende Mittel), durch häufigen Genuß von Konserven und ganz allgemein durch ungenügende Einnahme von frischen Früchten verursacht. *C. Fredericks* berichtet, daß ein Kombinationspräparat von Paraaminobenzoesäure (PABA) und Kalium Tausenden von Patienten Erleichterung bei Bursitis, Fibrositis und Myositis brachte [12].

Kupfer ist das einzige Element, das bei Arthritiskranken im Blutserum und in der Gelenkflüssigkeit normalerwiese hoch ist. Das Blutserum ist oft arm an Zink, Mangan und Eisen [13]. Es wurde festgestellt, daß auch bei niedrigem Eisenspiegel im Blut in der Gelenkflüssigkeit vermehrt Eisen gefunden werden kann [13]. Mit Zink- und Mangansupplementen kann der Überschuß an Kupfer und Eisen in den Geweben, also auch in der Gelenkflüssigkeit entfernt werden. *Simkin* berichtet von Erfolgen, die er mit hohen Dosen von Zinksulfat bei rheumatoiden Arthritispatienten erreicht hat, und zwar mit täglich 3mal 220 mg

[14]. Arthritis kann auch auftreten, wenn man zu stark Blei, Cadmium oder anderen giftigen Metallen ausgesetzt war. Das kann durch Blutanalyse oder Haaranalyse festgestellt werden. Zink, Kalzium und Vitamin C helfen, die meisten toxischen Metalle zu entfernen (s. auch S. 288). Zuviel Zink in der Gelenkflüssigkeit deutet auf einen Vitamin-B_6-Mangel hin. *J. M. Ellis* berichtet in seinem Buch „Vitamin B_6" [15] von Besserung bei rheumatoider Arthritis mit *Heberden*schen Knoten nach Behandlung mit Dosen von 50–100 mg Vitamin B_6 täglich.

Ch. A. Brusch berichtet von erfolgreicher Behandlung bei Arthritis mit Lebertranöl (Vitamin A) [16]. Weiter wird berichtet, daß auch bei Psoriasisarthritis häufig Vitamin-A-Mangel [16 a] besteht. Eine Untersuchung über die Wirkung von Vitamin E bei Osteoarthritis hat eine schmerzmindernde Wirkung im Gegensatz zu Plazebo gezeigt [17]. Osteoarthritis ist ein Krankheitsbild, das vor allem ältere Personen betrifft, bei dem die Schmerzen im Gelenk wegen Kalkmangel entstehen (Osteoporose). Das abgebaute Kalzium kann sich im betroffenen Gelenk oder in Gelenknähe absetzen; Entzündung und Fieber fehlen. Bei Schleimbeutelentzündungen wurden schon mit Vitamin-B_{12}-Injektionen sehr gute Erfolge erzielt [18]. Im „Lancet" wird berichtet, daß sich Pantothensäure, besonders zusammen mit Royal Jelly (Gelee Royal), bei Arthritisbehandlung bewährt hat [19]. *C. C. Pfeiffer* bemerkt aber zur Pantothensäure auf einem Erklärungsblatt für seine Patienten im Brain Bio Center in Princeton: „Pantothensäure baut Acetylcholin und Histamin im Körper auf und macht die Gewebe empfindlicher. Bei Arthritispatienten kann die Einnahme großer Dosen eine Verstärkung der Gelenkschmerzen bewirken; die Zahnhälse können empfindlicher werden, und es kann auch zu Brennen der Augen kommen. In diesen Fällen werden maximale Dosen von 50 mg empfohlen."

Im Journal of Applied Nutrition [20] gibt ein Ärzteteam unter Anleitung von *R. Bingham* einen Bericht über die Anwendung von Yuccasaponin, einem Steroid. Yucca ist eine in Wüstengebieten gedeihende, seit Tausenden von Jahren bekannte Pflanze, die als Nahrung diente. Yucca-Extrakt-Tabletten sind ein Nährstoffsupplement, das sich bei Arthritis in gewissen Fällen gut bewährt. Yucca gelangt nicht in die Blutbahn, es verbessert die Darmtätigkeit, behebt die Verstopfung und damit im Zusammenhang stehende Schlackenbildung, die von einigen Autoren als Ursache von Arthritis angesehen wird. Yucca wurde in

Großversuchen geprüft und als wichtiges Adjuvans für gut befunden.

Die orthomolekulare Medizin hat auch bei Arthritis einen größeren Spielraum an Behandlungsmöglichkeiten als die konventionelle Therapie. Sie berücksichtigt die biochemische Individualität: Aus den Erkenntnissen des Behandlungsverlaufs, vor allem der eintretenden Besserungen, können die Heilungsmaßnahmen laufend durch Erhöhung oder Verminderung von Nährstoffdosen, eventuell durch weitere Nährstoffe, verbessert werden.

Goldsalzinjektionen bei Arthritis haben die Entzündungen und somit die Schmerzen für Wochen bis Monate beheben können, aber Gold hat gefährliche Nebeneffekte, wie Unterdrückung der Bildung von roten und weißen Blutkörperchen sowie Nierenschäden. *I. Stone* erwähnt, daß die toxischen Wirkungen des Goldsalzes durch Vitamin C vermieden werden können [21].

D-Penicillamin wird bei Arthritis als symptomatische Therapie verwendet. Bei längerer Therapiedauer hat es den Nachteil, daß Hautausschläge, Fieber und Erbrechen hervorgerufen werden. Um dies zu verhindern, wird einen Monat vor Verabreichung von Penicillamin mit einer Nährstoffsupplementkur begonnen: Es werden Vitamine des B-Komplexes sowie größere Dosen von Vitamin C und E gegeben, ferner Magnesium und Zink (Penicillamin entfernt Kupfer und Zink via Urin aus dem Körper) [22]; diese Nährstoffsupplemente werden während der ganzen Penicillaminkur gegeben. Gesündeste Ernährung ist bei einer solchen Kur Grundbedingung.

Impfstoffe gegen Arthritis wurden schon 1930 in England entwickelt. Es wurden Influenza-Impfstoffe verwendet, später Staphylokokken- und Streptokokken-Antigene zugefügt, auch Viruskomponenten, um die Vakzine wirksamer zu machen und die Immunität der Patienten zu steigern.

Die Entzündungen bei gewissen Formen von Arthritis sind Folgen ständiger Aufnahme von Bakterientoxinen (oder Viren), Antigenen, die aus Entzündungsherden des Körpers im Nasen-Rachen-Raum oder Darmtrakt stammen. Wenn man den Patienten gegen diese Infektionen widerstandsfähig macht oder die Entzündungsherde saniert, dann werden auch die Entzündungen und Schmerzen in den Gelenken reduziert. Es hat sich gezeigt, daß dies bei etwa ⅓ aller Patienten eine dauernde Besserung bringt, bei weiteren ⅓ eine vorübergehende Besserung und beim letzten ⅓ kein Erfolg eintritt [23]. Die antiprotozoale Therapie tötet mit chemischen Mitteln Protozoen, welche sich in den Körpergeweben und im Darmtrakt von Arthritispatienten befinden könnten. 1974 wurden bei einer gezielten Untersuchung in allen Geweben von Patienten mit rheumatoider Arthritis Protozoen entdeckt und erfolgreich mit antiprotozoalen Mitteln getötet. *R. Wyburn-Mason* hat die Theorie über die Verursachung von rheumatoider Arthritis durch Protozoen in seinem Buch „The Causation of Rheumatoid Disease and Many Human Cancers" ausführlich dargelegt [24].

Es ist empfehlenswert, sich an eine Nahrung zu halten, die besonders reich an Protein ist, wie zum Beispiel Fische, Geflügel, Eier, Weizenkeime, Sojamehl, Erdnüsse und Bierhefe [25]. Fleisch ist nicht empfehlenswert, da gewisse Autoren vermuten, daß Arthritis auch durch Fleischkonsum verursacht werden kann.

Oft spielt bei Arthritiskranken ein psychologischer Dauerstreß eine Rolle. Arthritispatienten sind oft gehemmte Menschen, selbstquälerisch veranlagt, die ihre Wut und ihren Ärger nicht auslassen können, ihn in sich hineinfressen. *A. Davis* erzählt von einer schwer arthritiskranken Frau, welche auf Krücken in ihre Praxis kam. Diese klagte, was sie mit ihrem schlechten Mann für Ärger habe, was sie alles durchmachen müsse. *A. Davis* sagte ihr, sie solle mit dem Krückenstock als Bewegungstherapie auf ein Kissen schlagen. Dieser Ratschlag hatte einen Wutausbruch der kranken Frau gegen ihren Mann zur Folge, begleitet von heftigen Schlägen. 10 Minuten tobte die Frau, danach konnte sie ohne Krücken gehen und war nach 3 Wochen bei bester Arthritisernährung geheilt [26].

Mit dem Aufbau einer gesunden Ernährung soll gleichzeitig ein Abbau der Analgetika erfolgen, denn diese sind nicht ohne Nebenwirkung. Die toxischen Wirkungen der Schmerzmittel werden durch Vitamin-C-Megadosen entschärft. Mit der Ernährung kann man stufenweise, der Situation angepaßt, beginnen, und wenn die erste kleine Besserung eintritt, so gewinnt der Patient Vertrauen und tut alles, um die Heilung zu fördern. Es entsteht eine „Sucht" nach Gesundwerden, wie sie bei der Symptombehandlung nie eintritt. Die Ernährung bei Arthritis [27] soll reich an hochwertigem Protein sein (vergleiche auch niedermolekulare Proteine im Kapitel „Die Supplemente"), besonders von Geflügel und Fischen. Geräuchertes, Wurstwaren sowie Nahrung aus Konserven und Tuben sollen gemieden werden. Die Nahrung soll fettarm sein, vor allem keine saturierten Fette enthalten, nur vegetabilische Öle und etwas Butter. Prozessierte, denaturierte Nahrung soll gemieden werden: keine Nahrungsmittel aus Weißmehl, kein weißer Reis, kein Schachtelkäse, alle Nahrung frei von künstlichen Riech-, Geschmacks-, Farbstoffen und Konservierungsmitteln. Die Nahrung soll arm an Kohlenhydraten sein. Nur frisches Gemüse, bevorzugt grünes Blattgemüse, und nur frisches Obst sind erwünscht: möglichst viel in rohem Zustand; ein Mixer leistet hierbei gute Dienste. Keine Süßigkeiten, auch keine Feigen, Datteln oder Honig. Tomaten, Auberginen, Peperoni (Paprikafrüchte) und Pfeffer sind zu meiden [28], ebenso Zitrusfrüchte, außer etwas Zitrone. Täglich sollen 2 Eier gegessen werden, eventuell hartgekocht, falls sie weich nicht vertragen werden. Überdies sind pro Tag 3 Glas rohe Vorzugsmilch einzunehmen. Wenn keine Vorzugsmilch erhältlich ist, dann nehme man Natur-Joghurt, möglichst selbst hergestelltes. Es wird empfohlen, viel zu trinken. Als Getränke sind Mineralwasser, Quellwasser oder Kräutertee geeignet. Kaffee-, Tee-, Schokolade-, Alkohol- und Tabakkonsum sind untersagt. Für gute Verdauung sorgen Yucca-Tabletten, eventuell auch Kleie, die mit etwas Flüssigkeit einzunehmen sind.

Wir essen, damit die Zellen die allerbeste, durch keine körperfremden Substanzen getrübte Nährflüssigkeit bekommen und nach optimaler Ernährung „Reparaturarbeit" leisten können. Heilen kann nur der Körper selbst; er tut es, wenn er alles „Heilungsmaterial" in bester körpereigener Qualität erhält, und alles körperfremde Material, das Schaden anrichtet, fernbleibt.

Im Arthritis-Center im Philadelphia Albert Einstein Medical Center arbeiten Psychologen und Psychiater mit den Patienten, damit diese mit ihren Problemen fertig werden: Wenn die Ursachen nicht ausgeräumt werden können, dann ist mit einem Dauerstreß zu rechnen und mit einem übermäßig großen Nährstoffbedarf.

Arthritis ist eine in ihrer Ursache und ihrer Stärke sehr unterschiedliche Krankheit, und somit sind auch die Mittel, mit denen die Heilung eingeleitet werden soll, in ihrer Stärke und Zusammensetzung verschieden. Auch die Erfolge werden verschieden rasch eintreten, es hat sich aber gezeigt, daß auch bei schwersten Fällen im Gegensatz zur Symptombehandlung eine dauernde Besserung oder auch Heilung ohne Schädigung anderer Organe möglich ist.

„Die Ernährung bei der Behandlung von Arthritis" lautet eine umfangreiche Abhandlung von *R. Bingham* [29]. Wörtlich schreibt

Bingham: „Schwierige Probleme bieten die, welche an schwerer, akuter rheumatoider Arthritis leiden. Nur eine radikale Änderung ihrer Lebens- und Eßgewohnheiten kann eine Besserung bringen!" *Bingham* gibt dann ein Beispiel, nach welchen Grundsätzen der Arthritispatient behandelt werden soll:

1. Der Patient muß täglich 16 Stunden Bettruhe haben.
2. Der Patient soll 8 oder mehr Glas Wasser pro Tag trinken.
3. Abbau der schmerzstillenden Arzneimittel bis zu einem Minimum, bei dem die Schmerzen noch erträglich sind.
4. Allmähliche Eliminierung aller kortikosteroidhaltigen Arzneimittel.
5. Übergang zu einer proteinreichen Kost.
6. Soviel wie möglich frische, rohe und natürliche Nahrungsmittel.
7. Tabak und Alkohol, alle prozessierten Kohlenhydrate und saturierten Fette müssen ausgeschieden werden.
8. Supplemente an Vitaminen, Minteralstoffen, Enzymen und eventuell Hormonen.

Die Patienten berichten über die erfolgreiche Behandlung; sie fragen, warum sie nicht vorher so behandelt wurden. In einer anderen Nummer des Journal of Applied Nutrition [30] sagt *Bingham:* „Es wäre ein Irrtum, für jeden Typ von Arthritis eine bestimmte Ursache zu suchen, da es doch mehr als 100 Formen gibt. Wir Ärzte und Chirurgen, speziell wenn wir in angewandter Ernährung Erfahrung haben, sind erfolgreicher in der Behandlung, wenn wir den Patienten als ganze Person behandeln, in Ätiologie, Diagnose und Therapie seine physischen, psychischen, sozialen und ökonomischen Reaktionen auf die Krankheit berücksichtigen."

Bingham gibt dann die Beschreibung der Behandlung einer jungen rheumatoiden Patientin in der „National Arthritis Medical Clinic" in Desert Hot Spring (Desert Hot Spring hat ein ideales, trockenes Wüstenklima mit heißen Thermalquellen). Die Patientin erhielt neben der bereits erwähnten optimalen Ernährung Vitamin- und Mineralstoffsupplemente sowie Yucca-Extrakt-Tabletten. Ebenso wurde ein Arthritisimpfprogramm durchgeführt und mit einem der neueren Antiprotozoenmittel eine 3-Wochen-Kur gemacht, wobei die Einnahme von Aspirin allmählich abgebaut wurde. Physiotherapie in Thermalbädern, aktive Bewegungstherapie in Form von Schwimmen und Spaziergängen und Sonnenbäder ergänzten das Programm. Am Ende von nur 4 Wochen trat eine erhebliche Besserung ein. Die Schwellungen der Gelenke verschwanden und die Steifheit war stark reduziert. Die Patientin war im großen und ganzen schmerzfrei, so daß sie ohne Mittel schlafen konnte. Sechs Monate nach Behandlungsbeginn wurde eine merkliche Verminderung der Sedimentationsgeschwindigkeit, eine Normalisierung der Zahl der weißen Blutkörperchen und eine Reduktion der Eosinophilenzahl festgestellt. (Eosinophile sind eine Art weiße Blutkörperchen.)

Es hat sich gezeigt, daß manchmal Arthritiskranke nicht in der Lage sind, Gluten zu verdauen (Gluten ist ein Stoff, der im Weizen vorkommt). Es kann sein, daß trotz Glutenintoleranz der Mensch viele Jahre normal lebt und sich erst in späteren Jahren eine Arthritis entwikkelt. Ich würde eine 3 Wochen dauernde, probeweise glutenfreie Diät empfehlen, um festzustellen, ob sich die Arthritis bessert. Wenn beim Wiedereinnehmen von Gluten eine negative Reaktion eintritt, so wird man zweckmäßigerweise auf glutenfreie Diät übergehen [31]. Dies bedeutet natürlich auch Weglassen aller Weizenprodukte, wie zum Beispiel Teigwaren, Fruchtkuchen usw.

Es wird berichtet, daß mit Chaparral, einer Pflanze, „Wundererfolge" erzielt wurden [32]. Ein Absud nach den Vorschriften des berühmten Pflanzenheilers *Mességué* soll Tausenden geholfen haben, speziell bei Fuß- und Handarthritis [33].

Ich kenne eine 60jährige Frau, welche seit Jahren an Arthritis litt und nach Einnahme von Multivitamin- und Multimineraltabletten sowie Vitamin C, Vitamin E, Vitaminen des B-Komplexes und Kalzium sowie Magnesium innerhalb von Wochen schmerzfrei wurde. Ihre Tochter berichtete schon nach 4 Tagen, daß die Mutter viel weniger Schmerzen habe. Sie nimmt die Nährstoffe dauernd, weil sich bei Absetzen die Schmerzen wieder einstellen. Ich möchte aber auch allen empfehlen, die an Arthritis oder Rheuma leiden, einen Versuch mit der Trenn-Kost nach *Hay* zu machen (s. S. 57).

Es wird immer wieder festgestellt, daß alle Patienten, welche Krankheit sie auch haben mögen, eine große Erleichterung verspüren, wenn sie auf „gesunde Ernährung" umgestellt werden und Nährstoffsupplemente erhalten.

Die Krankheit ist ein Streß und verzehrt Nährstoffe. Wenn der Patient deshalb eine größere Nährstoffzufuhr erhält, muß er sich besser fühlen, und die Heilung wird in den meisten Fällen folgen. So ist es auch bei Arthritis. Die Befolgung der „Ratschläge für die Küche“ kann schon allein die Schmerzen verringern und den ganzen Körper stärken, wodurch der Patient auch mit emotionellen Problemen besser fertig werden kann.

Schlafen in einem großen, guten Schlafsack, besonders im Winter, ist nicht nur sehr angenehm, weil man immer gleichmäßige Wärme hat, sondern bei Arthritis und Rheuma ganz besonders empfehlenswert als Behandlungshilfe. Man liest auch immer wieder, und dies scheint mir sehr logisch, daß Erleichterung der Schmerzen durch Verwendung von Woll- und Baumwollflanellunterwäsche und -pyjamas, d.h. mit der Versorgung von Dauerwärme, erzielt wurde.

Die von mir gemachten Angaben sind gewiß nicht vollständig; sie sollten aber genügen, um Heilerfolge zu erzielen, vor allem auch sollten sie den Anreiz geben, mit Nährstoffheilbehandlungen zu beginnen.

Beispiele von Verordnungen bei Arthritis gebe ich auf den nachfolgenden Seiten.

Was bei beginnender Arthritis und bei beginnenden Rheumaschmerzen oft geholfen hat:

„Ratschläge für die Küche“ befolgen (s. S. 331).

Tomaten, Peperoni, Auberginen meiden, ebenso alkoholische Getränke.

Morgens: 2 Multivitamin-Multimineral-Tabletten CELA (s. S. 323)
1 Tablette Niacinamid, 100 mg
1 Kapsel Vitamin C retard, 500 mg

Mittags: 2 Tabletten CELA
1 Tablette Niacinamid, 100 mg
1 Kapsel Vitamin C retard, 500 mg

Abends: 1 Kapsel Vitamin C, 500 mg

Niacinamid kann auf 300 mg morgens und 300 mg mittags gesteigert werden.

Nährstoffsupplemente für Rheuma und Arthritis, die einem Patienten, der zeitweise vor Schmerzen überhaupt nicht gehen konnte, geholfen haben:

Morgens, beim Aufstehen:	2 Glas lauwarmes Wasser oder 2 Tassen lauwarmer Kamillentee in den leeren Magen. Es soll viel getrunken werden.
zum Frühstück:	1 Tablette ABC (s. S. 325) 1 Kapsel Niacinamid, 400 mg, retard (verzögerte Resorption) 1 Kapsel Chaparral (Pflanzenextrakt) 1 Kapsel Vitamin C, time release, 500 mg
zum Mittagessen:	1 Kapsel Ziman (s. S. 327) 1 Tablette B-Komplex „5“ (s. S. 324) 1 Tablette Vitamin B_6, 100 mg 2 Tabletten Multimineral „B“ (s. S. 326) 1 Kapsel Vitamin C
Abends:	2 Tabletten Kalzium à 200 mg 1 Tablette Magnesium, 100 mg 1 Kapsel Vitamin C

Nach 2 Tagen wurde Vitamin C auf je 2 Kapseln erhöht.

Zu meiden sind:	Tomaten, Peperoni, Auberginen. Ebenso Rauchen und Alkohol.
BS-Protein:	Täglich zum Mittagessen 2 gestrichene Teelöffel BS-Protein (s. S. 85), aufgelöst in Fruchtsaft.

Nährstoffsupplemente für rheumatoide Erkrankungen, mit steigenden Dosen

1. Tag

zum Frühstück:	1 Tablette CELA (s. S. 323) 1 Kapsel Vitamin C retard, 500 mg 1 Tablette Niacinamid, 100 mg

zum Mittagessen: 1 Tablette CELA
1 Tablette Niacinamid, 100 mg
1 Kapsel Vitamin C retard, 500 mg

2. Tag

zum Frühstück: 2 Tabletten CELA
1 Kapsel Chaparral
1 Tablette Niacinamid, 100 mg
1 Kapsel Vitamin C retard, 500 mg

zum Mittagessen: 1 Kapsel Ziman (s. S. 327)
1 Tablette Niacinamid retard, 400 mg
1 Kapsel Vitamin C retard, 500 mg

zum Abendessen: 1 Kapsel Vitamin C retard, 500 mg

3. und 4. Tag

zum Frühstück 1 Tablette ABC (s. S. 325)
1 Kapsel Chapparal (Pflanzenextrakt)
1 Tablette Vitamin B_6, 100 mg
1 Kapsel Niacinamid, time release, 400 mg
1 Tablette Selen, 50 mcg, 2 Kapseln Vitamin E, 100 I. E.

zum Mittagessen: 1 Kapsel Ziman
1 Tablette B-Komplex „5“ (s. S. 324)
1 Kapsel Chapparal
1 Tablette Niacinamid, 400 mg
1 Tablette Vitamin B_6, 100 mg
1 Tablette Paba, 500 mg
2 Kapseln Vitamin C retard, 500 mg

zum Abendessen: 1 Kapsel Vitamin C retard, 500 mg
2 Tabletten Chelated Kalzium, 200 mg
1 Tablette Chelated Magnesium, 100 mg

5. Tag und folgende

zum Frühstück: 1 Tablette ABC
1 Kapsel Chapparal
1 Tablette Vitamin B_6, 100 mg

	1 Kapsel Niacinamid retard, 400 mg
	3 Kapseln Vitamin E, 100 I. E.
	1 Tablette Selen, 50 mcg
	2 Kapseln Vitamin C retard, 500 mg
zum Mittagessen:	1 Kapsel Ziman
	1 Tablette B-Komplex „5"
	1 Tablette Niacinamid retard, 400 mg
	1 Tablette Vitamin B_6, 100 mg
	1 Tablette Paba, 500 mg
	2 Kapseln Vitamin C retard, 500 mg
zum Abendessen:	2 Tabletten Kalzium, 200 mg
	1 Tablette Magnesium, 200 mg
	2 Kapseln Vitamin C retard, 500 mg

Wenn keine Besserung eintritt, kann Arthritis auch noch durch Infektion und Allergie verursacht sein.

Weiter wird mäßige Bewegung empfohlen.

Yucca: Bei Verstopfung, Diarrhö, Bauchschmerzen, Gasbildung, Kopfschmerzen, wie sie bei Arthritis oft auftreten, wird Yuccasaponin empfohlen (zum Frühstück und Mittagessen je eine Kapsel).

Die Dosen an Niacinamid können nach *W. Kaufman* [33 a], verteilt auf 24 Stunden, bis 4 g betragen.

In einem Lehrbuch über Rheumatologie von *H. J. Albrecht* [34] findet man als Behandlungsanweisung für chronische Polyarthritis folgendes:

1. Medikamentöse Therapie (symptomatisch wirkende Antirheumatika und Basistherapeutika) wie Acetylsalicylsäure, Phenylbutazon, Flufenaminsäure u.a. sowie Kortikosteroide, Antimalariamittel, Gold, D-Penicillamin, Immunsuppressiva);
2. Operative Therapie (Synovektomie);
3. Physikalische Therapie.

Bei den Medikamenten werden Nebenerscheinungen, teilweise gefährlicher Natur, erwähnt, überdies viele Kontraindikationen. Es handelt sich ausschließlich um körperfremde Heilmittel. Über Diät liest man im gleichen Buch: „Diätetische Konsequenzen ergeben sich nicht von der Grundkrankheit her, sondern sind lediglich in Abhängigkeit vom allgemeinen Zustand zu ziehen, am ehesten in Form einer eiweiß- und vitaminreichen Kost." Inzwischen sind auch in der deutschen Literatur vermehrt Hinweise auf Berücksichtigung der Ernährung bei Arthritis, Arthrose usw. erschienen. Verschiedene Sanatorien haben sich auf Ernährungstherapie bei diesen Krankheiten spezialisiert. Auf alle Fälle ist mit nicht toxischen Nährstoffkombinationen, also mit orthomolekularer Therapie, eine Behandlung der rheumatoiden Krankheiten leichter als mit ausschließlich körperfremden Arzneimitteln. Wie sicher die orthomolekulare Medizin sich fühlt, geht aus dem Satz von *R. Bingham* hervor: „Arthritis ist vermeidbar. Niemand mit guten Ernährungsgewohnheiten wird rheumatoide oder Osteoarthritis bekommen." [35]

Gicht (Arthritis urica) ist die Folge einer Ablagerung von Harnsäurekristallen in den Gelenken, die sich dann wegen dieser Ablagerungen entzünden. Meist ist erstmals das Großzehengrundgelenk befallen, aber es können auch Sprung- und Kniegelenke, Hand- und Fingergelenke (gelegentlich auch noch andere Gelenke) befallen werden. Ablagerungen in Gelenknähe bei chronischer Gicht bilden dann die sogenannten Gichtknoten. Bevor es zum Gichtanfall, also zu dieser sehr schmerzhaften Gelenkentzündung kommt, besteht schon über längere Zeit eine Erhöhung der Harnsäure im Blut. In diesem Stadium bestehen oft keine Beschwerden, trotzdem kann sich die Harnsäure in verschiedenen Organen ablagern und diese schädigen. Ist die Bildung von Harnsäure gesteigert oder ihre Ausscheidung aus dem Körper vermindert, so kommt es zur Erhöhung in den Körpersäften. Überschreitet diese Anhäufung einen Grenzwert, so lagert sich die Harnsäure in verschiedenen Organen ab, vor allem in Knorpel- und Knochengewebe, in den Gelenken und Sehnenscheiden, aber auch unter der Haut und in den Nieren.

Die echte oder „primäre Gicht" beruht auf einer erblichen, also angeborenen Störung des Purinstoffwechsels. Wenn auch die vererbte Anlage zu Gicht nicht heilbar ist, so gibt es doch Möglichkeiten, die Harnsäurekonzentration im Körper normal zu halten. Die häufigere „sekundäre Gicht" ist eine Ernährungskrankheit, meist Folge von dauerndem Streß, welcher zu einem Mangel an wichtigen Nährstoffen bzw. zu einer vermehrten Harnsäurebildung führt. Es ist wichtig, ein normales Körpergewicht anzustreben.

Innereien, welche so wertvoll an Nährstoffen sind, werden bei Gicht oder bei Veranlagung zu Gicht oft verboten. Es wurde aber bewiesen, daß der Harnsäurespiegel durch purinreiche Nahrung kaum beeinflußt wird. Purine sind lebenswichtige Bausteine menschlicher Zellen und besonders im Zellkern zu finden. Das Endprodukt des Purinstoffwechsels ist die Harnsäure, die dann von den Nieren ausgeschieden wird. Purin wird hauptsächlich durch den Zusammenbruch von körpereigenem Gewebeprotein erzeugt [36]. Auf alle Fälle ist die dem Körper zugeführte Menge von Harnsäure durch Essen von Innereien wie Zunge, Leber, Niere oder Bries gering. Ich habe auch bemerkt, daß Ärzte wegen des Puringehalts gegen dauernde Einnahme von Hefe sind. Für Hefe gilt das gleiche wie für die übrigen harnsäurebildenden Nahrungsmittel. Es ist wichtig, daß dem Körper komplette Proteine zugeführt werden, d.h. inkomplette Proteine, wie sie zum Beispiel in Hülsenfrüchten, Mais und Zerealien vorkommen, müssen mit Milch, Milchprodukten und Eiern ergänzt werden, damit es im Körper nicht zu einem Gewebeabbau und in der Folge zur Erhöhung des Harnsäurespiegels kommt. Auch BS-Proteine werden empfohlen (s. S. 85).

Da Alkohol die Harnsäureausscheidung hemmt, darf er nur selten und in geringen Mengen genossen werden; ebenso ist starker Kaffee zu meiden. Es ist empfehlenswert, reichlich Flüssigkeit zu sich zu nehmen: Kräutertee, Mineralwasser, verdünnte Fruchtsäfte. Der Urin soll durch Genuß von Gemüse und Früchten alkalisch gehalten werden, auch Vitamin C (in Form des Salzes Natriumascorbat) trägt dazu bei.

Die Psyche, vor allem emotioneller Streß, spielt bei dieser Krankheit eine große Rolle. Auch dieser wird durch gesunde Ernährung gedämpft.

Ich möchte noch erwähnen, daß laut vielen Berichten Kirschen (auch Sauerkirschen und selbst Kirschen aus Konserven), wenn sie in größeren Quantitäten genommen werden, eine heilende Wirkung bei Gicht ausüben [37].

Nach *K. Oster* haben große Dosen von Folsäure den gleichen Effekt wie Arzneimittel, welche den Harnsäurespiegel senken, ohne die Nebenwirkungen der Arzneimittel [38]. Schon 1948 wurde gezeigt, daß Folsäure das Enzym Xanthinoxidase hemmt, welches bei Gicht eine wichtige Rolle spielt [39]. Vitamin C erhöht die Ausscheidung von Harnsäure durch die Niere [40]. Der Orthomolekularmediziner *J. V.*

Wright berichtet von Therapieerfolgen mit täglich 3 Dosen à 5 mg*) Folsäure und 3mal 2 g Vitamin C täglich [41]. Ich habe mich von Erfolgen mit der Folsäure-Vitamin-C-Kur bei Gicht persönlich überzeugen können.

Körperenzyme enthalten in vielen Fällen als wesentliche Bestandteile Vitamine und Spurenelemente, ohne die sie nicht funktionieren können. SOD (Superoxyddismutase) ist eines der seltenen Enzyme, für welche Mangan ein unentbehrlicher Bestandteil ist. Von SOD gibt es verschiedene Arten, die zusätzlich für ihre Funktion noch Zink, Kupfer oder Eisen brauchen. Empfohlen wird SOD vor allem bei Arthritis und Arthrose. Der SOD-Wert im Blut kann bestimmt werden [42].

Arthrose ist eine Krankheit, die nach meiner Meinung vermeidbar ist. Von den vielen Fällen will ich nur zwei erwähnen:

Eine 70jährige Frau, etwas korpulent, hat seit 10 Jahren Multivitamintabletten genommen und sich sehr gut gefühlt. Plötzlich bekam sie Schmerzen in den Hüften. Es war beginnende Arthrose. Sie nahm neben den 3 Tabletten CELA, die sie bisher immer genommen hatte, täglich nach dem Morgen-, Mittag- und Abendessen je 1 g Vitamin C (je 2 Vit.-C-Kapseln retard) und je 1 Tablette Dolomit (Kalzium und Magnesium), weiter 1 Kapsel mit 4000 I.E. Vitamin A und 400 I.E. Vitamin D_3. Nach 3 Wochen waren die Schmerzen verschwunden und kehrten nicht mehr wieder.

Der zweite Fall betrifft eine 40jährige Frau, die sich sehr gesund fühlte und Multivitamin-Multimineral-Tabletten nahm, aber von Zeit zu Zeit Hüftschmerzen bekam. Ich empfahl eine Röntgenuntersuchung, und diese zeigte auf beiden Seiten beginnende Arthrose. Auch diese Patientin nahm das gleiche wie die 70jährige Frau; nach 2 Monaten war sie schmerzfrei und blieb auch schmerzfrei.

Referenzliste Arthritis und Rheuma

[1] *Williams, R. J.:* Nutrition against Disease, Pitman Publ., New York 1971, S. 122.
[2] *Tui, C.:* Journal of Clinical Nutrition 1, 232, 1953.
[3] Prevention Magazine, March 1977, S. 71, Rodale Press Inc., Emmaus, PA 18049.

*) eventuell mehr, kann gesteigert werden bis zu 3mal 25 mg.

[4] *Kaufman, W.:* The Common Form of Joint Dysfunction: Its Incidence and Treatment, E. L. Hildreth & Co., Prappleboro, Vermont, 1949, and: The Common Form of Niacin Amide Deficiency Disease: Aniacinamidosis, Yale University Press, 1943.
[5] Journal of Applied Nutrition, Vol. 23, No. 3 + 4, 1971, S. 61–88.
[6] *Stone, I.:* The Healing Factor, Vitamin C against Disease, Grosset & Dunlap, N.Y. 1977, S. 155/156.
[7] *Clark, L.:* Handbook of Natural Remedies, Devin Adair Company, Old Greenwich, Conn. 1976, S. 55.
[8] *Greenwood, J.:* Executive Health Report, Vol. XVI, 1980, 7.
[9] *Hawkins, H. F.:* Applied Nutrition, International College of Applied Nutrition, La Habra, CA, 1977, S. 84, 85, 86.
[10] Prevention Magazine, June 1977, s. [3], S. 89.
[11] *Weber, Ch.:* Journal of Applied Nutrition, Vol. 26, No. 1 + 2, 1974, S. 66/67.
[12] *Fredericks, C.:* Prevention Magazine, Aug. 1976, S. 51.
[13] *Pfeiffer, C. C.:* Mental and Elemental Nutrients, Keats Publishing Inc., New Canaan, Conn. 1975, S. 455/456.
über: *Blake, D. R.* in: New Scientist, 7 January 1982, S. 23.
[14] Lancet, Sept. 11, 1976, S. 539–542.
[15] *Ellis, J.:* The Doctor's Report on Vitamin B_6, Harper & Row, 1973, S. 132.
[16] *Brusch, Ch. A., Johnson, E.:* J. Nat. Med. Assn., Vol. 51, No. 4, 266.
[16 a] Journal of National Medical Association, July 1959, S. 178–192.
[17] *Machtey, I., Auakninel, J.:* Am. Geriatric Society, XVI, No. 7, S. 328.
[18] The Encyclopedia of Common Diseases, Rodale Press Inc., Emmaus, PA 18049, 1976, S. 104.
[19] Lancet, October 26, 1963, S. 862–863.
[20] *Bingham, R.* et al.: Journal of Applied Nutrition, Vol. 27, No. 2 + 3, 1975.
[21] *Stone, I.:* The Healing Factor, Vitamin C against Disease, s. [6], S. 108 ff.
[22] *Seelig, M. S., Berger, A. R.:* Do Trace Elements, Magnesium and Antioxidants protect against D-Penicillinamin-Toxicity?, reprinted from: Trace Substance in Environmental Health, XI, 1977, Ed. University of Missouri, Columbia.
Pfeiffer, C. C.: Mental and Elemental Nutrients, s. [13], S. 455.
[23] Journal of Applied Nutrition, Vol. 28, No. 3 + 4, 1976, S. 42.
[24] The Causation of Rheumatoid Disease and many Human Cancers, I. J. I. Publishing Ltd., Tokyo, 1978.
[25] Encyclopedia of Common Diseases, PA, s. [18], S. 86.
[26] *Davis, A.:* Let's Get Well, Allen & Unwin, London 1976, S. 133.
[27] *Clark, L.:* Handbook of Natural Remedies, s. [7], S. 54.
[28] *Russo, G. M.:* Horticultural Publications, Somerset Press Inc., P. O. Box 699, Sommerville, NJ 08876.
[29] *Bingham, R.:* Journal of Applied Nutrition, Vol. 24, No. 3 + 4, 1972, S. 112.
[30] Journal of Applied Nutrition, Vol. 28, No. 3 + 4, 1976, S. 38 ff.
[31] *Shatin, R.:* Medical Journal of Australia, Aug. 1, 1974, S. 169.
[32] *Clark, L.:* Handbook of Natural Remedies, s. [7], S. 60.
[33] *Mességué, M.:* Menschen und Pflanzen, Molden, Wien, 1972.
[33 a] *Kaufman, W.:* The Common Form of Joint Dysfunction, E. L. Hildreth & Co., Prappleboro, Vermont, S. 23.
[34] *Albrecht, H. J.:* Rheumatologie für die Praxis, Karger Verlag, Basel 1979, S. 55.
[35] Journal of Applied Nutrition, Vol. 24, No. 3 + 4, 1972, S. 118.
[36] *Stetten, De W.:* Bull. N. Y. Acad. Med. 28, S. 664, 1952.
[37] Texas Report on Biology and Medicine, Vol. VIII, No. 3, 1950.

[38] *Oster, K. A.:* Recent Advances in Studies on Cardiac Structure, Vol. 3, 1973, S. 73–80.
[39] *Kalckar, H. M., Klenow, H.:* J. Biol. Chem. Vol. 172, 1948, S. 349–350.
[40] *Stein, H. B.* et al.: Ann. Int. Med., Vol. 84, No. 4, 1976, S. 385–388.
[41] *Wright, J. V.:* Prevention Magazine, July 1979, s. [3], S. 64 ff.
[42] *Aston, B.:* Manganese and Man, Journal of Orthomolecular Psychiatry, Vol. 9, No. 4, 1980, S. 237–249.

6. Infektionskrankheiten

Der menschliche Körper verfügt über einen Abwehrmechanismus, der bei Infektionen gegen das Eindringen von Bakterien und Viren sowie für deren Bekämpfung, nachdem sie eingedrungen sind, wirkt. Eine ausführliche Beschreibung darüber gibt *M. Bricklin* im Buch „Natural Healing“[1].

Niemand wird die Dienste, welche Antibiotika leisten können, unterschätzen, aber ihre Möglichkeiten sind begrenzt und ihre Anwendung oftmals gefährlich. Sie dürfen nicht dauernd beansprucht werden, denn die Erreger können dadurch resistent werden. Zudem haben sie Nebenwirkungen, zerstören zum Beispiel die normale Darmbakterienflora, welche ihrerseits schon krankheitsverursachende Bakterien und Viren abzuweisen vermag. Bei Zerstörung der normalen Mundbakterienflora kann es zu sehr unangenehmen Pilz-Superinfektionen kommen. Ein alter erfahrener Arzt sagte mir:

„Eine Medizin ohne Antibiotika wäre heute nicht denkbar, aber auf Gefahren muß aufmerksam gemacht werden:

1. auf Überdosierung,
2. auf eine zu lange Medikation,
3. auf größte Vorsicht bei Kombinationen.“

Wie immer man auch die Antibiotika einschätzen mag, über den Einsatz gesunder Ernährung und Nährstoffsupplemente liegen so viele Erfolgsberichte vor, daß sie eingesetzt werden sollten. Sie sind nötig, um den komplizierten Abwehrmechanismus im Körper gegen Infektionen optimal in Gang zu halten, d. h. um die Zellen optimal zu ernähren. Schlechte Ernährung, denaturierte Nahrungsmittel, alle prozessierten Nahrungsmittel mit Additiven vermindern die Zahl der Lymphozyten, welche für die Infektionsbekämpfung nötig sind [2]. „Gesunde Ernährung“ ist in den „Ratschlägen für die Küche“ erklärt. Sie genügt aber allein nicht, um Infektionen zu bekämpfen; diese stellen einen schweren

Streß mit übermäßigem Bedarf des Körpers an Nährstoffen dar. Die konventionelle Behandlung kann bei genügender Nährstoffzufuhr (Supplemente oft in Megadosen) reduziert oder ganz abgebaut werden.

Vitamin A kann als Fischleberöl gegeben werden; darin enthalten ist dann auch noch das wichtige Vitamin D_3. Bei Infektionen ist der Vitamin-A-Bedarf erhöht; es hat sich gezeigt, daß der Vitamin-A-Blutspiegel unter dem normalen liegt [3]. In Tierversuchen wurde nachgewiesen, daß durch Vitamin-A-Zufuhr ein Schrumpfen der Thymusdrüse verhindert werden kann [4]. Vitamin A ist nötig, um die Schleimhäute intakt zu halten, also auch mit dem Schleim zu versehen, welcher das Eindringen von Viren und Bakterien erschwert; Vitamin A spielt auch eine Rolle bei der Synthese von körpereigenen Proteinen, welche auch die Abwehrstoffe, die sogenannten Antikörper bilden [5]. Bei Wochenbettfieber konnte die Infektionsdauer durch reichliche Gaben von Vitamin A reduziert werden [6]. Bei Masern sind besonders hohe Dosen von Vitamin A nötig, damit Augen und Nieren geschont werden. *E. Cheraskin* hat Untersuchungen über die Wichtigkeit von Vitamin A für die Gesundheit durchgeführt und schätzt die Durchschnittsidealmenge für eine erwachsene Person auf 33 000 I. E. pro Tag. Der individuelle Bedarf kann aber sehr verschieden sein [7].

Vitamin C als kristalline Ascorbinsäure oder als Natriumascorbat spielt bei der Verhütung und Bekämpfung von Infektionskrankheiten eine zentrale Rolle. Vitamin C entgiftet bakterielle Toxine, indem es die phagozytische Tätigkeit der weißen Blutkörperchen unterstützt.

Pionier für die Behandlung von Krankheiten mit Vitamin C ist *F. R. Klenner.* Er bezeichnet Vitamin C als „Super-Antibiotikum“ [8], und er hat dies in zahlreichen Fällen bewiesen [9]. Er empfiehlt die Kombination von oralen und intravenösen Gaben. In schweren Fällen gibt er 2–4 g alle 2–4 Stunden [10]. Vitamin C hat antagonistische Eigenschaften gegen Bakterien, Viren, Toxine und ist ein wertvolles Adjuvans für alle Infektionskrankheiten. *Klenner* berichtet von Erfolgen bei Mumps, Masern, selbst bei schweren Krankheiten wie Hepatitis, Viruspneumonie, Meningitis, Enzephalitis [11]. Mißerfolge führt *Klenner* immer auf zu geringe Dosen zurück, und er beweist dies durch Versuche. In diesen Arbeiten wird auch die Bildung von Nierensteinen bei Einnahme großer Dosen Vitamin C widerlegt. *L. Pauling* bestätigt, daß diese Behauptung nie bewiesen werden konnte. In dem Buch von *I. Stone* über Vitamin C [12], dessen hochinteressante Lektüre ich jedem Arzt und jedem Laien empfehlen kann, wird ein Querschnitt über die Erfolge von Vitamin C bei Infektionskrankheiten gegeben. *Stone* berichtet zum Beispiel über die Heilung von Poliomyelitis durch Megadosen. Es wurden in verschiedenen Fällen alle 2–4 Stunden 4,5–17,5 g Vitamin C (also 27–210 g pro Tag) verabreicht. Bei Hepatitis nach chirurgischen Eingriffen und nach Bluttransfusion wird in bestimmten Spitälern in Japan und anderen Ländern routinemäßig 6–10 g Vitamin C peroral oder intravenös verabreicht [13]. Erfolgreicher Einsatz von Vitamin C bei schwersten Krankheiten wird von verschiedenen Forschern berichtet, so zum Beispiel bei Tetanus oder auch bei Tollwut in Tierversuchen [14].

Adele Davis berichtet von einem 8jährigen Kind, das an Enzephalitis litt und 36 Stunden bewußtlos war. Der Transport ins Spital war nicht sofort möglich, deshalb wurde es mit 50 g Vitamin C, an einem Nachmittag gegeben, behandelt und gerettet. Da das Kind auch nicht schlukken konnte, wurde die Vitamin-C-Lösung eingefroren und danach dem Kind dauernd winzige Eisstückchen in den leicht geöffneten Mund geschoben [15]. *A. Davis* schreibt auch von einem Mann, dem wegen einer sehr schwerwiegenden Phlebitis die Amputation eines Beines empfohlen wurde. Der Mann nahm aber aus eigenem Entschluß „à la *Klenner*" täglich 25 g Vitamin C und wurde innerhalb von 3 Wochen gesund. Zwei weitere Phlebitisschübe konnte er ebenfalls durch Einnahme von Vitamin-C-Megadosen heilen [16].

Bei Beginn einer Infektion sollen sofort große Dosen Vitamin C in kleinen Intervallen gegeben werden. Man beginnt je nach Schwere der Infektion mit 2000–3000 mg Vitamin C und gibt gleichzeitig 100–300 mg Pantothensäure (in Form von Kalziumpantothenat) sowie 10–40 mg Vitamin B_6, um dann das halbe Quantum alle 2–3 Stunden zu geben, eventuell auch während der Nacht. Dazu empfehle ich als Nahrung alle paar Stunden eine Tasse „Pep-up" (s. S. 346), und zwar das verstärkte mit 3 Eigelb. Mit dieser Kur wurden bei Grippe, Infektionen der Atemwege, Kieferhöhlen- und Stirnhöhlenkatarrhen, Mittelohrentzündungen, rheumatischem Fieber, Herpes zoster und auch bei Pankreatitis Erfolge erzielt [17]. Tierversuche haben gezeigt, daß Pantothensäure-Mangel immer mit einer geschwächten Widerstandskraft gegen Infektionen verbunden ist [18]. Wenn man längere Zeit Megadosen von Vitamin C genommen hat, soll man nicht plötzlich aufhören; daher auch auf die Reise das gewohnte Quantum mitnehmen. Will man Vitamin C abbauen, so ist die Dosis allmählich zu reduzieren (s. S. 113). Bei Infektionen ist auch der Bedarf an Vitamin E sehr hoch.

Vitamin E hilft den Zellen zu überleben, da es ihren Sauerstoffbedarf reduziert. Ohne Vitamin E wird auch das Vitamin A rasch durch Sauerstoff zerstört.

Als B-Komplex wird Formel B-Komplex „5“ (s. S. 324) empfohlen, bei schwerer Infektion (schwerem Streß) Formel B-Komplex „50“ (s. S. 326).

Bestimmte Aminosäuren, wie zum Beispiel Methionin, Tryptophan, die im Ei oder in der Milch vorkommen, sind wichtig, ebenso Weizenkeime und Hefe, nicht zu vergessen die Mineralstoffe. Nach Meinung von *F. Klenner* verstärkt zum Beispiel Kalzium die Wirkung von Vitamin C.

Herpes Simplex – Fieberblasen

Fieberblasen sind Bläschen, welche im Mund und auf den Lippen entstehen (Aphten entstehen im Inneren des Mundes, auf den Mundschleimhäuten, auch auf den Rändern der Zunge).

Fieberblasen werden durch ein Virus hervorgerufen, das Herpes simplex-Virus. Sie werden gefördert durch Erkältung, Sonnenbrand, durch emotionelle Ursachen, auch durch gewisse Nahrungsmittel, z. B. Baumnüsse oder Schokolade, welche die Aminosäure Arginin enthalten, einen Nährstoff für das Virus.

Fieberblasen und Aphten können auch durch lokale Verletzung hervorgerufen werden, auch durch Antibiotika, auch Menstruation kann sie fördern.

Bei Fieberblasen hat sich als Behandlung der Lactobacillus acidophilus bewährt. Er kommt im Joghurt vor, und es gibt Personen, welche die Beschwerden loswerden, wenn sie 3–4mal pro Tag ein Gläschen natürlichen, frischen Joghurt einnehmen. Ausgezeichnet hat sich auch Lysin bewährt [19]. Es wird empfohlen, 1–2mal eine 500 mg-Kapsel zu nehmen.

Weiter wird empfohlen der Vitamin B-Komplex mit Vitamin C, der folgende Nährstoffe enthält:

5 mg	Vitamin B_1 (Thiamin HCL)	50 mg	Niacinamid
5 mg	Vitamin B_2 (Riboflavin)	0,05 mg	Folsäure
5 mg	Vitamin B_6 (Pyridoxin)	15 mg	Paraaminobenzoesäure
10 mcg	Vitamin B_{12} (Cobalamin Conc.)	50 mg	Cholinbitartrat
100 mg	Kalziumpantothenat	50 mg	Inosit
		15 mcg	Biotin
		250 mg	Vitamin C (Hagebutten und Ascorbinsäure)

In hartnäckigen Fällen können zwei B-Komplex-Tabletten genommen werden, eine morgens und eine mittags.

Auch Weizenkeimöl, auf die Fieberblasen gebracht, hat Erleichterung geschafft, ebenso die Einnahme von 2–3 Tabletten Dolomit, welche Magnesium enthalten.

Ich selbst habe Herpes simplex mit Erfolg bekämpft, wenn ich auf einen feuchten Finger Natriumascorbat-Pulver aufgetragen habe und diese Paste auf die Lippen strich, dort trocknen ließ, und ebenso habe ich diese Paste auf die Mundschleimhäute aufgetragen, wo sie sich allerdings rasch auflöst, aber doch eine stärkere Wirkung hat als Vitamin C oral genommen.

D. F. Horrobin und andere betonen die Wichtigkeit von Zink, Vitamin C und Linolensäure bei Infektionen im Zusammenhang mit den T-Lymphozyten, weißen Blutkörperchen, die bei der Abwehr von Infektionskrankheiten eine wichtige Rolle spielen [20]. Die T-Lymphozyten befähigen laut *Horrobin* einerseits die B-Lymphozyten, auf Antigene zu reagieren, und hemmen andererseits überaktive B-Lymphozyten daran, gegenüber körpereigenen Zellen aktiv zu werden (Verhinderung von Autoimmunreaktionen). Abnorme Anfälligkeit gegenüber Infektionskrankheiten, rheumatoider Arthritis, Multipler Sklerose, verschiedenen Autoimmunerkrankungen und auch gegenüber Krebs geht meist Hand in Hand mit einer Störung der T-Lymphozyten. Die beste Möglichkeit, die T-Lymphozytenfunktion zu regulieren, besteht darin, die körpereigene Synthese des die T-Lymphozyten aktivierenden Prostaglandins E_1 (PG E_1) über die Ernährung zu beeinflussen.

PG E_1 spielt eine wesentliche Rolle bei der Entwicklung und der Funktion des Thymus. Es kommt in hoher Konzentration im Thymus vor. PG E_1 ist notwendig für den Reifeprozeß und die Funktionstüchtigkeit der T-Lymphozyten. So muß es also auch möglich sein, das Immunsystem dadurch zu beeinflussen, daß man die Prostaglandinsynthese des Körpers über die Ernährung stimuliert. Die körpereigene Produktion von PG E_1 ist abhängig von der äußeren Zufuhr einer Reihe von essentiellen Nährstoffen, und sie reagiert sehr empfindlich auf eine ungenügende Versorgung mit diesen. In der heutigen „modernen Ernährung" ist die Zufuhr häufig ungenügend, so daß PG E_1-Mängel bzw. Störungen des Immunsystems weit verbreitet sind. Selbst Mangel von nur einem der Nährstoffe stört erfahrungsgemäß die Zufuhr auch der übrigen. Andererseits ist nicht zu befürchten, daß durch hohe Dosen dieser Nährstoffe eine Überproduktion PG E_1 auftreten könnte, da ein endogener Kontrollmechanismus dies verhindert.

PG E_1 entsteht im Organismus aus cis-Linolsäure durch enzymatische Umwandlung über die Gamma-Linolensäure, wozu besonders Vitamin B_6, Vitamin C und Zink nötig sind. Diese Umwandlung wird durch trans-Linolsäure gestört. Trans-Linolsäure entsteht zum Beispiel bei der teilweisen Hydrierung von Pflanzenölen (Margarineherstellung). Weiter stören gesättigte Fettsäuren und Cholesterin in großem Überschuß die Umwandlung. Auch bei Diabetes mellitus und im höheren Alter ist die Umwandlung gehemmt. Bei der Beurteilung einer Diät ist also der Gehalt an cis-Linolsäure wesentlich. Diäten mit hohem Gehalt an trans-Linolsäure schaden mehr als sie nützen. Nahrungsmittel, die schon Gamma-Linolensäure enthalten, wie Pflanzen der Familie Borago und Samen der „Evening Primrose", sind von besonderem Interesse, um die Synthese von PG E_1 zu erleichtern (Evening Primrose Oil ist auf dem Markt erhältlich). Auch Alkohol stimuliert die PG E_1-Bildung. Damit ist vielleicht die günstige Wirkung der traditionellen Methode erklärt, bei einer Erkältung mit einem heißen alkoholischen Getränk zu Bett zu gehen!

Die Küchenzwiebel ist die erste Pflanze, in der Prostaglandin entdeckt wurde [21].

Eine geschwollene, eitrige Mandel ist eine Folge ungenügender Nährstoffzufuhr, deren Bedarf bei Streß ganz besonders steigt. Solcher Streß kommt oft bei Schulkindern, auch Studenten vor, zum Beispiel bei Angst vor Prüfungen.

Wenn wegen Mangel an Nährstoffen, vor allem an Pantothensäure, eine Erschöpfung der Nebennieren eintritt, werden die Mandeln infiziert, und sie vergrößern sich. Aus der Literatur*) geht hervor, daß Mandeln-Infektionen geheilt werden können durch gesunde Ernährung und durch Gaben von Nährstoffsupplementen. Gut bewährt bei Teenagern und auch bei Älteren hat sich zum Beispiel folgendes Rezept:

Zum Frühstück:	Pep-up (s. S. 346) 1 Tablette ABC (s. S. 325) 1 g Vitamin C, zum Beispiel 2 Kapseln à 500 mg Vitamin C retard
Zum Mittagessen:	1 Tablette B-Komplex „5“ (s. S. 324) 1 Kapsel enthaltend Vitamin A und Vitamin D_3 1 g Vitamin C
Abends:	2 Tabletten Kalzium à 200 mg 1 Tablette Magnesium 100 mg 1 g Vitamin C

Bei jüngeren Personen entsprechend schwächere Dosen.

Von einer Entfernung der Mandeln ist dringend abzuraten; ihre Wichtigkeit wurde lange unterschätzt.

Wenn eine chronische Infektion auf keine Behandlungsmethode anspricht, dann ist eine Allergie gegen Lebensmittel als Ursache zu vermuten. In diesem Falle ist eine 5- bis 6tägige Fastenkur zu empfehlen. Als Getränk sollte nur destilliertes Wasser eingenommen werden, um auch allfällige Allergien gegen Mineralien im Wasser auszuschließen. Verschwinden oder bessern sich die Symptome bei einer solchen Kur, dann kann durch gezielte Hauttests die allergieverursachende Nahrung gesucht werden.

Im Alter ist man ganz besonders Erkältungen, Schnupfen, Husten, Halsweh sowie Grippen ausgesetzt. Erkältungen können trotz guter Ernährung und Nährstoffsupplementen eintreten, wenn ältere Leute der Zugluft ausgesetzt oder zu leicht bekleidet sind. Jedes Frösteln muß vermieden werden.

---

*) Für genauere Angaben siehe: *A. Davis,* Let's Get Well, George Allen & Unwin Ltd., London.

Alle Menschen leiden an einem angeborenen Vitamin-C-Mangel. Wenn Vitamin C in genügenden Mengen eingenommen wird so hat es sich als Schutz gegen Erkältungen sehr gut bewährt. Dies wurde bewiesen. Es wird also empfohlen, täglich mindestens 2 g Vitamin C zu nehmen, zum Beispiel nach dem Mittag- und Abendessen je ½ Moccalöffel (0,5 g) Natriumascorbat-Pulver in etwas Wasser aufgelöst; nach einigen Tagen kann das Quantum auf je 1 gestrichenen Moccalöffel 2mal täglich gesteigert werden.

Oft ist das Anzeichen einer Erkältung ein Stechen im Hals. Die Einnahme von Vitamin C sollte über 2 g pro Tag hinaus gesteigert werden; auch sollte täglich 1 Vitamin-B-Komplex-Tablette sowie Vitamin A 25 000 I.E. eingenommen werden. Es empfiehlt sich auch, bei bestehender starker Erkältung 2mal täglich einen gehäuften Teelöffel BS-Protein einzunehmen (s. S. 85), aufgelöst in einer Tasse, die zur Hälfte mit kalter Milch und zur anderen Hälfte mit Orangensaft gefüllt ist und gut verrührt wurde.

In seinem Buch „Vitamin C, the Common Cold and the Flu" berichtet *Linus Pauling* [22], daß Erkältungen gebessert werden können, wenn man eine Natriumascorbat-Lösung (3 g in 100 ml Wasser) mittels einer Tropfpipette in jedes Nasenloch bringt (je 20 Tropfen, alle paar Stunden zu wiederholen); die Lösung ist in Ampullen stabil, offen sollte sie aber alle Tage erneuert werden.

Auch bei plötzlich auftretenden Ohrenschmerzen hat sich Vitamin C zusammen mit Hausmitteln bewährt.

Referenzliste Infektionskrankheiten

[1] *Bricklin, M.:* Natural Healing, Rodale Press. Inc., Emmaus, PA 18049, 1976, S. 332.
[2] Medical World News, Oct. 11; 1974.
[3] *Moore, Th.:* Biochem. Journal 31, 155, 1937.
[4] Federation Proceedings, March 1973, No. 4094.
[5] *Roels, J.:* Agricultural and Food Chemistry, Vol. 20, No. 6, 1972, S. 1133.
Rechcigel, M. et al.: Journal of Nutrition 76, 1962, S. 435–440.
[6] *Green, H. N.* et al.: Brit. Med. Journal 2, 595, 1931.
[7] *Cheraskin,* et al.: Internat. J. for Vitamin and Nutrition Research 46, 1976, S. 11.
[8] *Klenner, F. R.:* Massive Doses of Vitamin C and the Virus Diseases, 42nd Annual Meeting of the Tristate, Med. Ass. of the Carolinas and Virginias, Feb. 19/20, 1951.
[9] Journal of Applied Nutrition, Vol. 6, 274, 1953.
[10] *Klenner, F. R.:* Journal of Applied Nutrition, Vol. 23, No. 3 + 4, 61, 1971.
[11] *Klenner, F. R.:* Southern Medicine & Surgery, Febr. 1948, Charlotte N. C.

[12] *Stone, I.:* The Healing Factor, Vitamin C against Disease. Grosset & Dunlap, N.Y. 1974.
[13] *Morishige, F., Murata, A.:* Journal of JAPM, Vol. V, No. 1, S. 54.
[14] *Banic, S.:* Nature, Nov. 13, 1975, S. 153.
[15] *Davis, A.:* Let's Get Well, G. Allen & Unwin Ltd., London 1966.
[16] siehe [15], S. 147.
[17] siehe [15], S. 149.
[18] *Seronde, J.* et al.: J. Inf. Dis. 97, 35, 1955.
[19] Medical World News, Oct. 1, 1979, S. 14.
[20] *Horrobin, D. F.* et al.: Medical Hypotheses 5, 969–985, 1979.
[21] Chem. and Ind. 263, 1979.
[22] *Pauling, L.:* Vitamin C the Common Cold and the Flu, San Francisco 1970.

7. Epilepsie bzw. epileptische Zustände

Auch Epilepsie ist ein Streßzustand, bei dem auf beste, gesündeste Nahrung geachtet werden muß. Alle prozessierte, denaturierte Nahrung ist also zu meiden.

D. B. Coursin veröffentlichte bereits 1954 einen Artikel über Krämpfe bei Kindern, deren Ernährung nicht genügend Pyridoxin (Vitamin B_6) enthielt [1]. *Coursin* berichtet, daß bei 5 Wochen bis 4 Monate alten Babys epilepsieartige Zustände auftraten, die auf Vitamin-B_6-Mangel bei der Säuglingsernährung zurückzuführen waren und die auch aufhörten, wenn auf Nahrung übergegangen wurde, welche Vitamin B_6 in geringen Mengen enthielt. Im Krankenhaus, in dem *Coursin* arbeitete, befand sich ein Kind, welches aufgrund des Elektroenzephalogramms eindeutig Epilepsie hatte. Dieses Kind erhielt 100 mg Pyridoxin intramuskulär. Nach nur 5 Minuten zeigte das Enzephalogramm eine normale Schlafkurve. Das Kind blieb in Zukunft bei einer Ernährung mit genügend Vitamin B_6 gesund. Hier scheint es sich um einen angeborenen Mehrbedarf an Vitamin B_6 gehandelt zu haben. Beim Jahresmeeting der American Society for Clinical Nutrition 1974 berichtete *Coursin* in einem Vortrag, daß Krämpfe bei Kindern mit Dosen von 50–100 mg Vitamin B_6 behoben werden konnten und bei einigen Fällen von chronischer Epilepsie eine Besserung bei Dosen von 200–300 mg Vitamin B_6 eintrat [2]. Nach andern Autoren, wie zum Beispiel *O. A. Bessey,* genügen bei Kleinkindern 1,5–5 mg Vitamin B_6, um Anfälle zu beheben [3].

D. B. Tower erwähnt die Wichtigkeit jedes B-Vitamins für das richtige Funktionieren des Nervensystems, wobei Vitamin B_6 das einzige ist, bei dessen Fehlen Krämpfe auftreten [4]. Weiter ist bekannt, daß Vitamin B_6-Mangel bei Ratten von einer Verminderung des Blutgehalts an Vitamin B_2, Nikotinsäure und Pantothensäure begleitet ist. Es empfiehlt sich daher, auch beim Menschen hohe Vitamin-B_6-Dosen mit entsprechenden Mengen der andern B-Vitamine zu kombinieren.

Nierenentzündungen können so große Magnesium-Verluste bringen, daß schwere epileptische Anfälle eintreten. Solche Anfälle wurden mit Gaben von Magnesium nach kurzer Zeit gestoppt [5]. Bei Babys entstanden durch Diarrhö solche Magnesium-Verluste, daß Anfälle eintraten. Bei Gabe von 500 mg Magnesium verschwanden diese Symptome [6]. *A. Davis* zitiert einen Bericht, wonach 30 epileptischen Kindern, welche konventionelle Antikonvulsiv-Medikamente nehmen mußten, täglich 450 mg Magnesium mit Erfolg gegeben wurde, so daß sie keine antikonvulsiven Medikamente mehr benötigten [7]. Weiter berichtet *A. Davis,* daß sie etwa 50 epileptische Personen heilte, und zwar teilweise nur durch Übergang auf nicht denaturierte, nicht prozessierte Nahrung, welche genügend Vitamin B und Magnesium enthielt, teilweise zusätzlich mit Supplementen von Vitamin B_6 und Magnesium, jedoch immer ohne antikonvulsive Mittel. Wenn solche Personen aus irgendeinem Grunde in das Krankenhaus kamen und „normale amerikanische Krankenhauskost" erhielten, so bekamen sie wieder epileptische Anfälle [8]. *C. C. Pfeiffer* teilt bezüglich der Magnesiumbehandlung von Epileptikern mit, daß man die Behandlung mit antikonvulsiven Medikamenten nicht brüsk abbrechen und durch Magnesium ersetzen soll [9]. Der gleiche Autor betont, daß bei Epileptikern mit Zink- und Vitamin-B_6-Mangel zuerst der Vitamin-B_6-Spiegel in Ordnung gebracht und erst dann die Zink-Supplemente gegeben werden sollen, da ansonsten die Krampfzustände vermehrt auftreten können [10]. *C. C. Pfeiffer* empfiehlt als zusätzliche Ernährungsbehandlung bei Epilepsie [11]: Vitamin B_6 in Dosen, bis sich Traumerinnerung einstellt, Vitamin C 1000 mg morgens und abends, Mangan 25 mg morgens und abends, Magnesiumoxyd 300 mg pro Tag, Inosit 500 mg morgens und abends sowie nach einem Monat Zink 15 mg vor dem Schlafengehen; hierbei sind die konventionellen Antiepileptika einzeln und langsam zu reduzieren.

Elektroenzephalogramme haben gezeigt, daß Krämpfe bei Erwachsenen infolge Magnesium- oder Vitamin-B_6-Mangel absolut identisch mit epileptischen Krämpfen sind [12]. Es sollte deshalb bei Krampferscheinungen immer untersucht werden, ob genügend Magnesium und Vitamin B_6 vorhanden sind. Mangel an Vitamin B_6 kann durch den Xanthurentest im Urin festgestellt werden. Nach *F. Bicknell* ist bei Vitamin-B_6-Mangel der Tryptophanstoffwechsel gestört, so daß große Mengen von Xanthurensäure proportional zum mit der Nahrung eingenommenen Tryptophan ausgeschieden werden [13].

Es liegt ein Bericht vor, daß bei Epileptikern unter Phenytoin-Therapie Vitamin D (s. a. S. 90) gegeben werden muß, da sonst ein Verlust der Knochenmasse eintreten kann [14]. Herkömmliche antikonvulsive Medikamente können einen Vitamin-B_{12}- und Folsäure-Mangel hervorrufen [15]. *R. J. Williams* empfiehlt gegen epileptische Krämpfe Glutamin in Dosen von 1–2 g pro Tag [16]. Glutamin durchdringt die Blut-Gehirn-Schranke; Glutamin soll nicht mit Glutamat verwechselt werden.

Bei Myoklonus-Epilepsie wird eine Diät mit sehr hohem Fettgehalt und mit wenig Kohlenhydraten und Protein empfohlen. Diese Diät ergab ausgezeichnete Resultate. Kinder, welche die Fettmengen nicht einnehmen konnten, erhielten das geschmacklose mittelkettige Triglycerid verabreicht [17].

B. Flink versucht, klinisch erkennbare Symptome bei Magnesium-Mangel zu beschreiben, und nennt u. a. Muskelzuckungen, Zittern, choreatische Bewegungen (= Extremitätenzuckungen, Grimassieren u. a.), positive Chvostek- und Trousseau-Zeichen (= Prüfung von Muskelübererregbarkeit), starkes Schwitzen, Tachykardie (= Herzjagen), gelegentlich auch Fieber, milde bis schwere Schlaflosigkeit, mildes bis schweres Delirium mit Halluzinationen, Desorientierung, schließlich Krämpfe und Koma [18]. Diese Zeichen sind allerdings nicht nur bei Magnesium-Mangel anzutreffen.

In Tier- und Menschenversuchen ist auch festgestellt worden, daß Taurin, ein Bestandteil der Gallensäure, gegen Krämpfe wirksam ist [19].

Von *Carl C. Pfeiffer,* Princeton Brain Bio Center, Skillman, N. J., erhalte ich den nachfolgenden Artikel:

„Anfallkontrolle durch Ernährung“

Uns allen ist die gelegentliche Bedeutung einer ketogenen Ernährung bekannt, durch die Anfallskranke zu azeton-ausatmenden Patienten mit kontrollierten Krampfanfällen werden, wenn sie sich an diese Ernährung halten. Wir sind uns wahrscheinlich auch der Tatsache bewußt, daß es bei Kindern mit Bleivergiftung zu Krampfanfällen kommt und daß durch die Einwirkung anderer Metalle wie Kobalt und Aluminium auf das Gehirn von Tieren Krampfanfälle ausgelöst werden. Manche der in der Nahrung enthaltenen natürlichen Spurenelemente unterdrücken diesen Effekt und bewirken die Ausscheidung krampfauslösender Stoffe wie Blei und Aluminium aus dem Organismus. Bei Patienten mit Gedächtnisverlust durch Aluminium verabreichen wir Zink, Magnesium und Vitamin C, um die Aluminiumbelastung des Organismus zu reduzieren.

Adele Davis lehrte: „Gebt ihnen allen hohe Dosen Magnesium, und ihre Anfälle werden sistieren." Diese Aussage trifft allerdings nur zu einem geringen Teil des Nährstoffbedarfes des Epileptikers zu. Wir empfehlen morgens und abends 2 Tabletten Magnesium.

Wenn ein einziges Spurenelement das biochemische Ungleichgewicht der Epilepsie korrigiert, dann ist es Mangan. Obwohl es von ernährungsbewußten Menschen häufig ignoriert wird, handelt es sich bei Mangan doch um ein essentielles Spurenelement, das in unserer Nahrung häufig fehlt. Als Bestandteil von mindestens sechs bekannten Enzymen wird Mangan für den wirksamen Zuckerstoffwechsel und die Bildung von Knorpel benötigt – einer lebenswichtigen strukturellen Komponente unseres Organismus.

Bedauerlicherweise ist in den meisten Ernährungen, auch in den bestens zusammengestellten, dieses wichtige Spurenmetall in zu geringen Mengen enthalten. Unsere manganarmen Anbaugebiete erzeugen häufig Früchte und Gemüse, die dieses Element nicht in ausreichenden Mengen enthalten. Und viele unserer häufig verwandten Nahrungsmittel können selbst unter besten Bedingungen kein Mangan konzentrieren; so werden wir durch Fleisch, ja sogar durch Leber mit wenig Mangan versorgt. Zu den manganreichen Nahrungsmitteln zählen Nüsse, Vollkörner, Gewürze, Hülsenfrüchte und Teeblätter. Besonders reichlich enthalten ist es in tropischen Früchten wie Banane, Papaya und Mango; diese in einem sonnenscheinreichen Klima wachsenden Früchte besitzen eine starke Fähigkeit zur Photosynthese – und die Photosynthese ist ein manganabhängiger Prozeß. Der erwachsene

Mensch benötigt mindestens 5 mg pro Tag, jedoch wird Mangan schlecht resorbiert und der Prozeß durch den Überschuß an Zink oder Kupfer in der täglichen Nahrung blockiert. Wir empfehlen und geben mit Erfolg oral 50–100 mg Mangan vor dem Schlafengehen.

Besteht bei der Epilepsie Bedarf an einem einzelnen Vitamin, so wird die Liste von B_6 (Pyridoxin) angeführt. Der Urin zahlreicher Kinder und Jugendlicher enthält den Malvenfaktor (Kryptopyrol), der zum Zink- und B_6-Mangel führt. Sie klagen über Leibschmerzen, haben weißgefleckte Fingernägel und können sich an ihre nächtlichen Träume nicht erinnern. Sie können bis zu 1000 mg B_6 benötigen, um das Traumgedächtnis wiederzuerlangen. Wir beginnen mit morgens oral 50 mg und verdoppeln die Dosis so lange, bis sie träumen oder eine Gesamtdosis von 1000 mg erreicht ist. Mangan wird ebenfalls für das Traumgedächtnis benötigt. B_6-Dosen über 1000 mg können zu einem Taubheitsgefühl in den Fingern oder Zehen führen, was als Hinweis auf eine erforderliche Dosisreduzierung gilt.

Wird eine einzige Aminosäure zur Kontrolle epileptischer Anfälle benötigt, so ist es Taurin, die einfachste der Aminosäuren. Taurin wird beim Menschen nicht als essentiell eingestuft, während Katzen sie zur normalen Entwicklung und Funktion der Retina benötigen. *André Barbeau,* M. D., aus Montreal wies die Wirksamkeit von Taurin bei der Beherrschung von Anfällen nach. Orale Dosen von 500 mg am Morgen und Abend werden meist gut vertragen. Bei Patienten mit Histadelie (s. S. 213) kann diese Dosis ulkusartige Beschwerden auslösen, die nach dem Absetzen von Taurin abklingen.

Der Patient mit Pyrolurie und schwerem B_6-Mangel kann im EEG spikes und slow waves aufweisen, die durch ausreichende Dosen von B_6, Mangan, Zink und Taurin korrigiert werden können. Die Antikonvulsiva müssen dennoch langsam abgesetzt werden. Auf die Frage „Wie lange muß der Epileptiker diese Nährstoffe weiternehmen?“, können wir nur antworten: so lange der Patient ißt; dies sind Nährstoffsubstitutionen.

Referenzliste Epilepsie bzw. epileptische Zustände

[1] *Coursin, D. B.:* Journal of Am. Med. Assn., Jan. 30, 1954, 406.
[2] The Encyclopedia of Common Diseases, Rodale Press Inc., Emmaus, PA,

S. 638/639.
[3] *Bessey, O. A.* et al.: Pediatrics 20, July 1957, S. 23–44.
[4] *Tower, D. B.:* Nutrition Reviews, June 1958, Vol. 16, No. 6, 161–164.
[4 a] *Tower, D. B.:* Am. J. Clin. Nut. 4, 329, 1956.
[5] *Randall, R. E.* et al.: Ann. Int. Med., Vol. 50, No. 2, Feb. 1959.
[6] *Back, E. H.* et al.: Arch. Dis. Childh. 37, 106, 1962.
Flink, E. B. et al.: Annals of Internal Medicine, Vol. 47, No. 5, Nov. 1957, 956.
[7] *Davis, A.:* Let's Get Well, G. Allen & Unwin Ltd., London 1966, S. 272.
[8] siehe [7], S. 273.
[9] *Pfeiffer, C. C.:* Mental and Elemental Nutrients, Keats Publishing Inc., New Canaan, Conn. 1975, S. 279.
[10] siehe [9], S. 238.
[11] Spezifische Nährstoffe bei der sozialen Rehabilitation von Schizophrenen, Brain Bio Center, Princeton, NJ, 1980.
[12] *Davis, A.:* Let's Get Well, s. [7], S. 273.
[13] *Bicknell, F., Prescott, F.:* The Vitamins in Medicine, Lee Foundation, Milwaukee, Wisc. 1942, S. 107.
[14] British Medical Journal, April 1972, 2, 208–209.
[15] Lancet, No. 5, Nov. 1966, S. 1024.
[16] *Williams, R. J.:* Nutrition in a Nutshell, Dolpin Books, Doubleday & Co., Inc., New York 1962, S. 128.
[17] Developmental Medicine and Child Neurology 19, 1977, S. 833.
[18] *Flink, B.:* Ann. Int. Med. 47, 1957, 956.
[19] *Barbeau, A., Donaldson, J.:* Arch. Neurol. Vol. 30, Jan. 1974

8. Schizophrenien

Man kann das Kapitel Geisteskrankheiten nicht beginnen, ohne sein Bedauern darüber auszudrücken, daß zum Nachteil der geisteskranken Patienten, der Ärmsten der Armen, die gesunde Ernährung und Heilwirkung von Nährstoffsupplementen in vielen Kliniken ignoriert wird. Mir wurde das Desinteresse sogar schriftlich bestätigt. Und die Situation wird sich nicht bessern, bevor nicht die Nährstoffwissenschaft im Biochemiestudium und im Medizinstudium eingeschlossen wird.

Die Ursachen der Schizophrenien sind so verschieden, daß man mit dem Namen Schizophrenie keine einzelne Geisteskrankheit bezeichnen kann, sondern eine Gruppe von Krankheiten, die sich in verschiedenartiger Weise äußern und verschiedene Ursachen haben. In dem Buch „A Physician's Handbook of Orthomolecular Medicine" [1] sind einige Artikel über Schizophrenie abgedruckt, welche in amerikanischen Fachzeitschriften veröffentlicht wurden. Diese Artikel zeigen Fortschritte, die bei der Behandlung von Schizophrenen mit Nährstoffen erzielt wurden. Die Behandlung erscheint erfolgversprechend. Neuroleptika werden im Verlauf dieser Behandlungen allmählich abgebaut.

Im Beitrag von *C. C. Pfeiffer* und *Donna-Bacchi* [2] werden 11 Arten von Schizophrenien aufgezählt, welche die „Erscheinungsform der Schizophrenie perfekt nachahmen" (which mimic schizophrenia perfectly). Es sind dies: Dementia paralytica (Gehirnsyphilis), Pellagra, Porphyrie, Homozysteinurie, Myxödem (Hypothyreose), Amphetamin-Psychose, Folsäure-Avitaminose, Nahrungsmittelallergie, Glutenunverträglichkeit, Temporallappen-Epilepsie, Klinefelter-Syndrom. Die häufiger vorkommenden Schizophrenien werden von *Pfeiffer* in 3 Gruppen eingeteilt:

1. Histapenie-Patienten mit niedrigem Bluthistamin und hohem Serum-Kupfer-Spiegel; typischerweise haben diese Patienten Halluzinationen und zeigen paranoide Züge.
2. Histadelie-Patienten mit hohem Bluthistamin und normalem Serum-Kupfer-Spiegel; typischerweise haben diese Patienten depressive Züge mit Neigung zu Suizid sowie Gedankenleere.
3. Patienten, welche den „Mauve-Factor" (Kryptopyrol) im Urin aufweisen bei hohem oder niedrigem Serum-Zink-Spiegel; diesen Patienten fehlt Zink, was therapeutisch nachgewiesen werden kann.

Dem Facharzt empfehle ich als Lektüre eine 1980 erschienene Schrift von *C. C. Pfeiffer,* welche die neuesten Erkenntnisse über die Behandlung von Schizophrenen enthält, „Spezifische Nährstoffe bei der sozialen Rehabilitation von Schizophrenen", erhältlich auf Deutsch, Englisch, Französisch, Italienisch und Holländisch durch Antistress AG, CH-8640 Rapperswil (Umfang ca. 100 S.).

Die Funktion des Gehirns ist wie die jedes anderen Körperteils abhängig von seiner molekularen Komposition und Struktur [3]. Enzyme regeln den Stoffwechsel im ganzen Körper, auch im Gehirn. Sie bestehen aus dem hochmolekularen Apoenzym und dem niedermolekularen Koenzym; Koenzyme sind oft Vitamine. Es ist erwiesen, daß gewisse Menschen eine höhere Konzentration von einem oder mehreren Koenzymen für optimale Gesundheit, besonders für geistige Gesundheit, benötigen. Diese höhere Konzentration kann durch Zufuhr von Megadosen des entsprechenden Vitamins erreicht werden [4].

Auch bei einer orthomolekularen Behandlung der Schizophrenie werden konventionelle Medikamente mitverwendet [5], zum Beispiel um Krisen zu überbrücken; hier ist ihre Verwendung gerechtfertigt – trotz unerwünschter Nebenwirkungen. Die orthomolekulare Behandlung und die Umstellung auf optimale Ernährung sollen die konventionellen Mittel mit der Zeit ablösen [6]. Es erfolgt die Verabreichung von Supplementen für alle Nährstoffe; gewisse Vitamine werden in Megadosen verabreicht.

Auch eine eventuelle Nahrungsmittelallergie muß behandelt werden. Nach *C. C. Pfeiffer* sind immerhin 10% aller schizophrenen Zustände solche Allergien [7]. Allergene können aus Milchprodukten, aus Getreideprodukten,aus Fleisch und aus vielen andern Nahrungsmitteln, zum Beispiel auch Nachtschattengewächsen (Tomaten, Auberginen u.a.) usw. stammen. Bei ganz schweren Fällen, in denen keine Therapie zum Erfolg führt, ist meistens eine zerebrale Allergie die Ursache, zum Beispiel auch eine Allergie auf Medikamente wie Aspirin u.a.m. Alkohol und auch der gewöhnliche Tafelzucker können die Allergien verschlimmern. Megadosen von Vitaminen haben eine antiallergische Wirkung, aber es ist klar, daß zur Besserung des Zustandes alle allergieverursachenden Substanzen dem Körper ferngehalten oder neutralisiert werden müssen, um eine Gesundung zu erzielen. Diese Behandlung kann lange dauern.

Zur Behandlung der Schizophrenien gehört auch die orthomolekulare Anpassung des Zink-, Kupfer- und Manganspiegels. Diese Elemente sind oft in pathologischen Mengen vorhanden.

Die Ansätze zu einer Meganährstofftherapie gehen weit zurück. 1939 erschien ein Artikel im Journal of the American Medical Association mit einem Bericht über erfolgreiche Behandlung bei typisch psychotischen Zuständen mit Nikotinsäure [8]. 1941 brachte das American Journal of Psychiatry einen Bericht über die Wirkung von Nikotinsäure bei Stupor, Lethargie und verschiedenen anderen psychiatrischen Störungen [9]. 1945 entschied sich *Linus Pauling,* Geisteskrankheiten von der molekularen Basis her zu bearbeiten, nachdem er jahrzehntelang auf dem Gebiete der ererbten hämolytischen Anämie gearbeitet hatte [10]. 1962 hatten *H. Osmond* und *A. Hoffer* in Kanada Megadosen von Nikotinsäure erfolgreich bei der Behandlung von Schizophrenie eingesetzt [11]. Sie berichteten 1966, wie sie mit Megadosen von Vitamin C, Nikotinsäure und andern Vitaminen Schizophrenie behandelten [12]. *L. Pauling* äußerte 1968 die Vermutung, daß eine Änderung der Konzentration von Substanzen, die normalerweise im menschlichen Körper vorhanden sind, Geisteskrankheiten unter Kontrolle bringen dürfte [13].

Aufgrund der Therapieerfolge schrieb *A. Hoffer* 1972 ein Büchlein mit dem Titel „Megavitamin Therapy in Molecular Psychiatry" [14]. Darin ist zu lesen, daß sich eine zunehmende Zahl von Psychoanalytikern, Psychiatern und Ärzten für Megavitamintherapie zu interessieren begannen und sie auch anwandten.

1973 stellte die American Psychiatric Association eine sogenannte „Task Force" (Sonderkommission) zusammen und beauftragte sie, eine Kampfschrift gegen den „Unfug" der Megavitamintherapie abzufassen [15]. Ein Mitglied der Task Force, *Dr. Ban,* hatte schon 1966 von nicht genannter Seite ein Angebot erhalten, die Megavitamintherapie „ein für allemal fertigzumachen" [16, 17]. – Man gab *Hoffer* keine Gelegenheit zu einer Aussprache.

A. Hoffer weist in seinem Gegenbericht nach, daß Berichte unvollständig oder verdreht wiedergegeben wurden [18], und gibt dann einen Einblick in den Verkauf von Arzneimitteln in den USA [19]. Heute werden Arzneimittel nur populär, wenn Kräfte am Werk sind, welche die Arzneimittel den Ärzten und dem Publikum bekanntmachen. Ist ein Arzneimittel patentiert, dann kann die Pharmafirma große Summen in Reklame, Gratismusterabgabe und in Ärztebesuche investieren, weil sie ein Monopol hat. Nicht patentierte Arzneimittel werden im Pharmajargon „Orphan Drugs" (Waisen-Arzneimittel) genannt, weil sie niemandem gehören. Diese Arzneimittel werden nicht angepriesen. Zur Illustrierung führt *Hoffer* das britische Arzneimittel Atromid an. Dieses dient zur Senkung des Cholesterin- und Triglycerid-Spiegels. Nikotinsäure wäre billiger, ist aber ein Orphan Drug. Atromid kennt jeder Arzt aus den ständigen Anzeigen in den Fachzeitschriften, aber nur wenige Ärzte kennen die lipidsenkende Wirkung der Nikotinsäure.

Ein Parallelfall ist Lithium. Dieses segensreiche Arzneimittel wurde 1949 entdeckt, und 1954 kamen eindrucksvolle Berichte über die Wirkung aus Dänemark. Aber Lithium war nicht interessant für die Arzneimittelfabrikanten in den USA: es war ein Orphan Drug. *S. Gershon* und *Baron Shopsin* schrieben in ihrem Buch über Lithium 1973 folgendes: „Ein anderer wichtiger Faktor in der Verzögerung der Anwendung von Lithium für psychiatrische Zwecke war, daß die Arzneimittelfabrikanten weder in die Forschung noch in die Verbreitung Geld investieren wollten, weil es kommerziell nicht interessant war. Erst 1969 nahm eine kleine chemische Fabrik (Rowell Laboratories) die Fabrikation auf" [20].

Der Task-Force-Report wurde in die ganze Welt versandt, aber in den USA entwickelte sich die Megavitamintherapie trotz dieses Berichts weiter. Zahlreiche Psychiater und auch Kliniken behandeln erfolgreich mit Kombinationen von konventionellen Methoden und Megavitamintherapie. *C. C. Pfeiffer,* Leiter des Brain Bio Centers in Princeton, behandelt seit vielen Jahren mit Erfolg Schizophrene. In seiner kleinen Schrift „Schizophrenias – Yours and Mine" [21] zeigt er, daß man an gewissen Anzeichen die Gefahr von drohender Schizophrenie bei sonst noch normaler geistiger Verfassung erkennen und vorbeugende Maßnahmen treffen kann. *C. C. Pfeiffer* hat mir in einem Brief 1978 mitgeteilt, daß bis zu diesem Zeitpunkt etwa 100 000 Schizophrene behandelt wurden und daß von den 30 000 Psychiatern in den USA etwa 300 nach den Grundsätzen der orthomolekularen Psychiatrie behandeln. 1967 waren es nur 13 gewesen. Das Huxley Institute for Biosocial Research in New York*) gibt Auskunft, welche Ärzte in den verschiedenen Gebieten der USA und anderer orthomolekular behandeln und bei denen Schizophrene oder ihre Angehörigen Ratschläge über die Behandlung mit Megavitaminen erhalten können.

In den Schweizer Morgennachrichten im Radio vom 9. 3. 1979 kam die Mitteilung, daß die UNO 120 Millionen Geisteskranke auf der Welt errechnet habe; im Jahre 2000 sei mit 200 Millionen Geisteskranken zu rechnen. Heute sind 20 Millionen in Anstalten untergebracht. Nach den vorliegenden positiven Berichten erscheint es naheliegend, daß man praktische Versuche mit einer Kombination der konventionellen Behandlung mit orthomolekularer Therapie unternimmt.

Mit der Erreichung der geistigen Gesundheit, mit dem Aufnehmen einer normalen Beschäftigung ist noch nicht alles erreicht. Dieser Zustand ist abhängig von der regelmäßigen (vielleicht bis ans Lebensende dauernden) Einnahme von Mitteln, und diese regelmäßige Einnahme muß kontrolliert werden. Ebenso wichtig ist die regelmäßige ärztliche Kontrolle. Wenn keine verläßlichen Familienmitglieder da sind, muß eine Person gefunden werden, welche vom Patienten akzeptiert wird und die das Recht hat, in ständiger Tuchfühlung mit dem

---

*) Huxley Institute for Biosocial Research, 1114 First Avenue, New York NY 10021.

ehemaligen Kranken zu bleiben.

Das sind sehr große Probleme, die in Angriff genommen werden müssen, am besten durch Gründung einer Organisation, für die alle Familien Schizophrener größtes Interesse aufbringen werden. Eine solche Organisation wird es auch zustande bringen, daß die erfolgreiche Nährstofftherapie von den Krankenkassen anerkannt wird, was ja nur zu deren Vorteil ist. Bei Schizophrenie leidet die Familie mit, und sie hat deshalb auch viel mehr Verständnis für die Krankheit und alles, was damit zusammenhängt, als bei anderen Krankheiten; es kann mit ihrer Hilfe bei allen Problemen gerechnet werden.

Es soll ein Merkblatt abgefaßt werden, das jeder Patient mitbekommt; ebenso die Angehörigen oder Freunde. Die Sicherung der Nachsorgekontrolle muß schon zu Beginn der Behandlung abgeklärt werden, denn meistens wird schon nach kurzer Zeit eine ambulante Behandlung einsetzen. Solange sich der Behandelte noch als Patient fühlt – das hat die Erfahrung gezeigt –, ist er in bezug auf Verläßlichkeit der Nährstoffsupplementeinnahme sehr folgsam, denn er strebt ja die Heilung an. Es ist aber auch eine Erfahrungstatsache, daß Patienten, sowie sie sich normal fühlen, die Einnahme der Mittel vernachlässigen und dann einen Rückfall erleiden. Die Patienten sollen sich ihre zahlreichen Kapseln und Tabletten für jeden Tag und für jede Mahlzeit selber in Säckchen abfüllen. Es hat sich als sehr gut erwiesen, dies für 1 Woche oder 2 Wochen zu machen, damit die Nährstoffe immer sofort zur Hand sind und auch auf Reisen mitgenommen werden können.

Auch die Lebensweise muß ständig überwacht werden. Die Ernährung soll gesund, die Verdauung in Ordnung sein; für richtige Beschäftigung und für gesundheitsgerechtes Verhalten muß gesorgt werden. Es soll die Zeit des Zubettgehens und des Aufstehens überwacht werden. Wenn der Rehabilitierte seine Schlafzeit verkürzt, später zu Bett geht, früher aufsteht, dann ist dies ein Alarmzeichen, ebenso wenn er eine Überaktivität an den Tag legt oder sich unbegründet abkapselt. Diese Alarmzeichen müssen dem Arzt sofort gemeldet werden; schuld daran ist meistens die verringerte Einnahme der Mittel. Wenn sofort für richtige Einnahme gesorgt wird und ambulant Neuroleptika gegeben werden, kann in den meisten Fällen Wiedereinlieferung vermieden werden.

In den USA gibt es Institute, welche die Rehabilitierten und ambulant Behandelten, die wieder ihrem Beruf nachgehen, besuchen können.

Neben Möglichkeiten für gesellige Unterhaltung wird dort kontrolliert, ob sie ihre Mittel haben und diese regelmäßig nehmen. Auch ist man in der Lage, Krisen festzustellen und das Nötige dagegen zu veranlassen.

Ich habe mich jahrelang mit dem Problem der Einlieferung von geistesgestörten Personen beschäftigt, mit Psychiatrieschwestern gesprochen, Fälle erlebt und den Eindruck gewonnen, daß es ratsam ist, die Bestimmungen für die Einlieferung von geistesgestörten Personen zu ändern. Diese Personen sind hilflos und machtlos. Die neuen Bestimmungen sollten den einliefernden Arzt verpflichten, vor der Einlieferung die nächsten Verwandten zu verständigen, damit sich diese über die Situation Rechenschaft geben können. Sie sollten auch das Recht haben, in das Protokoll, das bei der Einlieferung in die Anstalt abgefaßt wurde, Einsicht zu nehmen, um falsche Informationen, die sich katastrophal auswirken können, zu vermeiden. Weiter sollte auch ein Gericht das Recht haben, in die Krankengeschichte Einsicht zu nehmen und nicht bloß Antworten auf Fragen zu erhalten.

Zusammenfassend möchte ich sagen, daß eine rechtzeitige orthomolekulare Behandlung sehr oft verhältnismäßig rasch zu einer Besserung, zu einem normalen Verhalten führt, weil alle Zellen im Körper richtig ernährt werden. Aber mit einer solchen Behandlung soll gleichzeitig die Möglichkeit geschaffen werden, den Patienten in eine Umgebung zu entlassen, die ihn mit Sympathie aufnimmt, die ihn betreut, dafür sorgt, daß er seine Supplemente weiter nimmt und bei drohender Krise sofort die Gabe von zusätzlichen Arzneimitteln veranlassen kann. Nur so kann eine Wiedereinlieferung vermieden werden. Das hat die Erfahrung gezeigt. Ich habe erlebt, daß ein Schizophrener, dessen Zustand sich so gebessert hatte, daß er zu seiner Mutter hätte zurückkehren können, nicht entlassen werden konnte, weil die Mutter alt war, keine Hilfe hatte und in Angst war, mit ihrem kräftigen Sohn allein zu Hause zu sein.

Andererseits habe ich erlebt, daß eine Schizophrene, welche 18 Jahre in verschiedensten Anstalten verbringen mußte (sie wurde 21mal eingeliefert, teilweise nach schweren Tobsuchtsanfällen), durch orthomolekulare Therapie geheilt und sozial rehabilitiert wurde, weil sie in beste Umgebung mit sorgfältigster Betreuung zurückkehren konnte.

Auf den folgenden Seiten gebe ich einen Artikel wieder: „Spurenelemente und Histamin bei Geisteskrankheit" von *Carl C. Pfeiffer.* Dieser

Artikel stammt aus dem Buch „Ernährung und Psyche". Erkenntnisse der klinischen Ökologie und der orthomolekularen Psychiatrie.*)

Für die Diagnose somatischer Krankheiten ist das Krankenhaus meist besser geeignet als die klinische Ambulanz. Bei psychiatrischen Krankenanstalten dagegen, wo häufig sogar die diagnostischen Untersuchungsmöglichkeiten des allgemeinen Krankenhauses nicht unmittelbar zur Verfügung stehen, trifft dies nicht zu. Blut- und Urinproben von der psychiatrischen Krankenanstalt werden in der Regel an ein nahegelegenes medizinisches Zentrum mit automatisierter Laboreinrichtung weitergeleitet. Die psychiatrische Krankenanstalt soll aber in der Lage sein, Untersuchungen zu entwickeln und durchzuführen, die eine genauere Diagnose von Störungen im biochemischen Gleichgewicht bei Schizophrenie, Depression und Manie zulassen.

1. Die Krankenanstalt als „Bewahranstalt"

In manchen Fällen wird der psychiatrische Patient zum Schutz der Gesellschaft und für einen bestimmten Beobachtungszeitraum in die Krankenanstalt aufgenommen. Es kommt häufig vor, daß diese Beobachtung nicht stattfindet und der Patient viel eher „aus dem Verkehr gezogen" wird, statt eine Untersuchungsreihe zu durchlaufen. In jeder Krankenanstalt sollten Untersuchungen und Tests in angemessenen, regelmäßigen Zeitabständen durchgeführt werden, um das genaue Erscheinungsbild der psychiatrischen Störung bestimmen zu können. Wenn hier Zeit verloren geht, wird aus der Krankenanstalt eine „Bewahranstalt" – eine etwas elegantere, aber dafür weitaus teurere Lösung als das Ortsgefängnis.

2. Die Krankenanstalt

Mit der Krankenhausaufnahme kann sich der Patient folgende Nachteile einhandeln:

A. Bewegungsmangel

1. Stickstoffverlust in den Muskeln

---

*) Alternative Konzepte Nr. 43, Verlag C. F. Müller, Karlsruhe 1984.

2. Kalziumverlust in den Knochen (Nierensteine)
3. Bildung von Blutgerinnseln in den Beinen (und Lungen)
4. Schwierigkeiten beim Wasserlassen
5. Appetitverlust
6. Obstipation
7. Schlaflosigkeit

B. Unzureichende Ernährung

1. Übermäßige Zucker- und Stärke-Aufnahme
2. Übermäßiger Koffeingenuß
3. Unzureichende Nährstoffe

C. Keine wirkungsvollen Interaktionen

In psychiatrischen Krankenanstalten sind Patienten mit eindeutigen und diagnostizierbaren Störungen im biochemischen Gleichgewicht zusammen mit den Patienten untergebracht, die charakterliche Störungen haben. Es kommt vor, daß diese Patienten auch nach dem gleichen planlosen Modell in den Gesprächen der Gruppentherapie behandelt werden. Der schizophrene Patient, der etwas über die Ursache seiner persönlichen Wahrnehmungsstörungen (Dysperzeptionen) hören will, wird stattdessen über unlösbare Alkohol- und Eheprobleme informiert.

D. Fehler in der Krankenanstalt

Der Patient wird häufig nicht über die Art der erforderlichen Medikamente unterrichtet. Dadurch entsteht oft ein Vertrauensverlust zwischen dem Patienten und den Ärzten bzw. dem Pflegepersonal. Dadurch wird auch die doppelte Kontrolle durch Pfleger und Patient über die erforderlichen Medikamente verhindert. Es entsteht unbeabsichtigt eine Art „Verschwörung" seitens des Arzt- und Pflegepersonals gegenüber dem Patienten.

3. Die herkömmliche Klinik

Die herkömmliche psychiatrische Ambulanzklinik verfügt nicht über die Möglichkeiten – auch nicht über das Fachwissen –, um die notwendigen Spezialuntersuchungen zu interpretieren, die zur Untergliederung der verschiedenen Schizophrenie-Typen erforderlich sind. Anstatt sich die Mühe mit einem eigenen Labor zu machen, schickt man die Blut- und Urinproben an das nächstliegende Großlabor zur Prüfung. Die dort durchgeführten Tests sind die gleichen wie für den Patienten, der wegen Rückenschmerzen zur Beobachtung in ein allgemeines Krankenhaus aufgenommen wird! Diese Untersuchungen zeigen Anämie, Diabetes, Nierenleiden usw., alles Krankheiten, bei denen keinerlei kausaler Zusammenhang mit Schizophrenie besteht.

4. Die ideale Ambulanzklinik

Hier wird höhere Leistungsfähigkeit erwartet, und der Patient wird durch die Erfüllung seiner Erwartungen belohnt. Mit präziser Zeitplanung kann der Patient folgenden Untersuchungen unterzogen werden: 1. einem objektiven psychiatrischen Bewertungstest; 2. Blutproben, um die Faktoren zu bestimmen, die die Art der Störung aufzeigen; 3. Urinproben auf Kryptopyrol und Porphyrin und 4. Elektro-Enzephalogramm (EEG) (falls indiziert). Sämtliche Tests können innerhalb von ca. vier Stunden abgeschlossen und ein vorläufiges korrektives Nährstoff- und Medikamentenprogramm für den Patienten zusammengestellt werden. Dieses Programm basiert auf einer sorgfältig erstellten medizinischen und psychiatrischen Anamnese sowie gründlicher Untersuchung des Patienten. Nach Vorliegen aller Laborergebnisse kann das definitive Behandlungsprogramm ausgeschrieben werden. In der Ambulanzklinik behält der Patient seine Freiheit, er kann besseres Essen kaufen und seinen Bedarf an Bewegung nach besten Kräften erfüllen. Die Krankenversicherungen bezahlen zwar allgemeine Krankenhauskosten in voller Höhe, aber bei der Bezahlung der Kosten für die leistungsfähigere Ambulanzklinik für psychische Diagnosen schieben sie den Riegel vor. Vor kurzem haben wir eine Rechnung über $ 56 455,97 für den 51wöchigen Krankenhausaufenthalt eines schizophrenen Patienten in der Stadt New York gesehen (Klinikfall zum reduzierten Satz von 1974!). Die New York Blue Cross-Versicherung bezahlte die gesamte Rechnung, aber der Patient wurde ohne Besserung wieder entlassen. Manche Krankenkassen haben es trotz guter und offensichtlicher Besserung von Patienten abgelehnt, einfache Klinikrechnungen des Ambulatoriums in Höhe von $ 350 zu bezahlen, was übrigens den durchschnittlichen Kostensatz für einen eintägigen Aufenthalt in der psychiatrischen Krankenanstalt im Jahre 1981 ausmacht.

5. Ablaufplan für die psychiatrische Diagnose

A. Vorläufige Sammlung medizinischer Daten – über die Post

1. Psychiatrische und soziale Anamnese nach Aussagen des Patienten oder des verantwortlichen Vormundes
2. Gesundheitsfragebogen des Cornell Medical Index
3. Psychiatrische Gesundheitsfragebogen.

B. In der Klinik

1. „Experiential World Inventory" (EWI) Nr. 1 bzw. 2
2. Wang: „Quick Depressive Survey"
3. Autom. MMPI (wenn Patient 15 bis 25 Jahre alt)
4. Eysenck Personality Inventory

C. Differenzierung der Schizophrenie-Typen mittels ausreichender anamnestischer Information

1. Histapenie – niedriges Bluthistamin – langsamer Oxidierer – hoher Kupfergehalt
   1) Wahrnehmungsstörungen
   2) Paranoia
   3) Halluzinationen
   4) Stalagmitischer Fettansatz
   5) Starke Bart- und Körperbehaarung
   6) Wenig Erkältungen
   7) Geschwürneigung
   8) Schlaflosigkeit
   9) Vermindertes Schmerzgefühl
   10) Stottern
   11) Ohrenklingen
   12) Viele Zahnfüllungen
   13) Langsamer Orgasmus
   14) Langsame Ejakulation
2. Histadelie – hohes Bluthistamin – schneller Oxidierer – niedriger Kupfergehalt
   1) Wahrnehmungsstörungen
   2) Schwere Depression
   3) Gedankenleere
   4) Hohes Schmerzempfinden

5) Magerkeit – wenig Körperfett
6) Zwänge
7) Abnorme Befürchtungen
8) Kopfschmerzen
9) Rituale
10) Gute Zähne
11) Häufige Erkältungen
12) Schlaflosigkeit
13) Familiäre Anamnese von Allergien und Depressionen
14) Drogen- und/oder Alkoholsucht
15) Magen-, Zwölffingerdarm-Geschwüre in der Anamnese

3. Pyrrolurie – Kryptopyrrol im Urin
    1) Wahrnehmungsstörungen
    2) Schwere Depression
    3) Neurologische Symptome
    4) Brechreiz
    5) Schüttelfrost und Fieber
    6) Unangenehmer Mund- und Körpergeruch
    7) Schlechter Zahnschmelz
    8) Gedrängte obere Schneidezähne (enger Oberkiefer)
    9) Weiße Flecken an den Nägeln
    10) Trübweiße Nägel
    11) Kein Frühstück
    12) Schmerzen im oberen Abdominalbereich
    13) Verstopfung
    14) Keine Erinnerung an Träume
    15) Blässe
    16) Keine Sonnenbräune
    17) Striae
    18) Impotenz
    19) Primäre Amenorrhoe
    20) Schmerzen in den Kniegelenken
    21) Anämie
    22) Eosinophilie
    23) Erleichterung bei Fasten und vegetarischer Diät
    24) Medikamenten-Unverträglichkeit
    25) Durch Streß verursachte Störung
    26) Überwiegen von Mädchen in der Familie

27) Niedriges Serum-IgA

4. Zerebrale Allergie
   1) Wahrnehmungsstörungen
   2) Koliken in der Kindheit
   3) Ekzeme in der Kindheit
   4) Zöliakie
   5) Zuckersucht
   6) Nahrungsmittelsucht
   7) Starke tägliche Gemütsschwankungen
   8) Schneller Puls
   9) Asthma und Krämpfe
   10) Erleichterung durch Fasten
5. Hypoglykämie
   1) Wahrnehmungsstörungen
   2) Schweißausbrüche
   3) Ermüdungserscheinungen
   4) Schwindelgefühl, Ohnmacht
   5) Zuckersucht
   6) Muskelkrämpfe
   7) Hypothermie (friert leicht, kalte Hände und Füße)
   8) Niedriger Blutdruck
   9) Schlechtes Gedächtnis

D. Labortests in Reihenfolge des Schwierigkeitsgrades:

1. Urintest auf Kryptopyrrol: zeigt Pyrrolurie an. Der Urin wird mit Vitamin C konserviert. Die gleiche Urinprobe soll auf Albumin und Zucker getestet werden. Durch Albuminurie gehen größere Mengen an Zink verloren.
2. Haartest auf essentielle Elemente und Schwermetalle
   1) Kupfer hoch = Histapenie oder Depression
   2) Zink hoch oder niedrig = Pyrrolurie
   3) Kalzium und Magnesium hoch = Hypoglykämie
      Natrium und Kalium niedrig = Hypoglykämie
   4) Blei hoch = Stadtbewohner bzw. Bleivergiftung
   5) Quecksilber hoch = quecksilberhaltiges Haarwaschmittel
   6) Arsen hoch = Arsenvergiftung
3. Blutbasophilen-Spiegel

   Das Bluthistamin ist in den Basophilen enthalten, ihre Zahl ist proportional dem Histaminspiegel. Normal ist 0,5 % der Anzahl der weißen Blutkörperchen. Histapenische Patienten haben möglicherweise kein erkennbares Bluthistamin und keine sichtbare Basophilie bei einer Zählung von 1000 weißen Blutkörperchen. Die Auswertung (Zählung) ist sehr langwierig, so daß man sie durch die absolute Basophilenzählung ersetzen kann. Normal ist 35/mm^3.

Die automatisierte Basophilenzählung wäre ein nützliches Untersuchungsverfahren bei Kindern und Jugendlichen, weil diese Untersuchung anhand eines Blutstropfens vom Finger durchgeführt werden kann. Die Automatisierung der Gesamtzählung von weißen Blutkörperchen ist bereits verfügbar, jedoch sehr kostenaufwendig. Wenn die Basophilen allein gezählt würden, wäre die Analyse viel kostengünstiger. Die Untersuchung eines Blutausstriches auf Basophile allein ergibt für den geschickten Kliniker eine schnelle Information darüber, ob ein Patient im Bluthistamingehalt hoch oder niedrig liegt.

4. Serum-Spurenmetall-Analysen
   a) Serum-Kupfer-Spiegel: Der Serumkupfergehalt liegt hoch bei Schwangeren, Frauen unter oralen Empfängnisverhütungsmitteln, bei Pellagra, Histapenie, Arthritis, Bluthochdruck, Migräne, Epilepsie und bei manchen Typen der Senilität. Als Normbereich ist ausschließlich der Bereich von 80 bis 120 mcg % anzusehen. Eine normale Schwangerschaft kann einen Spiegel von 240 mcg % hervorrufen. Bei Toxämie in der Schwangerschaft sind Werte von über 300 mcg % festgestellt worden.

   Bei akuten Lebererkrankungen ist der Kupfergehalt auch hoch, und bei großer Kupfer-Einnahme kann das Kupfer die Ursache einer Lebererkrankung sein. Im blaufarbigen Eiweißstoff Coeruloplasmin beträgt das Serum-Kupfer 95 %. Dieser Eiweißstoff schützt den Körper vor übermäßiger Kupferaufnahme aus dem Darm. Bei der Wilsonschen Krankheit ist der Coeruloplasmingehalt niedrig, so daß die Gewebe des Patienten bis zu einem toxischen Grade belastet werden. Die roten Blutkörperchen, die Leber, die Nieren und das Gehirn erleiden die größten Schäden, und es wird in der Iris ein Kupferpigment abgeschieden: Kayser-Fleischer-

Ringe oder „Sonnenblumen-Augen". Bei der Wilsonschen Krankheit ist das Serumkupfer niedrig, weil das Coeruloplasmin niedrig ist. Die Wilsonsche Krankheit ist eine sehr seltene Erbkrankheit (mit einer Häufigkeit von 1 : 100 000 in der Bevölkerung). Bei unserer Erhebung bei 15 000 Geisteskranken haben wir keinen einzigen Fall der Wilsonschen Krankheit vorgefunden – auch keinen Patienten, der einen primären Kupfer-Mangel aufweist. Kupfer kann man am leichtesten und am genauesten mit dem Atom-Absorptions-Spektrographen bestimmen.

b) Serum-Zink-Spiegel: Der Normbereich reicht von 90 bis 120 mcg %. Werte unterhalb von 80 mcg % deuten auf unzureichendes Zink in der Diät. Serum-Zink kann bei Pyrrolurie hoch oder niedrig sein. Andere klinische Zustände mit niedrigem Zink sind zahlreich.

c) Serum-Eisen-Spiegel: Der Normbereich ist 90 bis 120 mcg %. Der Eisen-Spiegel kann bei psychiatrischer Depression hoch liegen, aber im Gegensatz zum erhöhten Kupfer-Spiegel geht der Eisen-Spiegel nach vier- bis sechswöchiger Behandlung mit Zinktherapie auf ein normales Niveau zurück. Das Serum-Eisen kann bei rheumatischer Arthritis sehr niedrig sein, aber manche Gewebe sind wohl mit Eisen gesättigt, denn durch Zink allein steigt das Serumeisen auf ein normales Niveau, und die Eisen-Mangel-Anämie wird korrigiert. Die therapeutische Eiseneinnahme führt zu einer Verschlechterung der psychiatrischen Depression, und die parenterale Eisentherapie führt auch zu einer Verschlechterung der Symptome von rheumatischer Arthritis. Wir verordnen Eisen immer erst nach dreimonatiger Zinktherapie, und dann auch nur, wenn der Eisen-Spiegel 50 mcg % oder noch weniger beträgt. Unsere Patienten erhalten regelmäßig 2000 mg Vitamin C pro Tag, also ergibt sich aus einer einzigen Eisensulfat-Tablette, d. h. 300 mg pro Tag, ausreichendes therapeutisches Eisen. Eine noch reichhaltigere Eisentherapie führt häufig zu Depressionen.

5. Polyamin-Bestimmung

Die drei Polyamine, die man im menschlichen Blut leicht bestimmen kann, sind: Histamin, Spermidin und Spermin.

Diese können heute mittels Säulen-Absorption analysiert werden.

Die Analyse von Aminen mittels Dowex-Säule ist zwar langwierig und zeitraubend, aber notwendig. Histamin (40 bis 70 ng/ml Normbereich) ist normal bei Pyrrolurie, niedrig bei Histapenie und hoch bei Histadelie. Spermidin (0,90 mcg/ml) ist hoch bei Patienten mit Pankreaskrebs oder bei anderen Krebsarten und hoch bei Patienten mit regenerierender Leber und regenerierender, ulzerativer Kolitis sowie mit ausgedehnten Hautkrankheiten. Bei Mangel an Vitamin B_6 ist Spermidin niedrig. Spermin von 1,5 mcg/ml ist normal bei männlichen und 1,3 mcg/ml bei weiblichen Patienten. Spermin ist am niedrigsten bei Senilität: 0,30, niedrig bei Hypoglykämie: 0,80 und hoch – über 2,0 – bei vielen Patienten, die sich von einem psychotischen Schub spontan erholt haben. Spermin neutralisiert die sauren Phosphat-Gruppen von RNS, so daß mehr RNS synthetisiert/aufgebaut werden kann. In frisch synthetisierter RNS ist das Kurzzeitgedächtnis gespeichert, so daß Patienten, die ein niedriges Spermin haben, meist kein gutes Gedächtnis haben.

Die bisher aufgeführten Bestimmungen wären für den ersten Besuchstag des Patienten in der Klinik vorzuplanen. Der zweite Besuch sollte mehrere Wochen später erfolgen, nachdem die Blut-, Urin- und anderen Untersuchungsergebnisse verfügbar sind, um dem Therapeuten als Leitlinie dienlich zu sein.

a) Falls beim dritten Klinikbesuch des Patienten keine Besserung eingetreten ist und sein Puls auch langsam ist (70 oder darunter), sollte eine Schilddrüsentherapie versucht werden.
b) Falls der Puls schnell ist, 80 bis 120, sollte der Patient spezifischen Allergietests unterzogen werden, oder man verordnet vier Tage Fasten bzw. eine Eliminationsdiät bestimmter Nährstoffe in folgender Reihenfolge:
   1. Zeitraum von 4 Tagen – alle Weizenprodukte weglassen,
   2. Zeitraum von 4 Tagen – alle Milchprodukte weglassen,
   3. Zeitraum von 4 Tagen – alle Maisprodukte weglassen,
   4. Zeitraum von 4 Tagen – verschiedene Eiweißstoffe weglassen.

   Der Puls sollte täglich im Ruhezustand gemessen werden, damit Veränderungen festgestellt werden können.

6. Hypoglykämie – Glukose-Toleranz-Test

Wenn die Labor-Einrichtung keine Bestimmung des Blutsperminspiegels zuläßt, wird der Glukose-Toleranz-Test durchgeführt. Die Sperminbestimmung, falls mehrmals wiederholt, um niedrige Sperminwerte durch Vitamin-B_6-Mangel auszugleichen, ist genau genug, um den anstrengenden Glukose-Toleranz-Test vermeiden zu können. Manchmal bestellen wir einen Glukose-Toleranz-Test bei einem Fremdlabor, um den Patienten zu überzeugen, daß auch seine Antwort auf Glukose normal ist, jetzt nachdem die Symptome verschwunden sind. Es ist eine allgemeine Regel beim Brain Bio Center, keinen Test durchzuführen, der im Labor eines regulären Krankenhauses gemacht werden könnte. Der Vorteil bei der Durchführung dieses Glukose-Toleranz-Tests in der Klinik jedoch ist, daß physiologische Erscheinungen, wie z. B. Blutdruck, Puls und die unmittelbaren Symptome von Hypoglykämie, wirkungsvoller beobachtet und in Zusammenhang mit den Blutzuckerwerten gebracht werden können. Auf der anderen Seite sind manche Krankenhauslabors in der Lage, neben dem Glukose-Toleranz-Test auch Fruktose- und Insulinspiegel zu ermitteln, was natürlich den Test viel informativer macht.

Funktionelle Hypoglykämie ist eine endokrine Störung, die unabhängig von den Schizophrenie-Typen zu sehen ist und unbedingt diagnostiziert und behandelt werden muß, um eine optimale Rehabilitation des schizophrenen Patienten zu erreichen. Wenn die Polyamine im Blut gemessen werden, stellen wir fest, daß beim hypoglykämischen Patienten der Sperminspiegel regelmäßig niedrig ist. Dieser Test leitet sich aus der anfänglichen Blutprobe ab, bei der das Bluthistamin bestimmt wird. Das Vorhandensein von funktioneller Hypoglykämie bei den verschiedenen Typen der Schizophrenie wird auf 60% innerhalb der insgesamt vier Störungen geschätzt, die eine Schizophrenie-Symptomatik herbeiführen können.

Wir halten zerebrale Allergie für einen wesentlichen Faktor unter den Schizophrenie-Typen – 10 bis 15%. Leider schenkt man dieser Erkenntnis erst dann vollste Aufmerksamkeit, wenn ein Patient mit einem „Mega-Nährstoffprogramm“ keine guten Fortschritte gemacht hat. Die Methoden der Diagnose zerebraler Allergie sind nicht sehr genau. Zuverlässige Ergebnisse liefert in den meisten Fällen die Eliminationsdiät nach vorangehendem viertägigem Fasten.

Zur Zeit verwenden wir die Rinkelsche intradermale Haut-Testmethode für Atmungs- und Nahrungsallergien. Hieraus ergibt sich eine neutralisierende Dosis, die bei der Desensibilisierung des Patienten angewandt wird.

Zusammenfassung

Die biochemischen Störungen bei Schizophrenie können nun verläßlich in fünf mögliche Faktoren unterteilt werden. Es handelt sich um: 1. niedriges Bluthistamin (Histapenie); 2. hohes Bluthistamin (Histadelie); 3. Pyrrolurie bzw. Malvarie aufgrund des malvenfarbigen Urinfaktors Kryptopyrrol; 4. Zerebrale Allergie und 5. Hypoglykämie. Die möglichen Kombinationen dieser fünf Grundarten des biochemischen Ungleichgewichts belaufen sich auf 23 – eine beträchtliche Anzahl; dennoch ist man nun in der Lage, alle Kombinationen zu behandeln, da die fünf Grundfaktoren gemessen werden können.

Die zukünftigen diagnostische Möglichkeiten des Brain Bio Centers

Unterteilung der gemeinsamen Faktoren der Schizophrenie

	Insgesamt
1. Patienten können leiden an:	
A. Histapenie oder B. Histadelie	2
2. Patienten können leiden an:	
1. Pyrrolurie oder 2. zerebraler Allergie	
oder 3. Hypoglykämie	3
3. Patienten können leiden an:	
(1 + 2) oder (2 + 3) oder (1 + 3) oder (1 + 2 + 3)	4
4. Patienten können leiden an:	
(A + 1) oder (A + 2) oder (A + 3) oder (A + 1 + 2) oder	
(A + 2 + 3) oder (A + 1 + 3) oder (A + 1 + 2 + 3)	7
5. Patienten können leiden an:	
(B + 1) oder (B + 2) oder (B + 3) oder (B + 1 + 2) oder	
(B + 2 + 3) oder (B + 1 + 3) oder (B + 1 + 2 + 3)	7
	23

Zusammenfassung der Schizophrenien

	Histapenie	Pyrrolurie	Histadelie	Zerebrale Allergie
Anamnese	Keine Familienanamnese Halluzinationen Paranoia langsamer Orgasmus viele Zahnfüllungen stalagmitische Adipositas	Familienanamnese Blässe weiße Nägel kein Frühstück Amenorrhoe keine Traumerinnerung Atem- und Körpergeruch Leibschmerzen Impotenz Anämie schlechter Zahnschmelz	Familienanamnese suizidale Depression Zwangshandlungen starke Schmerzempfindung gute Zähne Allergien Kopfschmerzen	Familienanamnese infantiles Ekzem Zöliakie Allergien tgl. Stimmungsschwankungen Besserung bei Fasten
Laborbefunde	Serumkupfer hoch Histamin im Blut niedrig Haarkupfer hoch	KP im Urin hoch Serumzink hoch oder niedrig Haarzink hoch oder niedrig	Histamin im Blut hoch Serumkupfer normal	Histamin im Blut niedrig schneller Puls Provokationstest Hauttest 4-Tage-Eliminationsdiät Nahrungsmittel- und Symptom-Tagebuch 4 Tage Fasten
Therapie	Niacin Folsäure Vitamin B_{12} Pantothenat Zink + Mangan Molybdän Kupfer meiden!	Vit. B_6 Zink + Mangan	Kalzium Methionin Zink + Mangan Molybdän ev. Diphenylhydantoin	Antigen eliminieren Vitamin B_6 Vitamin C Kalzium Kalium, Zink und Mangan
	40% Histapenie	30% Pyrrolurie	20% Histadelie	10% zerebrale Allergie

Die Porphyrie wurde nicht berücksichtigt, weil es sich um eine seltene Komplikation der Pyrrolurie handelt. Ebenfalls unberücksichtigt blieb der unbekannte Faktor der Virusinfektion (*Torrey* und *Petersen,* 1973).

Referenzen zum Artikel von *C. C. Pfeiffer* in: „Ernährung und Psyche" (s. S. 219)

Aston, B.: Manganese and Man. The Journal of Orthomolecular Psychiatry 9:4, 237–249, 1980.

Braverman, E. R. and *Pfeiffer, C. C.:* Essential Trace Elements and Cancer. The Journal of Orthomolecular Psychiatry 11:1, 28–41, 1982.

Hirsch, S. R., Rimm, A. A. and *Zastrow, J. E.:* The Absolute Peripheral Basophil Count. The Journal of Allergy and Clinical Immunology 53.303–310, 1974.

Mettler, L. and *Shirwani, D.:* Direct Basophil Count of Timing Ovulation, Fertility and Sterility 25:713, 1974.

Pfeiffer, C. C.: Blood Histamine, Basophil Counts and Trace Elements of the Schizophrenias. Rev. Can. Biol. 37:73 76, 1972.

Pfeiffer, C. C.: Does Acid Well Water Erode Plumbing Vessels, and Sanity? Journal of Orthomolecular Psychiatry 4:9–15, 1975.

Pfeiffer, C. C.: Fingernail White Spots: Possible Zinc Deficiency. JAMA, 228: April 8, 1974.

Pfeiffer, C. C.: Observations on the Therapy of the Schizophrenias. Journal of Applied Nutrition 26.29–36, 1974.

Pfeiffer, C. C. and *Iliev, V.:* A Study of Zinc Deficiency and Copper Excess in the Schizophrenias. International Review of Neurobiology, Supplement 1, 141–165, 1972.

Pfeiffer, C.C., Sohler, A., Jenney, E. H. and *Iliev, V.:* Treatment of Pyroluric Schizophrenia (Malvaria) with Large Doses of Pyridoxine and a Dietary Supplement of Zinc. Journal of Orthomolecular Psychiatry 3:292–300, 1974.

Pfeiffer, C. C.: The Schizophrenias' 76: Biological Psychiatry 11:6, 773–775, 1976.

Pfeiffer, C. C.: Psychiatric Hospital vs. Brain Bio Center in Diagnosis of Biochemical Imbalances. The Journal of Orthomolecular Psychiatry 5:1, 28–34, 1976.

Pfeiffer, C. C., Papaioannou, R., Sohler, A.: Effect of Chronic Zinc Intoxication on Copper Levels, Blood Formation and Polyamines. The Journal of Orthomolecular Psychiatry 9:2, 79–89, 1980.

Pfeiffer, C. C.: Extra Nutrients and Mental Illness. (Editorial) Biological Psychiatry 16, 797–799, 1981.

Pfeiffer, C. C. and *Braverman, E. R.:* Zinc, The Brain and Behavior. Biological Psychiatry 17:4, 513–532, 1982.

Shelley, W. B. and *Barnes, H. M.:* The Absolute Basophil Count. JAMA 192:108, 1965.

Sohler, A. and *Pfeiffer, C. C.:* Oral Zinc in Normal Subjects: Effect on Serum Copper, Iron, Calcium and Histidine Levels. The Journal of Orthomolecular Psychiatry 9:1, 6–10, 1980.

Sohler, A. and *Pfeiffer, C. C.:* Vitamin B_6 Nutritional Status of a Psychiatric Outpatient Population. The Journal of Orthomolecular Psychiatry 11:2, 81–86, 1982.

Torrey, F. E. and *Peterson, M. E.*: Slow and Latent Viruses in Schizoprenia. Lancet II, 22, July 7, 1973.

Zusätzliche Informationen aus Dr. Pfeiffers mündlichem Vortrag

1. Histamin und Persönlichkeit

Die Höhe des Histaminspiegels im Körper entspricht verschiedenen Persönlichkeitstypen; sie wird reguliert durch Spurenelemente: Zink, Mangan, Molybdän, Kupfer, Eisen, bestimmte Vitamine.

a) **Hohes Histamin** (Histadelie): Der Typus des „modernen" Menschen mit eingebautem Selbstzerstörungsmechanismus. Die meisten „Typ A"-Menschen waren und sind wahrscheinlich Histadelie-Typen; sie erzeugen im Stoffwechsel mehr Energie, als sie verbrauchen können. Starkes Schmerzempfinden, Depressionen, Allergien, Magengeschwüre, schneller Orgasmus. Physiognomie: Groß, schlank, große Nase und Ohren, kurze Schneidezähne, lange Extremitäten. Beispiel: Abraham Lincoln.

   Folsäure erhöht den Histaminspiegel; dieses Vitamin ist u. a. im grünen Salat und Gemüse in großen Mengen vorhanden, es kann bei Histadelie-Patienten eine „Salatschüssel-Depression" (salad bowl depression) auslösen, wenn sie in großen Mengen Salat und Spinat essen.

   Gegenmittel: Methionin, Calzium, in schweren Fällen antiepileptische Medikamente (Diphenylhydantoin).

b) **Niedriges Histamin** (Histapenie): der Typ des Bronzezeit-Menschen (z. B. die Aborigines in Australien); sie können in kalten Nächten draußen schlafen, ohne frierend aufzuwachen, da sich ihre Körpertemperatur absenkt (natürliche Anpassung an die Umwelt), sie können auch ohne Schaden in kalten Flüssen waten.
   Bei Histapenie: Hoher Kupfergehalt, Neigung zu Paranoia.
   Untersetzt, kurze Extremitäten, kleine Nase, Ohren.
   Gegenmittel: Niacin, Niacinamid, Folsäure, Zink, Mangan, viel Protein (erhöht die Histaminproduktion des Körpers).

2. Molybdän und Kupfer

Dieses Spurenelement ist Kofaktor einiger Enzyme, u. a. der Xanthinoxidase. Die meisten Menschen in den industrialisierten Ländern leiden unter Molybdänmangel, aus Ernährungsgründen. Die hauptsächlichen Molybdänlieferanten sind Bohnen und andere Hülsenfrüchte; da sie Blähungen machen, werden sie in den „zivilisierten" Ländern weniger gegessen. Molybdän wirkt dem Größenwachstum entgegen (wichtig für zu lang aufschießende Teenager!). Molybdän und Kupfer sind Gegenspieler. Kupfer erhöht das Größenwachstum (viele Menschen leiden unter Kupferüberschuß!) und überstimuliert das Gehirn. Daraus können Depressionen entstehen. „Schizophrene" haben meist viel Kupfer, wenig Zink und Mangan; gibt man ihnen diese beiden, geht der Kupferspiegel herunter; die Symptome können verschwinden.

3. Vitamin C

Der Mensch verlor die Fähigkeit, körpereigenes Vitamin C herzustellen. Vitamin C ist ein Antihistaminikum! Ratten können Vitamin C synthetisieren; man kann bei Ratten im Experiment praktisch keinen anaphylaktischen Schock erzeugen, wohl aber beim Meerschweinchen, das kein Vitamin C produzieren kann.

Wahrscheinlich gibt es unter den Menschen einzelne Individuen, die noch die Fähigkeit zur Vitamin-C-Synthese haben, denn in früheren Berichten über Schiffsmannschaften, die an Skorbut erkrankten, gibt es immer wieder Hinweise, daß einzelne Seeleute verschont blieben, trotz der gleichen, Vitamin-C-armen Ernährung.

4. Giftige Metalle

Gedächtnisverlust im Alter kann durch zu viel Aluminium und Kupfer, auch durch Bleivergiftung bedingt sein. Zahnpasta, Schmelzkäse, Antazida enthalten Aluminiumverbindungen.

In Turin/Italien wurde nachgewiesen, daß 26% des Bleis im Blut der Bevölkerung aus Autoabgasen stammt. Bleifreies Benzin ist unbedingt anzustreben! Blei kann auch Hyperaktivität (z. B. bei Kindern) auslösen; Kupfer erhöht die Giftigkeit von Blei.

Auch Nahrungsmittel-Additive (bestimmte künstliche Farbstoffe) erhöhen die Aufnahme von Blei in den Körper. Arbeiter in der Batterieherstellung sind stark mit Blei belastet. In einem klinischen Versuch wurde nachgwiesen, daß ihr Bleispiegel nach 24wöchiger Behandlung mit Zink und Vitamin C deutlich gesunken war.

Zink in zu hoher Dosierung kann Herzbeschwerden und Arrhythmien auslösen; das Gegenmittel ist Mangan.

Die beste Ernährungstherapie für geistig-seelische Erkrankungen ist: Hochwertige, unverfälschte Nahrungsmittel, keine unnötigen Medikamente, genügend Vitamin C, Vitamin A, Vitamin D von der Sonne, Vitamin E, essentielle Spurenelemente, angemessene Versorgung mit Protein.

Referenzliste Schizophrenien

[1] *Williams, R. J., Kalita, D. K.* (Edit.): A Physician's Handbook of Orthomolecular Medicine, Pergamon Press, New York, 1977.
[2] siehe [1], S. 106.
[3] siehe [1], S. 76.
[4] siehe [1], S. 77.
[5] siehe [1], S. 77.
[6] siehe [1], S. 85.
[7] *Pfeiffer, C. C.:* Soziale Rehabilitation von Schizophrenen durch spezifische Nährstoffe, Brain Bio Center, Princeton, NJ, 1980.
[8] *Checkley, H. M.* et al.: JAMA, Vol. 112, No. 1, Mai 1939, S. 2107–2110.
[9] *Sydenstricker, V. P., Checkley, H. M.:* American Journal of Psychiatry 98, 1941, S. 83–92.
[10] Megavitamin Therapy, in Reply to the American Psychiatry Association, Canadian Schizophrenia Foundation, Regina Saskatchewan, August 1976, S. 65.
Pauling, L.: Journal of the American Psychiatry, Vol. 131, 1974, S. 1251–1257.
[11] *Osmond, H., Hoffer, A.:* Lancet, 10. Febr. 1, 1962, S. 316–319.
[12] *Hoffer, A., Osmond, H.:* How to Live With Schizophrenia, Johnson, London, 1966.
[13] Science 160, 1968, S. 265–271.
[14] *Hoffer, A.:* Megavitamin Therapy in Molecular Psychiatry, Karpat Publishing Inc., P. O. Box 5348, Cleveland, Ohio 1973.
[15] Task Force Report 7: Megavitamin and Orthomolecular Therapy in Psychiatry, The American Psychiatric Association, Washington D. C., 1973.
[16] siehe [10], S. 3.
[17] siehe [10], S. 4.
[18] siehe [10], S. 41.
[19] siehe [10], S. 11.
[20] siehe [10], S. 12.
[21] *Pfeiffer, C. C.:* The Schizophrenias, Yours and Mine, a Jove/HBJ Book, New York, 1977.

Wichtig für Eltern, Lehrer, Erzieher – auch für den Hausarzt

Zeichen von beginnender Geisteskrankheit (vor allem auch bei Jugendlichen)

- Fühlt sich dauernd körperlich unwohl, ohne besonderen Grund.
- Hat ungewöhnliche Ängste oder zeigt auffallende Selbstüberschätzung.
- Macht einförmige Handlungen und sinnlose Wiederholungen.
- Kann keine Freundschaften schließen, brüskiert die besten Bekannten.
- Äußert unbegründete Verdächtigungen oder Drohungen gegen andere.
- Schlaflosigkeit, auch häufiges nächtliches „Durcharbeiten-können".
- Große Tagesmüdigkeit (geht nach der Schule auch tagsüber zu Bett).
- Dauernde Launenhaftigkeit und große Reizbarkeit mit Wutanfällen.
- Klagen, daß alle Stimmen zu laut sind oder alle Lichter zu hell.
- Einbildungen, wie Stimmenhören, Dingesehen, eigenartige Gerüche riechen.
- Spricht von der Sinnlosigkeit des Lebens, z. B. „Ich wollte ja gar nicht geboren werden."
- Glaubt, die Gedanken anderen lesen zu können; meint, andere würden ihn „durchleuchten".
- Plötzliche allgemeine Einsichten und letzte Wahrheiten, wie „es kommt nur auf die Konsequenz an" oder „nur die Liebe zählt".

Merke: Ein Zeichen allein ist kein Beweis, aber das Auftreten von mehreren Zeichen sollte zu ärztlicher Beratung Anlaß geben!

Zeichen eines beginnenden Schubes bei bekannter Geisteskrankheit

- Der Patient wirkt „aktiver".
- Er macht mehr Besuche.
- Er hat häufiger Einladungen.
- Er telefoniert mehr.
- Er kauft mehr ein.
- Er kleidet sich auffallender.
- Er raucht mehr oder trinkt mehr Alkohol.
- Er schläft weniger, geht spät zu Bett oder steht sehr früh auf.
- Läßt das Radio oder den Fernsehapparat laut laufen.
- Hat eine schlechte Gesichtsfarbe.
- Er spricht wie ein normaler Mensch, spricht aber nicht so, wie wenn er gesund ist.

- Er hat ein verändertes Verhalten gegenüber Bekannten,
- betont seine Selbständigkeit,
- will sich nicht begleiten lassen,
- gibt schroffe Antworten oder provoziert.

9. Alkoholismus, Prävention und Heilung

1972 erschien in der „Neuen Zürcher Zeitung" ein mehr als 2 volle Spalten umfassender Artikel mit dem Titel „Alkoholismus – Drogenproblem Nr. 1". Er zeigte, wie groß die Belastung für die gesamte Bevölkerung, wie groß auch das öffentliche Interesse an einer Lösung ist.

1973 erschien in der gleichen Zeitung ein 2 ganze Seiten umfassender Artikel „Alkoholismus, die soziale Krankheit". Die Zahl der Alkoholkranken ist laut diesem Artikel in der Schweiz auf 130 000 Personen angewachsen.

1977 erschien in der gleichen Zeitung ein Artikel mit dem Titel „Die volkswirtschaftliche Bedeutung des Alkoholkonsums in der Schweiz". Die jährlichen Schäden werden auf 1,5 Milliarden Franken geschätzt.

1978 publizierte der Zürcher „Tages-Anzeiger" einen Artikel mit dem Titel „Alkoholismus, das größte sozialmedizinische Problem".

Das deutsche Magazin „Der Spiegel" hatte im Jahre 1973 berichtet in: „Alkohol – die heilbare Krankheit?" Fachleute beziffern die Alkoholschadensumme auf 20 Milliarden Mark jährlich. Die überfüllten psychiatrischen Landeskrankenhäuser sollen zum damaligen Zeitpunkt zu 20–30 % ständig mit Trunksüchtigen belegt gewesen sein. Heute sind alle diese Zahlen von der Wirklichkeit übertroffen.

Laut einem Bericht der „Medical Tribune" [1] müssen 30–40 % der männlichen Patienten in den Kantonspitälern als nachhaltig alkoholgeschädigt angesehen werden. Für die Ersteintritte in psychiatrische Kliniken infolge Alkoholismus ergibt sich für die Vergleichszeiträume 1932–1952 eine Zunahme um 91 % bei den Männern, und bei den Frauen sogar um 238 %. 1969 machten die erstmaligen Eintritte infolge Alkoholismus in psychiatrische Kliniken bei Männern 20 %, bei Frauen 5 % der gesamten Neuaufnahmen aus.

Professor *R. J. Williams* hat zwei Bücher geschrieben über Prävention und Heilung der Alkoholkrankheit. Sie geben wertvolle Hinweise für eine erfolgreiche Lösung. Leider fehlen die deutschen Übersetzungen dieser Bücher [2, 3].

Wichtig für Prävention sind: beste Ernährung, ergänzt durch Nährstoffsupplemente, Vermeidung von prozessierter Nahrung, Berücksichtigung der biochemischen Individualität, dazu täglich 3mal 500 mg Glutamin, ein biogenes Amin. – Regelmäßig körperliche Bewegung. Pflege des inneren Friedens, evtl. Psychotherapie.

Eine Formel für ein von Professor *R. J. Williams* ausgearbeitetes Präventivsupplement finden Sie auf Seite 329.

Professor *Williams* stellt fest, daß die Alkoholkrankheit, wie alle anderen Krankheiten, leichter vermieden als geheilt werden kann. Weiter stellt er fest, daß von weiten Kreisen immer noch die Wichtigkeit der Ernährung und die Wichtigkeit von Nährstoffsupplementen unterschätzt wird.

Für die Heilung der Alkoholkrankheit gelten die gleichen Vorschriften wie für die Prävention, wobei für die Behandlung, um die Gesundheit wieder herzustellen, größere Dosen in Frage kommen, auch wieder unter Berücksichtigung der biochemischen Individualität. Weiter muß für eine entsprechende Fürsorge nach der Heilung gesorgt werden.

Alkoholismus ist die einzige Krankheit, bei welcher der Arzt, weil ihm keine befriedigende Behandlung bekannt ist, den Kranken meistens den Laienhänden überlassen muß.

Bei der Suche nach der Ursache des Alkoholismus fand Professor *Williams,* daß psychologische Momente allein oder als Hauptursache nicht in Frage kamen, denn unglückliche Familienverhältnisse, Einsamkeit, Schicksalsschläge, gesellschaftliche Zwänge usw. gibt es auch bei Menschen, die keine Alkoholiker werden. *Williams* entdeckte, daß es bei Ratten, die alle unter gleichen Umständen leben, „Alkoholiker" gibt. *Williams* fand aufgrund von Tausenden von Versuchen als Ursache den gestörten Appetitmechanismus. *Jolliffe* nennt den Appetitkontrollmechanismus „Appestat" [4]. Die physiologischen Kontrollmechanismen, wie der Appestat, befinden sich im Hypothalamus. Durch Ernährungsfehler oder individuelle Nährstoffmängel kann der Appestat gestört sein, und der Alkohol ist dann ein physiologisches Agens, das den Kontrollmechanismus weiter stört und Alkoholsucht erzeugt, oft auch Abneigung gegen Nahrung. Im Gegensatz dazu wird ein Mensch mit einem gesunden Appetitkontrollmechanismus Alkohol trinken können, ohne alkoholsüchtig zu werden. Da Alkohol eine Energiequelle ist, können gewisse Menschen jahrelang einen Teil ihrer Nahrung durch Alkohol ersetzen, besonders wenn sie nebenher auch proteinreiche Nahrung zu sich nehmen.

Bei der Heilbehandlung eines Alkoholikers ist es von großer Wichtigkeit, auf seine biochemische Individualität Rücksicht zu nehmen. *Williams* spricht von „Genetotrophic Difficulties". Der Begriff „genetotrophisch" weist auf ererbten Nährstoffmehrbedarf, der durch die normale Ernährung nicht kompensiert werden kann. Dieses Prinzip der genetotrophischen Schwierigkeiten wurde durch *Williams* zuerst an Ratten nachgewiesen. Im Käfig der Ratten befanden sich Trinkgefäße mit reinem Wasser und andere mit einem Wasser-Alkoholgemisch. Ratten, die bei normaler Ernährung das Gemisch tranken, konnten durch zusätzliche Gaben von gewissen Nährstoffen zur Abstinenz gebracht werden. Andere Ratten mieden bei ihrer normalen Ernährung die Gefäße mit Alkoholwasser. Weiter stellte man fest, daß Ratten, denen man schlechte Nahrung gab, Alkoholwasser zu trinken begannen; gab man ihnen wieder die gute Normalnahrung, so wurden sie wieder abstinent. Dies sind Beweise dafür, daß es Ratten mit einem angeborenen Mehrbedarf an gewissen Nährstoffen gibt.

Hat ein Mensch einen angeborenen Mehrbedarf an Nährstoffen, der nicht durch die normale Ernährung gedeckt wird, dann ist sein Appetitmechanismus verwundbar. Trinkt er dann aus irgendeinem Grund Alkohol, so werden wertvolle Nährstoffe, an denen er ohnehin schon Mangel leidet, im Körper zerstört, vor allem im Gehirn und in der Leber, also auch Zellgewebe des Appetitmechanismus und deren Funktionen beeinträchtigt. *Williams* schreibt: „Die Idee, daß gewisse Menschen einen viel höheren Bedarf an gewissen Nährstoffen haben als andere, ist keine Theorie, sondern eine bewiesene Tatsache." Jeder Mensch wird mit einer eigenen Nährstoffdisposition geboren. Wenn er wegen dieser Disposition der Gefahr einer gewissen Krankheit besonders ausgesetzt ist, bedeutet das für ihn nicht den Untergang: Er muß sich in der Ernährung richtig einstellen, dann kann die Krankheit vermieden werden. Schon 1959 hat *Williams* vorausgesehen, daß die Medizin in der Lage sein wird, durch Apparaturen den spezifischen Bedarf an Nährstoffen bei Patienten zu testen, um dann die Ernährung auf Heilung einzustellen. Diese Einsicht hat sich inzwischen zum großen Teil bewahrheitet und zu Heilerfolgen oder Rehabilitierung geführt, zum Beispiel auch auf dem Gebiet der orthomolekularen

Psychiatrie. Auf dem Gebiet des Alkoholismus sind, auch ohne solche apparativen Abklärungen, Heilungen erzielt worden. *Williams* hat Richtlinien für die Zusammensetzung und Menge der Nährstoffsupplemente bei Behandlung der Alkoholkrankheit gegeben. Die Heilerfolge werden laut *Williams* gelegentlich durch die Schwierigkeit beeinträchtigt, die Patienten zur regelmäßigen Einnahme der Nährstoffsupplemente anzuhalten; ebenso ist manchmal die Umstellung auf gesunde Ernährung mit Schwierigkeiten verbunden. Alle Patienten werden individuell behandelt. Man beginnt mit kleinen Dosen von Nährstoffsupplementen und steigert diese.

1964 wurde von *W. Shive* ein Artikel über eine bedeutende Entdekkung veröffentlicht. Er studierte die Schädigung von Bakterienzellen durch verschiedene Alkoholkonzentrationen [5] und fand bei diesen Versuchen eine Substanz aus dem Leberextrakt, welche die Zellen gegen die toxische Wirkung des Alkohols schützt. Die Substanz war Glutamin, ein biogenes Amin. *Shive* fand, daß Glutamin auch Tiere gegen Alkoholschädigung schützt und daß Ratten, denen Glutamin in der Nahrung beigefügt wurde, ihren Alkoholkonsum um etwa 40% einschränken. Es wurde dann ein Versuch mit einem Alkoholiker durchgeführt. Ohne sein Wissen fügte man dem Trinkwasser Glutamin bei (es ist geschmacklos). Der Mann verspürte bald keine besondere Lust mehr, Alkohol zu trinken. Es folgten Versuche mit Hunderten von Alkoholikern, welche alle erfolgreich waren.

Es war dadurch erwiesen, daß Glutamin den Appestat (Appetitregelmechanismus) schützt. Glutamin ist eine natürliche Substanz, die in jedem gesunden Körper vorhanden ist. Es ist kein körperfremdes Arzneimittel. Glutamin ist interessant im Zusammenhang mit dem Stoffwechsel des Gehirns. Von allen Aminosäuren findet sich nur Glutamin in der gleichen Konzentration im Blutserum wie auch in der Gehirnflüssigkeit; die anderen Aminosäuren dringen nur in geringen Mengen durch die Bluthirnschranke.

Glutamin ist ein Nährstoff, auch in großen Quantitäten nicht toxisch und in den USA in den Reformhäusern ohne Rezept erhältlich. *Shive* fand in Zusammenarbeit mit Klinikern, daß Glutamin auch noch andere gute Wirkungen hat: Es erhöht die Intelligenzquote von Kindern, fördert den Schlaf, beschleunigt die Heilung von Magengeschwüren.

Inzwischen sind die Alkoholsucht dämpfenden Eigenschaften von

Glutamin auch von anderen Stellen bestätigt worden (s. S. 137).

Es ist sehr zu bedauern, daß die guten Wirkungen von Glutamin ignoriert werden. Glutamin ist eben ein „Orphan Drug", eine Substanz, die keinen Markennamen hat, durch kein Patent geschützt ist, die jeder herstellen kann, die keine großen Gewinne bringen kann, für die sich eine Propagierung nicht lohnt. Es fehlt die Stelle, die Interesse hätte, weitere Versuche durchzuführen. So ist es, im Gegensatz zu dem körperschädlichen Antabus, noch in keinem Land in Europa registriert und somit der Verkauf behindert, während es in den USA in allen Reformhäusern kiloweise gekauft werden kann.

Nach dem Studium der Literatur über Alkoholismus habe ich mich in die USA begeben und Professor *R. J. Williams,* den Verfasser des Buches „Alcoholism", in Austin (Texas), besucht. Ich konnte mich an Ort und Stelle von den Erfolgen überzeugen. *R. J. Williams* empfiehlt neben Glutamin eine Multivitaminkapsel (s. S. 327). Ebenso werden Multimineraltabletten empfohlen. Nachfolgend ein Beispiel, wie man die Behandlung eines Alkoholikers einleiten kann: Umstellung in der Ernährung wie bereits oben angegeben. Dann zum Frühstück 1 Multivitaminkapsel (s. S. 327), 2 Multimineraltabletten (s. S. 326), 2 Kapseln Glutamin à 500 mg*) und nach dem Frühstück 1 g Vitamin C. Mittags 1 Eßlöffel Distel-, Sonnenblumen- oder Maisöl auf den Salat oder ins Gemüse einrühren. Es kann sein, daß schon mit dieser Dosis, zusammen mit gesunder Ernährung, eine Besserung, d. h. ein Nachlassen der Alkoholsucht eintritt, besonders dann, wenn – was sehr wichtig ist – für reichlich Bewegung oder Arbeit in frischer Luft gesorgt wird. Wenn am 2. oder 3. Tag keine Besserung eintritt, dann wird empfohlen, auch zum Mittagessen die gleichen Supplementdosen wie morgens einzunehmen. Ist eine weitere Steigerung der Supplemente nötig, dann sind unter ärztlicher Kontrolle zu nehmen: morgens 2 Multivitaminkapseln, 2 Multimineraltabletten, 2 Glutaminkapseln à 500 mg, 2 Niacintabletten à 200 mg, 1 Tablette Vitamin B_6 50 mg, 50 mg Kalziumpantothenat, 1 g Vitamin C. Eventuell sind mittags diese Dosen zu wiederholen. Vor dem Schlafengehen nochmals 1 g Vitamin C. Wenn auch diese Dosen sich als zu klein erweisen, dann kann zusätzlich eine erhöhte Dosis, z. B.

---

*) Glutamin scheint den besten Erfolg zu bringen, wenn es 1 Stunde nach den Mahlzeiten und vor dem Zubettgehen eingenommen wird.

B 50 des Vitamin-B-Komplexes (s. S. 326) gegeben werden. Bei Mißerfolgen – vorausgesetzt, daß der Patient die Therapie nicht sabotiert hat – kann angenommen werden, daß diese Dosen auch noch zu klein waren. Ein Arzt wird in relativ kurzer Zeit das Gefühl bekommen, welche Dosen in Frage kommen, wie die Steigerung zu erfolgen hat und wie lange die Dosen genommen werden müssen, bis ein Abbau möglich ist. Auf Seite 86 des Buches von *Williams* [6] schlägt der Autor 3- bis 9fache Dosen der Originalformel (s. S. 327) vor, und zwar je nach dem individuellen Fall und dem Stadium der Behandlung.

Ich habe neben vielen anderen auch folgenden Heilerfolg erlebt: Es hat sich um einen Mann gehandelt, der wegen Trunksucht von seinem Arbeitsplatz entlassen werden sollte. Seine Frau, die 10 Jahre lang unter dem Alkoholismus ihres Mannes gelitten hatte, wollte sich, nicht zuletzt auch wegen ihrer zwei Kinder, von ihm scheiden lassen. Um dieses Unglück zu verhindern, konnte man den Mann für eine orthomolekulare Alkoholkur gewinnen. Seine Frau war bereit, die Ernährung nach den „Ratschlägen für die Küche" umzustellen. Er bekam 14 Tage lang Multivitaminkapseln, Glutaminkapseln und Mineraltabletten sowie zu Mittag frisches Pflanzenöl. Er hat „mitgemacht" und konnte den Alkohol aufgeben.

Neben der Trunksucht gibt es auch mäßigen Alkoholkonsum, bedingt durch gesellschaftliche und geschäftliche Verpflichtungen, dem sich gewisse Personen bestimmter Berufszweige nicht oder nur schwer entziehen können, obwohl erfreulicherweise auch auf diesem Gebiet da und dort bereits Abstinenz vorkommt. Wenn ein Manager, Bankdirektor usw. seinen Geschäftsfreund zu einem Mittagessen oder Abendessen einlädt, so ist es gegeben, daß Alkohol getrunken wird. Da auch geringere Mengen gesundheitsschädlich sein können, ist es angezeigt, daß die Wirkung des Alkohols durch Einnahme einer Multivitaminkapsel, welche als Leberschutz Cystein, Methionin und Ribonukleinsäure enthält (s. S. 327), abgeschwächt wird. Wenn dazu noch nach den Mahlzeiten je 500 mg Glutamin genommen werden, dann ist auch die Wirkung des Alkohols auf die Gehirnzellen geringer. Oft kann dadurch die Senilität, die durch regelmäßigen, wenn auch mäßigen Alkoholgenuß gefördert wird, vermieden oder hinausgeschoben werden.

Mit der Loslösung von der eigentlichen Alkoholsucht ist das Problem nur in denjenigen Fällen gelöst, wo der Geheilte in seine Familie und seinen Beruf zurückkehren kann. Aber zahlreiche Alkoholiker sind Einzelgänger mit dürftigen, unbehaglichen Wohngelegenheiten, ohne Möglichkeiten, sich gesund zu ernähren. Oft finden sie den einzigen menschlichen Kontakt im Wirtshaus. Sie bedürfen einer Fürsorge, eines neuen Milieus. Dieses Milieu wären „Heilsiedlungen" im Grünen; Selbstversorgung, Kleintierzucht, Gemüsebau; Beschäftigungstherapie wie Handweberei, Handbuchbinderei, Lohnarbeit aller Art; mindestens 1–2 Stunden körperlicher Arbeit oder Bewegung in frischer Luft. Dies sind die Voraussetzungen für die Wiedereingliederung nach der Heilung. Der Betrieb wäre nicht allzu teuer, da sämtliche Arbeiten, zum großen Teil auch die administrativen und leitenden Stellen, von den Teilnehmern selbst übernommen werden können.

Meist sind die Bedingungen für die Durchführung einer erfolgreichen Heilbehandlung von Alkoholikern gut, weil zahlreiche Betreuungsorganisationen existieren. Die Kosten wären klein im Verhältnis zur Entlastung der Gesamtbevölkerung, welche für alle Kosten, die direkt oder indirekt durch den Alkoholismus entstehen, aufkommen muß.

Ich habe die Zeitungsmeldungen über die Alkoholschadenssummen wiedergegeben. Sie gehen in die Milliarden – abgesehen von den moralischen Schäden und vom namenlosen Unglück. Bei den großen Schadenssummen sind große Investitionen in bestehende Heilmöglichkeiten berechtigt, denn sie müssen sich auf die Dauer auch wirtschaftlich bezahlt machen. Die amerikanische Literatur über die Heilungsmöglichkeiten des Alkoholismus wird in Europa kaum erwähnt.

Schon 1950 berichtete *A. W. Pearson* im „Journal of the American Academy of Applied Nutrition" [7], Alkoholismus sei als Mangelkrankheit zu betrachten, und die Studien und Versuche mit hochwertiger Ernährung in den letzten Jahren hätten bewiesen, daß sie heilbar sei. Heilung wurde erzielt unter Vermeidung von raffinierten Kohlenhydraten und anderer prozessierter Nahrung, mittels einer naturreinen, proteinreichen Diät (Fleisch, Fisch, Geflügel, Innereien, Salate, Gemüse, frische Früchte, viel Flüssigkeit, Fruchtsäfte), mit wenig Fett und auch wenig Kohlenhydraten. Reichliches Frühstück mit 2 Eiern, Vollkornbrot, Milch, Käse usw. sowie ein Abendessen mit Fleisch, Gemüse und Salat. Vormittags und vor dem Schlafengehen sind Milch oder Buttermilch und Fruchtsäfte zu empfehlen. Dazu sind Supplemente, welche die Vitamine A, D, E und C enthalten sowie Bierhefe für die B-Vitamine, überdies Mineralstoffe und essentielle Fettsäuren einzunehmen. Schon damals erkannte man, daß die Therapie mit Supplementen eine individuelle Therapie sein muß, d. h. Steigerung der Dosen, wenn nötig, bis der Erfolg sichtbar wird. Diese physiologische Behandlung wurde durch eine psychologische Umerziehung unterstützt, und es wurden dabei beste Erfolge erzielt. 1955 erschien im „Journal of Applied Nutrition" [8] ein weiterer Artikel über Ernährungstherapie bei akutem und chronischem Alkoholismus. Es wird mehrfach auf die Gefahren der pharmakologischen Behandlung mit Barbituraten und auch auf die Gefahr der Behandlung mit Antabus (selbst wenn sie unter ärztlicher Aufsicht erfolgt) hingewiesen. In diesem Artikel wird betont, daß Ernährungstherapie dem Organismus „normale innere Verhältnisse" bringt, in welchen die Homöostase aufrechterhalten bleibt. Es wird auch auf die Wichtigkeit richtig formulierter Supplemente hingewiesen. Diese müssen alle wasserlöslichen Vitamine, nämlich die B-Vitamine (inklusive Vitamin B_{12}) und Vitamin C, in den richtigen Mengen enthalten, zudem auch das echte Vitamin B_{15} (Pangamsäure, s. S. 96), überdies die fettlöslichen Vitamine A, D, E, K und daneben „Standard Mineralsupplemente", weiter Weizenkeimöl und hochungesättigte Fettsäuren. Besonders unterstrichen wird die Tatsache, daß Supplemente nie beste Ernährung überflüssig machen. Laut diesem Artikel hat die Heilbehandlung mit guter Ernährung und Nährstoffsupplementen oft zu „dramatischen Lösungen" von akutem Alkoholismus geführt.

1972 wurde in der Zeitschrift „Orthomolecular Psychiatry" [9] ein Artikel von *R. Smith* veröffentlicht, in dem der Autor über die Behandlung von mehr als 500 Alkoholikern berichtet. Es waren Alkoholiker, bei denen die besten bisher bekannten Behandlungsmethoden versagt hatten. Sie wurden mit Megadosen von Vitamin C, Nikotinsäure und anderen Nährstoffen behandelt.

Im 1974 erschienenen Buch „New Age Nutrition" [10] beschreibt *W. D. Philpott,* wie er schwere Alkoholiker mit massiven Dosen von Vitaminen heilte. Er gab Injektionen von Vitamin B_{12} in einer Mischung, die viel Niacin enthielt. Zu den Mahlzeiten und vor dem Schlafengehen nahmen die Patienten 500 mg Lezithin, 1000 mg Niacin (bei Unverträglichkeit Niacinamid), 1000 mg Ascorbinsäure, 200 mg Pantothensäure, 20 mg Vitamin B_1, je 50 mg Vitamin B_2 und B_6 ein.

Einige andere Nährstoffe wurden individuell noch gegeben, um sicher zu sein, daß eventuelle Mängel ausgeglichen würden.

1975 brachte das „Journal of Applied Nutrition" [11] einen Bericht von *D. Hawkins,* der mitteilte, daß er im Zeitraum von 1966–1975 600 Alkoholiker mit dem folgenden therapeutischen Tagesprogramm komplett geheilt habe: 1000 mg Niacin, 1000 mg Vitamin C, 200 I.E. Vitamin E, alles 4mal täglich, und weiter 50 mg Vitamin B_6 1mal täglich. Selbstverständlich war die Ernährung bei dieser Behandlung optimal; Tabak, Kaffee und Schokolade waren verboten.

In der gleichen Fachzeitschrift wird von *A. Brigot* über eine Nährstoffbehandlung bei Alkoholikern mit Delirium tremens berichtet. *Brigot* gab intravenöse Injektionen und Aminosäuren, weil Serumuntersuchungen bei Delirium tremens gezeigt hatten, daß ein Aminosäuremangel vorliegt. Dadurch wurde die Dauer des Delirium tremens verkürzt und ebenso die Menge der Beruhigungsmittel reduziert. Die Vitamine B_3 (Niacin) und B_6 verringern die Intoxikation, indem sie die Oxidation beschleunigen und den Alkoholspiegel senken.

1976 berichtete *Michael Clark* [12] von einem Dr. *N. Brody,* der in seinem Spital jedes Jahr etwa je 200 Alkoholiker intern und ambulant behandelt, und zwar mit fast 100%iger Erfolgsrate, sofern die Patienten mitarbeiten. Bei jedem Patienten werden die Blutspiegel der Spurenelemente in einer Reihe von Tests festgestellt und die notwendigen Supplemente verordnet. Wenn die Patienten in schlechter Verfassung sind, bleiben sie bis zu 10 Tagen im Spital. Sie erhalten täglich während 5 Tagen intravenös eine Infusionslösung von 1000 cc, welche als Nährstoffe je 500 mg Vitamin C und Niacin, je 100 mg Vitamin B_1 und Kalziumpantothenat, 50 mg Vitamin B_6, 25 mg Vitamin B_2 und 200 I. E. Vitamin E enthält. Zusätzlich wird dem Patienten die gleiche Dosis Nährstoffe 3mal täglich oral verabreicht. Bei diesen stationären Patienten wird zur Verminderung der Angst, welche mit der Entgiftung verbunden ist, Librium als Sedativ hinzugefügt. Für beste Ernährung wird gesorgt: Sie ist reich an Protein und arm an Kohlenhydraten (kein Reis, keine Kartoffeln, dafür Fleisch, Fisch, Eier, Milch); es werden nur frische Gemüse und frische Früchte (außer den süßen, wie Feigen, Datteln) gegeben; Kaffee und Tee sind nicht erlaubt. Schon nach wenigen Tagen fühlen sich die Patienten großartig, obwohl die Kur noch gar nicht beendet ist.

Alkohol hemmt im Hirn ein Enzym, welches zu seiner Wirkung das

Nikotinamid als Koenzym benötigt und welches bei normaler Funktion den Abbau verschiedener Aldehyde bewirkt. Wird nun dieses Enzym durch Alkohol gehemmt, kommt es zu einer Anhäufung dieser Aldehyde, welche dann zu morphinähnlichen Alkaloiden weiterreagieren können. Es kommt also zu einer Art körpereigener Suchtgiftsynthese, die durch Alkohol ausgelöst wurde. Durch Gabe von großen Mengen Nikotinamid kann der Hemmung des Enzyms entgegengewirkt und die Bildung der endogenen Suchtgifte verhindert werden. Die Arbeit läßt also den Schluß zu, daß Megadosen Nikotinamid bei Alkoholismus heilende Wirkung haben. Tagesdosis: 2–3 g täglich [13].

Immer wieder sieht man, daß Megadosen von Nährstoffen ungefährlich und Voraussetzung für den Erfolg sind. Man hat auch beobachtet, daß mit dem Verschwinden der Trunksucht sich viele andere Beschwerden, wie zum Beispiel Schlaflosigkeit, Appetitlosigkeit, hoher Blutdruck, Schweißausbrüche, Hypoglykämie, wesentlich bessern. Auf alle Fälle steigt das Wohlbefinden. Die Geheilten fühlen sich gestärkt, und die Arbeitslust kehrt zurück.

F. Butler [14] hat schon 1967 Alkoholiker, auch solche mit Delirium tremens, geheilt, indem er ihnen mittels Sonde flüssige Nahrung reich an Protein, mit allen Vitaminen und Nährstoffen verabreichte.

Wichtig ist die Umstellung in der Ernähung: keine prozessierte, keine denaturierte Nahrung, wenig Kohlenhydrate; also keinen Zucker, keine Weißmehlprodukte; dafür Fleisch, Fisch, Geflügel, Innereien (Leber, Nieren, Bries), Eier, Milch, Naturkäse, Joghurt, Früchte und Salate, nur Vollkornbrot; keinen Kaffee, keine prozessierten Getränke, nur Quellwasser, Mineralwasser oder reine, verdünnte Fruchtsäfte. Die Verdauung muß in Ordnung kommen, ebenso das Schlafen ohne Schlaftabletten.

Die Berichte in medizinischen Zeitschriften über die Wichtigkeit der Ernährung bei Alkoholkrankheit werden immer zahlreicher.

Im November 1983 fand in Lausanne ein internationales Symposium „Aktuelle Alkoholforschung und Prävention“ statt.

Der Psychiater und Alkoholismusforscher *Marc Schukit* von der Universität in San Diego, Kalifornien, berichtete über Versuche mit männlichen Alkoholikern, die weitergeführt und auch auf weibliche Alkoholiker ausgedehnt werden sollen. Er erklärte, daß Alkoholgenuß immer einen erblichen Hintergrund hat. Söhne und Brüder von Alkoholikern sind einem vier mal größeren Risiko für Alkoholismus ausgesetzt als Söhne und Brüder von Nichtalkoholikern.

Es besteht kein Unterschied in den Persönlichkeitsmerkmalen, auch nicht in den Blutalkoholwerten zwischen noch gesunden alkoholbelasteten und nicht belasteten Versuchspersonen.

Im Alkoholstoffwechsel treten jedoch Differenzen auf: Die Konzentration des ersten Abbauproduktes von Alkohol, des Acetaldehyds, ist bei den Söhnen oder Brüdern von Trinkern höher als bei Personen ohne nächstverwandte Alkoholiker.

Söhne und Brüder von Trinkern verspüren zudem weniger negative Alkoholeffekte wie Müdigkeit, Unsicherheit usw. als Nichtbelastete. *Schukit* vermutet, daß Leute mit familienbedingtem Alkoholismusrisiko beim Konsum geringer und mittlerer Alkoholmengen weniger Warnungen durch negative Alkoholwirkungen empfinden und deshalb leichter trinken können als Nichtrisikobelastete.

Der Biochemiker *J. P. von Wartburg* vom medizinisch-chemischen Institut der Universität Bern bemerkte in Lausanne: „Wenn man die verschiedenen Blutwerte mißt, ergeben sich ganz verschiedene Bilder. Die biochemische Individualität gilt auch für den Alkoholstoffwechsel. Zwei Enzymsysteme sind am Abbau des Alkohols über Acetaldehyd zu Essigsäure beteiligt. Diese Enzymsysteme weisen in ihren Untergruppen (Isoenzyme) große Unterschiede auf, von Mensch zu Mensch und vor allem auch von Rasse zu Rasse."

5% der Bevölkerung der Schweiz konsumieren ein Drittel der gesamten verbrauchten alkoholischen Getränke, 50% genehmigen sich nur 6% der Gesamtmenge.

Die 50% der Schweizer Bevölkerung, die nur 6% des konsumierten Alkohols zu sich nehmen, gehören nach *J. P. von Wartburg* zu dem Teil der Menschheit, bei dem der Acetaldehydstoffwechsel sehr langsam abläuft, und es stellen sich nach Alkoholgenuß unangenehme dysphorische Empfindungen ein. Bei den Alkoholtoleranten ist der Aldehydstoffwechsel nur leicht verlangsamt; bei Alkoholgenuß treten angenehme euphorische Empfindungen auf. Während die erste Gruppe gegen starkes Trinken gefeit ist, besteht für die zweite Gruppe eine Prädisposition für Alkoholmißbrauch.

Die neuen Erkenntnisse über die Erb- und Stoffwechselgrundlagen des Alkoholismus lassen hoffen, so führte *von Wartburg* in Lausanne aus, daß sich neue Möglichkeiten für die Früherkennung des Alkoholismus, wenn nicht gar für die Feststellung einer Veranlagung entwickeln lassen. Eine solche Diagnose sollte ebenso selbstverständlich als Stoffwechseldefekt hingenommen werden wie die Zuckerkrankheit und dazu führen, daß man sein Konsumverhalten der eigenen Veranlagung anpaßt.

Kombiniert man diese Erkenntnisse mit den Erkenntnissen und Vorschlägen von *Roger J. Williams,* wie man dem Alkoholismus vorbeugen, wie man den Alkoholismus heilen kann, dann verfügen wir über erfolgversprechende Heilungsmöglichkeiten der Alkoholkrankheit, die uns Millionen und Milliarden kostet und unsägliches Leid verursacht. Es gilt, von diesen Erkenntnissen praktischen Gebrauch zu machen.

Es wäre sehr bedauerlich, wenn solche Erkenntnisse nicht im Medizinstudium aufgenommen und auch von ärztlicher Seite verwertet würden, die ja bisher die „Behandlung" von Alkoholikern Laienhänden überlassen mußte. In ganz Europa werden scheinbar nirgends die hier angegebenen Erkenntnisse für Heilung von Alkoholmißbrauch angewendet. Erwähnenswert und interessant sind die zahlreichen Heilerfolge in zahlreichen Kliniken in den USA, die mit gesunder Ernährung und Glutamin erzielt wurden. Sie sind im „Prevention Magazine"*) August 1983, Seite 97–104, beschrieben worden.

Referenzliste Alkoholismus, Prävention und Heilung

[1] Medical Tribune, No. 10, 9. März 1973, S. 19 (dt. Ausgabe).
[2] *Williams, R. J.:* Alcoholism, The Nutritional Approach, University of Texas Press, Austin 1959.
[3] *Williams, R. J.:* The Prevention of Alcoholism Through Nutrition, Bantam Books Inc., New York 1981.
[4] *Jolliffe, N.:* Reduce and Stay Reduced, New York 1952, S. 30.
[5] *Shive, W.:* Biochemical and Nutritional Aspects of Alcoholism (Symposium New York, 1964).
[6] siehe [2].
[7] *Pearson, A. W.:* Journal of the American Academy of Applied Nutrition, Vol. 3, April 1–2, 1950, S. 209–210.
[8] *Krebs, E.:* Journal of Applied Nutrition, Vol. 8, Spring 1955, S. 360–366.
[9] Orthomolecular Psychiatry, Vol. I, No. 1, 1972, S. 53.
[10] *Philpott, W. D.:* New Age Nutrition, Henry Regnery, Chicago, 1974.
[11] *Hawkins, D.:* Journal of Applied Nutrition, Vol. 27, No. 4, Winter 1975, S. 26.

*) Rodale Press Inc., Emmaus, PA

[12] *Clark, M.:* Prevention Magazine, Febr. 1976, S. 126. Rodale Press, Emmaus, PA 18049.
[13] *Davis, V. E., Walsh, M. J.:* Science, Vol. 167, 13. Febr. 1970.
[14] *Butler, F. S.:* Journal of the American Geriatric Society, 1967, Vol. 15, No. 9, S. 848–851.

Zusammenfassung von wichtigen Arbeiten über Glutamin

Biochemie

Glutamin ist einerseits ein normaler Bestandteil von Nahrungsproteinen und andererseits ein wichtiger Metabolit des Intermediärstoffwechsels. Neben dem mit der Nahrung zugeführten Glutamin entsteht es im Organismus aus Glutaminsäure und Ammoniumionen mit Hilfe der Glutaminsynthetase, eine Reaktion, die hauptsächlich im Gehirn und in der Leber stattfindet (Transport und Entgiftung von NH_3). Die Spaltung überschüssigen Glutamins erfolgt in der Niere durch die Glutaminase in Glutaminsäure und Ammoniumionen, die im Harn ausgeschieden werden.

Einige weitere wichtige Funktionen des Glutamins im normalen Stoffwechsel sind folgende:
NH_2-Donator bei der Synthese der Purinkörper und des Glucosamins.
Übertragung der NH_2-Gruppe auf Ketosäuren (Transaminierungen).
Entgiftung körperfremder Substanzen durch Konjugation (z. B. Entgiftung der Phenylessigsäure durch Bildung von Phenylacetyl-Glutamin).
Hemmung der Abgabe von physiologischen Neurotransmittern im Gehirn [1, 2].

Grundlegende Experimente und Tierversuche

J. M. Ravel et al. [3, 4] haben gefunden, daß Glutamin die Alkoholtoxizität gegenüber dem Mikroorganismus S. faecalis R vermindert. *J. M. Ravel* et al., *L. L. Rogers* et al. und *L. Sammalisto* [3, 5, 6, 7] haben auf dieser Entdeckung basierend festgestellt, daß Ratten, wenn sie mit Glutamin gefüttert werden, freiwillig ihren Alkoholkonsum beträchtlich einschränken. Im Gegensatz zu Glutamin blieben Glutaminsäure,

Natrium-Glutaminat, Asparagin und Glycin in bezug auf den Alkoholismus völlig wirkungslos.

Glutamin wirkt nicht durch eine Erniedrigung des Blutalkoholspiegels, sondern die Ursache scheint in einer Beeinflussung des Hirnstoffwechsels bei Alkoholvergiftung zu liegen.

Im Gegensatz zu Glutaminsäure bzw. deren Salzen passiert Glutamin leicht die Blut-Hirn-Schranke.

Klinische Ergebnisse

Die tierexperimentellen Ergebnisse konnten in klinischen Blind- und Doppelblindstudien bestätigt werden. Mit Dosen von 500–2000 mg kam es bei chronischen Alkoholikern zu einer freiwilligen teilweisen (kontrollierten) bis totalen Abstinenz und Besserung des abnormalen psychischen Verhaltens nach Alkoholkonsum sowie einer allgemeinen Besserung des psychischen Zustandes.

Bei chronischen Alkoholikern, denen Alkohol gewaltsam entzogen wurde, kam es zu keinen physischen, psychischen oder emotionalen Entzugserscheinungen. Auch psychische Symptome im Gefolge von chronischem Alkoholismus und alkoholischer Demenz konnten mit Glutamin geheilt werden.

Durch Glutamin wird einerseits die Toleranz gegenüber Alkohol erhöht und andererseits das Verlangen der Patienten nach Alkohol vermindert.

Die Vorteile der Glutaminbehandlung gegenüber herkömmlichen Methoden (z. B. Antabus) liegen in der völligen Ungiftigkeit und dem Fehlen jeglicher Nebenwirkungen dieser in Nahrungsproteinen vorkommenden Aminosäure [8–13].

Toxizität

Glutamin ist eine natürlich vorkommende Aminosäure und in vielen Nahrungsmittelproteinen, insbesondere pflanzlicher Herkunft, in einer Menge von bis zu 40% enthalten. Es wird daher mit der täglichen Nahrung in mehr oder weniger großen Mengen aufgenommen. Eine Toxizität von Glutamin ist in der Literatur nicht bekannt [14, 15].

Fallstudien

Mouren, P. et al.: Ann. med. psychol. 123, 486, 1965, Traitement des ethyliques chroniques par la monoamide de l'acide L-glutamique.

Es handelt sich um einen Fallbericht. 36 Patienten mit chronischem Alkoholismus wurden mit durchschnittlich 240 mg L-Glutamin in Tablettenform/Tag behandelt. Im einzelnen handelte es sich um folgende Typen von Alkoholikern:

- Chronischer Alkoholismus, 12 Fälle wurden behandelt, davon 1 Mißerfolg, 4 mittelmäßige Erfolge, 4 beträchtliche und 3 sehr gute Erfolge. Es wurde eine globale Besserung in bezug auf die Entwöhnung, die Alkohol-Appetenz und auf psychiatrische und Intelligenzstörungen erreicht.
- Prädelirium, 9 Fälle. Glutamin war in allen Fällen wirksam in bezug auf die Entwöhnung und die Verminderung der Alkohol-Appetenz.
- Akutes Delirium, 5 Fälle. Die Patienten wurden außer mit Glutamin keiner speziellen Behandlung unterworfen. In allen Fällen erfolgte eine rasche Besserung der psychischen und der Intelligenzstörungen.
- Psychische und Intellektstörungen, 5 Fälle. Mit Glutamin wurden 3 sehr gute Resultate und 2 Mißerfolge erreicht.
- Alkoholische Demenz, 5 Fälle. In allen Fällen wurde eine globale Besserung erzielt.

Naivau, J. et al.: Ann. méd. psychol. 259, 24. 1. 1966, Troubles mentaux de l'alcoolisme et levoglutamine.

Es handelt sich um einen Fallbericht. Es wurden 50 Alkoholiker mit einer Dosierung von 120–240 mg L-Glutamin/Tag über 1–12 Monate behandelt. Im einzelnen:

- Einfache Entziehungskur, 5 Fälle. Alle 5 konnten die Anstalt verlassen und 3 haben die Arbeit wieder aufgenommen.
- Leichte geistige Störungen, 21 Fälle, 18 Erfolge, 3 Mißerfolge.
- Pseudo-Demenz, 15 Fälle, 11 Erfolge, 4 Mißerfolge.
- Alkoholische Demenz, 9 Fälle, 1 Erfolg, 8 mehr oder weniger Mißerfolge.

Zusammenfassend hat Glutamin eine besonders gute Wirkung auf die Intelligenzstörungen der Alkoholiker. Nicht so sicher wirkt es auf psychische Störungen. Wesentlich ist die Dauer der Behandlung. Eine 3- bis 6monatige Behandlung ist nötig, um positive Ergebnisse zu erhalten.

Flot, Carry, Rosier: Le Journal de Médecine, de Lyon, 20. Mai 1964, S. 1067, Quelques résultats cliniques du traitement de l'alcoolisme par la monoamide de l'acide L-glutamique.

Fallbericht mit 36 Fällen. Die Behandlung erfolgte ausschließlich mit Glutamin. Es wurden keinerlei andere Medikamente verwendet. Dosierung: 240–720 mg L-Glutamin/Tag.

- Einfache Entwöhnungskuren, 26 Fälle. 240–720 mg/Tag. Bei allen 26 Fällen wurde eine Entwöhnung ohne Auftreten von Neben- bzw. Abstinenzerscheinungen bewirkt. Keine Unruhe, Schlaflosigkeit usw.
- Prädelirium, 3 Fälle. Glutamin bewirkt in allen 3 Fällen eine Vermeidung der Progredienz des Zustandes und eine Verbesserung des Allgemeinzustandes.
- Delirium tremens, 2 Fälle. 240 mg/Tag brachten keine Verlangsamung der spontanen Verschlechterung des Zustandes, und es mußte im Interesse der Patienten innerhalb 24 Std. eine andere Behandlung durchgeführt werden.
- Alkoholische Demenz, 2 Fälle. Nach erfolglosen Versuchen mit anderen Methoden hat die Behandlung mit L-Glutamin eine spektakuläre Besserung nach sich gezogen.
- Spezielle Fälle, 3 Fälle. Es handelt sich um Patienten, die seit längerer Zeit hospitalisiert waren, aber die Möglichkeit hatten, zu trinken. Behandlung mit L-Glutamin (120–240 mg/Tag) ergab erstens eine Erhöhung der Alkoholtoleranz und zweitens eine Verminderung des Alkoholkonsums mit subjektiver Verminderung des „Dursts".

Garbin, O., Vartanian, V.: Minerva Medica, 1968, 4254, Trattamento dell' alcoolismo con L-Glutamina per via parenterale.

Fallbericht mit 31 Fällen. L-Glutamin wurde parenteral (intravenös und intramuskulär) gegeben. Dosierung: 500–1000 mg/Tag. Glutamin wurde ohne Nebenwirkungen gut vertragen. Im einzelnen handelt es sich um 5 Fälle von Delirium tremens, 3 Fälle von Prädelirium, 21 chronische Alkholiker und 2 Fälle von alkoholischer Demenz.

In allen Fällen wurde eine deutliche Besserung der geistigen Störungen erzielt. In keinem Fall war es notwendig, Abstinenzerscheinungen durch Gabe von Alkohol zu vermindern. Es kam zu keinen Entzugserscheinungen bzw. zu schneller Besserung von Schlaflosigkeit, Unruhe, Appetit und Motivität. Bei Delirium tremens konnte die Dauer des akuten Stadiums verkürzt werden. Bei den 2 Fällen mit alkoholischer Demenz konnte kein Erfolg erzielt werden.

Le Beau, J. et al.: Revue neurologique, 106, S. 25, 162, Action de la levoglutamine sur les troubles de la conscience en neurochirurgie.

Fallbericht mit 14 Fällen. Dosen von 120 mg L-Glutamin/Tag haben in vielen Fällen einen sehr günstigen Effekt auf Bewußtseinsstörungen nach Gehirntraumen und neurochirurgischen Eingriffen. Es kam zu einer Vermehrung der Aktivität und dadurch zu Erleichterung der sozialen Wiedereingliederung sowie zu einer günstigen Wirkung auf die Geschwindigkeit und die Amplitude der psychomotorischen Wiedererlernung.

Prasadio, Maramis: Jiwa Maj. Psikiatri, 6/4, 95–99, 1973, The Effects of Pabenol Complex on Children with Learning Problems.

Zusammensetzung von Pabenol: 50 mg Dimethylaminoäthanol
20 mg L-Glutamin
100 mg Ca-Fructose-1-6-diphosphat

Fallbericht mit 84 Kindern von 6–12 Jahren. Dosierung: 3mal täglich 1 Tablette.

Der mittlere Intelligenzquotient stieg um 4–4,9%. Eine klinische Besserung zeigte sich hauptsächlich bei Gedächtnisschwierigkeiten (in 56% der Fälle). In 44% der Fälle war die gesamte schulische Leistung verbessert, wobei Steigerung beim Sprechen mit 53% am größten und beim Schreiben mit 32% am schlechtesten war.

Referenzliste zu Anhang S. 248

[1] *Archibald, R. M.:* Chemical Characteristics and Physiological Roles of Glutamine, Journal of Applied Nutrition, Vol. 16, No. 4, S. 161–208.

[2] *Williams, R. J.:* The Encyclopedia of Biochemistry, *Lansford jr., E. M.* (Ed): Reinhold Publ. Corp., New York, 19, S. 375.

[3] *Shive, W.:* Glutamine as a General Metabolic Agent Protecting Against Alcohol Poisoning, in: Symposium, Biochemical and Nutritional Aspects of Alcoholism. New York, Oct. 2, 1964.

[4] *Ravel, J. M.* et al.: Reversal of Alcohol Toxicity by Glutamine, The Journal of Biological Chemistry, Vol. 214, No. 2, 1955.

[5] *Rogers, L. L.* et al.: Amino Acid Supplementation and Voluntary Alcohol Consumption by Rats, J. Biol. Chem., 220, May 1956, S. 321–323.

[6] *Rogers, L. L.* et al.: Voluntary Alcohol Consumption by Rats Following Administration of Glutamine, J. Biol. Chem., 214, June 1955, S. 503–506.

[7] *Sammalisto, L.:* Effect of Glutamine on Intoxication Caused by Ethyl Alcohol, Nature No. 4837, July 14, 1962, S. 185.

[8] *Finde, L. P.:* The Effect of L-Glutamine on Psychiatric Hospitalized Alcoholic Patients, Bedford Research 7 (1), January 1961.

[9] *Rogers, L. L., Pelton, R. B.:* Glutamine in the Treatment of Alcoholism, Quarterly Journal of Studies on Alcohol, Vol. 18, Dez. 1957, S. 581.

[10] *Flot, Carry, Rosier:* Some Clinical Results in the Treatment of Alcoholism with L-Glutamic Acid Monoamide, übers. Le Journal de Médecine de Lyon, 20. 5. 1964

[11] *Fincle, L. P.:* Experiments in Treating Alcoholics with Glutamic Acid and Glutamine, in: Symposium, Biochemical and Nutritional Aspects of Alcoholism, New York, Oct. 2, 1964.

[12] *Williams, R. J.:* Alcoholism: the Nutritional Approach, University of Texas Press, 1959, S. 81–91.

[13] *Williams, R. J.:* The Prevention of Alcoholism Through Nutrition. Bantam Books, New York 1981.

[14] Brief von *E. Ortitz* an *P. Richardson* (Kopie im Besitz des Autors).

[15] Brief von *R. J. Williams* an *L. Burgerstein.*

10. Drogensucht – Krankheit, Prävention – Heilung

Im Journal of Orthomolecular Psychiatry, Vol. 6, No. 4, 1977, S. 300–308, finden wir einen Artikel von *Alfred Libby* und *Irwin Stone:* „The Hypoascorbemia-Kwashiorkor Approach to Drug Addiction Therapy". Danach ist Drogensucht eine Krankheit, eine schwere Stoffwechselstörung.

Ein Hauptgrund des heutigen Mißerfolges in der Bekämpfung der Drogensucht liegt nach den Autoren im Konzept der „Kriminalität und Strafe". Der Drogensüchtige soll als Stoffwechselkranker behandelt werden. Jeder Versuch, das Problem zu lösen, ist von vornherein zum

Mißerfolg verurteilt, wenn es nicht gelingt, die totale Gesundheit wieder herzustellen.

Mit der Steigerung der Qualität und Quantität der Drogen verliert der Süchtige immer mehr und mehr den Appetit. Die Ernährung wird immer schlechter; Vitamin-Protein-Mangel stellt sich ein. Die Drogensüchtigen leiden an Hypoaminoaciduria, und der Verfasser bezeichnet die Krankheit als Hypoascorbemia-Kwashiorkor.

Allen Menschen fehlt die Fähigkeit, Vitamin C (Ascorbinsäure bzw. Natriumascorbat) selbst herzustellen und somit den bei Streß stark ansteigenden Bedarf an Vitamin C zu decken.

Eine Ziege von etwa 70 kg wird bei geringem Streß etwa 10–20 g Ascorbinsäure selbst erzeugen, um den physiologischen Bedarf zu decken, und bei physischem und seelischem Streß ein 3- bis 5faches Quantum.

Der Drogensüchtige muß daher bei dem enormen Streß, dem er ausgesetzt ist, einen physischen Schaden erleiden, wenn er nicht von außen eine Zufuhr von Vitamin C erhält. Der menschliche Bedarf wird bei starkem Streß auf 30–100 g geschätzt, und der Drogensüchtige befindet sich in einem steigenden Streß mit ständig steigendem Vitamin-C-Bedarf, und wenn er nicht gedeckt wird, somit in Lebensgefahr.

Die Autoren beschreiben dann, wie sie schwer Drogenabhängige von der Sucht befreien. Der Süchtige erhält Natriumascorbat, Multivitamin- und Multimineralsupplemente sowie vorverdautes Protein (s. S. 85), da bei den Drogensüchtigen die Verdauung sehr schlecht funktioniert. Die Dosis von Natriumascorbat hängt vom Ausmaß der Vergiftung mit der betreffenden Droge zusammen, aber es werden immer wenigstens 25 g verabreicht; sie kann auch das 3- bis 5fache, in einzelnen Fällen sogar noch mehr betragen. Diese Dosen werden 4–6 Tage gegeben.

In den USA werden die Süchtigen nach den Beträgen, die sie täglich für den Stoff ausgeben, taxiert. Süchtige, die $ 50,– am Tag ausgeben, bekommen 25–40 g Natriumascorbat. Einer, der $ 150,– bis 200,– ausgibt, 60–125 g und noch mehr (Zahlen für das Jahr 1977).

Bei dieser Behandlung treten keine Entzugssymptome auf. Normalerweise verschwinden nach 2–3 Tagen die Appetitlosigkeit und die Schlaflosigkeit; der Patient beginnt sich wohler zu fühlen. Nach Reduktion der Natriumascorbat-Dosen auf etwa 10 g pro Tag werden auch die Multivitamin- und Multimineraldosen reduziert. Aufrechterhalten wird die gesunde Ernährung, was ebenso wichtig wie selbstverständlich ist.

Wenn ein Süchtiger eine Überdosis Heroin genommen hat und deshalb bewußtlos ist, so bekommt er eine intravenöse Injektion von 30 g oder mehr Natriumascorbat. Ist er noch bei Bewußtsein, dann werden ihm 50 g Natriumascorbat in einem Glas Milch verabreicht. Wenn ein Süchtiger während der Kur, zum Beispiel etwa 5 Stunden nach Einnahme einer großen Dosis Natriumascorbat, Heroin nimmt, dann spürt er keine Wirkung mehr.

Die Autoren stellen fest, daß durch das Methadon-Programm die Drogensüchtigen anstelle der illegalen Droge Heroin eine legale Droge bekommen, welche den schweren biochemischen Streß fortsetzt, der zu ihrer Krankheit beiträgt. Die Autoren berichten, daß sie aufgrund der Heilerfolge bei einzelnen Drogensüchtigen versuchten, offizielle Fürsorgestellen für Drogensüchtige dafür zu gewinnen, Heilversuche in größerem Ausmaß vornehmen zu lassen. Keine offizielle Stelle sei darauf eingegangen; alle hätten abgelehnt.

Ich habe einen Versuch mit einem Drogensüchtigen veranlaßt, der die richtigen Mengen von Natriumascorbat, Multivitamin- und -mineralsupplementen einnahm. Er erhielt, wie in der erwähnten Studie aufgeführt, täglich 25 g Natriumascorbat, in mehreren Dosen aufgeteilt, sowie 10000 I.E. Vitamin A, 400 I.E. Vitamin D_3, 400 I.E. Vitamin E, je 50 mg Vitamin B_1 und B_2, je 100 mg Niacin und Vitamin B_6, 200 mg Kalziumpantothenat, 10 mcg Vitamin B_{12} und 0,1 mg Folsäure sowie an Mineralstoffen 900 mg Kalzium, 700 mg Phosphor, 500 mg Magnesium, 90 mg Kalium, 50 mg Zink, 20 mg Eisen, 5 mg Mangan, 1 mg Kupfer und 0,15 mg Jod. Der Mann war nach wenigen Tagen wieder gesund und normal, aber seine Probleme, welche zur Drogensucht führten, nicht aus der Welt geschafft.

Die Wiederherstellung der Gesundheit scheint rasch und ohne große Kosten möglich, wenn sich nicht chronische Krankheitserscheinungen als Folgen einer langen Drogensucht eingestellt haben.

Nun muß eine psychologische Behandlung einsetzen, ausgerichtet auf die Drogenabhängigkeit.

Ist eine Rückkehr in die Familie nicht angezeigt, wäre ein Aufenthalt während der psychologischen Behandlung in einer landwirtschaftlichen Umgebung eine gute Lösung für alle die, die Freude daran hätten oder das Landleben versuchen wollen. Naturverbundenheit hat eine wunderbare Heilkraft.

Die öffentliche Hand hat viele große Landwirtschaftsbetriebe, in denen man Teile auf arbeitsintensive Beschäftigung umstellen könnte, wo man Wohnstätten, Arbeitsräume für den Winter, für Freizeitbeschäftigung, für Berufsberatung usw. bauen könnte. Arbeitskräfte für landwirtschaftliche Arbeiten, für den Gemüsebau, die Kleintierzucht, Küche, Wäscherei, Teile der Administration, Reinigungsarbeiten usw. stünden zum Anlernen kostenlos zur Verfügung. Ebenso der Boden für die Gebäude. Solche Investitionen zur Wiedereingliederung, gut organisiert, würden sich bezahlt machen. Es wäre für gesundes Verhalten, für gesunde körperliche Arbeit und gesunde Ernährung gesorgt und somit beste Voraussetzungen für erfolgreiche psychologische Behandlung geschaffen.

Die beste Methode, das „Suchtübel" an den Wurzeln zu packen, ist wohl eine Prävention durch fachgemäße Betreuung und Erziehung der Kinder von frühester Jugend an bis zur Pubertät.

Die Erziehungstätigkeit braucht Zeit, Ausgeglichenheit und Ruhe. Diese fehlt bei der werktätigen Mutter. Ich habe festgestellt, daß Kinder auch bis zum 20. Lebensjahr und länger gerne daheim sind, wenn die Eltern ein intensives, harmonisches Familienleben, Fürsorge und viel Gemeinsamkeit bieten. Darum einige Worte zum Beruf „Mutter": Wir sprechen vom Beruf des Schreiners oder Installateurs, und wann immer wir einen Beruf nennen, dann ist es selbstverständlich, daß dieser Beruf irgendwo in einer Ausbildungsstätte erlernt wurde, und daß der, der ihn ausübt, auch dafür bezahlt wird. Nur für den Beruf Mutter gibt es keine Schulen und deshalb auch keine Bezahlung. Der Beruf der Mutter ist aber ein wichtiger Beruf im Staat, und viele böse Folgen, die wir heute um uns herum täglich erleben, von der Drogensucht bis zum Terrorismus, sind zu einem großen Teil auf Vernachlässigung der Jugend, auf den Mangel rechtzeitiger Erziehung, gesunder Ernährung, auf den Mangel einer Mütterschulung zurückzuführen [s. o.].

Mütter, welche sich nach Kindern sehnen, Freude am Haushalt haben, sollten eine Mütterschule durchmachen, und wenn sie Kinder bekommen, sollten sie auch ein Gehalt erhalten, um sich ganz der Familie zu widmen. Das ist auch sehr wichtig für gesunde Ernährung. Dieses Gehalt für eine Mutter, steigend mit der Zahl der Kinder, ist eine gute Geldinvestition.

Was heute an Aufklärung für Mütter erfolgt, erscheint zu wenig, vor allem zu wenig, um eine perfekte Kindererziehung zu ermöglichen.

Durch Wegfall der werktätigen Mutter werden viele Stellen frei, werden auch viele Arbeitslosenunterstützungen wegfallen.

Die psychiatrische Klinik I der Universität Ulm in Ravensburg hat im Blatt „Fortschritte der Medizin“ 99/1981 eine Liste von „Anzeichen“ veröffentlicht, welche auf Drogenkonsum hinweisen, damit Eltern, Lehrer, Verwandte, Freunde, Nachbarn, Lehrmeister und andere rechtzeitig einen Süchtigen erkennen und Vorbeugungsmaßnahmen ergreifen können.

Das sind vor allem Änderungen im Benehmen. Manche Jugendliche wirken verwundert, betroffen, verwirrt oder gar geistesabwesend, vor-sich-hin-brütend, sie können auch unvermittelt von Angst, Unruhe, Erregungszuständen gepackt werden. Es treten Veränderungen im Charakter, im Benehmen auf. Eifrig betriebene Hobbies werden vernachlässigt, heiter-freundliche Stimmung schlägt plötzlich um in Aggressivität, auch Teilnahmslosigkeit. Vor allem verdächtig ist Leistungsabfall in der Schule, kurz: die Person hat sich geändert – und es muß sofort etwas unternommen werden.

Aber es gibt auch „objektive“ Anzeichen, die sofortiges Handeln erfordern: der traurig berühmte verbogene Löffel mit angerußter Unterseite, mit dem über einer brennenden Kerze entsprechende Substanzen aufgelöst werden. Das plötzliche Auftauchen einer Briefwaage – zum Abwiegen von Stoff. Ein penetranter Geruch von verbrannten Stricken, Tannennadeln, Gras oder Heu, der auf den Konsum von Haschisch oder Marihuana hinweist.

Mit Milch und Traubenzucker, Stärke, Talcum, Hautpuder, Mehl, Gewürzen, altem Kaffee oder Tee, geröstetem Zucker usw. wird oft der Stoff „gestreckt“. Spuren von zerriebenen Blüten und Blättern, kleine farbige gepreßte Tabletten oder blauviolette Würfelchen (LSD), Löschpapier oder Zuckerstückchen zum Aufträufeln von LSD, leere Kapseln oder Röhrchen können erste Hinweise sein.

Größte Aufmerksamkeit wird dringend angeraten – das Schlimmste muß sofort vermutet und entsprechend gehandelt werden. Und alle, die mit der Jugend in Berührung kommen, sollen über diese Erkennungsmerkmale orientiert werden und ein wachsames Auge haben.

Auch auf Einstichstellen von Spritzen muß geachtet werden. Manche Drogenabhängige klagen über Bronchitis, Reizhusten, trockenen Mund, laufende Nase, Schwindelzustände, Übelkeit, Brechreiz,

Magen- und Herzbeschwerden, erhöhte Licht-, Lärm- und Schmerzempfindlichkeit.

Um das Drogenproblem zu lösen, müßte man versuchen, diese unglücklichen Menschen „in unsere Mitte" zu nehmen. Ich meine das so: nur eine Massenaktion, an denen sich alle beteiligen, könnte dieses Problem lösen. Von diesen Menschen müßte jeder von einer größeren Anzahl von Mitmenschen umgeben werden, die sozusagen seine Paten sind. Jeder Mensch müßte eine Stunde am Tag direkt oder indirekt, durch persönlichen oder schriftlichen Kontakt mit einem Menschen in Fühlung stehen, so daß er täglich von einer großen Anzahl von Menschen umgeben ist, mit denen er sprechen kann, die ihm das normale Leben vorführen, die ihm Ablenkung schaffen, beraten, zu ergründen suchen, warum es zu diesem außergewöhnlichen Zustand gekommen ist. Ich möchte sagen, man müßte ihn täglich impfen, täglich „anstekken" mit normalen Lebensgewohnheiten. Er muß das Gefühl bekommen, man bekümmere sich um ihn, man könne ihn beraten, man könne herausfinden, worauf er reagiere.

Es sollte einmal ein Versuch gemacht werden, und sicher finden sich Idealisten, Menschen, die über die nötige Zeit verfügen, Rentner und Personen, die neben ihrer Beschäftigung viel Freizeit haben. Es wäre eine sehr interessante Arbeit. Wichtig ist, daß für diese Menschen sofort Wohngelegenheiten im Grünen, in Verbindung mit Landwirtschaft, Beschäftigungsmöglichkeiten geschaffen werden. Diese einmaligen Auslagen, wenn sie gleichzeitig verbunden werden können mit menschlichem intensiven Kontakt, Kontakt mit normalen Personen, wären die beste Lösung des Problems, und sicher auch die ökonomischste. Denn wenn man den Schaden errechnet, dann sind die Ausgaben für solche Wohnstätten minimal.

Man sollte einmal in einer Gemeinde einen Versuch machen, „ihre" Alkoholiker, die Drogensüchtigen „in ihre Mitte" zu nehmen, sie sollten richtig für ein normales Leben, für ein Interesse am Leben, für eine Beschäftigung ausgebildet werden. Sie müßten mit normalen Lebensbedingungen, Lebensanschauungen „imprägniert" werden.

11. Gedächtnisschwäche, Lernschwierigkeiten und Hyperaktivität von Kindern

Orthomolekulare Therapie bei Gedächtnisschwäche ist erfolgreich; dies habe ich an mir selbst erlebt: nach meiner Umstellung in der Ernährung habe ich erwiesenermaßen ein besseres Gedächtnis als vor 20 Jahren. Durch richtige Ernährung und richtige Dosen von Supplementen der essentiellen Nährstoffe können normalerweise die geistigen Funktionen und die körperliche Gesundheit sichergestellt werden. Aufmerksamkeit und gutes Gedächtnis sind wichtig für den Lebenskampf – ebenso das Wissen, welche Nahrung notwendig ist, um ein gutes Gedächtnis zu erhalten. *C. C. Pfeiffer* sagt: ohne die richtigen Nährstoffe können keine Proteine erzeugt oder durch die Nervenzellen verwertet werden, um die wünschenswerten geistigen Funktionen, einschließlich gutes Gedächtnis, aufrechtzuerhalten [1]. *R. J. Williams,* einer der größten Ernährungsfachleute, schrieb schon 1962, daß Gedächtnisschwäche, senile Dementia, auf schlechte Ernährung der Gehirnzellen zurückzuführen ist und daß die Lernfähigkeit der Schulkinder durch Verbesserung der Nahrung erhöht werden kann [2]. *L. Pauling* berichtet, daß der Intelligenzquotient, geistige Munterkeit und Geistesschärfe bei Verminderung der Einnahme von Ascorbinsäure (Vitamin C) abnimmt [3], und *J. M. Ellis* glaubt, daß ein geistiges Zurückbleiben von Kindern auf Vitamin- und Mineralstoffmangel während des 1. Lebensjahres zurückzuführen ist [4].

Als Nährstoffsupplemente für das Gedächtnis werden empfohlen: Cholin, ein Vitamin der B-Gruppe, biochemische Vorstufe von Acetylcholin, das bei der Übertragung von Informationen von einer Nervenzelle zur andern eine wichtige Rolle spielt. Versuche, mit jüngeren Personen durchgeführt, zeigten, daß Cholin schlechtes Gedächtnis verbessert [5]; man kann vermuten, daß auch bei älteren Personen Cholin eine günstige Wirkung ausübt. Ein weiterer wichtiger Nährstoff bei Gedächtnisschwäche ist Vitamin B_1. Versuche mit Studenten an der Universität Zürich haben gezeigt, daß ein Mangel dieses Vitamins bei reichlichem Kaffee- oder Teegenuß eintreten kann [6]. Vitamin-B_1-, nebst Vitamin-C- und Vitamin-A-Mangel wurde bei geriatrischen Patienten festgestellt, welche an Vergeßlichkeit litten [7]. Bei einem Rattenversuch in Japan wurden 2 Gruppen von Ratten verschieden ernährt: die eine erhielt eine vollständige Ernährung, die andere erhielt alle Nährstoffe, außer Vitamin B_1. In der Labyrinthprobe fanden die gut genährten Ratten den Ausgang in etwa ⅓ der Zeit jener Ratten, die kein Vitamin B_1 in der Nahrung hatten [8]. Von Glutamin wird berichtet, daß der Intelligenzquotient von Kindern durch Gaben von 2mal 500 mg Glutamin täglich erhöht wurde [9]. *R. J. Williams* schreibt in einem Manuskript, von dem er mir freundlicherweise eine Kopie zur Verfügung gestellt hat: „Glutamin ist eine Ausnahme von den meisten biogenen Aminen und Aminosäuren, indem es ungehindert in das Gehirn dringen kann. Es mögen viele noch nicht erforschte Anwendungsmöglichkeiten existieren. Glutamin kann den Intelligenzgrad von Kindern erhöhen (s. S. 137)." Aus der Literatur geht hervor, daß auch Lysin, eine Aminosäure, die Lernfähigkeit von Studenten bei Dosen von 1500 mg täglich zu erhöhen vermag [10]. *F. Klenner* hat erklärt, daß er zur erhöhten geistigen Aktivität und zum besseren Erinnerungsvermögen Vitamin C in Dosen von 10 g täglich empfiehlt [11]. *M. L. Mitra* stellte fest, daß Vitamin-Mangel bei alten Leuten sehr häufig ist, und er berichtet auch von Fällen, wo geistige Konfusion allein durch Vitamin-C-Mangel verursacht wurde [12]. *Shuman* und *Goldberg* erklären, daß sehr gute Resultate bei Geistesschwäche von alten Personen mit großen Dosen von Vitamin B_3 (Nikotinsäure) in Kombination mit einem hochpotenten Multivitaminsupplement erzielt wurden [13]. Die gefäßerweiternde Wirkung von Vitamin B_3 ist allgemein bekannt. Ein interessanter Versuch mit älteren Personen und Kontrollgruppen ist im Buch „The Vitamins in the Elderly" beschrieben [14]. *Taylor* zeigt, daß erstaunliche Besserungen des geistigen und körperlichen Befindens mit großen Dosen des Vitamin-B-Komplexes und Vitamin C erzielt wurden. Besonders wichtige B-Vitamine für das Gedächtnis sind diesem Autor zufolge Niacin, Pantothensäure und Vitamin B_6. *A. Hoffer* weist darauf hin, daß er bei alten Leuten das Gedächtnis durch Niacingaben verbessern konnte [15]. Daß auch Zink für das Gedächtnis wichtig ist, wurde durch Tier-, wie auch durch Humanversuche bewiesen [16]. Deanol (Dimethylaminoäthanol) ist ein noch wenig bekanntes, aber sehr wirksames Mittel, um die Gehirntätigkeit anzuregen. *S. H. Ferris* berichtet, daß von 14 senilen Patienten, die täglich mit 3mal 600 mg Deanol ohne Auftreten von Nebenwirkungen behandelt wurden, 10 sich global besserten, während nur 4 unverändert blieben: er beobachtete verminderte Depression, Irritabilität und Angst sowie andererseits erhöhte Motivation und Initiative [17].

Sorgen Sie für gesundes Verhalten. Geistig rege bleiben, setzt geistige Übung voraus. Es wird empfohlen, sich bis ins hohe Alter täglich geistig zu beschäftigen. Zeit ist meistens vorhanden. Wählen Sie ein geistiges Hobby, lernen Sie eine für Sie neue Sprache oder verbessern Sie Sprachkenntnisse oder suchen Sie eine andere interessante geistige Beschäftigung. Scrabble, Schach oder andere anregende Spiele können ebenfalls dazu gerechnet werden, ebenso Kreuzworträtsel, wenn sie dem Intelligenzgrad angepaßt sind. Resignieren Sie nicht. Ebenso wie Sie durch Muskeltraining bis ins hohe Alter starke Muskeln haben können, können Sie auch bestes Gedächtnis durch Training bis ins hohe Alter bewahren. Weiter empfehle ich gewisse körperliche Übungen: den Kopf 10mal rechts/links/rechts drehen, 10mal auf/ab nicken, 3mal nach links kreisen, 3 mal nach rechts kreisen. Diese Übungen fördern die Durchblutung des Gehirns, sie fördern auch die Sehkraft [18]. Diese Übungen dürfen nicht ruckweise erfolgen. Überdies empfehle ich täglich unter kundiger Leitung Yogaübungen. Sind Sie Raucher, dann sollen Sie das Rauchen einstellen. Ich war ein starker Raucher; mit 50 Jahren hörte ich auf. Ohne Nikotin ist das Erinnerungsvermögen besser; Untersuchungen an der Universität von Los Angeles, Kalifornien, haben dies bewiesen [19]. Alkohol schädigt das Gedächtnis. Dies ist eine unbestrittene Tatsache. Auch gewisse körperfremde Arzneimittel können das Gehirn schädigen. So wurde festgestellt, daß zum Beispiel Methyldopa das Erinnerungsvermögen stark schwächt. Als man dieses Arzneimittel durch ein anderes ersetzte, wurde das Erinnerungsvermögen vollständig wieder hergestellt [20].

C. C. Pfeiffer empfiehlt gegen Senilität [21 a] täglich:

100 mg Deanol
3mal 2 Tabletten Magnesium 50 mg
2mal 15 mg elementares Zink
2mal 1 g Vitamin C
500 mg Vitamin B_6 morgens
je 4 mg elementares Mangan morgens und abends
je 500 mg Taurin morgens und mittags
1 Kapsel Vitamin E 400 I. E. mit
50 mcg Selen morgens und abends
je 100 mg Niacin morgens und abends sowie

1 Injektion von 1 mg Vitamin B_{12} jede Woche
Molybdenum 150 mcg morgens
15 mg beta-Carotin morgens

In seinem Buch „The Orthomolecular Approach to Learning Disabilities“ berichtet *A. Cott*, wie Lernschwierigkeiten bei Kindern erfolgreich behandelt werden können [21]. Lernschwierigkeiten werden schon früh durch verschiedene kleinere Anzeichen erkannt: Die Kinder reiben sich die Augen; beim Lesen müssen sie mit einem Finger den Buchstaben folgen; sie haben Schwierigkeiten, ähnlich aussehende Buchstaben voneinander zu unterscheiden; beim Ausmalen von Zeichnungen kann der Farbstift den Konturen nicht folgen; beim Schreiben werden die Buchstaben einmal ganz groß und dann wieder ganz klein geschrieben; sie sind nicht fähig, mit den Buchstaben auf einer Zeile zu bleiben; sie haben Mühe, den Bleistift richtig in die Finger zu nehmen; beim Auswendiglernen haben sie große Schwierigkeiten usw. Dazu kommt Ungeschicklichkeit z.B. beim Ballspiel oder Turnen; man erkennt sie an plumpen Bewegungen. Alles ist oft begleitet von Hyperaktivität: Die Kinder können beim Essen nicht stillsitzen; sie müssen alles berühren, bewegen, umstoßen; sie zerbrechen ihr Spielzeug und fegen im Zimmer herum – kurz, sie sind die Aufregung der Familie. *Cott* unterscheidet zwischen „General Learning Disabilities“, geistigem Zurückgebliebensein, und „Minimal Brain Disfunction“, minimale Gehirnstörung der normal oder höher begabten Kinder. *Cott* führt die Schwierigkeiten auf biochemische Störungen zurück. Oft sei die Ursache: zu wenig oder zu schlechte Ernährung während der Schwangerschaft. Lernschwierigkeiten und Hyperaktivität konnten durch Übergang auf gesunde Ernährung ohne Additive durch die sogenannte Feingold-Diät (siehe Seite 33) und durch große Dosen von Vitaminen und Mineralstoffen gebessert werden. Bei Kindern, bei denen andere Behandlungen versagt hatten, erreichte man durch orthomolekulare Behandlung bei mehr als 50% Erfolge. Der Autor berichtet, daß er bei der Mehrzahl der mit Tranquilizern behandelten Kinder, auch bei den hyperaktiven, keine oder nur schwache Erfolge sah. Die Resultate der orthomolekularen Behandlung treten manchmal rasch, aber manchmal auch erst nach Monaten ein. Die orthomolekulare Behandlung kann allenfalls mit konventioneller Behandlung kombiniert werden. Die Megavitamintherapie verstärkt die Wirkung der konventionellen Arzneimittel. Eine frühzeitige orthomolekulare Behandlung der Krankheiten ist von großer Wichtigkeit – nicht nur für das Kind, auch für die geplagte Familie. Bei einer großen Zahl der Kinder erfolgte durch bloße Umstellung auf unprozessierte Ernährung allein schon eine dramatische Reduktion der Hyperaktivität. Wichtig ist proteinreiche Nahrung. Empfohlen wird ferner wenig Fett, sehr wenig Zucker. Es können auch als wertvoll und gesund geltende Nahrungsmittel für hyperaktive Kinder und solche mit Lernschwierigkeiten schädlich sein (zum Beispiel Weizen, Eier, Rindfleisch), da sie in einzelnen Fällen zerebrale Allergien auslösen.

Cott empfiehlt neben bester Ernährung folgende Dosen von Vitaminen, die gewöhnlich 2mal täglich gegeben werden (gilt für Kinder mit 15–20 kg Körpergewicht; unter 15 kg halbe Dosen, über 20 kg 50% höhere Dosen): 1–2 g Niacin (eventuell Niacinamid), 1–2 g Vitamin C, 200–300 mg Vitamin B_6, 200–400 mg Kalziumpantothenat und ½ Tablette Vitamin B-Komplex 50 (s. S. 326). Weiter werden Magnesium und Kalzium empfohlen, da sie eine beruhigende Wirkung haben.

Das schon für Gedächtnisstärkung empfohlene Deanol hat sich auch für die Behandlung von lernschwachen, hyperaktiven und autistischen Kindern bewährt. Von *N. Coleman* wurden in einer kontrollierten Doppelblindstudie 50 hyperkinetische Kinder mit 300–500 mg Deanol behandelt und ihre durchwegs signifikante Besserung gegenüber den Kontrollgruppenkindern nach verschiedenen Kriterien festgestellt [22]. *C. C. Pfeiffer,* welcher seit vielen Jahren Deanol verwendet, hat mir bestätigt, daß er es mit Erfolg bei der Behandlung von hyperkinetischen Kindern und Kindern mit Lernschwierigkeiten einsetzt. Deanol wird auch als Geriatrikum und Antidepressivum empfohlen, und in diesen Fällen beträgt die Dosis 100 mg pro Tag.

Mit rechtzeitiger orthomolekularer Behandlung und Heilung von lernschwachen und hyperkinetischen Kindern kann auch späterem Ausbruch von Geisteskrankheiten vorgebeugt werden. Alle Kinderschwestern, Kinderärzte und Lehrer sollten über diese Forschungsergebnisse und Behandlungsmethoden orientiert werden.

Referenzliste Gedächtnisschwäche, Lernschwierigkeiten und Hyperaktivität von Kindern

[1] *Pfeiffer, C. C.:* Mental and Elemental Nutrients, Keats Publishing Inc, New

Canaan, Conn. 1975, S. 357.
[2] *Williams, R. J.:* Nutrition in a Nutshell, Dolphin Books, New York, 1962, S. 68, 70, 87.
[3] *Pauling, L.:* Vitamin C, the Common Cold and the Flu, W. H. Freeman and Co., San Francicso, 1970, S. 41/42.
[4] *Ellis, J. M.:* Vitamin B_6, the Doctor's Report, Harper and Row, New York, 1973, S. 124/125.
[5] *Sitaram, N.* et al.: Life Science, Vol. 22. No. 17, 1978, S. 1555 ff.
[6] *Somogyi, J., Nägeli, U.:* International Journal for Vitamin and Nutrition Research, Karger, Basel, 1976, Vol. 46
[7] *Taylor, G. F.:* The Vitamins in the Elderly, Wright and Sons Ltd., Bristol, England, 1968.
[8] *Yoshimura, K.* et al.: Journal of Nutritional Science and Vitaminology, Vol. 22, 1976, S. 429–437.
[9] *Rogers, L., Pelton, R.:* Texas Report on Biology and Medicine, Vol. 15, No. 1, Spring 1957, S. 84–90.
[10] *Williams, R. J.:* Nutrition in a Nutshell, s. [2], S. 68/69.
[11] *Klenner, F.:* Prevention Magazine, Rodale Press Inc., Emmaus, PA 18049, Juli 1973, S. 54.
[12] *Mitra, M. L.:* Journal of the American Geriatric Society, Juni 1971.
[13] *Goldberg, R.:* Journal of the American Geriatric Society, Juni 1964, No. 12.
[14] siehe [7].
[15] *Hoffer, A.:* Niacin Therapy in Psychiatry, Charles Thomas Publ., Springfield, Ill., 1962.
[16] *Oberleas, D.:* Psychopharmacology Bulletin, Juli 1971 und
Oberleas, D.: Chemical and Engineering News, 10. Juli 1972.
Clark, L. A.: Know Your Nutrition, Keats Publishing Inc., New Canaan, Conn. 1973.
[17] *Ferris, S. H.* et al.: Journal of American Geriatric Society 25, 1977, S. 241–244.
[18] *Benjamin, H.:* Ohne Brille bis ins hohe Alter, Hermann Bauer Verlag, Freiburg i. Br., 1979.
[19] *Houston, J.* et al.: American Journal of Psychiatry 135, 2. Febr. 1978, S. 220–222.
[20] The Lancet, 24. Jan. 1976, S. 202.
[21] *Cott, A.:* The Orthomolecular Approach to Learning Disabilities, Academic Therapy Publications, San Rafael, Cal. 1977.
[21 a] *Pfeiffer, C. C.:* „Our 1981 Nutritional Therapy for Senility (Memory Loss)", Princeton Brain Bio Center, Skillman, N. J.
[22] *Coleman, N.* et al.: Psychosomatics, Vol. 17, No. 2, 1976, S. 68–72.

12. Menstruation und Wechseljahre

Apotheken und Ärzte geben gegen Menstruationsbeschwerden oft „Schmerzmittel", wie man sie gegen Rheumatismus verschreibt. Mittel, die wohl die Schmerzen lindern, oft aber körperschädlich sind wegen ihrer Nebenwirkungen und oft auch die Leistungsfähigkeit beeinträchtigen, aber nie Ursachen beheben.

Die orthomolekulare Medizin empfiehlt körpereigene Nährstoffe, welche Beschwerden mildern ohne Einbuße der Leistungsfähigkeit und welche die Gesundheit fördern.

Die Beschwerden können von Person zu Person sehr verschieden sein. Durch Erprobung der unten angeführten, absolut unschädlichen Nährstoffe wird jede Frau bald herausfinden, was und wieviel die beste Wirkung hat.

Etwa 3 Tage vor und während der Menstruation soll eine besonders gesunde Lebensweise beachtet werden.

- nicht Rauchen
- kein Alkohol
- kein Kaffee
- kein Tee
- nichts Süßes, keine Schokolade
- wenig Salz
- proteinreiche Kost, d.h. pro kg Körpergewicht 1 g Protein: Eier, Milch, Fleisch, Sardinen
- grünes Gemüse, Salat
- Rosinen, gedörrte Pflaumen, Aprikosen (wegen Eisengehalt)

Befolgen Sie auch die „Ratschläge für die Küche“ (S. 331).

Diese Umstellung allein kann schon Schmerzen lindern.

Es wird empfohlen, schon 10 Tage vor der Menstruation täglich morgens 40 mg Vitamin B_6 zu nehmen, welches die „Entwässerung“ des Körpers fördert und unschädlich ist.

Ferner wird empfohlen, 3 Tage vor und während der Menstruation zu nehmen:

Morgens:	1 Tablette 40 mg Vitamin B_6
	1 Tablette chelated Kalzium 200 mg
	1 Tablette chelated Magnesium 200 mg
	1 g Vitamin C (2 Kapseln Vitamin C à 500 mg)
	1 Kapsel Vitamin E 400 I. E.
	1 Tablette Selen 50 mcg
Mittags:	1 Tablette Mangan 10 mg
	3 Tabletten Primärhefe à 1 g
Abends:	2 Tabletten chelated Kalzium à 200 mg
	2 Tabletten chelated Magnesium à 200 mg

1 g Vitamin C
15 mg Zink

Die wichtigsten Nährstoffe für die Menstruation sind also: Vitamin B_6, Vitamin E, Vitamin C, Kalzium, Magnesium und Zink.

Immer wieder ersucht man mich um Ratschläge gegen die Beschwerden der Wechseljahre. Diese „natürliche" Beschwerde sollte auch mit natürlichen Nährstoffen behandelt werden. Von Östrogen ist abzuraten. Die Beschwerden sind entsprechend der „biochemischen Individualität" sehr verschieden, vermutlich stärker bei Frauen, die geraucht haben, Alkohol trinken, die Kaffee oder Tee trinken, die die Pille genommen haben oder sonst ungesund gelebt haben. Auf alle Fälle können sie oder sollten sie durch Nährstoffe erleichtert werden.

In der Literatur der Nährstoffwissenschaft und orthomolekularen Medizin habe ich als Linderung gefunden: vor allem Vitamin E, Vitamin C – besonders auch Bioflavonoide –, dann Niacinamid und Calcium, Magnesium (Dolomit-Tabletten), Evening Prime Rose Oil. Meiden soll man: Zucker, Schokolade, Kaffee, rotes Fleisch, Alkohol, auch Speisen aus Weißmehl. Dann ist sicherlich empfehlenswert eine Mutlivitamin-Multimineral-Tablette wie z. B. CELA (s. S. 323).

Ich habe einer Frau folgendes Programm vorgeschlagen – und es hat genützt:

Am Morgen: 1 Kapsel Vitamin E 400 I. E.

Sollten die Beschwerden, speziell die „Wallungen" nicht verschwinden, dann kann das Quantum auf 2 Kapseln, ja auf 3 Kapseln erhöht werden.

Beim Frühstück: 1 Tablette CELA und 2 Tabletten Vitamin-C-Komplex mit Bioflavonoiden.

Mittags: 1 Tablette CELA und wieder 2 Tabletten Vitamin-C-Komplex mit Bioflavonoiden und 1 Tablette enthaltend 500 mg Niacinamid und 500 mg Ascorbinsäure.

Beim Abendessen: 2 Tabletten Vitamin C-Komplex mit Bioflavonoid und 2 Tabletten Dolomit. Dolomit kann verdoppelt oder verdreifacht werden, verteilt auf den Tag. Sehr gut bewährt hat sich auch der B-Komplex „5" (s. S. 324), so daß bei anhaltenden Beschwerden zum Mittagessen noch eine Tablette B-Komplex genommen werden kann.

Wichtig ist, während dieser natürlichen Periode ein möglichst gesundes, streßfreies, normales Leben zu führen. Neben gesunder Ernährung sind sehr empfehlenswert Spaziergänge in frischer Luft, Beschäftigung mit Dingen, die einem Freude machen. Man sollte so weit wie möglich allen Unannehmlichkeiten und Aufregungen aus dem Weg gehen – und die Familie sollte ebenfalls in diesem Sinne instruiert werden.

Ich möchte nochmals wiederholen: Es ist ein ganz natürlicher Lebensabschnitt, und er soll auch auf natürliche Weise behandelt werden. Symptommittel aller Art sind nicht empfehlenswert.

In Amerika gibt es eine große Bewegung für Selbstmedikation, die sich auch auf die Wechseljahre erstrecken soll. Es wurden auch Bücher für Selbstmedikation aller Art herausgegeben.

Referenzliste Menstruation und Wechseljahre

Lubby, A. L., Brin, M., Gordon, M., Davis, P., Murphy, M., und *Spiegel, H.:* Am.J. Clin. Nutr. 1971; 24:684–693.

McKenzie, J. M., und *Kay, D. L.:* New Zeal. Med. J. 1973; 79:68–74.

McQueen, E. G.: Drugs 1975; 2:138–164.

Abraham, G. E.: Contemp. Obstet. and Gynecol. Nurs. 1980; III:179.

Abraham, G. E.: Am J. Clin. Nutr. 1981; 34:2364.

Fredericks, C.: Nutrition Guide for the Prevention and Cure of Common Ailments and Diseases, New York, Fireside Publishing Inc., 1982.

13. Schlaflosigkeit

Das Schlafbedürfnis ist individuell sehr verschieden. Wenn jemand viel Schlaf benötigt und deshalb länger schläft, so ist er deshalb nicht gesünder als einer, der mit wenig Schlaf auskommt. Die Wichtigkeit der Schlafdauer darf nicht überschätzt werden. Viele Menschen meinen, sie müßten 7–8 Stunden schlafen. Aber eine große Zahl von Menschen, die in ihrem Leben bis ins hohe Alter sehr viel gearbeitet und geleistet haben, waren Kurzschläfer. Nach *W. Dogs* sollten 7–8 Stunden die Schlafzeit für Jugendliche sein, für Personen von 20–50 Jahren beträgt sie laut *Dogs* 5–6 Stunden, für Menschen, die älter sind, nur 4–5 Stunden [1].

Es gibt Menschen, die über Schlaflosigkeit klagen, die lange brauchen, bis sie einschlafen, die in der Nacht oft aufwachen oder die schon früh morgens wach sind. Sie glauben, daß sie nicht genug schlafen, weil sie meinen, länger schlafen zu müssen. Sie haben sich aber damit abgefunden und sind tagsüber leistungsfähig. Wer sich gesund ernährt, sich gesund verhält, nicht oder nur mäßig raucht und trinkt sowie genügend Bewegung hat, sollte keine Schlafprobleme kennen.

Es gibt aber Menschen, die tatsächlich im Schlafen zu kurz kommen, die auch immer müde sind. Dieser Gruppe ist dringend abzuraten, Schlafmittel zu nehmen. Es gibt andere Wege, zu einem natürlichen Schlaf zu kommen. *Dogs* zitiert die Auswertung von Elektroenzephalogrammen, welche bei gesundem Schlaf und bei Schlaf unter Schlaftabletten aufgenommen wurden. Er zeigt, daß der „künstliche Schlaf" mit dem natürlichen nichts gemein hat. Er schreibt: „Alle Schlafmittel, die uns bis heute bekannt sind, erzeugen bestenfalls einen schlafähnlichen Zustand, der mit dem natürlichen Schlaf nichts zu tun hat. [2]" Er spricht auch von einem körperschädigenden Mißbrauch von ungeheuren Mengen von Schlafmitteln und findet es unverständlich, daß die Behörden gegen die irreführende Reklame nicht eingreifen.

Eine mir bekannte ältere Dame machte immer einen müden Eindruck. Ich fragte sie einmal, wie sie schlafe, und sie antwortete: „Schlecht, ich muß immer Schlafmittel nehmen." Ich empfahl ihr, die Präparatebeschreibung des Schlafmittels zu lesen, besonders den Absatz „Nebenwirkungen". Unter diesen wurde auch Müdigkeit genannt. Bei unserer nächsten Begegnung erklärte die Dame, keine Schlafmittel mehr zu nehmen. Sie nimmt jetzt abends eine Tasse lauwarme Honigmilch und dazu 100 mg Vitamin B_6, 200 mg Kalzium, 100 mg Magnesium, 1 g Inosit und 100 mg Vitamin C.

Den Schlafgestörten wurden schon sehr viele Ratschläge erteilt. *Charles Dickens* war der Meinung, daß man besser schläft, wenn das Bett gegen Norden ausgerichtet und so der magnetischen Anziehungskraft des Nordpols ausgesetzt wird. *Benjamin Franklin* meinte, daß ein frisches, kaltes Bett schlaffördernd wirke. Er schlug sogar vor, bei Schlaflosigkeit aufzustehen, das Bett neu zu machen, damit es kalt werde. Auch empfahl er, nackt herumzulaufen, bis man kalt sei. Er garantierte für Erfolg. Ich selbst kann bestätigen, daß ich mit Wechsel in ein kaltes Bett mehrmals Erfolg hatte. Auch für das Einschlafen gilt die individuelle Verschiedenheit. Nicht alles wird für jeden den gleichen Erfolg haben. Das hindert aber nicht daran, alles zu versuchen und das individuell Günstigste auszuwählen. Vielen hat ein warmes Bad abends vor dem Schlafengehen geholfen. Andere wieder behaupten, das Bad müsse nicht heiß sein, eher lauwarm. Manche sind mit kalten Beinwikkeln gut eingeschlafen. Wenn immer möglich, sollte man am Morgen spazierengehen, am Morgen Sport treiben oder am frühen Vormittag. Der Abendspaziergang regt eher an.

Man soll abends nicht viel und nichts Schwerverdauliches essen. Viel öfter als man meint, sind Eßgewohnheiten am schlechten Schlaf schuld: Was man ißt, und wann man es ißt! Das Abendessen soll 2 Stunden, besser 3 Stunden vor dem Schlafengehen erfolgen. Ich empfehle abends keine Kohlenhydrate, keine Teigwaren, keinen Reis, keine Leguminosen (Bohnen, Erbsen usw.), keine Früchte, keinen Salat, keinen Porridge, kein Birchermüesli, keine Rohkost – auf alle Fälle Trennkost. Dagegen empfehle ich Proteine für die Abendmahlzeit: weiche Eier, Eierspeisen, Joghurt, kaltes Huhn, Forelle blau, Käseauflauf, Crevetten oder Thon mit Mayonnaise, nur wenig gedämpftes Gemüse, eventuell Kartoffeln mit Quark. Aber auch hier gilt „die biochemische Individualität". Ich kenne eine Dame, 86 Jahre alt, gesund und fröhlich, die jeden Abend Birchermüesli ißt! Viele Personen haben herausgefunden, daß sie nach angestrengtem Lesen einer nicht erregenden Literatur, z.B. wirtschaftliche Mitteilungen, Sprachstudien usw., oder auch nach einem gemütlichen Gespräch in angenehmer Gesellschaft sehr gut schlafen.

Was ich bezüglich des Abendessens sagte, bezog sich auf die leichtere Verdaulichkeit der Proteine, nicht aber auf die Schlafqualität des Essens. Proteinreiche Nahrung allein vertreibt Schläfrigkeit. Sie hat einen höheren Gehalt an Tyrosin, einer Aminosäure, die das Wachbleiben fördert. Wenn ich nach dem Mittagessen Schläfrigkeit vermeiden will, dann nehme ich eine proteinreiche Mahlzeit mit etwas Salat, kein Dessert. Will man Schläfrigkeit herbeiführen, dann müßte man nach der Proteinmahlzeit noch Carbohydrate nehmen, Dessert usw.

Es gibt Menschen, die am besten bei offenem Fenster schlafen – andere besser bei geschlossenem Fenster. Großversuche in einem englischen College haben gezeigt, daß im allgemeinen bei geschlossenem Fenster, bei vollkommener Ruhe (normale Ventilation vorausgesetzt) besser geschlafen wird. Viel frische Luft ist nicht nötig, da ja während des Schlafens der Atmungsvorgang ein sehr langsamer und der Sauerstoffverbrauch gering ist. Wichtig erscheint viel mehr, möglichst immer zur gleichen Zeit zu Bett zu gehen und zur gleichen Stunde aufzustehen. Gleichmäßige Wärme scheint bei gewissen Personen zu gutem

Schlaf beizutragen. Ein Freund teilte mir mit, er habe in einer Zeitschrift von einer „Schlafsackbehandlung“ bei Arthritis gelesen. Er hatte nicht Arthritis, aber festgestellt, daß er mit einem Schlafsack besser schlief.

Wichtig ist auch, daß der Schlaf nicht durch Geräusche gestört wird. Wenn störende Geräusche vorhanden sind, dann muß alles unternommen werden, um diese Störungen auszuschalten, von doppeltverglasten Fenstern, Oropax, bis zum Wohnungswechsel. Wichtig ist das Bettzeug; auch da soll das Beste ausprobiert werden. Ich habe erst nach langen Jahren herausgefunden, daß ich mit Federdecken viel besser schlafe als mit Wolldecken. Wählen Sie auch für sich die beste Nachtkleidung! Oft schläft man in einem Nachthemd viel besser als in einem Pyjama. Man sollte auf alles achten, was das Einschlafen verhindern oder stören könnte. Es gibt viele Personen, die besser schlafen, wenn sie abends nicht zu lange beim Fernsehen sitzen (langes Fernsehen ist nicht gesund, und man sollte mindestens 5 Meter Distanz haben) und wenn sie abends erregenden Diskussionen, geschäftlichen Gesprächen aus dem Weg gehen. Es gibt Menschen, welche noch abends schwarzen Kaffee trinken und dann gut schlafen können – und andere, welche sich nicht einmal ein Täßchen Kaffee am Morgen leisten können, ohne mit Schlaflosigkeit dafür zu büßen.

J. Segal vom amerikanischen National Institut für Geistige Gesundheit, Autor verschiedener Bücher über den Schlaf, schlägt Milch als mildes, natürliches Mittel zum Einschlafen vor [3]. Es ist wissenschaftlich nachgewiesen, daß eine Tasse warme Milch, abends genommen, ein Hilfsmittel zum Einschlafen ist. Der Grund liegt vermutlich in der Aminosäure Tryptophan, welche das Schlafzentrum im Gehirn günstig beeinflußt. Nehmen Sie eine Tasse gut warme Milch, süßen Sie sie eventuell mit etwas Honig, trinken Sie die Milch und nehmen Sie dazu Kalzium, 2 Tabletten à 200 mg, und Magnesium, 1 Tablette à 200 mg. Die beruhigende Wirkung von Kalzium ist viel zu wenig bekannt. Zudem schützen Kalzium und Magnesium oft vor nächtlichen Beinkrämpfen. Die Tasse Honigmilch mit Kalzium und Magnesium kann auch in der Nacht zum Wiedereinschlafen genommen werden. *R. J. Williams* sagt: „Die Ursache der Schlaflosigkeit kann auch eine Basis in der Ernährung haben, im Mangel an gewissen Mineralstoffen und Vitaminen, da dadurch die Nervenzellen nicht richtig genährt werden.“ [4] Ich möchte betonen, daß sich mein Schlaf seit meiner Umstellung auf gesunde Ernährung gebessert hat. Sicher ist, daß Schlaflosigkeit ein

Streß ist. Es ist sicher ein guter Rat für jeden, in Zeiten mit wenig Schlaf Multivitamin- und Multimineralsupplemente reichlich zu nehmen.

Es sind auch zwei Vitamine bekannt, die den Schlaf günstig beeinflussen. Inositol kann als natürliches Beruhigungsmittel angesehen werden. Es löst Probleme der Schlaflosigkeit und Angst. Inosit wird als Tablette von 650 mg oder 1000 mg genommen. Vitamin C hat einen angstlösenden Effekt, wie im Enzephalogramm gezeigt wurde [5]. Es wird gegen Nervosität empfohlen. Vitamin C vermag auch den erhöhten Blutdruck zu senken, sofern er durch Streß bedingt ist. Ein schlafförderndes unschädliches Mittel ist Baldriparan, eine Kombination von Baldrian und Hopfen. Ich nehme 3 Dragees Baldriparan, wenn ich beim Einschlafen angenehme oder unangenehme Gedanken nicht loswerden kann. Auch 20–30 Tropfen Baldrian haben schon geholfen.

Bei dauerndem Nichterinnern von Träumen wird empfohlen, morgens 100 mg Vitamin B_6 zu nehmen und langsam so lange zu steigern, bis die Träume erinnert werden (max. 2 g). Vitamin B_6 stärkt das Kurzzeitgedächtnis für Träume. Traumerinnerung ist wichtig, ist ein Zeichen gesunder Vorgänge im Gehirn.

Auf eines muß ich aufmerksam machen: Personen, die seit langer Zeit Schlafmittel nehmen und sich auf einen gesunden Schlaf ohne Schlafmittel umstellen wollen, sollen alles, was ich empfohlen habe, erproben, aber sie müssen Geduld haben und die Geduld nicht verlieren, wenn sie einige Tage ohne die Schlafmittel nur ganz wenig oder schlecht schlafen.

J. Schultz und *W. Luthe* [5] empfahlen das autogene Training bei Schlafstörungen, womit auch teilweise Erfolge erzielt werden können. *R. B. Stuart* führte vergleichende Versuche mit mehreren Gruppen von Schlafgestörten durch, die verschiedene Behandlungen, u. a. auch autogenes Training, erhielten [6]. Bei einer Gruppe ohne irgendwelche Maßnahmen trat besseres Einschlafen in 6% der Fälle ein. In einer Gruppe mit autogenem Training konnten etwa 20% besser einschlafen. In der Gruppe, die Plazebo-Tabletten (Tabletten ohne Wirkstoffe) erhielt, besserte sich das Einschlafen durch suggestive Wirkung bei 25% der Personen. In einer Gruppe, die ein autogenes Training unter Leitung ausführte, erreichten 45% ein besseres Einschlafen. In der letzten Gruppe, welche sich bemühte, schlaffördernde Umstände und Vorgänge einzuschalten, trat eine Besserung des Einschlafens bei 75% der Personen ein [7].

Jeder von uns hat schon herausgefunden, daß gewisse Umstände das Einschlafen erleichtert haben, umgekehrt gewisse Umstände Schlaflosigkeit brachten. Es ist anzunehmen, daß auch bei den ersten Gruppen von *Stuart* bessere Einschlafresultate erzielt worden wären, wenn sich alle auch nach „Schlafanreiz“ umgesehen bzw. alles „Schlafstörende“ vermieden hätten. Hier also einige Gedanken zum Schlafritual, wie es *Stuart* abhandelt. Oberster Grundsatz ist: Das Bett ist in erster Linie zum Schlafen da; im Bett umfängt mich der Schlaf, wenn ich mich niederlege. Es wird nicht im Bett schlaflos gelegen. Kann man nicht schlafen, dann stehe man auf und suche einen andern Platz, um zu lesen, zu schreiben oder sonst etwas zu arbeiten. Im Bett wird nicht gelesen, nicht Konversation betrieben, nicht Television gesehen, auch nicht genascht oder gegessen. Ich lege mich nur ins Bett, wenn ich schläfrig bin, wenn ich das Gefühl habe, müde und schlafbedürftig zu sein. Wenn ich mich ins Bett lege, dann wird sofort das Licht gelöscht. Im Bett liegen und sich ärgern, kommt nicht in Frage. Das führt dazu, daß Menschen das Bett, in dem sie schlaflos liegen müssen, zu hassen beginnen und daß sie das Bett fürchten; auf Reisen in fremden Betten schlafen sie besser. *W. Dogs* berichtet, daß eingehende Untersuchungen gezeigt haben, daß eine ruhig verbrachte, schlaflose Nacht denselben Erholungswert haben kann wie etwa 4 Stunden Normalschlaf [8]. Dies ist eine weitere Beruhigung für Schlafverängstigte. Wichtig ist, daß man sich nicht ärgert. Viel schlechter und ermüdender als eine schlaflose Nacht ist, wenn man sich wegen des Nichtschlafens ärgert oder ängstigt. Wenn jemand ruhig liegen kann und an dem Ungestörtsein Freude hat, dann kann er im Bett liegen bleiben. Aufstehen und Arbeiten ist nur dann Vorschrift, wenn man sich zu ärgern und zu ängstigen beginnt, wenn einem das Nichtschlafen zur Qual wird. Man kann Schlaflosigkeit aushalten, wenn man dieser zustimmt. Ich habe wochenlang, ohne mich zu ärgern, nicht geschlafen, nur dahingedämmert. Ich war nach einem Beckentrümmerbruch in ein Gestell eingeklemmt, und man konnte mir nicht genügend starke Schmerzmittel geben. Ich sah meiner Genesung mit Schmerzen und Freuden schlaflos entgegen.

Ich habe festgestellt, daß viele gute Schläfer ein Einschlafritual haben. Schon während des ganzen Tages tun oder lassen sie bestimmte Dinge, weil sie wissen, daß es ihnen guten Schlaf bringt. Ich habe mit diesem Einschlafritual persönlich sehr gute Erfahrung gemacht und auch schon anderen geholfen.

Zum Schluß noch ein paar Worte über den „Schlaf vor Mitternacht". Es ist darüber viel geschrieben worden. Am ausführlichsten ist es nachzulesen im Buch von *G. A. Tienes* „Schlafe vor Mitternacht" [9]. Frühschlaf setzt voraus, daß man ein guter Schläfer ist. Wenn ich ein großes Arbeitspensum zu erledigen hatte und dabei ungestört sein mußte, habe ich den Schlaf vor Mitternacht gesucht und dabei ausgezeichnete Resultate erzielt. Es wurde gefunden, daß der Schlaf vor Mitternacht in bezug auf Intensität und Ausruhqualität das Beste ist. Praktisch geht es so vor sich, daß man morgens um 4.00 Uhr aufsteht (sich zwingt, aufzustehen), den ganzen Tag ohne Mittagsschläfchen durcharbeitet und somit am frühen Abend müde ist. Man wird zwischen 20.00 und 21.00 Uhr (Voraussetzung ist, daß man ungestört anschließend 6 Stunden schlafen kann) zu Bett gehen und gleich intensiv schlafen. Um 2.00, 3.00 Uhr wird man nach intensivem Schlaf gut ausgeschlafen erwachen. Ist man einmal in diesem Rhythmus, dann macht es keine Schwierigkeiten mehr. Ich habe während etwa 10 Tagen diesen Schlafrhythmus durchgeführt, weil ich eine Arbeit abliefern mußte und in Zeitnot war. Ich stand gegen 3.00 Uhr auf, absolvierte mein Morgenprogramm mit Turnübungen usw., arbeitete dann etwa von 4.00–7.00 Uhr, unternahm dann einen 1stündigen Spaziergang in reiner Luft, und kam zurück mit bestem Appetit. Nach einem kräftigen Frühstück arbeitete ich etwa bis 18.00 Uhr (mit einer kurzen Mittagspause). Einmal überkam mich plötzlich Müdigkeit: ich nickte für etwa 5–10 Minuten ein und war dann gleich wieder frisch.

Diese Art Frühschlaf wurde von vielen angestrengt Arbeitenden, auch solchen, die große geistige Leistungen vollbrachten, ohne irgendwelche Schäden mit bestem Erfolg durchgeführt. Der „Frühschlaf" hängt mit der Leber zusammen, die die Leber als Nachtorgan das Maximum ihrer Tätigkeit in der Nacht hat. Danach wäre Schlaf von 21.00–3.00 Uhr optimal.

Man kann die Umstellung auf den Frühschlaf auch allmählich vornehmen: man steht um 6.00 Uhr auf statt um 7.00 Uhr, den nächsten Tag um 5.00 Uhr statt um 6.00 Uhr usw. (Umgekehrt geht man statt um 23.00 Uhr um 22.00 Uhr zu Bett, dann um 21.00 Uhr statt um 22.00 Uhr usw.) Selbstverständlich hat man schon den Vorteil des Frühschlafs, wenn man um 21.00 oder 22.00 Uhr regelmäßig einschläft. Ich bin der Meinung, daß man das Wissen um die gesundheitsfördernde Wirkung des Frühschlafs stärker verbreiten sollte. Ich gebe allerdings zu, daß es in vielen Fällen nicht möglich sein wird, so früh zu Bett zu gehen, aber man könnte zumindest während der Ferien Frühschlafperioden einschalten und auch sonst die Schlafzeit vor Mitternacht mehr nutzen.

Referenzliste Schlaflosigkeit

[1] *Dogs, W.:* Schlaflosigkeit ist heilbar, Heinrich Schwab Verlag, Schopfheim 1970, S. 14.
Siehe auch: *Dogs, W.:* Autogenes Training, 2. Auflage, Karl F. Haug Verlag, Heidelberg 1980.

[2] siehe [1], S. 89.

[3] Encyclopedia of Common Diseases, Rodale Press Inc., Emmaus PA 18049, S. 989, 990 (Family Practice News, Feb. 11, 1973).

[4] *Williams, R. J.:* Nutrition in a Nutshell, Dolphin Books, Doubleday & Co. Inc., Garden City, N. Y. 1962, S. 70.

[5] *Pfeiffer, C. C.:* Mental and Elemental Nutrients, Keats Publishing Inc., New Canaan, Conn., 1975, S. 238 und 242.

[6] *Luthe, W., Schultz, H.* Ed.: Autogenic Therapy, Grune and Straton, NJ. 1970.

[7] *Stuart, R. B.* Ed.: Behavioral Self-Management, New York 1977, S. 176 ff.

[8] siehe [7], S. 193.

[9] siehe [1], S. 40.

[10] *Tienes, G. A.:* Schlafe vor Mitternacht, Paracelsus Verlag, Stuttgart 1964.

14. Allergien

Von *R. Lietha*

Allergien sind eine weitverbreitete Störung des Abwehrsystems, die für den Betroffenen eine noch erträgliche Belästigung oder in schwereren Fällen eine belastende Krankheit bedeuten kann. Zu den allgemein bekannten Allergien gehören das Kontaktekzem oder Heuschnupfen, auch mehr oder weniger schweres Asthma. Zu den weniger bekannten Allergien kann man gewisse Darmstörungen, Arthritis, Migräne, Depression, ungewöhnliche Aggressivität oder auch epilepsieartige Anfälle zählen [1]. Wenig bekannt sind auch die sogenannten maskierten Allergien, bei denen es am Anfang zu einer scheinbaren Verbesserung des Allgemeinzustandes kommt, oftmals einem eigentlichen Hochgefühl, das dann einem katerartigen Gefühl oder einem individuellen spezifischen Krankheitszeichen (z. B. einer Depression) weicht. Man nennt dies Spannungs-Erschöpfungs-Syndrom [2]. Bei einer ausgesprochenen Sucht nach einem bestimmten Nahrungsmittel sollte man immer an eine maskierte Allergie denken und dies auch abzuklären versuchen. Alkoholismus mit der ausschließlichen Vorliebe für Whisky kann z. B. durch eine Weizenallergie bedingt sein oder Übergewicht durch allergisch verursachte Zuckersucht [3]. Lange versuchte man, Inhalations-Allergien, bei denen normalerweise der Reizstoff in den Atemwegen direkt eine Reaktion auslöst, von den Nahrungsmittelallergien zu unterscheiden, bei welchen anscheinend die Darmschleimhaut die krankhafte Reaktion vermittelt. Aber man weiß heute, daß auch Nahrungsmittel Störungen der Atemwege hervorrufen können, etwa Eier einen Asthmaanfall, und die Nahrungsmittel verursachen nicht nur Störungen im Darm, sondern können beispielsweise auch eine Blasenreizung hervorrufen, wie etwa Milch [4]. Bei der sogenannten zerebralen Allergie bewirkt das Allergen (z. B. Weizen) eine Beeinträchtigung des Denkens, die soweit gehen kann, daß die Fehldiagnose einer Schizophrenie erfolgt [5]. Häufig sind aber Zeichen wie Verlangsamung oder Hyperaktivität, ungewöhnliche Albernheit oder Weinerlichkeit, und auch das sogenannte „Jekyll and Hyde-Syndrom" von Kindern (so benannt nach der berühmten Novelle von *E. A. Poe*) zählt dazu.

Die Überempfindlichkeit gegen bestimmte Chemikalien ist in vielen Fällen nicht eine eigentliche Allergie, sondern Ausdruck eines gestörten oder ungenügenden Entgiftungsmechanismus bei schlechtem Ernährungszustand oder zu großer Belastung mit Umweltchemikalien, etwa die Sulfit-Empfindlichkeit bei Molybdän-Mangel [6]. Die Abwehrkraft des Körpers kann durch Chemikalien in der Umwelt (etwa Vinyl-Chlorid im Trinkwasser) deshalb beeinträchtigt sein, weil dadurch zuviele freie Radikale entstehen, denen andererseits zu wenig reduzierende Verbindungen, wie das Superoxid-Dismutase-Enzym oder das Glutathion-Peroxidase-Enzym entgegenwirken.

Selen aktiviert die Glutathion-Peroxidase, Zink oder Mangan die Superoxid-Dismutase und so ist es erklärbar, warum diese Spurenelemente eine günstige Wirkung bei Chemikalien-Überempfindlichkeit ausüben [7].

Deutliche Allergiezeichen sind beispielsweise blasse Gesichtsfarbe, ausgeprägte Augenringe, landkartenartige Zunge, schlechter Mundgeruch, unruhige Augen, Heiserkeit, Schreibunfähigkeit, stotterndes Sprechen, unregelmäßiger und rascher Puls. Allen Laien und Fachleuten, die sich für das Thema interessieren, wird das neu ins Deutsche übersetzte Standardwerk von *Th. Randolph* „Allergien: Folgen von Umweltbelastung und Ernährung" empfohlen.*)

---

*) Verlag C. F. Müller, Karlsruhe 1984.

Bei allen eigentlichen Allergien, also Erkrankungen, bei denen entweder Histamin oder andere gefäßverändernde Stoffe eine Rolle spielen, ist wichtig, daß die Ernährung mehr basenbildende als säurebildende Nahrungsmittel enthält, also vor allem nicht Weißmehlprodukte, Zucker, Fleisch und gereifte Käse. Empfohlen wird hochwertigste Nahrung ohne Zusatzstoffe (Konservierungsmittel, Schönungsmittel usw.) sowie Meidung von Kaffee, Tabak und möglichst auch Alkohol.

Eine ganze Reihe von Nährstoffen kann Allergien abschwächen und in vielen Fällen sogar heilen. Vitamin C ist ein natürliches Anti-Histaminikum [8]. Genügend große Mengen können allergiebedingtes Hautjucken unter Umständen stoppen (in diesen Fällen wird Kalziumascorbat oder eventuell Natriumascorbat empfohlen – mindestens 5 g im Anfall werden nötig sein, eventuell nach 1–2 Stunden zu wiederholen). Mangan ist ein Nährstoff, der verhindert, daß Histamin aus den Speicherzellen frei wird [9]. Die Wirkung kann unter Umständen schon nach wenigen Tagen spürbar sein, im allgemeinen aber erst nach einigen Wochen Mangantherapie. Zuvor soll der Manganwert im Blut bestimmt werden. Vitamin B_6 hat sich bei Asthmaanfällen im Kindesalter als nützlich erwiesen [10]. Auch Vitamin B_{12} kann Asthmaanfälle bessern [11]. Zink ist wichtig für die Aktivität der weißen Blutzellen, aber übermäßige Mengen Zink können diese wieder unterdrücken [12]. Nicht zu den klassischen Allergien zu rechnen ist die Sonnenempfindlichkeit (starke Rötung der Haut), welche durch Paraaminobenzoesäure (PABA) ein- bis zweimalig 500 mg pro Tag oder auch durch PABA-enthaltende Sonnenschutzsalbe verhindert werden kann.

Bestimmte Personen sind anscheinend gegen Vitamine allergisch, aber bei genauerer Untersuchung stellt sich zumeist eine Überempfindlichkeit gegen den Naturstoff heraus, aus dem das Vitamin hergestellt ist, z. B. das Fischleberöl im Falle von Vitamin A oder Mais, Gerste resp. Kartoffeln im Falle von Vitamin C. In solchen Fällen ist statt Vitamin A die Vorstufe Beta-Carotin einzunehmen und statt Vitamin C aus einem Getreide Vitamin C aus Palmenmark.

Schwere Fälle von Allergien, vor allem auch langdauernde Krankheiten, bei denen eine Nahrungsmittelallergie vermutet wird, sollen durch eine sogenannte Rotationsdiät abgeklärt oder durch geeignete Hauttests (die sogenannten Provokations-Neutralisations-Tests sind die zuverlässigsten) behandelt werden.

Referenzliste zu Allergien

[1] *Mackarness, R.:* Eating Dangerously, Harcourt Brace Jovanovich, New York, London 1976.
Breneman, J. C.: Basics of Food Allergy, Ch. C. Thomas Publ., Springfield, 1978.

[2] *Speer, F.:* Pediatr. Clin. North. Am. 1, 1954, p. 1029.

[3] *Forman, R.:* How to Control Your Allergies, Larchmont Books, New York 1979, pp. 151–153.

[4] *Rowe, A. H.:* Food Allergy, Ch. C. Thomas Publ., Springfield, 1972.

[5] *Dohan, F. C.* et al.: The British Journal of Psychiatry 115, 1969, pp. 595–596.
Singh, M. M., Kay, St. R.: Science 191, 1976, p. 401.

[6] *Papaioannou, Rh., Pfeiffer, C. C.:* Journal of Orthomolecular Psychiatry, Vol. 13, No. 2, 1984, pp. 105–110.

[7] *Levine, St. A., Reinhardt, J. H.:* Journal of Orthomolecular Psychiatry, Vol. 12, No. 3, 1983, pp. 166–183.

[8] *Sharma, S. C., Wilson, C. W. M.:* International Journal of Vitamin and Nutrition Research 50, 1980, pp. 163–170.
Zuskin, E. et al.: The Journal of Allergy and Clinical Immunology, Vol. 51, No. 4, 1973, pp. 218–226.
Ruskin, S. L.: American Journal of Digestive Diseases 14, 1947, p. 302.

[9] *Foreman, J. C., Mongar, J. L.:* British Journal of Pharmacology 48, 1973, pp. 527–537.

[10] *Collipp, P. J.* et al.: Annals of Allergy, Vol. 39, 1975, pp. 93–97.

[11] *Crocket, J. A.:* Acta Allergologica 11, 1957, p. 261.

[12] *Hansen, M. A.:* Annual Review of Nutrition, Vol. 2, 1982, pp. 151–177.
Chandra, R. K.: Journal of American Medical Association, Vol. 252, No. 11, 1984, pp. 1443–1446.

15. Krebs

(zum Buch „Cancer and Vitamin C“ von Linus Pauling und Ewan Cameron)*)

Krebs weist nicht die höchste Todesrate aller Krankheiten auf, aber gehört doch zu den am meisten gefürchteten und am meisten diskutierten Zivilisationskrankheiten.

Im 1. Kapitel des Buches wird die Natur des Krebses beschrieben. Der menschliche Körper besteht aus einigen Trillionen Zellen, deren Funktionen von der einfachen Fibroblast-Zelle bis zur komplizierten Gehirnzelle streng geregelt ablaufen. Krebs entsteht, wenn eine oder mehrere

*) Verlag: Linus Pauling Institute of Science and Medicine, Menlo Park, California, 94025.

Zellen aus diesem Kontrollmechanismus ausbrechen, neue Eigenschaften annehmen und diese ihren Nachkommen vererben. Es sind dies insbesondere 3 Eigenschaften:

- unkontrollierte Wucherung (Proliferation),
- Eindringen in die umgebenden Gewebe und weiter in den ganzen Körper (Invasion),
- rücksichtslose Beschaffung von Nahrung und Sauerstoff durch diese Zellen (Dystrophie).

Sodann werden von den etwa 200 Krebsarten die wichtigsten ausführlich beschrieben mit deren konventionellen Behandlungsmethoden, das heißt:

- chirurgische Eingriffe (welche einen guten Allgemeinzustand voraussetzen),
- Strahlentherapie (welche Krebszellen und gesunde Zellen tötet und den Allgemeinzustand schwächt),
- Chemotherapie (welche Krebszellen, aber auch das Abwehrsystem des Körpers schwächt).

Die Autoren bemerken, daß die konventionellen Behandlungsmethoden sich vor allem auf die Wucherungsphase (Proliferation) konzentrieren. Es werden damit etwa ⅓ der Krebskranken geheilt. Sie glauben, daß man sich auch auf Behandlungen konzentrieren sollte, welche das Vordringen der Krebszellen (Invasion) stoppen können, und zwar durch Aktivierung des Immunsystems. Der menschliche Körper ist imstande, Krebszellen und -gewebe einzukapseln. Autopsien haben dies gezeigt. Auf dieser Fähigkeit des menschlichen Körpers beruhen die – wenn auch selten vorkommenden – dokumentierten Heilungen ohne Behandlung. Die Autoren sehen in dieser Tatsache auch die Erklärung für das plötzliche Verzögern der Krankheit ohne erkennbare Ursachen und andererseits für das plötzliche Aktivwerden. Diese Änderungen im Wachstum des Krebses werden also auf eine durch verschiedene Umstände eingetretene erhöhte oder abflauende innere Widerstandskraft des Körpers zurückgeführt.

Es wird sodann beschrieben, wie die Abwehrkraft gegen die Ausbreitung des Krebses gestärkt werden kann, wobei Vitamin C (Ascorbinsäure) eine wichtige Rolle spielt. Wenn auch Vitamin C noch keine Wunderbehandlung ist, so haben doch Versuche in England, Japan und den USA eindeutige Erfolge gezeigt. Die günstige Wirkung von Vitamin C zur Immunstimulation beruht darauf, daß Vitamin C die Lymphozyten und somit die Abwehrkraft vermehrt und es überdies auch bei der Synthese von Kollagen unerläßlich ist, was für die Einkapselung bösartiger Zellen von großer Wichtigkeit ist.

Vor einiger Zeit stand in der Neuen Zürcher Zeitung ein Artikel über „Immunstimulation“ zu lesen (12.11.80). In diesem Artikel wird beschrieben, wie groß das Interesse an den Möglichkeiten der Immunstimulation heute ist: „Eine Stimulierung einzelner Komponenten des Immunsystems führt häufig zur Regression experimenteller Tumoren. Auf der anderen Seite führen fast alle Formen der Krebstherapie, die heute verwendet werden, zu einer Immunsuppression, aus der einerseits die Gefahr einer schnellen Ausbreitung des Tumors, andererseits das Risiko der Entstehung interkurrenter Infektionen erwachsen. Zur Abwehr beider Gefahren sind kompensatorische Maßnahmen, die geeignet sind, die geschädigten Immunreaktionen des Körpers wieder herzustellen, therapeutisch äußerst wünschenswert.“ In der Abhandlung heißt es weiter, daß es vermutlich noch viele Jahre dauern wird, bis man soweit ist, die erwähnten Therapien zur Immunstimulation anzuwenden. Mit keinem Wort wird die immunisierende Kraft von Vitamin C erwähnt.

Vitamin C und Krebs

(Aus einem Artikel von *Linus Pauling,* Executive Health XIV, 4.1.1983; s.a. Anhang 368, Kontroverse um Vitamin C, S. 365)

Ein signifikanter Nutzen hoher Vitamin-C-Dosen bei Krebspatienten ist von Dr. *Ewan Cameron* am Vale of Leven Hospital in Loch Lomondside, Schottland, sowie von Dr. *Fukumi Morishige* am Fukuoka Torikai Hospital und Fukuoka Tarachai Hospital, Fukuoka, Japan, beobachtet worden. Dr. *Cameron's* Patienten erhalten zwischen 5 und 45 g des Vitamins pro Tag, Dr. *Morishige* verabreicht ähnliche Mengen.

Die durch Vitamin C bewirkte Steigerung der Immunabwehr richtet sich auch gegen maligne entartete Zellen, die in jedem Individuum vorkommen: Vitamin C ist daher als Krebsprophylaktikum zu empfehlen. Metastasierung wird durch die Wirkung von Vitamin C auf die Kollagen-Synthese und Hyaluronidase-Aktivität verhindert.

Es wurde beobachtet, daß die Darmverträglichkeitsgrenze bei manchen Krebspatienten hoch ist, bei über 50 g pro Tag und möglicherweise noch höher liegt. Bislang ist keine signifikante Arbeit über die Behandlung von Krebspatienten nach dem *Cathcart*-Prinzip – d. h. Verabreichung der maximal verträglichen oralen Ascorbat-Dosis – bekannt geworden.

Zur Beherrschung von Krebserkrankungen hat Dr. *Fred Klenner* die intravenöse Infusion von mindestens 50 g Natriumascorbat pro Tag empfohlen. 1974 schrieb er: „Wer kann sagen, was die sich über mehrere Monate erstreckende tägliche intravenöse Verabreichung von 100 g oder 300 g bei Krebserkrankungen bewirken kann? Die Möglichkeiten sind so groß und die Anwendung ist so elementar, daß nur der Unwissende seine Verwendung weiterhin ablehnen wird." Und dennoch verweigern die medizinischen Autoritäten Dr. *Klenners* Patienten seit 1982 diese Behandlung: Sie entziehen ihm die Genehmigung, diese Kranken einer Vitamin-C-Therapie im Krankenhaus zu unterziehen.

Wann immer ein neues Medikament auf seine möglichen nutzbringenden Wirkungen bei der Krebsbehandlung untersucht wird, werden Patienten die größtmöglichen Dosen verabreicht, Mengen, die schwere Nebenwirkungen verursachen.

Bislang wurde kein Krebspatient durch Anwendung der maximal verträglichen Vitamin-C-Menge behandelt. In der Tat ist Vitamin C so unschädlich, daß wir nicht einmal seine maximal verträgliche Dosis kennen.

Nach *C. C. Pfeiffer* ist die beste allgemeine Kost für die Behandlung des Karzinoms reich an Gemüsen und eiweißarm. Manche Therapeuten haben eine ausschließlich vegetabile Kost empfohlen, die aber im Anwendungsfall sorgfältig überwacht werden muß, um den Mangel an spezifischen Aminosäuren zu vermeiden.

Ein ad hoc-Komitee des National Cancer Advisory Board hat in jüngster Zeit eine Erklärung veröffentlicht, die hier zitiert wird: „Wir verfügen über zahlreiche Abwehrmechanismen, um uns selbst gegen Mutagene und Karzinogene zu schützen, u. a. auch durch die tägliche Abstoßung der äußeren Schicht unseres Darmes. Die Klärung dieser Mechanismen muß zu einem wichtigen Gebiet der Krebsforschung werden. Neben Dutzenden von Abwehrenzymen wie Superoxid-Dismutase und Glutathion-Peroxidase verfügen wir in unserer Nahrung über eine Vielzahl kleiner Moleküle, die als Anti-Karzinogene unverzichtbar sind.

a) *Vitamin E* (Tocopherol) ist eine der wichtigsten Radikalenfallen in unseren Lipidmembranen.

b) β-*Karotin* ist ein ebenfalls in unserer Nahrung vorkommendes Anti-Karzinogen, das unser Körperfett und die Lipidmembranen vor der Oxidation schützt. β-Karotin ist eine Falle für freie Radikale und eine der wichtigsten Abwehren der Natur gegen Sauerstoff-Radikale. Sauerstoff-Radikale sind eine sehr reaktive Form des Sauerstoffs, ein Mutagen, und können auch sehr effektiv die Peroxidation von Lipiden auslösen. Es wird durch das Zusammenwirken von Licht mit Sauerstoff und Farbstoffen in unserem Organismus gebildet. β-Karotin ist in Möhren und sämtlichen Chlorophyll-haltigen Nahrungsmitteln enthalten, da es den Hauptabwehrstoff der Pflanzen gegen die Sauerstoff-Radikale in den Chloroplasten darstellt. Grüne Gemüse und β-Karotin sind Anti-Karzinogene.

c) *Selen* ist ein anderes wichtiges in der Nahrung enthaltenes Anti-Karzinogen. Es ist Bestandteil der Glutathion-Peroxidase, einem essentiellen Enzym für die Abwehr gegen Sauerstoff-Radikale, das die Lipid-Hydroperoxidasen und endogenes Wasserstoffperoxid zerstören und helfen kann die Lipidperoxidation zu verhindern.

d) *Glutathion* ist in der Nahrung vorhanden und eines der wichtigsten Antioxidantien und Antimutagene im löslichen Anteil jeder lebenden Zelle. Der Glutathionspiegel kann durch schwefelhaltige Aminosäuren in der Nahrung beeinflußt werden. Glutathion selbst ist, wenn es verabreicht wird, ein wirksames Anti-Karzinogen.

e) *Ascorbinsäure* (Vitamin C) ist ebenfalls ein wichtiges, in der Nahrung enthaltenes Antioxidans. Es ist nachweislich auch als Anti-Karzinogen wirksam, indem es Nitrite zerstört. Man hat kürzlich die Theorie aufgestellt, daß die Ascorbinsäure während der Entstehung der Primaten beim Menschen teilweise, wenn auch nicht vollständig durch die Harnsäure ersetzt worden ist.

f) *Harnsäure* ist ein starkes Antioxidans und in hohen Konzentrationen im Blut des Menschen, nicht aber von Ratten und Mäusen vorhanden. Sie kommt auch in hohen Konzentrationen im menschlichen Speichel vor. Man hat die Vermutung geäußert, daß sie eine der chemischen Substanzen sei, die während der Entwicklung der Primaten eine erhebliche Zunahme der Lebensdauer bewirkte. Etwa zur gleichen Zeit, als wir die Harnsäure entwickelten, ging die Fähigkeit zur Synthetisierung von Ascorbinsäure verloren. Der Harnsäurespiegel im Blut kann durch eine purinreiche Nahrung erhöht werden, jedoch kommt es bei zu hohen Konzentrationen zur Gicht.

Wahrscheinlich beruhen die geographischen Unterschiede der Karzinomraten in gleichem Maße auf dem Fehlen von Anti-Karzinogenen in der Nahrung wie auf der Gegenwart von Umwelt-Mutagenen, Promotoren und anderen Karzinogenen.

Bis heute hat man dem Einfluß des Ernährungszustandes des Patienten auf den Erfolg der Behandlung maligner Erkrankungen relativ wenig Aufmerksamkeit geschenkt. Es besteht Grund zu der Annahme und wird bereits von vielen Seiten anerkannt, daß der Einfluß des Ernährungszustandes auf spezifische und allgemeine physiologische, mit der Resistenz zusammenhängende Faktoren von großer Bedeutung sein dürfte."

Abgesehen von dieser Übersicht des National Cancer Advisory Board ist bekannt, daß es bei Molybdän-Mangel zum Ösophaguskarzinom kommt. Es wird von *C. C. Pfeiffer* deshalb empfohlen, jeden Plan der Krebstherapie durch dieses essentielle Spurenelement zu ergänzen. Darüber hinaus lasse sich der bei zahlreichen Krebskranken nachgewiesene hohe Kupferspiegel erfolgreich durch die tägliche Substitution mit Mangan und Zink senken. Diese beiden essentiellen Spurenelemente aktivieren das menschliche Immunsystem, das durch die vorausgegangene Chemotherapie geschwächt worden sein kann (*Braverman* und *Pfeiffer:* Essential Trace Elements and Cancer. The Journal of Orthomolecular Psychiatry, 11:1, 28–41, 1982).

Die Kontroverse über die vermutliche Wirkung von Vitamin C bei Krebs ist noch immer im Gange. Einen Ausschnitt daraus habe ich im Anhang V zitiert, insbesondere die ausführliche Entgegnung von *L. Pauling* auf den Vorwurf, die Ergebnisse, welche er zusammen mit *E. Cameron* publiziert habe, seien nicht reproduzierbar.

Zur Vorbeugung von Krebs in Fällen, wo erhöhtes Risiko besteht, sowie zur Nachbehandlung als Adjuvans sei noch auf das Supplement „Anti-ox/De-tox" (siehe S. 324) verwiesen.

IV. Diverses

1. Metallvergiftungen

Bleivergiftungen sind leider häufiger als allgemein angenommen wird. Die Frühsymptome einer chronischen Vergiftung sind Kopfschmerzen, Schlaflosigkeit, Appetitverlust, Bauchkrämpfe, Verstopfung und Durchfall, Gelenkschmerzen, Depression und Blutarmut oder auch nur dauerndes Unwohlsein [1]. Bei Kleinkindern kann auch die gefürchtete Bleigehirnkrankheit mit schweren Symptomen und Dauerschäden, wie Erbrechen, Krämpfe, geistige Zurückgebliebenheit und Autismus auftreten [2]. Eine Untersuchung in Wien bei 600 Taxifahrern, Straßenbahnlenkern, Verkehrspolizisten und Straßenreinigern ergab, daß von diesen Personen ⅔ wegen Bleivergiftungserscheinungen ärztliche Hilfe benötigten; von den 100 Taxifahrern hatten ¾ gar eine schwere Bleivergiftung [3].

Die Bleiquellen sind vor allem die Autoabgase, Tabakrauch, Nahrungsmittel aus Blechkonservendosen, bleihaltiges Wasser und der Abrieb von Farben sowie Tonwarenglasuren [4]. Kinder sind gefährdeter als Erwachsene: Auf den Straßen haben sie die bleihaltigere Luft, sie schlucken auch bleihaltige Erde, und einige Kinder haben – vermutlich wegen Mineralmangel – die Neigung, an den verschiedensten mit bleihaltigen Farben bemalten Gegenständen zu nagen, und andere wiederum haben die Gelegenheit, mit Zeitungen zu spielen, welche mit bleihaltiger Farbe bedruckt sind. Die Belastung der Umwelt mit Blei ist eine Erscheinung des Industrialisierungszeitalters. So hat man gefunden, daß der Bleigehalt der Knochen (in welchen Blei zu 90% abgelagert wird) bei den Inkas in Peru vor 1600 Jahren ca. 1000mal kleiner war als der von Knochen moderner Menschen [5]. Auf gleiche Weise zeigen auch vergleichende Bleiproben von Antarktis- und Grönlandeis, daß die Umweltbelastung mit Blei von 1940 an besonders auf der nördlichen Erdhalbkugel drastisch zugenommen hat [6].

Schwermetalle und somit auch Blei vermögen die Infektionsabwehrkraft zu beeinträchtigen, was sich in erniedrigten Antikörperwerten bei Tieren mit Schwermetallvergiftungen gezeigt hat [7]. In Schottland wurde gefunden, daß Patienten mit hohem Blutdruck erhöhte Bleiwerte haben [8]. Es ist durch verschiedene Forscher festgestellt worden, daß Blei kurz- und langfristige Wirkungen auf das Verhalten und die Intelligenz auszuüben vermag. Dies kann zu sozialen Konsequenzen führen. Bei Sträflingen in zwei schweizerischen Strafanstalten wurden

2–3mal höhere Bleispiegel im Blut festgestellt, während der Bleigehalt im Urin abnorm niedrig war [9]. Schon geringgradige Bleibelastungen können bei Kindern Hyperaktivität und unruhiges Verhalten in der Schule verursachen, wie an Großstadtkindern eindeutig nachgewiesen wurde [10]. Bleivergiftungen bei Bleiarbeitern, auch erhöhte Bleiaufnahme ohne offensichtliche Vergiftungszeichen, führen zu geringerer Fruchtbarkeit der betroffenen Personen, indem weniger, schwächere oder auch deutlich geschädigte Samenzellen erzeugt werden [11].

Blei verhält sich in bezug auf Einlagerung im Körper gleich wie Kalzium. Es ist im Tierexperiment gezeigt worden, daß bei kalziumarmer Diät das Blei in den Knochen an die Stelle von Kalzium tritt. Da Blei bei Resorption aus dem Darm unlösliche Phosphate bildet, kann es den Kalziumhaushalt stören. Andererseits vermag Kalzium, zum Beispiel in Form von Bonemeal (Knochenmehl), die Anhäufung von Blei in den Geweben zu verhindern [12].

Penicillamin, ein chelating agent (s. Absatz „Quecksilber", S. 287) fördert die Bleiausscheidung im Urin von hyperaktiven Kindern. Ebenso Deanol und Amphetamine. Ein Blei-Blutserumwert von über 60 mcg% zeigt Bleivergiftung an.

Vegetationen längs Autostraßen sind oft bleivergiftet, ebenso die Milch von Kühen, die Gras fressen, welches längs stark frequentiertem Autoverkehr wächst.

C. C. Pfeiffer empfiehlt bei einer chronischen Bleivergiftung Vitamin C in Dosen von 2 g täglich und Zink 2mal 30 mg täglich. Er und seine Mitarbeiter konnten die Wirkung dieser Mittel bei chronischer Bleivergiftung von Batteriefabrikarbeitern eindeutig nachweisen [13]. Die günstige Wirkung von selbst kleinen Dosen Vitamin C bei chronischer Bleivergiftung wurde schon 1939 durch *Holmes* an Menschen nachgewiesen [14]. Die positive Wirkung von Vitamin E wurde nicht nur indirekt anhand von Vitamin-E-Mangel bei Bleivergiftung gezeigt, sondern auch direkt durch Vitamin-E-Gaben im Tierversuch [15].

Cadmium ist ein weiteres Gift, dem wir in großem Maße ausgesetzt sind. Cadmium wird in zahlreichen Industrien verwendet und ist in steigendem Maße im Wasser, in der Luft, im Boden und in Lebensmitteln vorhanden. Cadmiumspuren kommen aus galvanisierten Rohren, aus Tabakrauch und Kohlenrauch. Berichte aus Schweden besagen, daß wegen Luftverschmutzung und Kunstdünger die tägliche Einnahme von Cadmium in der Nahrung weiter steigen dürfte [16]. Weitere Cadmium-Quellen sind häufig die gelben Farben (Cadmium-gelb) sowie die nicht ordnungsgemäß verarbeiteten oder vernickelten Nickel/Cadmium-Batterien.

Es ist erwiesen, daß Cadmium eine Erhöhung des Blutdrucks hervorrufen [17] und auch Koronarerkrankungen verursachen kann [18]. Tierversuche haben gezeigt, daß Cadmiumvergiftungen die Abwehrkraft des Organismus schwächen [19].

Als Schutz gegen Cadmium wird Selen empfohlen (Tierversuch) [20]. *C. C. Pfeiffer* empfiehlt gegen Cadmiumvergiftung Zink und Vitamin B_6, wobei täglich Dosen von etwa 30 mg Zinkgluconat und 500–1000 mg B_6 genommen werden sollen [21]. *Y. V. Wright* empfiehlt täglich 1000–2000 mg Vitamin C, um Cadmium aus dem Körper zu schaffen [22].

Auch die Quecksilberverschmutzung der Gewässer und der Luft durch die Industrie nimmt zu. Durch quecksilberhaltige Industrieabwässer werden Seen bedroht [23]. In Österreich wurde der Quecksilbergehalt von Pilzen in der Nähe einer Fabrik so groß, daß das Einsammeln von Pilzen verboten wurde. Zu erwähnen ist noch Calomel und gleichzeitig davor zu warnen. Es ist Quecksilberchlorid und soll immer noch in Wurmmitteln enthalten sein. Quecksilbervergiftungen können Erblinden, Taubheit, Krämpfe, Verwirrtheit (oft als Schizophrenie diagnostiziert), Verlust der Zähne und Hirnschäden verursachen [24]. *C. C. Pfeiffer* berichtet, daß Vitamin C Quecksilber mobilisiert und langsam aus dem Körper entfernt, und auch, daß Zink gegen die Giftigkeit von Quecksilber wirkt [25]. Tierversuche haben gezeigt, daß Vitamin E eine Gegenwirkung zu Quecksilber ausübt [26].

Bei Vergiftungen mit Schwermetallen können dem Körper Substanzen zugeführt werden, welche sich mit dem Schwermetall verbinden und es aus dem Körper führen. Diese Substanzen nennt man „chelating agens“, zum Beispiel EDTA und Penicillamin. Diese „chelating agens“ entfernen aber mit dem Schwermetall auch das für den Körper lebenswichtige Zink. Wir sehen, wie wichtig die Einnahme von Supplementen ist, nicht nur, um Mängel in der Ernährung zu beseitigen, sondern auch, um giftige Stoffe zu eliminieren.

Auch Aluminium kann als giftig bezeichnet werden. Es steht nicht fest, ob Aluminium für den Menschen essentiell ist; die Schädlichkeit von größeren Mengen ist aber unbestritten. Aluminiumspuren sind weit

verbreitet. Anstelle von Aluminium-Kochtöpfen werden Chromstahl-Kochtöpfe empfohlen, da säurehaltige Speisen Aluminium herauslösen [27]. Man hat auch gefunden, daß Magensäure-Bindemittel, welche Aluminium enthalten, die Knochen schädigen [28]. Überdies kommt Aluminium in Spuren in vielen Nahrungsmittel-Additiven wie z. B. Backpulver, Schmelzkäse-Emulgator, Kochsalzzusatz, Weißmehlzusatz und vielen anderen modernen Produkten wie auch Kosmetika, etwa Deodorantien und Zahnpasten und auch in Zigarettenfiltern vor. Ebenso wird in modernen Wasserreinigungsanlagen Aluminium verwendet. Diese kleinen Spuren führen mit der Zeit zu einer Überladung des Körpers mit Aluminium, was zu Gedächtnis- und Sprachstörung und zuletzt Lethargie (frühzeitige Senilität, Alzheimersche Krankheit) führen kann [29]. Ebenso kann Aggressivität auftreten. Aluminium kann durch Haaranalyse oder neuerdings auch im Blut nachgewiesen werden.
Nährstoffe, welche giftige Metalle aus dem Körper entfernen helfen:
Vitamin C, Vitamin E, Zink, Kalzium: für die Entfernung von Blei;
Vitamin C, Eisen, Zink, Kalzium: für die Entfernung von Cadmium;
Vitamin E, Zink: für die Entfernung von Quecksilber.
Vitamin C, Zink, Magnesium: für die Entfernung von Aluminium.

Bismuth gilt auch als toxisch. Es gibt Suppositorien, welche Bismuth enthalten zur Schmerzstillung. Bismuth ist in Anti-Diarrhö-Mitteln enthalten. Bismuth-Salze werden Patienten mit künstlichem Darmausgang gegeben. Es soll nur für kurze Zeit genommen werden. Längere Anwendung führt zu Vergiftungserscheinungen: geistige Verwirrung, Seh- und Gehörstörungen, Arthropathie (Gelenkprobleme), Myoklonus (Muskelkrämpfe). Die Patienten haben einen gestörten oxidativen Zerebralstoffwechsel. Nach Absetzen von Bismuth dauert die Wiederherstellung 5–12 Wochen. Dabei wird auch Kalzium-Magnesium in Form von Dolomit mit Zink in Dosen von 30 mg morgens und 30 mg abends helfen.

Nickel scheint ungefährlich zu sein, aber in Kombination mit Monoxyd als Nickelcarbonyl ist es höchst gefährlich. Es kommt im Zigarettenrauch vor.

Referenzliste Metallvergiftungen

[1] *Bryce-Smith, D.* in: Spurenelemente, Ciba-Revue, 1973.
[2] *David,* O. et al.: Lancet 2, 900, 1972 sowie: Editorial Lancet 1, 87, 1973.
[3] *Maruna, R., Stipinowich, G.,* zitiert in: Neue Zürcher Zeitung, 13.11.1974, Nr. 490, S. 79.
[4] *Pfeiffer, C. C.:* Zinc and Other Micro-Nutrients, Keats Publishing Inc., New Canaan, Conn., 1978, S. 162–169.
[5] *Ericson, J. E.* et al.: New England Journal of Medicine, Vol. 300, No. 17, 26.4.1979, S. 946 ff.
[6] *Murozumi, M.* et al.: Geochimica et Cosmochimica Acta, Vol. 33, 1969, S. 1247–1294.
[7] *Koller, L. D., Kovacic, S.:* Nature, Vol. 250, 12.7.1974.
[8] *Beevers, D. G.* et al.: Lancet, 3.7.1976, S. 1–3.
[9] Zitiert in: *Bryce-Smith, D.:* Spurenelemente, Ciba-Revue, 1973.
[10] *David,* O. et al.: Lancet, 28.10.1972, S. 900–903 sowie: *Needleman, H. L.* et al.: New England Journal of Medicine, Vol. 300, No. 13, 29.3.1979.
[11] *Lancranjan, I.* et al.: Arch. Environ. Health, Vol. 30, August 1975, S. 396–401.
[12] *Pfeiffer, C. C.:* Zinc and Other Micro-Nutrients, s. [4], S. 166 sowie: *Bicknell, F., Prescott, F.:* The Vitamins in Medicine, Lee Foundation, Milwaukee, Wisc. 1942, S. 227 und 576 ff.
[13] *Papaioannou, R.* et al.: Journal of Orthomolecular Psychiatry, Vol. 7, No. 2, 1978, S. 94–106.
[14] *Holmes, H. N.* et al.: Journal of Lab. and Clin. Med., Vol. 24, 1939, S. 1119–1127 und: *Gontzea, J.* et al.: Int. Zeitschr. für angewandte Physiologie, Vol. 20, 1963, S. 20–33.
[15] Federation Proceedings, March 1, 1977.
[16] *Kjellström, T.* et al.: Arch. Environ. Health, Vol. 30, 30.7.1975, S. 321–328.
[17] *Schroeder, H. A.,* zitiert in: Lancet, 4.12.1976, S. 1230/31.
[18] *Montgomery, B. J.:* JAMA, Vol. 242, No. 18, 2.11.1979.
[19] *Koller, L. D.* et al.: Arch. Environ. Health, Vol. 30, Dezember 1975, S. 598–601.
[20] *Niewenhuis, R. J., Fende, B. L.:* Biology of Reproduction, 19 (1978), S. 1–7.
[21] *Pfeiffer, C. C.:* Journal of Orthomolecular Psychiatry, Juli 1978.
[22] *Wright, J. V.:* Dr. Wright's Book of Nutritional Therapy, Rodale Press, Emmaus, Penn., 1979, S. 302.
[23] Tages-Anzeiger, Zürich, 29.1.1975 und 16.1.1976.
[24] *Pfeiffer, C. C.:* Zinc and Other Micro-Nutrients, s. [4], S. 173.
[25] *Pfeiffer, C. C.:* Mental and Elemental Nutrients, Keats Publishing Inc., New Canaan, Conn. 06840, 1978, S. 137.
[26] *Chang, W.* et al.: Environ. Research 17, 1978, S. 356–366.
[27] *Pfeiffer, C. C.:* Zinc and Other Micro-Nutrients, s. [4], S. 155.
[28] *Pfeiffer, C. C.:* Zinc and Other Micro-Nutrients, s. [4], S. 154.
[29] *Pfeiffer, C. C.:* Zinc and Other Micro-Nutrients, s. [4], S. 156.

2. Die Pille ist wider die Natur

Berichte über schädigende Effekte der Pille liegen in großer Zahl vor. *R. C. Theuer* berichtet in einem ausführlichen Artikel vom Einfluß der Pille auf den Bedarf an Vitaminen und Nährstoffen [1]. *V. Wynn* legt dar, daß eine Frau, welche die Pille nimmt, täglich 500 mg Vitamin C nehmen muß, um den Blut- und Gewebespiegel mit Vitamin C zu normalisieren. Ferner weist er darauf hin, daß bei Einnahme der Pille die Vitamin-B_2-, Vitamin-B_6-, Folsäure- und Vitamin-B_{12}-Spiegel reduziert werden [2]. Über Vitamin-B_{12}-Mangel bei Einnahme der Pille schreibt *L. Wertalik* [3]. *D. Carter* weist nach, daß die Pille die Umwandlung von Vitamin D_3 in die resorbierbare Form von 25-Hydroxy-D_3 verhindert [4]. Separate Berichte liegen auch vor über Vitamin-B_6-Mangel [5] und über Folsäuremangel [6], hervorgerufen durch die Pille.

Auch die lebenswichtige Mineralstoffbilanz wird durch die Pille gestört: *J. C. Smith* [7] betont, daß die Pille den Kupferspiegel auf das Doppelte erhöht. Extrem hohe Kupferspiegel können klinische Nebenwirkungen auslösen, gleichzeitig fallen die Spiegel der sehr wichtigen Mineralstoffe Magnesium und Zink mit den vielen nachteiligen Folgen.

Es kann vorkommen, daß die Pille bis zum Zeitpunkt des Eintretens einer Schwangerschaft und danach während der ersten 3 Monate irrtümlich genommen wird, wenn eine Schwangerschaft nicht sofort erkannt wird. In diesen Fällen besteht eine erhöhte Fehlgeburtenrate, wie *D. T. Janerich* vom Fehlgeburteninstitut des New Yorker Staatsdepartements für Gesundheit berichtet [8]: Von Frauen, die vor oder während der Schwangerschaft die Pille nahmen, hatten 14 % Fehlgeburten, von Frauen ohne Pilleneinnahme aber nur 4 %.

V. Beral kommentierte 1974 eine Studie über die Pille und Sterblichkeit. Sie meinte, wenn auch das absolute Todesrisiko bei der Pilleneinnahme klein sei, so könne es für die richtig informierte Frau doch ein Risiko sein, das sie nicht gerne auf sich nehme [9]. 1977 stand in einem Leitartikel von „Lancet“ zu lesen, daß in England eine große „Prospective Study“ über die Pille durchgeführt wurde [10]. Diese Studie ergab, daß die Todesrate von Krankheiten des Kreislaufsystems bei den Frauen, welche die Pille regelmäßig einnahmen, 5mal höher war als bei der Kontrollgruppe ohne Pille.

In „Nutrition Reviews“ wird darauf hingewiesen, daß sich der Kreis der Frauen, welche die Pille nehmen, stark erweitert hat und daß jetzt auch in den Entwicklungsländern im Zusammenhang mit Familienplanung arme, schlecht genährte Frauen die Pille nehmen [11]. Diese Frauen sind gegen die Schäden der Pille viel empfindlicher als die gutgenährten. Wird dies bei der Aufklärung berücksichtigt?

Jeder Packung der Pille liegt eine Beschreibung bei. Ich habe 5 der gebräuchlichsten Pillenbeschreibungen gelesen. Sie sind sehr ausführlich, mit genauen Anleitungen über „Dosierung", „Kontraindikationen" und „Nebenwirkungen". Sie enthalten vielfach Ausdrücke, die der Laie nicht versteht. Eine Beschreibung enthält 8 längere Hinweise, „wann Sie den Arzt fragen sollen". In keiner Beschreibung ist der durch die Pille entstandene Mehrbedarf an Nährstoffen erwähnt. Diese Nährstoffe sollten mit der Pille als Supplemente geliefert werden. 1978 wurde in einer amerikanischen Zeitschrift über die Stellungnahme der Frau zu Informationsmaterial über die Pille berichtet [12]. Es ist darin die Rede von einer kürzeren Beschreibung, dem Waschzettel, welcher der Pakkung beiliegt, und einer detaillierten Broschüre, die der Arzt auf Verlangen aushändigt. Beide Beschreibungen werden als nützlich bezeichnet, aber der längeren Ausfühung wird der Vorzug gegeben.

Es scheint, daß trotz der sehr genauen Beschreibungen, die der Pille beiliegen, nicht alle Mädchen und Frauen über die Pille vollständig orientiert werden. Von solchen, die orientiert sind, habe ich öfters gehört, daß die Pille für sie nicht in Frage kommt. Ohne ärztliche Erklärung ist die Beschreibung kaum allen verständlich. Hat der Arzt Zeit, genaue Informationen zu geben? Ist die Pillenverbraucherin imstande, alle Fragen zu stellen? Ich habe auch gehört, daß es immer leichter wird, die Pille zu erhalten, daß auch oft Beschreibungen nicht gelesen und die Anwendungsvorschriften von Mund zu Mund weitergegeben werden.

In Anbetracht der Risiken der Pille sollte eine vollständige Aufklärung, auf welche Frauen und Mädchen einen moralischen Anspruch haben, angeboten werden. Die Entscheidung für oder gegen die Pille soll erst getroffen werden, wenn alle Risikofaktoren bekannt sind. Und wenn eine Entscheidung für die Pille getroffen wurde, dann soll auch die Orientierung erfolgt sein, wie man durch entsprechende Ernährung und Supplemente die Risiken und Nebenwirkungen verringern kann.

Referenzliste Die Pille ist wider die Natur

[1] *Theuer, R. C.:* Journal of Reproductive Medicine, Vol. 8, No. 1, January 1972.
[2] *Wynn, V.:* Lancet, March 8, 1975.
[3] *Wertalik, L. F.* et al.: JAMA 221:1371, 1972.
[4] *Carter, D.:* Ob. Gyn. News, June 15, 1974.
[5] *Adams, P. W.* et al.: Lancet, April 28, 1973.
[6] *Lewis, F. B.:* Minnesota Medicine, December 1974, S. 945 ff.
[7] *Smith, J. C.:* World Medical News, Sept. 13, 1974.
[8] *Jänerich, D. T.* et al.: New England Journal of Medicine, Oct. 3, 1974, S. 697–700.
[9] *Beral, V.:* Lancet, June 22, 1974, S. 1280.
[10] Lancet, October 8, 1977, S. 727.
[11] Nutrition Reviews, October 1972, S. 229 ff.
[12] *Mazis, M.* et al.: Medical Care, December 1978, S. 1045–1054.

3. Zähne und Zahnfleisch

Ernähren Sie sich gesund, dann brauchen Sie weder
Fluorzahnpasta,
noch fluoridiertes Salz,
noch fluoridiertes Wasser,
noch Fluortabletten für die Kinder.

Ernähren Sie sich gesund, dann haben Sie nachweisbar gesunde Zähne, und alle Körperorgane werden gesund bleiben.

Wenn Sie sich ungenügend ernähren, kann Fluor Ihnen helfen, gesunde Zähne zu erhalten – aber alle anderen Körperorgane werden wegen der ungesunden Ernährung krank. Das ist die Situation. Propaganda für Fluor scheint abwegig.

Ich habe die besten Erfahrungen gemacht mit Weledas Solezahncreme. Zahnpasten, welche Aluminium enthalten, sind zu meiden. In der Zeitschrift „Arch. dermatol." Vol. III, Juli 1975, wird darauf hingewiesen, daß Fluorzahnpasta ein Grund von Akne war. Die Implantation, das Einsetzen von künstlichen Zähnen in den Kiefer, war lange umstritten. Ich konnte mich überzeugen, daß Implantationen heute, ich möchte sagen mit 100%iger Sicherheit möglich sind, vorausgesetzt, daß sich das Zahnfleisch in ausgezeichnetem Zustand befindet. Die Pflege des Zahnfleisches ist dann ebenso wichtig wie die Pflege der Zähne.

Es gibt eine schwere Zahnkrankheit, die Parodontose. Auch bei dieser Krankheit spielen schlechte Ernährung und mangelnde Zahnhygiene eine große Rolle. Andere Ursachen sind z. B. dauernde Atmung durch den Mund, was anscheinend die Bakterienflora der Mundhöhle ungünstig beeinflußt. Zusammen mit ungenügender Zahnhygiene und schlechter Ernährung kann eine chronische Entzündung des Gebisses (Kieferknochen, Zahnhalteapparat, Zahnfleisch) die Folge sein.

In der amerikanischen Literatur wird hervorgehoben, daß Kalzium-Mangel, der sehr verbreitet ist, ein mindestens ebenso wichtiger Faktor bei der Entstehung von Parodontose ist wie die sogenannten Bakterien-Plaques, welche scheinbar wegen mangelnder Zahnhygiene entstehen.

Bei Kalzium-Mangel wird Knochen abgebaut, also auch Kieferknochen, der für die Gesundheit des Gebisses essentiell ist; zudem können bei Kalzium-Mangel unwillkürliche Muskelverspannungen entstehen, welche ja auch bei Zähneknirschen ein Faktor sind. Vitamin C und Pantothensäure vermindern den Streß, welcher bei Zähneknirschen fast immer vorhanden ist. Entzündetes Zahnfleisch kann mit Natriumascorbat-Pulver (Vitamin C), welches auf den Finger gebracht wird, täglich leicht massiert werden und dadurch eine Besserung erfahren; Ascorbinsäure greift den Zahnschmelz an, was auch für den Saft von Zitrusfrüchten gilt. Aus diesem Grunde sind auch Vitamin-C-Lutschtabletten nicht zu empfehlen; ebenso soll der Mund nach stark sauren Speisen gespült werden.

Der Vitamin-B-Komplex ist nicht nur notwendig für Mund, Lippen und Zunge, sondern auch besonders wichtig für die volle Verwertung des Kalziums aus der Nahrung. Es wird berichtet, daß er Zahnkaries vermindert (Drug Trade News, Mai 15, 1961).

Guter Speichelfluß ist eine natürliche Reinigungsaktion der Zähne. Proteine, Niacin, Folsäure, Eisen und Vitamin A tragen dazu bei.

4. Haare und Fingernägel

Immer wieder fragt man mich, was gegen Haarausfall, gegen fettige Haare, gegen Kopfschuppen, gegen brüchige Fingernägel zu tun ist.

Für die Nägel und Haare gilt, was für alle Körperteile gilt: die Gesundheit ist unteilbar. Wenn die Nägel brüchtig werden, die Haare ausfallen, dann ist dies ein Zeichen, daß auch andere Körperteile nicht optimal ernährt sind. Ein Mangel an Nährstoffen muß sich auch an den Fingernägeln und an den Haaren zeigen. Brüchige Nägel, starke Rillen in den Nägeln, dünne Haare, glanzlose Haare, Haarausfall sind solche Zeichen.

Ich habe oft festgestellt, daß Nägel und Haare in Ordnung kamen, wenn man sich auf richtige Ernährung umstellte, zusätzlich Nährstoffsupplemente nahm und reichlich Protein. Die Nägel und Haare bestehen hauptsächlich aus Protein, und eine proteinreiche Nahrung kommt auch den Nägeln und Haaren zugute. Als proteinreiche Nahrungssupplemente empfehle ich die Bierhefe und auch kurzkettiges BS-Protein. Gelatine, die öfters empfohlen wird, kann den Nägeln und Haaren nichts nützen, denn sie ist ein unkomplettes Protein. Dagegen ist das Ei wohl das vollkommenste Protein in unserer Nahrung und somit auch für Nägel und Haare sehr gut.

Auch das beste „Haarmittel" kann bei Haarausfall nichts nützen, wenn die Ernährung ungenügend ist. Nägel, die über die Fingerbeeren hängen, werden oftmals bei alten Leuten beobachtet und sind immer ein Zeichen schlechter Ernährung, wie sie ja bei älteren Leuten öfters vorkommt. Dies gilt vor allem auch für die Fußnägel, die oft nicht gezeigt werden.

Bei allem Gesagten ist die „Biochemical Individuality" zu berücksichtigen. Der eine wird mit richtiger Ernährung ohne Supplemente auskommen, der andere wird Supplemente nehmen müssen, um die Nägel und Haare in Ordnung zu halten. Wenn man die Literatur durchliest, dann werden als Symptome für Vitamin-B-Mangel, Vitamin-C-Mangel, Mineralstoffmangel, Proteinmangel, Fettsäuremangel meistens auch Defekte an den Fingernägeln und an den Haaren genannt. Weiße Flecken auf den Nägeln deuten auf Zink- oder Vitamin-A-Mangel. Blasse Fingernägel sind ein Zeichen von zuviel Kupfer. Zuviel Kupfer im Körper ist schädlich und kommt häufig bei Zink-Mangel vor. Zink ist heutzutage häufig nicht in genügender Menge in der Nahrung vorhanden und es ist deshalb nicht für die Nägel empfehlenswert, Zinksupplemente zu nehmen.

Die oft teuren Nagelpflegemittel bestehen, wie ich gelesen habe, hauptsächlich aus Leinsamenöl, Honig und Eigelb. Wenn man diese drei Substanzen mischt, kann man sich dieses Pflegemittel billig selbst herstellen, dann sanft in das Nagelbett streichen und trocknen lassen und später wieder abwaschen.

Zur Frage, was man gegen starke Kopfschuppenbildung unternehmen könnte, muß ich sagen, daß Menschen, die sich gesund ernähren, die „Ratschläge für die Küche" befolgen, sich die Haare täglich bürsten und von Zeit zu Zeit den Kopf waschen, noch nie über Kopfschuppen geklagt haben. Sollte gesunde Ernährung allein nichts nützen, dann würde ich zusätzlich täglich noch eine Mulitivitamin-Mineral-Kapsel empfehlen.

Noch ein Wort zur Haar- und Nagelpflege. Von einem Färben der Haare ist abzuraten. Es schädigt die Haare und auch die Kopfhaut und trägt gewiß nicht zum besseren Aussehen bei. Ernährt man sich recht, so erhalten die Haare ein natürliches, schönes Aussehen, gleich welcher Farbe sie sind. Die Nagelpflege soll sich auf das Verkürzen und Reinigen der Nägel beschränken. Ein Zurückstoßen des Häutchens am Nagelbett oder gar ein Wegschneiden soll unterbleiben. Das Nagelbett, aus dem der Nagel herauswächst, darf nicht gestört werden. Die Nägel sollen nicht lackiert oder mit Plastiknägeln bedeckt werden. Beides schädigt die Nägel, vor allem aber auch das spätere Ablösen mit starken Lösungsmitteln.

Wir sehen, die Nägel und Haare sind ein wichtiger Fingerzeig für richtige Ernährung.

5. Notwendigkeit hochwertigster Ernährung bei Strahlentherapie

Röntgen- und andere Strahlentherapien, welche alle für den Körper eine gewaltige Belastung bedeuten, zerstören die Vitamine A, E, K, C sowie verschiedene Vitamine des B-Komplexes und essentielle Fettsäuren. Die Zerstörung von Vitamin A und von essentiellen Fettsäuren kann zum größten Teil verhindert werden, wenn vorbeugend große Quantitäten von Vitamin E gegeben werden [1, 2].

Wenn Tumoren bestrahlt werden, so entstehen viele schädliche Substanzen durch die zerstörten Gewebe. Die Leber kann diese Substanzen entgiften, sofern Vitamin C, E, genügend Protein und speziell die Aminosäure Methionin reichlich dem Körper zugeführt werden [3, 4].

Schwere Hautverbrennungen durch Bestrahlungen werden verhindert, ebenso Narbenbildung vermindert, wenn Vitamin-E-Öl auf die Wunden aufgetragen wird [5, 6].

Erbrechen, Diarrhö, Kopfschmerzen, Blutungen, Blutarmut, alles Zustände, welche oft nach Bestrahlungen auftreten, konnten größtenteils durch Vitamin C, E und durch die Vitamine des B-Komplexes verhindert werden, vorausgesetzt, daß große Mengen einige Tage vor der Bestrahlung eingenommen wurden [7–12].

Krebspatienten, die eine Woche vor schweren Bestrahlungen täglich 3mal 1 Eßlöffel Bierhefe erhielten, blieben symptomfrei, während Patienten, die keine Hefe erhielten, an schwerem Erbrechen litten und eine deutliche Blutarmut entwickelten [13].

Aus diesen Gründen wird zur Verhütung der sogenannten Strahlenkrankheit vor und während Bestrahlungen hochwertigste Ernährung, z.B. in Form des Pep-up (s. Anhang, S. 346), sowie Einnahme von genügend Supplementen der erwähnten Vitamine empfohlen.

Referenzliste
Notwendigkeit hochwertigster Ernährung bei Strahlentherapie

[1] *Lindberg, W. O.:* Am. J. Clin. Nut. 6, 601, 1958.
[2] Nut. Rev. 13, 17, 1955.
[3] *Cooper, L. F.* et al.: Nutrition in Health and Disease, Lippincott, Philadelphia, Pa., 1958.
[4] *Mitchell, K.* et al.: Food in Health and Disease, F. A. Davis, Philadelphia, Pa., 1958.
[5] *Shute, E. V.:* Ann. N. Y. Acad. Sci. 52, 358, 1949.
[6] *Davis, A.:* Let's Get Well, G. Allen + Unwin, London, 1974, S. 37.
[7] *Sokoloff, B.* et al.: J. Clin. Invest. 30, 395, 1951.
[8] *Field, J. B.* et al.: Am. J. Med. Sci. 218, 1, 1949.
[9] *Domokos, J.* et al.: Inter. Rev. Vit. Res. 21, 444, 1950.
[10] *Wells, J. J.* et al.: Proc. Staff. Meet. Mayo Clin. 22, 482, 1947.
[11] *Wallace, W. S.:* South. Med. J. 34, 170, 1941.
[12] *Bean, W. B.* et al.: Am. J. Med. Sci. 208, 46, 1944.
[13] *Davis, A.:* Let's Get Well, s. [6], S. 381.

6. Operationen und Verletzungen

Jede Operation, aber auch jede größere Verletzung, Erfrierung oder Verbrennung sowie Bestrahlung (s. auch S. 295) bedeutet für den betroffenen Menschen starken Streß mit allen seinen Folgen, insbesondere dem daraus entstehenden Mangel an Vitaminen, Mineralstoffen, Aminosäuren und Fettsäuren. Gleichzeitige Belastung mit körperfremden Medikamenten (vor allem Antibiotika) und zusätzlich Schlafstörungen nach Operationen verstärken noch die ungünstige Wirkung des Stresses auf den Körper.

In vielen Untersuchungen ist festgestellt worden, daß der Vitamin-C-Spiegel im Blut nach starken Belastungen erniedrigt ist und überdies in den Nebennieren mehr Vitamin C verbraucht wird [1]. Pantothensäure vermag diesen Abfall des Vitamins C zu mildern bzw. zu verhindern, ebenso die bei Vitamin-C-Mangel vorkommenden Veränderungen der Leukozyten (weiße Blutkörperchen) [2]. Durch Streß gehen dem Körper Proteine verloren, und zwar wegen der erhöhten Werte von Nebennierenrinden-Hormonen (Glukokortikoide, wie zum Beispiel Cortisol), bei Unfällen auch noch wegen Weichteilschädigung [3]. Aminosäuren allein, ohne gleichzeitige Kalorienzufuhr, vermögen aber den Proteinverlust nicht aufzuhalten oder auszugleichen [4]. Erhöhtes Cortisol bewirkt eine schlechtere Wundheilung, und da durch das Operationstrauma auch noch Zink mit dem Urin verloren geht, ist wegen der Wichtigkeit dieses Elements für die Wundheilung eine tägliche Supplementierung angezeigt [5].

A. Davis betont die Wichtigkeit von B-Vitaminen bei Streß verschiedenster Ursache. Das Vitamin B_2 (Riboflavin) ist notwendig für die Synthese von Nebennierenhormonen; es soll aber nicht allein gegeben werden, da sonst ein Vitamin-B_6-Mangel (Pyridoxin) entsteht. Sie empfiehlt deshalb neben den unentbehrlichen Vitamin C und Pantothensäure die beiden B-Vitamine [6]. Am sichersten ist es, den ganzen Vitamin-B-Komplex zu nehmen. Kalzium wird bei Streß kontinuierlich aus den Knochen mobilisiert (durch die Wirkung des Cortisols); demzufolge soll die Kalziumzufuhr erhöht werden, und ebenso ist Supplementierung mit Vitamin D_3 (für die Kalziumresorption) notwendig [7].

Ein vollständiges Ernährungs- und Nährstoffprogramm sollte wenn möglich etwa 2 Wochen vor, während und nach starken körperlichen und psychischen Belastungen täglich die oben erwähnten Vitamine, Milch, Leber, grünes Blattgemüse, Weizenkeime und Bierhefe enthalten, zudem noch die Vitamine A (für bessere Schleimhautfunktion) und E (Verhinderung von unerwünschten Blutveränderungen). Das niedermolekulare Protein als wichtiger Ernährungszusatz, der den Körper enzymatisch nicht unnötig belastet (s. S. 85), hat in klinischen Versuchen bei schwerverletzten und stark reduzierten Patienten gute Ergebnisse gezeigt.

Neben den oben erwähnten Supplementen von Vitamin A, B, C, D, E ist auch das Pep-up (s. S. 346) empfehlenswert.

Referenzliste Operationen und Verletzungen

[1] *Passmore, R.:* Nutrition Today 12, No. 2, March/April 1977.
[2] *Ralli, E. P.:* Nut. Symposium Series 5, 78, 1952.
[3] *Munro, H. N.:* New England Journal of Medicine, Vol. 300, No. 1, 1979.
[4] *Ching, N.* et al.: Ann. of Surg. 190, November 1979.
[5] *Peshek, R. J.:* Journal of Applied Nutrition, Vol. 26, No. 4, pp. 6–19, 1974.
[6] *Davis, A.:* Let's Get Well, G. Allen + Unwin, London, 1974, S.25.
[7] *Davis, A.:* Let's Get Well, s. [6], S. 23/24.

„Die Natur ist unbedingt bestrebt, die beständige Gesundheit zu sichern, und wenn wir uns nicht gegen die Gesetze der Natur versündigen, können wir unsere Gesundheit bis zum Tod ungestört erhalten."

Salvarajan Yesudian

Schlußwort

In der Schweiz starben im Jahre 1982:

– Männer total	30750	– Frauen total	28454
./. durch gewaltsamen Tod	3159	./. durch gewaltsamen Tod	1746
= an Krankheit gestorben	27591	= an Krankheit gestorben	26708
darunter an Altersschwäche gestorbene Männer	61	darunter an Altersschwäche gestorbene Frauen	136

In der Schweiz sterben also fast alle als Kranke, auch andere Länder Europas haben ähnliche Sterbestatistiken. Zuviele sind krank, und ihre Pflege wird immer perfekter – und die Krankenkosten steigen weiter. In unserem Wirtschaftssystem ist zuviel Krankmachendes. Die Ernährung ist zum großen Teil ungenügend, trotz gegenteiliger Versicherung. Sie ist prozessiert, denaturiert, durch Entziehung lebenswichtiger Nährstoffe, durch oft schädliche Additive haltbarer gemacht. Wichtige Enzyme werden zerstört, z.B. in der pasteurisierten Milch. Man hat eine eigene Wissenschaft entwickelt, die Sensorik, welche die Nahrung schmackhafter (oft ungesünder) macht, was Konsum und Körpergewicht fördert. Und verführerische, raffinierte Reklame im Fernsehen, im Kino, auf Plakaten fördert den ungesunden Überkonsum von Alkohol, Zigaretten, Schokolade, Süßigkeiten, Weißmehlprdoukten. Kaffeeautomaten in allen Betrieben fördern einen Überkonsum an Kaffee. Kioske und Automaten bieten fast nur Ungesundes. Und in den Spitälern mangeln die Kenntnisse für heilungsfördernde Spitalkost. Raffinierte (nicht immer gesundheitsfördernde) Kochkunst wird mit Sternen prämiert, nicht aber hochwertig Vollwert-Ernährung. Überall Verlockung zum Genießen, nirgends Aufklärung. Dabei: Wer Gesundsein zu genießen gelernt hat, kann nicht begreifen, dem ungesunden Genießen einmal verfallen gewesen zu sein.

In Kino und Fernsehen brutalste Krimis, Horrorfilme. Unterhaltungen bis spät in die Nacht, oft mit viel Alkohol – und schlechter Luft. Aufregung vor, bei, nach den so häufigen Ehescheidungen, alles Nährstoff verzehrender Streß.

Es ist der Summierungseffekt, immer unterschätzt, von kontinuierlichem, winzigem Ungesunden, der die Gesundheit allmählich untergräbt, wobei noch schädliche Umwelteinflüsse dazukommen und zum Krankwerden führen*). Zu Krankheiten, die man nur heilen kann, wenn das Verhalten geändert, die Ernährung gesünder wird und Nährstoffsupplemente genommen werden.

Dabei gibt es ein ungeheures Angebot an wirkungsvollen Symptommitteln, die die Krankheit bestehen lassen, aber Schmerzen und Beschwerden nehmen, das Kranksein so erträglich gestalten, daß die Kranken ihrem Beruf nachgehen können, oft das Gefühl des Beschwerdefreiseins mit dem Gefühl, gesund zu sein, verwechseln und dabei nichts Ungewöhnliches empfinden. Die Medizin hat Außerordentliches auf diesem Gebiet geleistet – ja sogar das kranke Leben verlängert –, aber das gepflegte Kranksein kostet außerordentlich viel Geld, und weil die Industrie stets bestrebt ist, das Kranksein noch erträglicher zu machen, werden auch die Krankenkosten weiter steigen.

Es bahnt sich eine Wende an, es gibt schon Literatur über gesunde Ernährung, gesundes Verhalten, für gesunden Sport, für gesunde Freizeitbeschäftigung, es gibt Reformhäuser, Reformrestaurants, in der Landwirtschaft biologischen Anbau. Gesundheitsdrucksachen strömen aus dem Briefkasten. Es gibt Heilpraktiker (leider in der Schweiz verboten), Ärzte für biologische Behandlung, und der Unterschied zwischen „nur" Beschwerdefreisein und Gesundsein wird immer offenkundiger. Das „Gesundleben-Wollen" ergreift immer weitere Kreise.

In diesem Sinne habe ich mein Buch geschrieben.

Die orthomolekulare Medizin kommt nach Europa. Sie findet einen guten Boden. Ihr erster Programmpunkt: „Erhaltung der Gesundheit" ist höchst aktuell.

Die Vorteile einer Zusammenarbeit mit der konventionellen Medizin

---

*) Wer sich für die Schäden durch Umwelteinflüsse interessiert, dem empfehle ich, sich mit dem Nährstoffinstitut Benno Münsterberg, Hauptplatz 8, CH-8640 Rapperswil, in Verbindung zu setzen.

werden immer offenkundiger.

Vermehrt werden vollwertige Heilmittel zu erhalten sein. Ärzte werden vermehrt orthomolekulare Praxen eröffnen. Ein Arzt teilte mir mit, daß er seine drei Söhne, die alle drei Ärzte sind, zum Studium der Nährstoffwissenschaft, der orthomolekularen Therapie, nach Amerika senden wird. Und eben bekomme ich den Bericht vom Chefarzt einer der größten Sanatorien Europas. Er teilt mir mit, daß er in die USA reisen werde, um sich über die orthomolekulare Therapie zu orientieren.

Im Zusammenhang mit der orthomolekularen Medizin muß ich mehr über den schon erwähnten Dr. phil. Dr. med. *Carl C. Pfeiffer* berichten. Er ist eine markante Persönlichkeit, seine Menschlichkeit, seine Selbstlosigkeit, seine Pionierarbeit flößen Respekt ein.

Ich lege eine Biographie bei, die seine außerordentliche Ausbildung, seine außerordentliche Karriere zeigt. Er ist federführend auf dem Gebiet der orthomolekularen Medizin und orthomolekularen Psychiatrie. Er hat bis heute 273 Arbeiten in vielen Fachzeitschriften veröffentlicht. Sein sogenanntes „goldenes Pamphlet", „Spezifische Nährstoffe für die Rehabilitierung von Schizophrenen", von dem ich die deutsche, französische und italienische Übersetzung besorgte, möchte ich besonders erwähnen. *Pfeiffer* hat dieses Pamphlet gewidmet:

1. den zahlreichen Patienten, die als Folge der unterlassenen Ernährungsbehandlung verstorben oder psychisch geschädigt worden sind,
2. den vielen anderen Patienten, denen man z. Zt. in unseren psychiatrischen Krankenhäusern eine wirksame Ernährungstherapie vorenthält.

Das Pamphlet ist das Konzentrat jahrelanger Erfahrung orthomolekularer Therapie, besonders auf dem Gebiete der Schizophrenie. Es sollte Pflichtliteratur für jeden sein, der mit Geisteskranken zu tun hat.

Nach *Pfeiffer* kann man 80% – vermutlich mehr – aller Geisteskranken ambulant behandeln. *Pfeiffer* ist ein hervorragender Wissenschaftler und daneben auch Praktiker. Er gründete 1973 das Princeton Brain Bio Center, 862 Route 518, Skillman, New Jersey 08558, das bisher mehr als 18 000 Patienten behandelt hat, darunter viele Schizophrene. Dr. *Pfeiffer* hat mir geschrieben, er sei bereit, Ärzte zum Studium der orthomolekularen Therapie aufzunehmen.

Forschungsergebnisse des „Brain Bio Center"

Carl C. Pfeiffer, Ph. D., M. D., *Leonide Goldstein*, D. Sc., *Venelin Iliev*, Ph. D., *Kenneth Krischer*, Ph. D., M. D., *Philip L. Bonnet*, M. D., *Arthur Sohler*, Ph. D., *Faye Brownfield*, M. PH., M. D., *Nenuca A. Bustos*, M. D., *Edwin D. Merrill*, M. D.

Entdeckung herabgesetzter Variabilität (Hyperregulierung) der Hirnwellen schizophrener Patienten und anhaltender Reizüberflutung im Gehirn.

- Nachweis, daß die Hirnwellenvariabilität schizophrener Patienten mit medikamentös erzeugter Verhaltensverbesserung ansteigt und die Reizüberflutung abfällt.
- Nachweis, daß die Histaminwerte im Blut mit der Schizophrenie in Zusammenhang stehen. Histamin unter normalen Werten: Größenwahn, Paranoia, Halluzinationen; Histamin über normalen Werten: Selbstmorddepressionen, Gedankenarmut und Zwangsvorstellungen.
- Befund, daß nährstoffinduzierte Änderungen der Histaminwerte Verhaltensverbesserungen bewirken.
- Entdeckung und Nachweis der Bedeutung von Spurenmetallen (Zink, Kupfer, Mangan) für Schizophrenie. Eine um Spurenmetalle angereicherte Diät zur Behandlung von Kranken.
- Nachweis, daß der Histaminspiegel im Blut in einer engen Wechselbeziehung zur Häufigkeit des Auftretens basophiler Zellen im Blut steht.
- Unterscheidung zwischen Gesunden und Kranken anhand der absoluten Zählung basophiler Zellen.
- Führung einer nicht auf Gewinn ausgerichteten Poliklinik, um bessere Behandlungsmethoden von Schizophrenien, Hypoglykämien und Hirnallergien zu finden.
- Einführung der Folsäure-B_{12}-Therapie der Histapenie.
- Einführung der Methionintherapie der basophilen Histadelie.
- Einführung der Dilantintherapie der basophilen Histadelie.
- Schizophrene Frauen sind, während sie die Antibabypille nehmen, anfälliger für extreme Kupferakkumulation als gesunde.
- Studium histapenischer, histadelischer, pyrolurischer und allergischer Familien.
- Der Blutsperminspiegel spiegelt den Hyperglykämiegrad jedes

Patienten wider.

- Bleiüberschuß in Verbindung mit Kupferüberschuß kann Kinder überaktiv machen.
- Zink und Mangan senken die Blei- und Kupferbelastung im Körper.

Der Blutmangangehalt bei Hypoglykämikern und einigen Epileptikern ist niedrig.

- Der Blutaluminiumgehalt bei älteren Patienten mit Gedächtnisschwund ist hoch.
- Die Bleibelastung von Bleiarbeitern verringert sich durch Zink- und Vitamin-C-Gaben.
- Entwicklung eigener Methoden zur Gehaltsbestimmung von Aluminium, Wismuth und Mangan.
- Das „Brain Bio Center“ ist die einzige Poliklinik, die sich dieser Analysen bedient.
- Seit 1961 wurden in führenden Zeitschriften in den USA und anderen Ländern 200 wissenschaftliche Arbeiten veröffentlicht. Von dem Buch „The Schizophrenias: Yours and Mine“(Die Schizophrenien: Deine und meine), das 1970 erschien, wurden 100000 Exemplare verkauft. Von dem 1975 erschienenen Buch „Mental und Elemental Nutrients“ (psychische und elementare Nährstoffe) wurden 40000 Exemplare verkauft. „The Factbook on Zinc and Other Micro-Nutrients“ (Fakten über Zink und andere Mikronährstoffe) erschien 1978.

Carl C. Pfeiffer, Ph. D., M. D.
Biographical Sketch

Born:	May 19, 1908, Peoria, Illinois
Married:	1930. Wife *Lillian Twenhofel Pfeiffer*
	(1) Daugther, born 1942, (1) Son, born 1947
1931	B. A. Chemistry, University of Wisconsin
1933	M. A. Pharmacology, University of Wisconsin
1930–35	Assistant Instructor in Pharmacology, University of Wisconsin
1935	Ph. D. in Pharmacology, University of Wisconsin
1936–37	Instructor in Pharmacology, University of Chicago
1937	M. D. University of Chicago, Division of Biological Sciences

1937–38 Internship, Wisconsin General Hospital
1938–40 Instructor in Pharmacology, University of Chicago
1940–41 Associate Professor of Pharmacology, Wayne University College of Medicine, Detroit, Michigan
1941–43 Chief Pharmacologist, Parke Davis & Co., Detroit, Michigan
1943–45 Lieutenant, US. Naval Reserve – in charge of pharmacology and toxicology, Naval Medical Research Institute, Bethesda, Md.
1945–54 Professor & Head, Department of Pharmacology, University of Illinois, College of Medicine
1954–57 Chairman, Pharmacology, Emory University School of Medicine, Atlanta, Georgia
1956–60 Director, Division of Basic Health Sciences, Professor of Pharmacology, Emory University, Atlanta, Georgia
1960–73 Head, Section on Neuropharmacology, Bureau of Research, New Jersey Neuropsychiatric Institute, Princeton, New Jersey
1962–63 Director, Bureau of Research, N. J. N. P. I., Princeton, New Jersey
1963–73 Deputy Director, Bureau of Research, N. J. N. P. I., Princeton, N. J.
since 1973 Director, Brain Bio Center, Princeton, New Jersey

Membership in Scientific Societies

American Society for Pharmacology & Experimental Therapeutics (since 1939)
American Society for Experimental Biology & Medicine (since 1939)
American Association for Advancement of Science (since 1933)
American Medical Association, Associate Fellow (1940–56) Member (since 1956)
New York Academy of Sciences (since 1948)
American Academy of Neurology (since 1956)
Association for Research in Nervous & Mental Disease (since 1957)
Society for Biological Psychiatry (since 1956)
CINP (Collegium Internationale Neuro-Psychopharmacologicum) (since 1962)
American College Neuropsychopharmacology (since 1962)

American College of Nutrition (since 1983)
International Assoc. of Vitamin and Nutrition Oncology (since 1984)
International Assoc. of Bioinorganic Scientists (since 1982)
International Assoc. of Human Biologists (since 1983)

Honors

Member of Phi Lambda Upsilon, Sigma Xi, Alpha Omega Alpha
Recipient of the R. B. Allen Teaching Award, 1959, University of Illinois
Secretary, American Society for Pharmacology & Experimental Therapeutics (1951–56)
U.S.P.H. Study Sections, Pharmacol. (1951–54) Med. Chem. (1960–63), Heart Special Projects (1963–66)
President, Medical & Dental Staff, N. J. Neuropsychiatric Institute (1965–67)
Vice President, American College Neuropsychopharmacology (1965–66)
Certificate of Merit, University of Chicago (1954)
Treasurer, Brain Research Foundation (1953–62)
Licensed to practice medicine: States of Illinois, Michigan, Georgia, New Jersey
Basic Science Examination passed: State of Wisconsin
President, American Society for Pharmacology & Experimental Therapeutics (1951–62)
Consultant, Princeton Hospital (1964–1977)
Secretary-Treasurer, New Jersey Mental Health Research & Development Fund (since 1964)
Scientific Advisor, American Schizophrenic Association (since 1964)
Secretary, Schizophrenia Foundation of New Jersey (since 1967)
Trustee, Huxley Institute (since 1973)

Present fields of interest

Physiology of pain
Pharmacology of analgesic and anti-epileptic drugs
Chemical structure activity relationships as portrayed by functional groups on drug molecules. Isomerism. Acethylcholine.
Hydrazides as metabolic convulsants and Pyridoxine as antidote
Etiology and Biochemistry of Schizophrenia
Author of 300 + papers in pharmacology & physiology

Editorial Affiliations
Past-editor, **International Review of Neurobiology**
Editorial Board:
Biological Psychiatry

(Der Autor dieses Buches ist jederzeit bereit, Interessenten ein Verzeichnis der sehr umfangreichen Literatur von *Carl C. Pfeiffer* zur Verfügung zu stellen.)

Ich erhalte laufend Briefe von Lesern, welche nach der Adresse fragen, wo die von mir angeführten Heilmittel zu erhalten sind. Die Adresse lautet:
Antistress AG, Gesellschaft für Gesundheitsschutz
CH-8640 Rapperswil

Um die Heilerfolge der orthomolekularen Medizin „in vivo" zu beweisen, habe ich 1980 einem Arzt Räumlichkeiten für eine Praxis der orthomolekularen Therapie zur Verfügung gestellt, zusammen mit meiner umfangreichen Evidenz orthomolekularer Literatur, die wohl im Moment die größte in Europa ist.

Es wurde auch ein Labor eingerichtet zur Analysierung des Blutes von Kranken, Analysen, die Hinweise geben auf Krankheitsursachen und somit auf erfolgversprechende Behandlungsmethoden.

Auch eine Allergiestation ist in Betrieb zur Feststellung und Heilung von Allergien nach neuesten Erkenntnissen.

Ich erhalte auch viele Anfragen aus allen Ländern von Ärzten, welche sich für orthomolekulare Therapie interessieren, sich auf diesem Gebiet ausbilden wollen. Ich habe deshalb ein Studienprogramm in Arbeit, das es dem Arzt ermöglichen wird, neben seiner beruflichen Tätigkeit sich allmählich in die orthomolekulare Therapie einzuarbeiten. Man hat mir berichtet, daß eine Praxis der orthomolekularen Therapie nicht nur finanziell interessanter ist (die Einrichtungskosten sind wesentlich geringer), sondern vor allem ist sie auch viel befriedigender. Es kommen nicht nur kranke Patienten, es kommen auch Gesunde, die gesund bleiben wollen und Geheilte, die nicht mehr krank werden wollen. Und mit dieser erfreulichen Feststellung schließe ich.

Anhang I

Am 21. und 22. Dezember 1984 kam Herr *Thomas Rautenberg* vom Hessischen Fernsehen mit 3 Mitarbeitern zu mir auf meinen Landsitz an der Panoramica Nr. 353 in Porto Santo Stefano für ein Interview.

Ich gebe im folgenden die gestellten Fragen und meine Antworten wieder:

1. Frage:

Genetisch ist der Mensch auf eine Lebensdauer von 120 Jahren programmiert. Warum werden wir nicht so alt, wie wir es werden könnten?

Meine Antwort:

Im Vergleich zu den Säugetieren, deren Lebensdauer etwa die sechsfache der Entwicklungszeit ist, lebt der Mensch nur etwa die 4½fache Entwicklungsdauer.

Etwa 60 Millionen Jahre zurück haben unsere Vorfahren die Fähigkeit, Vitamin C selbst zu erzeugen, verloren.

Neben dem Menschen können auch die Menschenaffen, das Meerschweinchen, eine Art Fledermäuse und eine Art Paradiesvögel Vitamin C nicht selbst erzeugen.

Der Mensch und alle diese Wesen sind auf Zufuhr von außen angewiesen, um den angeborenen Vitamin-C-Bedarf zu decken, der sehr groß ist.

Eine Ziege zum Beispiel im Gewicht von etwa 70 kg, so habe ich gelesen, erzeugt für sich selbst täglich 10 g Vitamin C und bei Streß das Doppelte und auch noch mehr. So nimmt man an, daß der Mensch zur Erreichung einer maximalen Lebensdauer, zum Gesundsein täglich etwa 140 mg Vitamin C pro kg Körpergewicht zu sich nehmen muß, wobei diese Menge gemäß der „biochemischen Individualität" von Mensch zu Mensch schwanken kann.

Viele meiner Bekannten und ich nehmen täglich mehrere Gramm Vitamin C.

Das ganze Problem habe ich in meinem Buch „Heilwirkung von Nährstoffen" sehr detailliert besprochen.

Aber selbst, wenn der angeborene Bedarf an Vitamin C voll gedeckt und subklinischer Skorbut vermieden wird*), kann die optimale Lebensdauer nur erreicht werden, wenn sich der Mensch gesund ernährt, wenn

*) Unter subklinischem Skorbut verstehen wir Krankheiten, die man nicht sieht und die man nicht spürt.

sich der Mensch gesund verhält und sich vor schädlichen Umwelteinflüssen schützen kann. Kurz: wenn er gesund ist.

Was wir anstreben, ist ein gesundes Alter. Wir wollen einen natürlichen Tod aus Altersschwäche sterben, nicht als Kranke. Aber leider zeigen die Sterbestatistiken, daß praktisch alle Menschen krank sterben.

2. Frage

Den meisten Zuschauern ist „orthomolekulare Medizin" kein Begriff. Wie würden Sie diesen definieren?

Meine Antwort:

Ich lese die Definition von *Linus Pauling*, die ich in meinem Buch Seite 17 aufgeführt habe.

Sie lautet: „Orthomolekulare Medizin ist die Erhaltung guter Gesundheit und die Behandlung von Krankheiten durch Veränderung der Konzentration von Substanzen im menschlichen Körper, die normalerweise im Körper vorhanden und für die Gesundheit erforderlich sind." In der englischen Fassung sind das nur 22 Worte!

Mit diesen schlichten Worten ist Wichtiges angekündigt: Die Erhaltung der Gesundheit wird oberstes Gebot der neuen medizinischen Richtung. Die Erhaltung der Gesundheit und die Behandlung von Krankheiten haben nach den gleichen Prinzipien zu erfolgen. Eine erstaunliche, in der Medizin noch nie gehörte Erklärung! Mit nur 22 Worten wird umfassend erklärt, wie diese beiden Aufgaben zu bewältigen sind, und in den 22 Worten ist auch der gesamte Arzneimittelkomplex eindeutig umschrieben, so klar, daß kein weiteres Fragen nötig ist. Es ist eine in ihrer Einfachheit und Vollkommenheit imponierende Darstellung.

Soweit mein Buch.

Es muß noch erklärt werden, was die Substanzen sind. Substanzen sind Vitamine, Spurenelemente, Mineralstoffe, essentielle Fettsäuren, essentielle Aminosäuren. Wenn der angeborene Bedarf an diesen Substanzen bei einem Menschen nicht gedeckt ist, dann beginnt er, krank zu werden.

Somit ist die orthomolekulare Medizin Basis für alle Medizinen, denn keine andere medizinische Maßnahme kann Erfolg haben, wenn auch nur bei einer dieser Substanzen der angeborene Bedarf nicht gedeckt ist. Unter dem Wort „Veränderung" ist auch ein Zuviel zu verstehen, also wenn ein Nährstoff in größerer Menge als der angeborene Bedarf vorhanden ist. In diesem Fall kann das „Zuviel“ abgebaut werden.

In der Therapiepraxis in Rapperswil können wir die Richtigkeit dieser Definition laufend feststellen. Es kam eine Frau, die seit vielen Jahren immer Kopfschmerzen hatte. Sie erhielt Magnesium und Vitamin B_6 und hat keine Kopfschmerzen mehr.

Ein Mädchen, das 7 Jahre geistig gestört war, kam. Es erhielt Zink, Magnesium, Vitamin C und ist normal.

3. Frage

Der Beginn Ihres eigenen Umganges mit der orthomolekularen Medizin geht auf zunächst sehr persönliche Gründe zurück. Können Sie uns erzählen, welche Umstände zu einer so radikalen Veränderung Ihres Lebens führten?

Meine Antwort:

Freitag, den 13. Mai 1966 wurde ich in Hannover von einem Auto mit 60 km Geschwindigkeit umgefahren und 15 m weit durch die Luft auf das Dach eines anderen Autos geschleudert.

Ich überlebte den schweren Beckentrümmerbruch, aber man bedeutete mir, daß ich für weitere Operationen zu schwach sei.

Ich berichtete dies einem Freund in Amerika. Er antwortete: „Nonsense, just change nutrition and take supplements.“ Auf deutsch: „Unsinn, stell Dich um in der Ernährung und nimm Nährstoffsupplemente.“

Er sandte mir das Buch von *Adele Davis:* „Let’s Eat Right to Keep Fit“ – „Ernähre dich richtig, damit Du fit bist“. Und er sandte mir auch Multivitamin-/Multimineralkapseln, die es in Europa nicht gab.

Ich las das Buch mehrmals, las auch ein zweites Buch von *Adele Davis* „Let’s Get Well“ (Laßt uns gesund werden). Ich war voll von Begeisterung; stellte mich auf eine natürliche, nicht prozessierte Ernährung um – alles genau nach *Adele Davis* –, ließ weitere Supplemente kommen, weitere Bücher und wurde gesund, wie ich es nie in meinem ganzen Leben war. Ich war ein anderer Mensch geworden, konnte mehrere Operationen überstehen. Mein Becken wurde mit Epoxyharz neu aufgebaut, ich erhielt ein Stahlgelenk.

Trotz schwerster Invalidität war ich voll Lebensfreude und voll Arbeitslust und hatte mehr Lebensenergie und ein viel, viel besseres Gedächtnis als vor dem Unfall.

Ich war richtig gesund, was ich früher nie war. Ich war erfüllt von einem Begeisterungstaumel. Ich übergab meine Fabriken meinem Sohn und war fest entschlossen, mich ausschließlich dem Studium der Nährstoffwissenschaft und dem Studium der orthomolekularen Medizin (O. M. M.) zu widmen.

Disziplinen, von denen, wie mich ein Rundschreiben überzeugte, in Europa nicht einmal der Name bekannt war. Und seit dieser Zeit, also fast 20 Jahre, beschäftige ich mich ausschließlich mit der so faszinierenden und doch so vernachlässigten „Gesundheit".

Ich habe festgestellt, daß die wichtigste Literatur auf diesem Gebiet nur in englischer Sprache erschienen ist.

Ich sammelte alle erreichbaren Bücher, Referenzen, und meine Bibliothek und Referenzevidenz ist wohl die größte in der Schweiz, vermutlich auch die größte dieser Art in Europa. Ich reiste nach USA, nahm Fühlung mit den wichtigsten Exponenten auf diesem Gebiet auf, um mich von den Erfolgen, die man dramatisch nennen kann, persönlich zu überzeugen.

1976 las ich Berichte über die Erfolge der orthomolekularen Psychiatrie.

Ich sandte 1978 eine junge Schweizerin, die schizophren war und 18 Jahre erfolglos behandelt wurde, die während 18 Jahren 21mal mit schweren Anfällen eingeliefert werden mußte, nach Princeton, New Jersey, in das Brain Bio Center zu Dr. *Pfeiffer.* Ein Psychiater in der Schweiz übernahm die Behandlung nach den Angaben von Dr. *Pfeiffer.* Es wurden Megadosen von Nährstoffen auch Tranquilizer gegeben. Seit dieser Behandlung ist die Frau rehabilitiert, mußte nie mehr eingeliefert werden, kann wieder als normaler Mensch leben und ihrem Beruf nachgehen.

Aus Begeisterung schrieb ich das Buch: „Heilwirkung von Nährstoffen", das nun in stark vermehrtem Umfang als 4. Auflage erscheint, auch in Fremdsprachen übersetzt wird, zuerst ins Italienische.

Um „in vivo", wie man sagt, den Beweis der Erfolge der orthomolekularen Heiltherapie zu erbringen, habe ich einem Schweizer Arzt 1980 in Rapperswil eine Praxis für orthomolekulare Therapie eingerichtet, ihm meine umfangreiche Bibliothek und Evidenz für orthomolekulare Medizin zur Verfügung gestellt. Auch ein Labor wurde eingerichtet für spezielle Blutanalysen, Analysen, die kein anderes Labor hatte machen wollen, und welche Hinweise auf Krankheitsursachen geben und somit Hinweise für Heilungsmöglichkeiten. Auch eine Allergiestation wurde eröffnet, die nach den neuesten amerikanisen Erkenntnissen arbeitet.

Es ist die erste orthomolekulare Therapiepraxis in Europa. Sie arbeitet sehr erfolgreich. Es wurde ein Programm ausgearbeitet, welches einem Arzt erlauben wird, neben seiner Tätigkeit, sich allmählich auf das Heilen von Krankheiten umzustellen.

Die Gründung einer internationalen orthomolekularen medizinischen Gesellschaft ist geplant.

4. Frage

Was unterscheidet die orthomolekulare Medizin von der Schulmedizin: sind es zwei verschiedene Wege zum selben Ziel oder geht die orthomolekulare Medizin einen ganz anderen Weg?

Meine Antwort:

Der Schulmediziner ist in seiner Ausbildung so unterrichtet worden, daß er annimmt, er würde mit seinen Medikamenten die Krankheiten heilen. Dies ist ein Irrtum, weil 90% aller ihm zur Verfügung stehenden Mittel nur Symptommittel sind. Beide Mediziner suchen scheinbar die Ursache der Krankheit, aber die orthomolekulare Medizin sieht die Ursache in Mängelzuständen, die zu der Krankheit führen, während die herkömmliche Medizin meistens nicht Mängel als Ursache sieht, sondern nur die Angriffe von außen und sich damit begnügt, die Schmerzen und Beschwerden wegzubringen.

Was unterscheidet den normalen Mediziner vom Orthomolekularmediziner, da ja beide Mittel verschreiben, und wird im Erfolgsfall die Praxis des Orthomolekularmediziners nicht ebenso überfüllt sein wie die eines normalen Mediziners?

Meine Antwort:

Der normale Mediziner wartet eigentlich darauf, daß der Patient wiederkommt mit der gleichen oder einer anderen Krankheit. Der Orthomolekularmediziner hofft, daß der Patient nicht mehr mit der gleichen Krankheit kommt, weil er gelernt hat, sich selber vor dieser Krankheit zu schützen durch die richtige Einnahme von Nährstoffen.

5. Frage

Was unterscheidet die orthomolekulare Medizin von der „guten, alten Diätetik"?

Meine Antwort:

Bevor ich diese Frage beantworte, möchte ich aus meinem Buch den Unterschied zwischen Diätetik und Nährstoffwissenchaft erklären. Auf Seite 29 habe ich geschrieben: „Die Nährstoffwissenschaft ist auch nicht gleichzusetzen mit Diätetik, mit der sie oft irrtümlicherweise verwechselt wird. Diätetik ist das Wissen um die praktische Anwendung der Nährstoffwissenschaft, in der Spitalkost zum Beispiel durch die Diätassistentin nach den Angaben und Anweisungen des behandelnden Arztes. Die Diätassistentin weiß, welche Nährstoffe in welcher ungefähren Menge in den einzelnen Nahrungsmitteln vorhanden sind und was geschehen muß, daß sie bei der Zubereitung möglichst erhalten bleiben und vom Patienten gut resorbiert werden können, kurz: welche Nahrung der Kranke bekommen muß, damit sich sein Zustand bessern kann.“ Was orthomolekulare Medizin ist, habe ich in meinem Buch beschrieben: die „gute, alte Diätetik“ ist wohl das, was bei Krankheit an besonderer Nahrung verabreicht wurde. Und die gute, alte Diätetik hat nur noch sehr wenig mit der orthomolekularen Nährstoffmedizin zu tun. Als Beispiel: Diabetes: als strengster Grundsatz galt, Kohlenhydrate aus der Nahrung fast gänzlich auszuschalten.

Heute weiß man, daß komplexe Kohlenhydrate, also faserreiche Gemüse, Kleie, usw. sich bei Diabetikern gut bewährt haben; nach amerikanischen Berichten soll oder kann sie 70% der Nahrung ausmachen.

Oder ein anderes Beispiel: Bei Nierenentzündungen durfte kein Eiweiß gegeben werden, nicht einmal Milch – auch darüber denkt die orthomolekulare Medizin heute anders. Bei Magengeschwüren wurde leichte Weichnahrung, breiartige Nahrung verabreicht – davon ist man heute abgekommen.

6. Frage

Das Gefälle zwischen Hunger dort und Überversorgung hier ist ein Skandal globalen Ausmaßes; wir erlauben uns heute, lediglich von falscher oder richtiger Ernährung zu sprechen: wie schätzen Sie die Ernährungslage in Europa ein, welche Konsequenzen hat unsere moderne Form der Ernährung für die Gesundheit?

Meine Antwort:

Unsere Lebensweise, unsere Ernährung, unser ganzes Wirtschaftssystem ist ein krankmachender, ein beschämender Zustand.

Der Bevölkerung fehlt wissenschaftlich fundierte Aufklärung über gesundes Verhalten, gesunde Ernährung, frei von Einflüssen von Interessengruppen.

Die Sterbestatistik zeigt, daß in Europa heute fast alle Menschen als Kranke sterben.

In der Schweiz z. B. starben im Jahr 1982 28 000 Männer als Kranke, nur 61 an Altersschwäche, also fast alle den sehr oft qualvollen Tod eines Kranken, statt gesund zu entschlafen, was wir doch anstreben.

Ich habe beides gesehen:

Die Großmutter, die eines morgens erklärte, nicht mehr aufstehen zu wollen, weil sie sich im Bett wohler fühlte, und nachts nicht mehr aufwachte, weil sie sanft entschlief. Und den gräßlichen, wochenlang dauernden qualvollen Todeskampf einer krebskranken Frau, die – wie man es so oft liest – an einer „mit Tapferkeit ertragenen Krankheit“ starb.

Der Medizinalbetrieb nimmt alle Jahre Milliarden ein für die sorgfältige Pflege des Krankseins. Die Pharmaindustrie gibt jährlich Milliarden aus für die Forschung von Symptommitteln, erzeugt laufend neue, bessere, welche die Symptome, die Schmerzen, die Beschwerden des Krankseins mildern, beheben.

Durch ihre Nebenwirkungen aber erzeugen sie wieder neue Krankheiten, die sogenannten iatrogenen Krankheiten, die auch wieder behandelt werden müssen. Aber die Ursachen des Krankseins werden nicht behoben, die Krankheit als solche bleibt.

Die Symptombehandlung ist so perfekt, daß die Kranken ihrer Beschäftigung nachgehen können, ja sogar das kranke Leben konnte verlängert werden, und wenn der Kranke ins Spital muß, erhält er die allgemein bekannte ungesunde Spitalkost, wird mit teuersten, modernsten Apparaturen und Einrichtungen gepflegt, die laufend verbessert werden. Diese hochgezüchtete perfekte Krankenpflege für all die Kranken kostet enorme Summen, das ist die Krankenkostenexplosion, über die wir uns beklagen. Der Mensch hat sich an das „Beschwerdefreisein“ gewöhnt, hat vergessen, was das großartige Gefühl des „Gesundseins“ ist.

Ich habe nie gehört, daß man für Heilmittelforschung viel Geld ausgibt. Ich habe auch nie gehört, daß beim Medizinstudium gelehrt wird, die Ursachen des Krankseins zu erforschen, daß gelehrt wird, wie man die Ursachen des Krankseins beheben kann, wie man Kranke heilen kann.

Selbstverständlich benötigen wir die Symptommittel. Ohne Schmerzmittel hätte ich meinen Unfall gar nicht überstehen können. Aber die heutige konventionelle Medizin soll durch die orthomolekulare Heilmedizin ergänzt werden, deren erster Programmpunkt „Erhaltung guter Gesundheit“ ist. Und wenn wir auch den zweiten Programmpunkt erfüllen – ich werde ihn später erklären –, können wir für die ungezählten ersparten Milliarden, die wir zahlen für die Krankenpflege,

1. gesund sein; Gesundsein ist ja so billig, für Gesundsein kann jeder selbst sorgen durch gesunde Ernährung, gesundes Verhalten, was viel weniger kostet als das krankmachende Leben.
2. können wir die Milliarden für Umweltschutz, Gesundheitsschutz ausgeben, für Luftreinigung, Wasserreinigung, Lärmbeseitigung, Erzeugung gesündester Nahrung, Rettung des Mittelmeeres, das eine Kloake zu werden droht, für Rettung unserer Böden, für biologischen Anbau usw., für Schaffung einer gesunden Umwelt.

Die Umstellung wird neuen Interessengruppen die Möglichkeit geben,das ganz große Geschäft, „das gewinnbringende Geschäft mit dem Gesundsein“ zu machen. Eine solche Umschichtung ist heute nach dem Stande der Wissenschaften, der Nährstoffwissenschaft, der orthomolekularen Medizin möglich, der orthomolekularen Medizin, welche die Basismedizin für alle Medizinen ist, die Basis für Gesundsein.

7. Frage

Wie bestimmen Sie die biochemische Individualität eines Menschen – erst auf der Basis dieser Kenntnis können Sie doch einem Behandlungswilligen präventive Maßnahmen vorschlagen?

Meine Antwort:

Durch verschiedene Untersuchungen. Ich habe darüber in meinem Buch, Seiten 18, 19 geschrieben. Und Prof. *Williams* von der Texas University in Austin hat schon 1959 prophezeit, daß Apparate und Einrichtungen erfunden werden, um den angeborenen Nährstoffbedarf festzustellen.

Heute stehen uns Apparaturen für spezielle Blutuntersuchungen zur Verfügung, die Hinweise auf Nährstoffmängel geben. Ein solches Labor habe ich in Rapperswil für die erste Orthomolekulartherapiepraxis in Europa eingerichtet. Es ist eine Kopie des Labors im Princeton Brain Bio Center in Skillman, NJ, und Dr. med. *Lietha,* der die orthomolekulare Therapiepraxis leitet, war mehrmals in Amerika, um sich über alles zu orientieren. Wir können Mängel an Nährstoffen feststellen, auch Überschüsse, zum Beispiel zuviel Kupfer. Wir können das Vorhandensein von toxischen Substanzen, z. B. Aluminium feststellen. Und wir können die Schadstoffe durch Nährstoffe entfernen. Wir können bestimmte Stoffwechselprodukte feststellen, wie Histamine, Enzyme, Harnsäure usw. Wir können auch durch Analysen die benötigten, richtigen Mengen von Nährstoffen feststellen, und diese Untersuchungsmethoden werden ständig verbessert. Man kann auch in gewissen Fällen mit niedrigen Dosen beginnen und empirisch steigern bis zur optimalen Dosis.

8. Frage

Das Verhältnis Arzt/Patient ist nicht erst seit gestern gestört, es hat sich Mißtrauen eingeschlichen, man spricht vom Mediziner, der Rezepte am laufenden Band verschreibt, als dem verlängerten Arm der Pharmaindustrie – wie würde sich denn ein Orthomolekularmediziner vom beschriebenen Negativbeispiel unterscheiden können; welche Mittel hat er, anders auf dieselben Probleme zu reagieren; wird im Erfolgsfall sein Wartezimmer nicht ebenso überfüllt sein wie das seiner schulmedizinischen Kollegen – mit all den bekannten Folgen, die das hat?

Meine Antwort:

Ein Teil dieser Frage wurde bereits unter 5) beantwortet.

Die Patienten merken eben doch, daß der Arzt sie nicht heilt, nur Schmerzen nimmt, daß sie nicht gesund, nur beschwerdefrei sind.

Wenn sich die Zahl der Orthomolekularmediziner nicht rasch vermehrt, wird es lange Wartezeiten beim Orthomolekularmediziner geben. Vielleicht wird es Monate dauern, bis er den Patienten nehmen kann. Nie aber wird es überfüllte Wartezimmer geben. Die Untersuchung beim Orthomolekularmediziner dauert 1–1½ Stunden – auch noch länger, wenn er in die Allergiestation muß.

Normalerweise werden 4–5 Patienten pro Tag behandelt.

9. Frage

Wenn man das vorhandene Ausmaß an Selbstmedikamentierung bedenkt, so hat doch auf der „Verbraucherseite" eine Umorientierung bereits begonnen. Kann man das gleiche von der Ärzteschaft behaupten; ist auch auf dieser Seite eine Bewegung zu verspüren, die von einer oberflächlichen Symptomkuriererei weg will? Kann die Ausbildung der Mediziner heute überhaupt zu Formen der Therapie führen, wie sie im Sinne einer orthomolekularen Medizin wäre?

Meine Antwort:

Diese Umorientierung auf der Verbraucherseite hat zwar begonnen, ist aber eingeschränkt in den praktischen Auswirkungen durch die europäischen Pharmagesetze, welche Nährstoffe einfach nicht als

Nährstoffe akzeptieren wollen, sondern dahinter irgendwelche gefährlichen Medikamente vermuten. Überdies setzt Selbstmedikamentierung eine sehr gute Aufklärung voraus, welche nur durch jahrelange Verbreitung von Gesundheitsmagazinen, wie z. B. in den USA, erreicht werden kann.

Die Umorientierung auf seiten der Ärzte ist nur sehr sporadisch in Europa festzustellen, dies deshalb, weil die Grundlagen in der Ausbildung vollständig fehlen und auch keine Weiterbildung bis heute im Sinne der orthomolekularen Heilmedizin besteht.

10. Frage

Ihr Buch „Heilwirkung von Nährstoffen" geht in seinem 3. Erscheinungsjahr bereits in die 4. Auflage. Wie erklären Sie sich den großen Erfolg dieses Buches?

Meine Antwort:

Aus vielen Zuschriften von begeisterten Lesern und Personen, die sehr positive Erfahrungen mit der Anwendung von Nährstoffen praktisch gemacht haben, habe ich den Eindruck, daß viele Menschen gemerkt haben, daß etwas mit der Medizinalversorgung nicht in Ordnung ist, und diese Leute haben in dem Buch praktische Richtlinien gefunden, um ohne Hilfe des Medizinalapparates gesund zu werden. Um praktisch zu beweisen, daß die Erkenntnisse der orthomolekularen Medizin und Nährstoffwissenschaft, wie im Buch beschrieben, durchführbar sind, hat die Antistreß AG ein Labor eingerichtet für spezielle Blutuntersuchungen, welche eben solche Mängel, wie früher gesagt, und Störungen von Stoffwechselprodukten nachweisen können. Heute wird es zusammen mit einer Praxis von einem Arzt geführt, wie ich schon erwähnt habe, mit großem Erfolg.

11. Frage

Sie sind nicht bei der Theorie stehen geblieben, sondern wenden Ihre Kenntnisse auch praktisch an, indem Sie Heilmittel herstellen und im eigenen Labor Untersuchungen anstellen; welche Aufgaben nimmt Ihr Unternehmen Antistreß AG nun im einzelnen wahr?

Meine Antwort:

Die Antistreß AG hat zwei Arbeitsgebiete.

Ein wissenschaftliches, bei dem sie von unserem Mutterhaus, dem Princeton Brain Bio Center in Skillman laufend unterstützt wird. Zum Beispiel für essentielle Aminosäuren, Spurenelemente, neue Anwendungszwecke, Heilzwecke herauszufinden, praktische Versuche mit diesen Präparaten einzuleiten, zur Erprobung der Wirkung, der optimalen Dosierung.

Sie hat auch ein kaufmännisches Arbeitsgebiet: beste Bezugsquellen für die Substanzen zu finden und die Herstellung von Präparaten zu veranlassen. Für richtige Verpackungen, richtige Beschreibungen zu sorgen und dann für die in USA frei verkäuflichen Heilmittel den zeit- und geldaufwendigen auch nervenaufwendigen Weg der Registrierung zu beschreiten. Es können für eine Registrierung Kosten von mehr als 10000 Franken entstehen und Jahre vergehen, bis die Bewilligung eintrifft. Die Bewilligungsstellen sind stark überlastet, aber ein Hauptgrund der Verzögerung ist der Mangel an Kenntnissen der Nährstoffwissenschaft, die ja nicht in Europa gelehrt wird, und somit die Angst, etwas zu bewilligen, was der Gesundheit schaden könnte.

Die Antistreß AG muß auch Prospekte ausarbeiten, welche die Anwendung der Heilmittel genau beschreiben, und diese Prospekte müssen laufend dem Stande der Wissenschaft angepaßt werden.

Die Antistreß AG ist die einzige Firma, die nur orthomolekulare Heilmittel, nur Nährstoffe verkauft. Sie wurde gegründet mit der Einführung der orthomolekularen Heiltherapie, weil die für die Heilbehandlungen notwendigen Heilmittel entweder fehlten oder in unzulänglichen Qualitäten vorhanden waren.

Die Antistreß AG ist auch meines Wissens die einzige Firma, welche 1 g Hefetabletten, leicht schluckbar, leicht dosierbar, leicht aufzubewahren, auf den Markt gebracht hat, und zwar Tabletten, die folgende Forderungen erfüllen:

1. Sie sind hergestellt aus Primärhefe, die auf eigens hergerichteten, angereicherten Melasseböden gezüchtet wurde.
2. Sie ist hergestellt, aus einer Hefe, welche mit Reinheitszertifikat geliefert wird.
3. Der bei allen Hefen existierende, ungesunde Überschuß an Phosphor ist neutralisiert.

Der Antistreß AG ist es auch gelungen, nach mehrjähriger Arbeit eine orthomolekulare Kosmetik, aus orthomolekularen, körperfreundlichen Substanzen und natürlichen Blütenölen zu entwickeln.

12. Frage

Sie sagen, 80–90% schizophrener Fälle könnten ambulant behandelt werden. Was veranlaßt Sie zu dieser Auffassung?

Meine Antwort:

Ich habe vor zwei Tagen mit Dr. *Pfeiffer* in USA telefoniert, und er hat mir die Angabe bestätigt. Und wer von Dr. *Pfeiffer* das Pamphlet gelesen hat: „Spezifische Nährstoffe für die Rehabilitierung von Schizophrenen“, wird diese Angaben glauben. Behandlungen von Schizophrenen mit Nährstoffen sind auch beschrieben in einem Heft „Ernährung und Psyche“, Verlag C. F. Müller, Karlsruhe.

Das Pamphlet hat Dr. *Pfeiffer* gewidmet:

1. den zahlreichen Patienten, die als Folge der unterlassenen Ernährungsbehandlung verstorben oder psychisch geschädigt worden sind,
2. den anderen vielen Patienten, denen man zur Zeit in unseren psychiatrischen Krankenhäusern eine wirksame Ernährungstherapie vorenthält.

13. Frage

Sie sagen: Vitamin C entgiftet. Der Alkoholiker, dem Enzyme fehlen, muß sozusagen nur richtig gefüttert werden und ihm ist zu helfen. Ist die orthomolekulare Medizin Ihrer Auffassung nach eine Geheimwaffe gegen Drogenabhängigkeit? Haben Sie Erfolge zu verzeichnen?

Meine Antwort:

Es ist festgestellt worden, daß zum Beispiel Alkoholsucht durch hochwertige Ernährung mit Nährstoffsupplementen bekämpft werden kann. Es ist bedauerlich, daß in ganz Europa nicht eine einzige Alkoholismus-Heilstätte existiert, die nach den modernsten Erkenntnissen der Nährstoffwissenschaft den Alkoholismus bekämpft. Das gleiche gilt zum Beispiel auch für Kriminalität oder auch für Drogenstationen. Ich habe darüber genaueres in meinem Buch geschrieben.

14. Frage

Stellen wir uns einen Menschen vor, der selbstkritisch genug ist, seine psychischen und physischen Defizite festzustellen und aktiv genug, auf deren Abhilfe zu sinnen. Er beginnt ganz im Geiste der orthomolekularen Medizin, sich richtig zu ernähren – welche Chance hat er, in einer, sagen wir es deutlich, mehr und mehr verseuchten Umwelt: kämpft er nicht gegen Windmühlen?

Meine Antwort:

Die Umweltgifte werden so oder so noch mehr zunehmen. Aber die perfekte Ernährung und auch bestimmte Nährstoffe machen den Körper erstens widerstandsfähiger gegen Umweltgifte, und zweitens können Umweltgifte aktiv dadurch wieder aus dem Körper entfernt werden.

Anhang II

Formeln von Nährstoffpräparaten und einige praktische Beispiele von Nährstoffprogrammen

Wenn Sie Nährstoffsupplemente nehmen wollen, orientieren Sie Ihren Arzt, erklären Sie ihm warum, zeigen Sie ihm die Literatur, welche Sie zu Ihrem Entschluß veranlaßte.

Zu den Formeln ABC 25 und ABC 75 (S. 325) sowie B-Komplex 50 (S. 326) ist folgendes zu bemerken: Diese Präparate enthalten hochdosierte B-Komplexe. Sie sollen nur empfohlen werden von einem Arzt, der die Nährstoffwissenschaft kennt. So können z. B. bei Fieberbläschen, welche Zeichen einer Virusinfektion sind, größere Vitamin B_1-Gaben den Zustand verschlechtern. Vitamin B_1 kann auch den Appetit einschränken und eventuell den Blutdruck erhöhen.

Formel der Multivitamin-Multimineraltablette „Nutritional Insurance" nach Prof. R. J. Williams (CELA)

	1 Tablette enthält:	3 Tabletten enthalten:
Vitamin A	2500 I. E.	7500 I. E.
Vitamin D	133,4 I. E.	400 I. E.
Vitamin E	13,4 I. E.	40 I. E.
Vitamin C	83,4 mg	250 mg
Vitamin B_1	0,67 mg	2 mg
Vitamin B_2	0,67 mg	2 mg
Vitamin B_6	1 mg	3 mg
Vitamin B_{12}	3 mcg	9 mcg
Niacin	6,67 mg	20 mg
Pantothensäure	5 mg	15 mg
Biotin	0,1 mg	0,3 mg
Folsäure	0,134 mg	0,4 mg
Cholin	83,4 mg	250 mg
Inosit	83,4 mg	250 mg
Paraaminobenzoesäure	10 mg	30 mg
Rutin	66,7 mg	200 mg
Kalzium	83, 4 mg	250 mg
Phosphor	83,4 mg	250 mg
Magnesium	66,7 mg	200 mg
Eisen	5 mg	15 mg
Zink	5 mg	15 mg
Kupfer	0,67 mg	2 mg
Jod	0,05 mg	0,15 mg
Mangan	1,67 mg	5 mg
Molybdän	0,034 mg	0,1 mg
Chrom	0,34 mg	1 mg
Selen	0,0067 mg	0,02 mg

Kinder unter 6 Jahren 1 Tablette (evtl. zerreiben, den Speisen beimischen); Kinder von 6–12 Jahren 2 Tabletten; Erwachsene 3 Tabletten.

Formel der Vitamin B-Komplex-Tablette „5“ (B_1 = 5 mg)

1 Tablette enthält:

Vitamin B_1	5 mg	Folsäure	1 mg
Vitamin B_2	5 mg	Paraaminobenzoesäure	15 mg
Vitamin B_6	5 mg	Cholin	50 mg
Vitamin B_{12}	10 mcg	Inosit	50 mg
Kalziumpantothenat	100 mg	Biotin	25 mcg
Niacinamid	50 mg	Vitamin C	250 mg

Formel der „Anti-ox/De-tox“-Tablette „15“

1 Tablette enthält:

Vitamin A		Dimethylglycin	25 mg
(als Beta-Carotin)	5000 I. E.	Glutathion	50 mg
Vitamin E	150 I. E.	Zink	10 mg
Vitamin C	250 mg	Selen	25 mcg
Cystein	100 mg	Magnesium-Orotat	100 mg

Formel der Multivitamin-Multimineralkapseln „B“

1 Kapsel enthält

Vitamin B_1	5 mg	Kupferglukonat	1 mg
Vitamin B_2	2 mg	Manganglukonat	1 mg
Vitamin B_6	2 mg	Zinkglukonat	15 mg
Vitamin B_{12}	4 mcg	Magnesiumoxyd	50 mg
Folsäure	0,4 mg	Vitamin A	4000 I. E.
Niacinamid	20 mg	Vitamin D_3	400 I. E.
Kalziumpantothenat	20 mg	Vitamin C	80 mg
Paraaminobenzoesäure	10 mg	Vitamin E	50 mg
Cholinbitartrat	80 mg	Safloröl (Distelöl)	200 mg
Inosit	80 mg	Bioflavinkomplex	80 mg
Biotin	0,3 mg	Hesperidinkomplex	6 mg
Kalzium	70 mg	Rutin	8 mg
Phosphor	25 mg	Lysin	10 mg
Eisenfumarat	30 mg	Papain	2 mg

Formel der Multivitamin-Multimineraltablette ABC „25" (B_1 = 25 mg)

1 Tablette enthält:

Vitamin A	10 000 I. E.	Kalzium	50 mg
Vitamin D_3	400 I. E.	Magnesium	25 mg
Vitamin E	200 I. E.	Phosphor	22 mg
Vitamin C	250 mg	Eisen	10 mg
Vitamin B_1	25 mg	Mangan	3 mg
Vitamin B_2	25 mg	Zink	10 mg
Vitamin B_6	25 mg	Kupfer	1 mg
Vitamin B_{12}	25 mcg	Kalium	45 mg
Niacinamid	25 mg	Jod	75 mcg
Pantothensäure	25 mg	Selen	5 mcg
Paraaminobenzoesäure	25 mg	Chrom	10 mcg
Biotin	25 mcg	Molybdän	10 mcg
Folsäure	200 mcg	Silizium	1 mcg
Inosit	25 mg	Vanadium	1 mcg
Cholin	25 mg	Nickel	0,5 mcg
Betain	25 mg		

Formel für Multivitamin-Multimineraltablette ABC „75" (B_1 = 75 mg)

1 Tablette enthält:

Vitamin E	100 I. E.	Vitamin D_3	1000 I. E.
Vitamin C	250 mg	Paraaminobenzoesäure	75 mg
Vitamin B_1	75 mg	Kalzium	50 mg
Vitamin B_2	75 mg	Magnesium	25 mg
Vitamin B_6	75 mg	Zink	15 mg
Vitamin B_{12}	75 mcg	Eisen	10 mg
Niacinamid	75 mg	Mangan	10 mg
Kalziumpantothenat	75 mg	Kalium	15 mg
Folsäure	0,4 mg	Jod	150 mcg
Biotin	75 mcg	Bioflavonoide	25 mg
Cholin	75 mg	Hesperidin	10 mg
Inosit	75 mg	Rutin	25 mg
Vitamin A	25 000 I. E.	Betain	25 mg

Formel der Vitamin B-Komplex-Tablette „50"

1 Tablette enthält:			
Vitamin B_1	50 mg	Folsäure	0,4 mg
Vitamin B_2	50 mg	Paraaminobenzoesäure	50 mg
Vitamin B_6	50 mg	Cholin	50 mg
Vitamin B_{12}	50 mcg	Inosit	50 mg
Pantothensäure	200 mg	Biotin	50 mcg
Niacinamid	100 mg		

Diese Tablette wird normalerweise ergänzt mit je 1 Tablette Cholin 1000 mg sowie Inosit 1000 mg oder anstelle dessen Lezithin in Granulat- bzw. Kapselform.

Formel der Multimineraltablette „B"

3 Tabletten enthalten:			
Kalzium	600 mg	Kupfer	1 mg
Magnesium	300 mg	Kalium	99 mg
Zink	10 mg	Phosphor	100 mg
Eisen	10 mg	Jod	0,1 mg
Mangan	5 mg		

Formel der Ziman „fortified“ Kapseln für gewisse Depressionen und Allergien

1 Kapsel enthält:

Vitamin A	4000 I. E.	Vitamin B_2	5 mg
Vitamin D_3	50 I. E.	Vitamin B_6	2 mg
Vitamin E	50 I. E.	Niacinamid	25 mg
Vitamin C	150 mg	Zink	15 mg
Vitamin B_1	10 mg	Magnesium	15 mg
Kalziumpantothenat	10 mg	Mangan	1,75 mg

Formel der Multivitamin-Mineral-Kapsel „S“

1 Kapsel enthält:

Betacaroten	6667 I. E.	Folsäure	0,2 mg
Vitamin E	6,67 I. E.	Vitamin B_{12}	5 mcg
Vitamin D_3	150 I. E.	Inositol	53 mg
Vitamin C	66,7 mg	Cholin	53 mg
Vitamin B_1	3,3 mg	Liponsäure	0,1 mg
Vitamin B_2	2,67 mg	Ribonukleinsäure	10 mg
Niacinamid	20 mg	Cystein	10 mg
Kalziumpantothenat	10 mg	Dimethylglycin	15 mg
Vitamin B_6	10 mg	Zink	10 mg
Biotin	0,05 mg	Magnesium	20 mg
Paraaminobenzoesäure	11 mg		

Formel der Multivitamintablette, wie sie von Prof. R. J. Williams bei chronischem Alkoholismus empfohlen wird

1 Tablette enthält:

Vitamin B_1	3,3 mg	Inosit	53 mg
Vitamin B_2	2,67 mg	Cholin	53 mg
Niacinamid	20 mg	Vitamin B_{12}	5 mcg
Pantothensäure	20 mg	Vitamin A	6667 I. E.
Vitamin B_6	3,3 mg	Vitamin C	66,7 mg
Biotin	0,05 mg	Vitamin E	6,67 mg
Folsäure	1,1 mg	Viosterol	333 I. E.
Paraaminobenzoesäure	11 mg	Liponsäure	0,1 mg

Nährstoffprogramm von Linus Pauling

Linus Pauling gibt in „Executive Health", Vol. XVII, No. 4 (Januar 1981) ein Verzeichnis der Nährstoffe, die er täglich nimmt:

Vitamin E	1200 I.E.
Vitamin C	10 g (5 g morgens für gute Verdauung, den Rest verteilt über den Tag)

Außerdem nimmt er den Vitamin-B-Komplex „50" (s. S. 326), zusätzlich 300–440 mg Niacinamid, und überdies eine der üblichen Multivitamintabletten, welche Vitamin A in einer Quantität von 10 000 I. E. enthalten (öfters nimmt er aber auch noch zusätzlich Vitamin A 25 000 I. E.).

L. Pauling glaubt, daß durch Einnahme dieser Nährstoffsupplemente die Lebensdauer verlängert und Krankheiten vermieden werden.

W. D. Kumler, Ph. D., Professor Emeritus derUniversity of California, empfiehlt folgende Nährstoffe täglich zu nehmen:

Vitamin A	17 500 I. E.	Paraaminobenzoesäure	30 mg
Vitamin D	1 200 I. E.	Rutin	200 mg
Vitamin E	840 I. E.	Kalzium	790 mg
Vitamin C	5 250 mg	Phosphor	250 mg
Vitamin B_1	52 mg	Magnesium	530 mg
Vitamin B_2	52 mg	Eisen	15 mg
Vitamin B_6	53 mg	Zink	45 mg
Vitamin B_{12}	109 mcg	Kupfer	2 mg
Niacinamid	320 mg	Jod	0,15 mg
Pantothensäure	115 mg	Molybdän	0,1 mg
Biotin	0,7 mg	Mangan	5 mg
Folsäure	0,8 mg	Chrom	1 mg
Cholin	250 mg	Selen	0,02 mg
Inosit	250 mg		

Zusätzliche tägliche Nährstoffmengen, wie sie Prof. Roger J. Williams in seinem Buch „The Prevention of Alcoholism through Nutrition"*) angibt:

Vitamin A	15 000 I. E.	Vitamin B_6	30 mg
Vitamin D	400 I. E.	Vitamin B_{12}	90 mcg
Vitamin E	400 I. E.	Niacinamid	200 mg
Vitamin K	2 mg	Pantothensäure	150 mg
Vitamin C	2 500 mg	Biotin	3 mg
Vitamin B_1	20 mg	Folsäure	4 mg
Vitamin B_2	20 mg	Cholin	500 mg
Inositol	500 mg	Kupfer	2 mg
Paraaminobenzoesäure	30 mg	Jod	0,3 mg
Rutin	200 mg	Mangan	10 mg
Kalzium	250 mg	Molybdän	0,2 mg
Phosphat	750 mg	Chrom	2 mg
Magnesium	200 mg	Selen	0,10 mg
Eisen	30 mg	Kobalt	0,2 mg
Zink	30 mg		

*) Bantam Books, New York 1981 (S. 117)

Anhang III

Ratschläge für die Küche
(Rezepte/Pep-up – die tägliche „Supernahrung“)

Ratschläge für die Küche, wenn gesündeste Nahrung gewünscht wird

Grundsatz: Es soll „natürliche" Nahrung eingenommen werden, d. h. keine Nahrung, welcher Nährstoffe entzogen oder künstliche Geruchs-, Geschmacks-, Farbstoffe oder Konservierungsmittel usw. beigefügt wurden, wie diese zum Beispiel oft in Wurstwaren, Gemüse- und Früchtekonserven, fabrikmäßig hergestellten Getränken und in Konditoreiwaren usw. zu finden sind.

1. Milch

Es soll Vollmilch genommen werden, weil im Milchfett das wichtige Vitamin A enthalten ist. Es wäre falsch, aus Schlankheitsgründen Magermilch zu nehmen, denn Fett als solches macht nicht dick (es ist zur Anregung der Gallentätigkeit lebenswichtig). Frische Milch soll regelmäßig, aber nicht in übertrieben großen Mengen getrunken werden. Sich hauptsächlich von Milch zu ernähren, kann im allgemeinen nicht empfohlen werden. Man soll Kinder nicht zwingen, Milch zu trinken. Bei Milchallergie soll Joghurt versucht werden, der auch in diesen Fällen meist gut vertragen wird.

2. Joghurt

Milch ist am gesündesten in Form von Joghurt. Joghurt ist eine außerordentlich wichtige Nahrung für Gesunde und viele Kranke. Er fördert das Gedeihen von wichtigen Darmbakterien, welche B-Vitamine erzeugen, und er hilft andererseits, die Fäulnisbakterien im Darm zu beseitigen. Vorzuziehen ist Joghurt mit überwiegend rechtsdrehender Milchsäure (L+).

Empfehlenswert ist auch, Joghurt selbst herzustellen. Die Zubereitung ist einfach. Selbstgemachter Joghurt ist billiger und schmeckt ausgezeichnet, ist aber nicht vom rechtsdrehenden Typ. Wenn Sie Joghurt kaufen, dann immer Joghurt nature ohne irgendwelche Zusätze. Sie können dann daheim zerkleinerte frische Früchte oder Trockenfrüchte beifügen.

3. Käse

Schmelzkäse enthalten meist künstliche Zusatzstoffe, und Schimmelkäse können zu einer allgemeinen Allergisierung gegenüber Pilzen führen. Am besten sind die normalen Hartkäse, wie Emmentaler, Tilsiter, Petit Suisse (wenig Salz!) usw. Personen mit hohem Blutdruck sollen im Genuß von Käse mäßig sein, da bei der Fabrikation im Käse ein Stoff entsteht, der blutdruckerhöhend wirkt (Tyramin) und zudem enthalten sie viel Salz.

4. Butter

Naturbutter ist ein wertvolles Nahrungsmittel und wird zu Unrecht vernachlässigt. Zu stark erhitzte (braune) Butter ist aber zu meiden.

Empfehlenswert ist ein Butter-Öl-Gemisch: nehmen Sie 1 Pfund zimmerwarme Butter, geben Sie diese in einen Mixer und gießen Sie 1 Tasse Sonnenblumenöl dazu; mixen Sie gut durch und gießen Sie dann die Masse in eine Form, die Sie in den Eisschrank stellen.

5. Öle

Zu den besten pflanzlichen Ölen gehören: Leinöl, Distelöl (Safloröl), Sonnenblumenöl, Maiskeimöl und das Sojaöl. Auch Olivenöl ist empfehlenswert, wenngleich mit geringerem Gehalt an hochungesättigten Fettsäuren. Erdnußöl und Rapsöl (Colza) sind nicht zu empfehlen.

Um eine Oxidation dieser Öle im Körper zu vermeiden, muß der Körper genügend Vitamin E zur Verfügung haben. Das in den pflanzlichen Ölen (mit Ausnahme von Weizenkeim- oder Maiskeimöl) vorhandene Vitamin E genügt aber meistens nicht, so daß bei regelmäßiger Einnahme von pflanzlichen Ölen Vitamin E zusätzlich empfohlen wird.

Durch Erhitzen des Öles (z.B. beim Backen von Pommes frites) bilden sich die krebsfördernden Peroxyde, und zwar je höher und je länger erhitzt wird, um so mehr Peroxyde werden gebildet; je weniger die Öle erhitzt werden, desto aktiver sind sie (Distelöl).

6. Eier

Das Ei ist das biologisch vollwertigste Protein. Es enthält viele wertvolle Nährstoffe. Versuchen Sie, sich Eier von frei laufenden Hühnern zu beschaffen; diese haben Gelegenheit, wichtige im Boden vorkommende Stoffe aufzunehmen. Bei Allergie gegen Ei soll Eigelb allein, evtl. hartgekocht, versucht werden.

7. Brot und andere Mehlprodukte

Es wird empfohlen, Vollkornbrot, Roggenbrot, Vielkornbrot oder Knäckebrot zu essen; kein Weißbrot und auch kein Graubrot, welches nicht viel besser ist als ersteres. Wird Vollkornbrot nicht vertragen, so ist das oft ein Zeichen, daß der Magen nicht in Ordnung ist und in Ordnung gebracht werden sollte. Nahrungsmittel aus Weißmehl sind der Gesundheit abträglich. Es sollen also auch gemieden werden: weiße Teigwaren, die zahlreichen Gebäcke aus Weißmehl, Konditoreierzeugnisse usw. Verwenden Sie in Ihrem Haushalt nur Vollkornmehl; wenn Sie sich eine kleine Haushaltsmühle anschaffen, so können Sie sich dieses Mehl auch selbst herstellen.

Vollkornteigwaren sind von ausgezeichnetem Geschmack. Verlangen Sie Garantie, daß sie aus Vollkornmehl hergestellt sind. Ich habe „Vollkornteigwaren" angetroffen, die aus Weißmehl mit „Vollkornextrakt" hergestellt waren. Vollkornbrot soll aus Sauerteig hergestellt werden.

8. Getreidekörner und -flocken

Eingeweichte Körner sind sehr vorteilhaft und auch schmackhaft. Nach 2–3 Tagen beginnen sie zu sprießen und es tritt eine Vermehrung des Vitamingehaltes ein. Auch Bohnen und andere Samen eignen sich zum Sprießen. Sehr empfehlenswert ist die sogenannte Kruska-Mischung. Fast ebenso gut sind einzelne Flockenarten, wie Weizen-, Roggen-, Gerste-, Hafer-, Hirse- und Sojaflocken. Solche Flocken mit Milch oder Joghurt und frischen Früchten sowie Nüssen und eventuell Sultaninen angerührt, sind eine sehr vorteilhafte Speise für jung und alt. Abzuraten ist vom regelmäßigen Genuß von Cornflakes, Puffed Rice und ähnlichem. Diese enthalten fast nur leere Kalorien: sie füllen den Magen, ohne die so wichtigen Nährstoffe zuzuführen, die in einer Nahrung enthalten sein müssen. Hafermus (Porridge) ist eine sehr empfehlenswerte Speise. Es sollen dazu ⅔ Haferflocken und ⅓ Sojamehl genommen werden. 5 Min. Kochzeit in halb Wasser/halb Milch genügt.

9. Reis

Wir empfehlen ungeschälten Reis (sogenannten Rohreis) statt des weißen, polierten Reises. Vitaminisierter weißer Reis ist nicht so günstig wie Rohreis.

10. Gemüse

Gemüse, die man gekocht bzw. gedünstet essen soll, sind: Karotten, Rote Bete, Spinat, Blumenkohl, Brokkoli, Kürbis, Kohlrüben, Stangenbohnen, Lauch, Auberginen, Zucchini, Spargel und Artischocken. Gemüse, die man roh essen kann, sind: Lattich, Endivien, Chinakohl, Radieschen, Sellerie, Gurken, Peperoni, Tomaten, grüne Erbsen, Zwiebeln und reife Oliven. Personen, die Neigung zu Allergien oder Arthritis haben, sollen Paprika und Tomaten nicht roh einnehmen, denn diese Gemüse können wegen des Solaningehaltes zu Gesundheitsstörungen führen; Solanin wird aber durch Erhitzen zerstört. Gemüsesuppen sind nur zu empfehlen, wenn das Gemüse von einem biologischen Anbau kommt, d.h. wenn man sicher ist, daß es nicht mit Pestiziden bespritzt und nicht überdüngt ist. Spritzmittel können vom Gemüse auch mit gründlichem Waschen nicht sicher entfernt werden!

11. Salate und Rohkost

Beim langen Einlegen der Salate in Wasser gehen wertvolle wasserlösliche Vitamine und viele Mineralstoffe verloren. Alles, was man roh ißt, soll nur kurz gespült werden (Voraussetzung ist aber, daß das Gemüse nicht gespritzt wurde). Es ist empfehlenswert, in die Salatsaucen Zitronensaft zu geben (Zitronensaft kann den Essig ganz ersetzen); ein Zusatz von Joghurt und Hefe verbessert noch den Geschmack.

Es ist vorteilhaft, täglich etwas Rohgemüse zu essen, zum Beispiel Rettich, Sellerie, Radieschen u. a.

Gemüsesäfte sind nicht prinzipiell besser als rohe Gemüse, aber bestimmte werden viel leichter in Saftform eingenommen, zum Beispiel Kartoffelsaft bei Magenstörungen.

12. Vergorene Gemüse, vergorene Milch

Milchsauer vergorene Gemüse und andere Nahrungsmittel (das bekannteste ist Sauerkraut) sind seit ältesten Zeiten bekannt, und haben hervorragende Ernährungseigenschaften. Die bei der Gärung entstehende rechtsdrehende Milchsäure ist nur wenig sauer, vermag aber zur Erhaltung von wichtigen Nährstoffen beizutragen. Vergorene Gemüse und auch milchsaure Gemüsesäfte sind leicht verträglich. Es sei auch daran erinnert, daß vergorene Milch (Sauermilch) leichter verträglich ist als unvergorene Milch.

13. Fleisch

Nehmen Sie möglichst frisches Fleisch, kein gelagertes. Ist das Fleisch zäh, so kann man es zu Hackbeefsteak verarbeiten. Günstig sind auch Fische, sofern sie nicht zu fettig sind (eventuelle Giftstoffe werden vor allem im Fettgewebe eingelagert); auch Geflügel, sofern es nicht mit Hormonen behandelt wurde; ebenso ist Wild als Fleischspeise sehr zu empfehlen. Fleischbrühe ist als Nahrung nicht zu empfehlen.

14. Innereien

Diese sind sehr wertvoll wegen ihres hohen Gehaltes an Nährstoffen. Es wurde nie bewiesen, daß Gicht durch häufigen Genuß von Innereien verursacht wird. Vorsicht ist trotzdem geboten: Innereien sollen nur von einwandfrei ernährten Tieren verwendet werden, denn Giftstoffe im Futter werden vorwiegend in der Leber und in den Nieren der Tiere gespeichert.

15. Wurstwaren, Geräuchertes

Wurstwaren sollen mit Ausnahme der frischen Würste (Bratwürste, Blut- und Leberwürste, Weißwürste) nur sehr mäßig genommen werden. Alle roten Wurstwaren enthalten Nitrate, die beim Erhitzen in krebsfördernde Nitrosamine umgewandelt werden. Häufiger Genuß von gebratenen Cervelats zum Beispiel ist also nicht empfehlenswert; das gleiche gilt auch für Schinken. Vitamin C verhindert Nitrosaminbildung.

16. Zucker

Alle Nahrungsmittel, welche viel Zucker enthalten, sind nicht nur schädlich für die Zähne, sondern auch für den ganzen Körper. Zucker stört beispielsweise im Darm die Resorption von Kalzium. Es sei betont, daß jede Form von Zucker, also auch unraffinierter Zucker (Braunzukker), in größeren Mengen schädlich ist. Kindernährmittel sollten nicht schon fabrikmäßig gezuckert sein.

17. Gewürze

Man soll nicht zu stark mit Pfeffer würzen. Nehmen Sie Kräuter wie Majoran, Rosmarin, Bohnenkraut, Oregano, Basilikum, Estragon u. a. m. Als scharfe Gewürze kommen Paprika und Curry in Frage. Zwiebeln und Knoblauch sind sehr gesund. Meiden Sie scharfen Senf und Essigfrüchte in größeren Mengen. Fabrikmäßig hergestellte Mayonnaisen und Saucen sind nicht zu empfehlen.

18. Ein außergewöhnliches Knoblauchpräparat aus Japan

Ich berichte noch über das universellste Heilmittel, welches rund um die Erde bekannt ist und seit Jahrtausenden bekannte Heilwirkungen aufweist, aber bisher aus Geruchsgründen nicht gerne genommen wurde und überdies einen Naturstoff enthält, der die Magenschleimhaut angreift, Membranen der roten Blutkörperchen zerstört und wichtige körperfreundliche Darmbakterien schädigt.

Ein außergewöhnliches Knoblauchkonzentrat aus Japan, „Kyolic“, hat keinen dieser Nachteile und zeigt doch alle Heilwirkungen von frischem Knoblauch. Die Pflanze wird auf einem der besten Böden der Welt rein biologisch kultiviert; der Boden wurde vor der Bepflanzung vier Jahre mit Holzspänen, Kuh- und Hühnerdung kompostiert. Außergewöhnlich ist aber auch die Herstellung des Konzentrats. Nach jahrelanger Forschung ist es gelungen, durch eine 20 Monate dauernde gesteuerte Fermentation, die hauptsächlich den Geruch verursachende Verbindung Allicin in Diallyl-Disulfid umzuwandeln. Allicin ist ein Oxidans mit toxischen Wirkungen, deshalb kann man von natürlichem Knoblauch nur beschränkte Quantitäten nehmen. Im „Kyolic“ ist Allicin soweit reduziert, daß es seine toxische Wirkung verliert, aber die antibiotische Wirkung behält. Viele Berichte von Ärzten und ausführliche Artikel über „Kyolic“ sind in wissenschaftlichen Zeitschriften erschienen.

Morton Walker hat ein kleines Buch über dieses Präparat geschrieben: „Garlic: Nature's Healer“, welches die Entwicklung des Konzentrats und die Heilerfolge ausführlich beschreibt. *Alan H. Nittler* widmete in seinem Buch „New Breed Digest of Metabolic Nutrition“ dem Präparat „Kyolic“ ein Kapitel. *Nittler* schreibt: „Kyolic wirkt energievermehrend, indem es ATP (Adenosin-Triphosphat) vermehrt. Es schützt gegen die Wirkungen von Bestrahlung und fördert die Bindung und Entfernung von schädlichen Schwermetallen aus dem Körper. Die antidiabetische Wirkung ist ebenso nachgewiesen, wie die antianämische. Die Neubildung von Spermien wird gefördert.“ Laut *Morton Walker* enthält „Kyolic“ identifizierbare therapeutische Faktoren:

- antihämolytischer Faktor (gegen Anämie)
- Antikoagulans-Faktor (verhindert Blutklümpchen)

- Antientzündungs-Faktor (z. B. gegen Arthritis)
- antibiotischer Faktor (z. B. gegen Entzündungen der Atemwege)
- Zuckermetabolismus-Faktor (gegen Diabetes)
- Antischwermetall-Faktor (Entfernung von Schadstoffen aus dem Körper)
- Antioxidans-Faktor (reduziert aggressive Stoffwechselprodukte)
- ein Faktor, der das Zellwachstum stimuliert und Körperfunktionen verjüngt (Gurwitch-Strahlen)

Morton Walker beschreibt in seinem Buch ausführlich, wie eine hartnäckige, jahrelang dauernde Akne geheilt wurde, anfangs durch Stoßtherapie mit bis 15 Kapseln pro Tag, dann auch durch Auftragen der Flüssigkeit auf die besonders veränderten Stellen. Auch Heilung von Pilz-Erkrankungen (Candida albicans) wird beschrieben. Eine genaue Beschreibung über Quecksilber-Entfernung aus dem Körper wird mitgeteilt, und zwar mit 6 Kapseln „Kyolic" während 6 Monaten. „Kyolic" entfernt auch Schadstoffe, wie Additive, aus der Nahrung.

Senkung von Blutdruck und Cholesterinspiegel sind altbekannte Wirkungen von Knoblauch. Erkrankungen der Atemwege wie Sinusitis, Bronchitis, Asthma können mit einem Eßlöffel „Kyolic" auf 3 Eßlöffel destilliertes Wasser in einem Sprayer rascht geheilt werden. Auch akute Konjunktivitis kann mit 2 Tropfen „Kyolic" auf ein Glas Wasser mittels einem Augenbad geheilt werden.

Bei vielen Darmerkrankungen wirkt „Kyolic" ausgezeichnet, es ist so harmlos, daß es auch Babies, z. B. bei Blähungen gegeben werden kann. Gut bewährt hat es sich vor allem bei akuter oder chronischer Diarrhö, also z. B. bei Colitis mit einer Dosis von 16 Kapseln pro Tag während einer Woche, sodann während 4 Wochen mit 2 Kapseln pro Tag, oder z. B. bei Ileitis 6–10 Kapseln pro Tag. Die Wirkung bleibt auch nicht aus bei Hämorrhoiden. Alkohol-Hangover wird gebessert mit 4 Kapseln (verstärkt mit Vitamin B_1) vor und nach dem Trinken. Ein Fall von Schwangerschaftserbrechen wurde mit 3–4 Kapseln (verstärkt mit Vitamin B_1) morgens, und ev. auch nachmittags, gebessert. Bei Arthritis sollen 16 Kapseln pro Tag eine Woche lang und dann 2 Kapseln pro Tag eine deutliche Besserung gebracht haben, bei Anämie 12 Kapseln pro Tag, nach einigen Tagen die Hälfte – in vielen Fällen war schon nach wenigen Tagen ein Erfolg zu sehen. Weil es eindeutig zur Leistungssteigerung beiträgt, war es im Ernährungsplan vieler Olympia-Athleten.

Dies sind nur einige Beispiele, aber zusammenfassend kann gesagt werden, daß es kaum eine Krankheit gibt, die „Kyolic“ nicht irgendwie günstig beeinflussen kann. Es ist sicher auch ein großartiges Präventivum.

1 Kapsel Kyolic enthält:
1 ml Kyolic Konzentrat = 22 Tropfen

19. Getränke

Alkohol soll nur mäßig genossen werden. Nicht empfehlenswert sind die verschiedenen zuckerhaltigen Getränke mit künstlichen Geruchs-, Geschmacks- und Farbstoffen, ebenso Cola-Getränke, die Koffein und auch viel Zucker enthalten. Kinder und Jugendliche sollten diese Getränke nicht zu sich nehmen. Deshalb taucht oft die Frage auf: „Was soll man zu Tisch an nichtalkoholischem Getränk der Familie offerieren?“ Was wird den kleinsten Kindern und auch den Großeltern gut bekommen und ist zugleich schmackhaft? Als sehr gutes Getränk hat sich die alte, in Vergessenheit geratene Limonade bewährt. Man nimmt 1 Liter gekochtes Wasser, gibt den Saft einer Zitrone hinein, süßt mit ½ Löffel flüssigem Bienenhonig oder Ahornhonig. Das ergibt ein schmackhaftes, angenehmes Getränk. Auch die verschiedenen Kräutertees sind sehr empfehlenswert. Pfefferminztee sollte vielleicht nicht dauernd in größeren Mengen getrunken werden wegen des Mentholgehalts; Hagebuttentee kann unter Umständen bei bestimmten Personen einen Hautreiz verursachen. Ich muß wegen der Nieren viel trinken. Für mich ist und bleibt das beste Getränk reines Quellwasser, das ich von Frankreich beziehe.

Vom Kaffee wird behauptet, daß seine Schädlichkeit nicht vor allem nur im Coffein, sondern auch in den Röstprodukten liegt, von denen bis heute nur der kleinste Teil identifiziert ist. Kaffee soll mäßig genommen werden, und wenn, dann mit reichlich Milch.

Getränke mit Schokoladengeschmack fördern die Schokoladesucht. Es ist deshalb nicht günstig, sie Kleinkindern zu verabreichen. Kakao hat zudem eine leicht stopfende Wirkung.

20. Tiefgekühlte Lebensmittel und Konserven

Konserven sind möglichst zu meiden und soweit wie möglich durch Frischgemüse bzw. -obst zu ersetzen. In Konserven ist durch den Herstellungsprozeß ein großer Teil der natürlichen Vitamine und anderer Nährstoffe verlorengegangen.

Tiefkühlprodukte sind den Konserven vorzuziehen. Sie müssen aber sofort nach dem Auftauen verbraucht werden. Auch ist darauf zu achten, daß gewisse Produkte auch Zusatzstoffe enthalten, zum Beispiel bei gehacktem Spinat unter Umständen Weißmehlzusatz, der besonders bei Zuckerkranken unerwünscht ist. Durch zu lange Lagerung leiden auch die Tiefkühlprodukte, und sie sind den frischen Produkten nicht ebenbürtig, wie verschiedene Berichte zeigen.

21. Allgemeine Bemerkungen

Die Mahlzeiten sollen mit Salat oder Rohkost begonnen werden. Es sollen grundsätzlich nicht viele verschiedene Speisen zusammen gegessen werden, denn jede Nahrung hat eine andere Verdauungszeit. Viele „Gänge" sind gesundheitsschädlich. Stärkenahrung, also Bot, Kartoffeln, Reis, Teigwaren usw., ist gut zu kauen, da der Speichel zur Verdauung gebraucht wird.

Gemüse, welche nicht roh gegessen werden sollen, sind im eigenen Saft zu dünsten, aber nicht zu kochen. Das gleiche gilt für das Fleisch. Ich empfehle Pfannen, in denen Gemüse, auch Kartoffeln, Reis, Teigwaren, mit sehr wenig Wasser, das einkocht, und Fleisch mit wenig Fett bei niedrigen Temperaturen gargekocht werden. Die Speisen schmekken ganz ausgezeichnet, die Nährstoffe werden geschont, die Stromersparnis ist beträchtlich[*]).

Wenn möglich, sollten Sie aufgewärmte Speisen nicht essen, auch nicht solche, die länger als 24 Stunden im Kühlschrank aufbewahrt wurden. Es finden in den Speisen auch bei kühler Temperatur Veränderungen statt, die man noch nicht genau kennt. Also eher zu wenig als zu viel kochen. Ein unerwarteter zusätzlicher Hunger kann immer mit Butterbrot, Milch, Käse oder Obst gestillt werden. Es wird auch abgeraten, Gemüseseuppe auf Vorrat zu kochen und aufzuwärmen. Fett und Öl zum Braten ist nicht mehrmals zu verwenden.

Den Kindern soll man anstelle von Süßspeisen und Süßigkeiten Sonnenblumenkerne, Kürbiskerne, Haselnüsse, Mandeln, Johannisbrot zum Knabbern geben. Als kleine Zwischenmahlzeit eignen sich

---

[*]) Solche Pfannen in preiswerter Qualität liefert z.B. die Firma Linico AG, Riehenring 71, CH-4058 Basel, die auch in Deutschland und anderen Ländern Verkaufsstellen hat.

Vollkorn-Sandwiches mit Käse oder Obst. Auch vom sogenannten Soft-Eis ist abzuraten. Es enthält nur leere Kalorien in Form von Zucker und künstlichen Zusatzstoffen.

Um eine gute Verdauung zu haben, müssen Sie genügend trinken.

Ein gutes Mittel, um die häufigste Art von Verstopftsein zu vermeiden, ist Kleie. Kleie ist geschmacklos; Sie können sie jeder Nahrung beifügen. Kleie sollte mit genügend Flüssigkeit eingenommen werden. Man kann sie in Joghurt verrühren oder mit Orangensaft mischen. Beginnen Sie mit 1 Teelöffel Kleie täglich und steigern Sie nötigenfalls. Der Stuhlgang wird auch gefördert, wenn Sie sofort nach dem Aufstehen in den nüchternen Magen 1–2 Glas lauwarmes Wasser oder lauwarmen Kamillentee trinken. Der Stuhlgang sollte bei guter Verdauung mindestens 1mal pro Tag erfolgen. Es ist gesundheitsschädlich, den Stuhl zu verhalten. Im Moment, wo sich ein Drang einstellt, muß schnellstmöglich die Entleerung folgen. Nach dem Stuhlgang soll der Anus mit kaltem Wasser gereinigt werden. Es ist dies ein ausgezeichnetes Mittel, um die Bildung von Hämorrhoiden zu verhindern.

Es gibt noch ein weiteres Mittel, um den Stuhlgang zu fördern: Vitamin C.

Prof. *Pauling,* dem ich die Ratschläge für die Küche zur Begutachtung sandte, schrieb mir mit Brief vom 24. März 1980: „Ich habe gefunden, daß das beste Mittel gegen Verstopfung eine große Dosis Ascorbinsäure oder Natriumascorbat ist. Ich nehme für diesen Zweck täglich 5–10 g davon, als erstes am Morgen, und weitere Dosen später während des Tages ..."

Ich habe diese Ratschläge befolgt. Ich nehme morgens beim Aufwachen 5 g oder mehr, und zwar Ascorbinsäure – es ist eine sehr schwache Säure, viel schwächer als die Magensäure. Ich habe dann nach dem Frühstück Stuhl und am Vormittag nochmals. Es ist ein großartiges Gefühl, sich vollständig entleert zu fühlen, denn *ein* Stuhlgang genügt scheinbar nicht für vollständige Entleerung.

In einem amerikanischen Buch über Ernährung habe ich gelesen: „Esse nichts Ranziges, aber auch nichts, was nicht ranzig werden würde. Esse nichts Schimmliges, aber auch nichts, was nicht schimmlig werden würde." Mit anderen Worten: essen Sie nichts, was zur Verhinderung von Schimmel und von Ranzigwerden mit irgendwelchen Stoffen behandelt wurde. Will man gewisse Lebensmittel für längere Zeit aufbewahren, dann soll dies nur in einem kühlen und trockenen Raum in Metallbüchsen oder Glasbehältern geschehen. Plastiksäcke sind nicht nur „ungesund", sondern sie werden auch von Insekten, Mäusen usw. durchfressen.

Die Kerne von Äpfeln und Birnen sowie jene, die sich im Innern der Aprikosen-, Pfirsich-, Zwetschgen- oder Kirschsteine befinden, sind blausäurehaltig und deshalb giftig. Es ist schon vorgekommen, daß Kinder solche Kerne aufgeschlagen und gegessen haben, was dann zu Vergiftungserscheinungen führte. Kartoffelaugen haben eine giftige Wirkung. Sie sollen deshalb ausgeschnitten werden. Kartoffeln müssen immer im Dunkeln gelagert werden. Überdüngtes Gemüse kann große Mengen von Nitraten enthalten (diese werden in Gegenwart bestimmter Nahrungsstoffe zu den schädlichen Nitrosaminen abgebaut). Ich rate ab, Kinder zum Spinatessen zu zwingen, denn Spinat enthält nicht so große Mengen Eisen, wie man früher einmal glaubte. Die grünen Bohnenschoten, die oft, besonders im Süden Europas, roh gegessen werden, können bei bestimmten Personen den sogenannten Favismus, eine Krankheit mit Fieber, Blutarmut, Bauchkrämpfen u. a. verursachen. Wir raten ab, diese roh zu essen.

Bei Magerkuren darf nicht fettlos gegessen werden. Fette oder Öle erhöhen nicht von allein das Körpergewicht. Fett ist notwendig, damit die Galle fließt und somit die fettlöslichen Vitamine, zum Beispiel Vitamin A und E, resorbiert werden können. Das mit der Nahrung aufgenommene Fett wird normalerweise in Energie umgesetzt. Das ist so zu verstehen: nimmt man Fett und Stärkeprodukte (Brot, Kartoffeln, Reis, Teigwaren usw.) ein, dann liefert das Fett die Energie, und das Stärkeprodukt wird in Körperfett umgewandelt. Will man sein Körpergewicht reduzieren, dann muß man den Konsum von Stärkeprodukten wie Teigwaren, Zucker, Schokolade, Süßigkeiten und auch in beschränktem Maß den von Früchten einschränken. Alkohol enthält selbstverständlich auch Kalorien. Obwohl Gemüse auch Stärke enthält, soll es in beschränktem Maße weiter genommen werden, weil es wichtige Nährstoffe (vor allem Mineralien) enthält und dem Körper überdies Ballaststoffe, die für die Verdauung wichtig sind, zuführt. Es ist erwiesen, daß man meistens ohne besondere Maßnahmen zu einem normalen Gewicht kommt, wenn man nur ntaürliche, nicht prozessierte Nahrung zu sich nimmt.

Noch ein Wort bezüglich des Trinkens:

Man soll viel Flüssigkeit zu sich nehmen, mindestens 1 Liter pro Tag, und zwar am besten zwischen den Mahlzeiten. Dies ist von großer Wichtigkeit; der Magensaft soll nicht verdünnt werden, da sonst eine Verminderung der Resorption von Nährstoffen eintreten kann. Wenn diese Empfehlung über die Einnahme von Flüssigkeit zwischen den Mahlzeiten eingehalten wird, dann gibt es auch selten eine unangenehme Gasbildung mit Blähung. Insbesondere Personen mit heiklem Magen sollten spätestens ½ Stunde vor dem Essen und frühestens 2 Stunden nach dem Essen reichlich trinken, aber während der Mahlzeit nicht oder nur wenig.

Schwarztee oder Milchkaffee sind aber als Getränke nicht geeignet; empfohlen werden Kräutertees oder Lindenblütentee mit Zitrone.

Wichtig: Alle Stärkeprodukte (Kohlenhydrate) besonders gut kauen. Sonst kann es, vor allem bei Umstellung auf Vollkornbrot, Magenbeschwerden geben.

Es folgen Rezepte mit Vollkornmehl.

Vollkorn-Spätzle

300 g Vollkornmehl
2 Eßlöffel feinen Weizengrieß und 1 Eßlöffel Sojamehl
½ Eßlöffel Salz
3 Eier (gut schlagen)
1,5 dl Milchwasser (halb Milch, halb Wasser)
Zubereitung wie üblich.

Portionsweise ins Knöpflisieb und dann ins kochende Salzwasser geben. ½ Minute kochen lassen und herausnehmen. In eine Pfanne mit heißem Salzwasser geben und einen Moment ziehen lassen, herausnehmen und auf eine heiße Platte geben. Mit Käse bestreuen und mit heiß gemachter Butter abschmelzen.

Es ist gut, dem Salzwasser 1 Eßlöffel Öl beizugeben; die Spätzle werden dann nicht klebrig.

Bauernomeletten

250 g Vollkornmehl
2 Eßlöffel Paidol und 1 Eßlöffel Sojamehl
4 dl Milchwasser
4 große Eier
1 Eßlöffel Öl
Salz
1 Handvoll Reibkäse
1 große Zwiebel gehackt, in etwas Öl glasig werden lassen
viel Schnittlauch
nach Belieben etwas gehackten Schinken.

Einen Teig zubereiten und ungefähr 1 Stunde stehen lassen. Dann die Omelette ausbacken.
Mit Salat ergibt dies ein ausgezeichnetes Essen – und dazu gesund, weil nur aus naturreinen Rohstoffen hergestellt.

Apfelomeletten

Einen Omelettenteig aus Vollkornmehl mit 4 Eiern zubereiten. 3 große Äpfel schälen und raffeln. Ev. 1 Dessertlöffel Zucker beifügen. Den Tag 1 Stunde ruhen lassen. Omeletten vorsichtig ausbacken.

Hefekuchen

300 g Vollkornmehl
20 g Hefe
1 Prise Salz
1 Ei und 1 Eigelb
3 gestrichene Eßlöffel Honig
60 g zerlassene Butter
1 dl Milch
eventuell Rosinen beifügen.

Mit diesen Zutaten einen Hefeteig zubereiten. Der Teig soll nicht kleben. Dann den Hefeteig in eine Springform oder andere Form geben, mit Butter und Eigelb bestreichen, und mit geriebenen Haselnüssen oder mit geschälten, gestiftelten Mandeln bestreuen. Langsam backen.

Vollkorn-Guetzli

270 g Vollkornmehl
1 Prise Salz und
140 g Butter verreiben,
140 g Rohzucker oder statt dessen Honig daruntermischen und mit
1 geschlagenen Ei und
2–3 Eßlöffel Milch oder Rahm und dem
Abgeriebenen einer Zitrone sowie
70 g geriebenen Mandeln zu einem Teig verarbeiten.
Eventuell 1 Prise Backpulver dazugeben.
Teig ruhen lassen, ½ cm dick auswallen, Plätzli ausstechen, mit Milch bestreichen und bei Mittelhitze backen.

Auch alle anderen Guetzli werden mit frisch gemahlenem Vollkornmehl viel schmackhafter. Machen Sie einen Versuch!

Torten und Böden für Obst- und Käsekuchen aus frisch gemahlenem Vollkornmehl schmecken ausgezeichnet.

Käse-Guetzli

170 g Vollkornmehl
120 g Butter
½ Teelöffel Salz
100 g Käse (Gruyère)
2 Eßlöffel Kirschwasser
1 Eßlöffel Milch.

Einen geriebenen Teig herstellen, kühl stellen, ½ cm dick auswallen und bei mittlerer Hitze backen. Die Guetzli dürfen nicht dunkel werden.

„Pep-up“ – die tägliche „Supernahrung“

Es gibt drei Nährmittel, welche außerordentlich reich an wertvollen Nährstoffen sind: Primärhefe (Hefe bester Qualität), Weizenkeim und Lezithin.

Die sogenannte Primär-Bierhefe (Saccharomyces cerevisiae), auf eigens für Hefekulturen vorbereiteten Melasseböden gezüchtet, kann als die beste Hefe bezeichnet werden. Man sollte beim Einkauf immer Primärhefe verlangen. Sie enthält den gesamten Vitamin-B-Komplex (mit Ausnahme von Vitamin B_{12}), weiter konzentriertes Protein mit den essentiellen Aminosäuren, weiter die so lebenswichtigen Nukleinsäuren, ferner wichtigste Mineralstoffe, darunter das unerläßliche, organisch gebundene Chrom, bekannt auch als Glukosetoleranzfaktor, welcher notwendig ist für die Insulinproduktion, ohne die der Körper nicht Glukose verarbeiten kann. Außerdem enthält diese Hefe das seltene, so wichtige Selen, ein Antioxidans, das die Wirkung von Vitamin E erhöht und auch Entgiftungsfunktionen hat (z. B. gegenüber Quecksilber).

Ein weiteres, sehr interessantes wichtiges Nährmittel ist frischer Weizenkeim. Sein Öl enthält die lebenswichtige Linolsäure, das sehr interessante, in letzter Zeit viel erforschte Octacosanol und das wichtige Vitamin E, weiter die B-Vitamine, Mineralstoffe.

Das dritte hochwertige Nährmittel ist Lezithin, welches große Mengen von Cholin und Inosit enthält und somit eine wertvolle Ergänzung des B-Komplexes ist. Gehirn, Nerven, Leberzellen enhalten alle Lezithin, und es erscheint lebenswichtig, daß Lezithin in genügenden Mengen vorhanden ist.

Schon 1954 hat die Nährstoff-Forscherin *Adelle Davis* eine Supernahrung empfohlen, welche diese drei Nährmittel enthält. Sie hat sie noch durch vegetabilisches Öl und Eigelb ergänzt und in Milch eingerührt. Da Hefe, Weizenkeim und Lezithin einen Phosphorüberschuß aufweisen, balancierte sie diese mit Extragaben von Kalzium und Magnesium. Die Erfolge als Präventiv- und Krankheitskost waren außerordentlich, und ähnliche Kombinationen wurden in den folgenden Jahren immer wieder von verschiedenen Nährstoffspezialisten als „Supernahrung“ (Pep-up) zur täglichen Einnahme empfohlen.

Eine solche Supernahrung ist auch wirklich sehr empfehlenswert, sie hat sich gut bewährt als Kraftnahrung zum Frühstück für Kinder, die sich im Wachstumsalter befinden und großen Bedarf an allen Nährstoffen haben, für Kinder, die sich müde fühlen, Schwierigkeiten mit dem Lernen haben. Oft hat allein schon die Umstellung auf diese Nahrung Hyperaktivität gedämpft.

Ebenso empfehlenswert ist sie für Rekonvaleszente, sodann für Personen, die besonderen körperlichen und geistigen Anstrengungen ausgesetzt sind. Sie ist auch sehr hilfreich für alte Leute, welche oftmals an Nährstoffmangel leiden, weil sie sich ungenügend ernähren.

Leider sind solche Nährmittelkombinationen nicht sehr schmackhaft, und so kommt das Problem, in welcher Form man sie am besten einnimmt, ohne daß sie verleiden.

Hier zwei Rezepte, eines mit Fruchtgeschmack, kalt, und eines gewürzt, als warmes Süppchen. Beide ergeben eine große Tasse.

– Das Rezept mit Fruchtgeschmack, kalt:
In einen Mixer geben:
1 gestrichenen Eßlöffel Lezithingranulat (ca. 5 g)
1 gehäuften Eßlöffel Weizenkeim (ca. 5 g)
1 Eigelb
¾ Tasse kalte, wenn möglich Vollmilch
Saft einer Zitrone
½ Eßlöffel Distelöl

Dann zerkleinerte Früchte wie Ananas, Pfirsich, auch reife Bananen, Beeren usw. zugeben. Mit Konfitüre, Bienenhonig oder Ahornhonig nach Geschmack süßen. Tüchtig mixen. Mit den richtigen Früchten sollte es gut schmecken.

– Das warme, gewürzte Rezept:
In ein vorgewärmtes Rührbecken gebe man in folgender Reihenfolge:
1 Eigelb
1 Eßlöffel Lezithin
Saft einer Zitrone
1 Eßlöffel Distelöl
Alles tüchtig rühren. Dann beifügen:
1 Eßlöffel Weizenkeim, ebenfalls tüchtig rühren, und dann langsam eine ¾ Tasse gut warme Milch zugießen und sehr gut umrühren, damit keine Klümpchen bleiben.

(Bei den Rezepten ist die Primärhefe weggelassen worden. Statt der 5 g, dem gestrichenen Eßlöffel Primärhefe, empfehle ich 5 leicht schluckbare Primärhefetabletten zu nehmen. Sie ersparen sich nicht nur die Hantierung mit dem Pulver, sondern das Weglassen bedeutet eine wesentliche Geschmacksverbesserung.)

In eine vorgewärmte Tasse geben, in der sich Schnittlauch oder

Petersilie befindet. Dann eventuell weiter würzen mit Knoblauchpulver, Basilikum, Dillspitzen, auch Paprika, evtl. etwas Meersalz. Ich kenne Personen, die noch etwas Reibkäse darauf streuen, ja sogar grüne Erbsen beifügen und ein perfektes Süppchen haben. Es ist leichter, dieses warme Rezept schmackhaft zu machen.

Über die Wichtigkeit und wie empfehlenswert es ist, die drei Nährstoffe Primärhefe, Weizenkeim und Lezithin zu nehmen, besteht kein Zweifel. Das Problem ist aber immer, in welcher Form man sie dauernd nehmen kann. Ich nehme die drei Substanzen so, daß ich 5 Hefe-Tabletten (zu 1 gr) morgens schlucke, weiter mittags das Lezithin auf den Salat und den Weizenkeim auf das Gemüse streue. Auch in Joghurt eingerührt schmecken Weizenkeim und Lezithin gut. Ein weichgekochtes Ei kann man morgens nehmen und das Distelöl mittags auf den Salat geben.

Der Überschuß an Phosphor in der Hefe ist bei den Tabletten bereits kompensiert. Den Überschuß an Phosphor im Lezithin gleicht man mit 2 Tabletten Dolomit aus.

Diese Supernahrung ist auch ein „Appetitzügler". Nehmen Sie zu dem Rezept noch 2 Eßlöffel kaltgepreßtes hochwertiges Pflanzenöl. Das erhöht das Gefühl der Sättigung. Öl macht nicht fett. Wenn man den Inhalt der Tasse mit dieser Supernahrung langsam trinkt, dann hat man eine sehr nährstoffreiche Nahrung zu sich genommen, die lange anhält und auch als Mittagessen genügt.

Sollte Milch nicht vertragen werden, dann kann Ananas- oder Grapefruit-Saft als Basis genommen werden.

Adelle Davis empfiehlt in ihrem Buch „Let's get well" diese Supernahrung als beste Nahrung bei akuter Krankheit, resp. schwerem Streß, und zwar bei allen Mahlzeiten und zwischen den Mahlzeiten, auch vor dem Schlafengehen und auch in der Nacht, wenn der Schlaf fehlt. Und zwar je eine Tasse zusätzlich mit der „Antistreß-Formel". Diese besteht aus: 500 mg Vitamin C, je 2 mg Vitamin B_1 und B_2, 100 mg Pantothensäure (das sog. Antistreß-Vitamin). Es gibt eine B-Komplex-Tablette (siehe S. 324), welche alle B-Vitamine und 250 mg Vitamin C enthält. Es ist eine gute „Antistreß-Formel".

Weiter empfiehlt *A. Davis* auch Vitamin E (z.B. 100 I.E.) und Vitamin A sowie Vitamin D_3 (z.B. 1 Kapsel enthaltend 4000 I.E.

Vitamin A und 400 I. E. Vitamin D_3).

Gewicht des Löffelinhaltes einiger Nährmittel

1 SIH*)-Löffel groß, *gestrichen,* wiegt:

Hefe	10 g
Lezithingranulat	9 g
Pulvermilch	4,5 g
Soja-Vollmehl	9 g
Speisekleie	3,5 g
geriebene Mandeln	10 g
vegetabilisches Öl, Distelöl, Sonnenblumenöl usw.	12,5 g

1 SIH-Löffel groß, *gehäuft,* wiegt:

Pulvermilch	10,5 g
Speisekleie	5,5 g
Weizenkeime	12,5 g

1 SIH-Löffel klein *gestrichen,* wiegt:

Hefe	6 g
Lezithin	4,5 g
Soja-Vollmehl	3,5 g
vegetabilisches Öl	6,5 g

1 normaler Eßlöffel**), *gehäuft,* wiegt:

Hefe	ca. 13–14 g
Lezithin	ca. 15 g
Pulvermilch	ca. 11,5 g
Kleie	ca. 7 g
Sojamehl	ca. 15 g
Weizenkeime	ca. 15 g

1 normaler Eßlöffel**), *gestrichen,* wiegt:

Hefe	ca. 12,5 g

*) SIH = Schweizerisches Institut für Hauswirtschaft.
**) Bei modernen, kleineren Eßlöffeln etwa die Hälfte.

Lezithin	ca. 8,5 g
Pulvermilch	ca. 5,5 g
Kleie	ca. 3 g
Sojamehl	ca. 8 g
Weizenkeime	ca. 6 g

1 Tasse Milch wiegt:	190 g
1 Glas Joghurt wiegt:	145 g
1 Eigelb wiegt:	17 g

Anhang IV

Fragebogen für Patienten

Beispiel eines Fragebogens für Patienten, der verbessert oder ausgebaut werden kann:

Name, Adresse, Telefonnummer des Patienten . . . .

. . . .

. . . .

Alter . . . . Körpergröße . . . . Körpergewicht ca. . . . .

1. Wegen welcher Beschwerden haben Sie einen Arzt konsultiert?
2. Diagnose?
3. Welche Medikamente hat Ihnen der Arzt verschrieben?
4. Seit wann nehmen Sie diese?
5. Haben Ihnen die Medikamente geholfen?
6. Sind Sie weiter in ärztlicher Behandlung?
7. Welche schweren Krankheiten haben Sie durchgemacht?
8. Welche Operationen?
9. Hatten Sie einen schweren Unfall?
   Welcher Art?
10. Haben Sie dauernden Kummer?
11. Dauernden Ärger?
12. Gründe?
13. Sind Sie grundlos deprimiert?
14. Fühlen Sie sich in Ihrer Wohnung wohl?
    Wenn nicht, warum?
15. Haben Sie öfters Kopfschmerzen?
16. Wann haben Sie diese?
17. Haben Sie Migräne?
    Wann haben Sie diese?
18. Haben Sie Augenbrennen?
    Entzündete Augenecken?
    Tränen Ihre Augen?
19. Sehen Sie manchmal nicht deutlich?
20. Tragen Sie eine Brille?

21. Wann wurde Ihre Brille zum letzten Mal kontrolliert?

22. Haben Sie das Gefühl, im Dämmerlicht oder in der Nacht besonders schlecht zu sehen?

23. Haben Sie das Gefühl, nachts von einem entgegenkommenden Auto besonders geblendet zu werden?

24. Tragen Sie eine Zahnprothese?

25. Blutet Ihr Zahnfleisch beim Zähneputzen?

26. Knirschen Sie mit den Zähnen während der Nacht?

27. Verwenden Sie Fluor-Zahnpasta?

28. Verwenden Ihre Kinder Fluor-Zahnpasta?

29. Erhalten Ihre Kinder im Kindergarten oder in der Schule Fluor-Tabletten?

30. Enthält Ihr Kochsalz Fluor?

31. Enthält Ihr Kochsalz Fluor und Jod?

32. Haben Sie noch die Rachenmandeln?

33. Haben Sie häufig Infektionen der oberen Atemwege?
Erkältungen?
Bronchitis?
Haben Sie Schwierigkeiten diese loszuwerden?

34. Wann?
Winter, Sommer?

35. Wie sieht Ihre Zunge aus?
Gleichmäßig rosa?
Belegt?
An den Rändern dunkelrot?

36. Haben Sie Asthma?

37. Leiden Sie an Heuschnupfen?

38. Haben Sie am Morgen Auswurf?

39. Haben Sie Husten?

40. Husten mit Blutauswurf?

41. Wurde Ihre Lunge in letzter Zeit geröntgt?
Wann?

42. Atmen Sie immer durch die Nase?
Oder immer durch den Mund?
43. Oder nur zeitweise durch den Mund?
44. Haben Sie zu hohen Blutdruck?
45. Haben Sie zu niedrigen Blutdruck?
46. Haben Sie Herzklopfen (Herzjagen)?
47. Haben Sie unregelmäßigen Puls?
48. Haben Sie nachts Atemnot?
49. Werden Sie nachts durch Lärm gestört?
50. Haben Sie irgendwo Schmerzen?
Wo?
51. Wo bei Anstrengungen?
52. Leiden Sie an Verstopfung?
53. Nehmen Sie Abführtabletten?
Welche Sorte?
54. Haben Sie saures Aufstoßen oder Magenbrennen?
55. Haben Sie Blut auf dem Stuhl oder am Papier?
56. Leiden Sie an einer Hautkrankheit?
An welcher?
57. Leiden Sie an fettiger Haut im Gesicht?
58. An Akne?
59. An einer Pilzkrankheit?
An den Füßen?
An einem anderen Körperteil?
60. An rauhen Händen?
61. An brüchigen Fingernägeln?
Haben Sie stark gekrümmte Fingernägel?
62. Haben Sie weiße Flecken an den Fingernägeln?
63. Leiden Sie an Haarausfall?
An Schuppen?
An fettigen Haaren?
64. Haben Sie Krampfadern?

65. Haben Sie Thrombosen?
Oder solche gehabt?

66. Wie ist Ihr Cholesterinspiegel?

67. Ihr Harnsäurespiegel?

68. Ist Ihr Blutzuckerspiegel zu hoch?
Zu niedrig?

69. Leiden Sie an Gicht?
Arthritis?
Rheuma?

70. Nehmen Sie Antidiabetika (blutzuckersenkende Mittel)?
Haben Sie in letzter Zeit Antibiotika genommen?

71. Wissen Sie, was Allergie ist?

72. Sind Sie allergisch gegen gewisse Speisen?

73. Meiden Sie gewisse Nahrungsmittel?
Eier?
Milch?
Andere?

74. Warum?

75. Kauen Sie gut?
Essen Sie langsam?
Oder schnell und hastig?

76. Haben Sie Beschwerden beim Genuß von Vollkornbrot?

77. Essen Sie Margarine?
Warum?

78. Essen Sie Butter?
Warum?

79. Essen Sie gern Süßes?

80. Essen Sie Schokolade?
Wieviel?

81. Essen Sie viel Obst?
Welches Obst hauptsächlich?

82. Bitte geben Sie die Zusammenstellung von je 2 Mittag- und Abendessen bekannt. Wenn Sie Milch trinken, geben Sie bitte an wieviel.

83. Fühlen Sie sich vormittags müde?
84. Was essen Sie zum Frühstück?
85. Was essen Sie vormittags?
86. Was essen Sie nachmittags?
87. Essen Sie noch etwas beim Fernsehen nach dem Nachtessen? Was?
88. Trinken Sie Alkohol?
89. Wein? Wieviel/Tag?
90. Bier? Wieviel/Tag?
91. Whisky? Wieviel/Tag?
Schnäpse? Wieviel/Tag?
92. Trinken Sie schwarzen Kaffee?
Wie viele Tassen pro Tag?
93. Wie viele Tassen während der Arbeitszeit?
94. Essen Sie normalerweise Weißbrot oder geben Sie dem Vollkornbrot den Vorzug?
95. Beim Genuß welcher Speisen haben Sie Beschwerden?
96. Haben Sie manchmal das Gefühl, daß Mund, Zunge, brennen?
Oder sehr trocken sind?
Oder rauh und wund sind?
97. Haben die Ecken Ihrer Lippen Risse?
Oder sind sie wund?
98. Haben Sie besonders nach Fleischgenuß über längere Zeit das Gefühl der Völle?
99. Haben Sie öfters Blähungen?
100. Schlafen Sie schlecht?
Wie lange schlafen Sie normalerweise?
101. Nehmen Sie häufig Schlaftabletten?
102. Welche Sorte?
103. Wie viele? Wie oft?
104. Schnarchen Sie?
105. Werden Sie durch Schnarchen gestört?

106. Nehmen Sie andere Tabletten? Welche?

107. Aus welchem Grunde?

108. Wie viele? Wie oft?

109. Haben Sie eine sitzende Lebensweise (Arbeitsweise)?

110. Haben Sie beruflich viel Bewegung?

111. Im Freien oder in einem geschlossenen Raum?

112. Machen Sie regelmäßig Spaziergänge in guter Luft?

113. Wann machen Sie diese regelmäßigen Spaziergänge?

114. Wie oft machen Sie diese Spaziergänge?
Wie lange?

115. Haben Sie geschwollene Hände?

116. Haben Sie geschwollene Fingergelenke?
Sind die obersten Fingergelenke verdickt?

117. Haben Sie geschwollene Knie?

118. Sind andere Körperteile geschwollen?

119. Welche?

120. Haben Sie nachts Krämpfe in den Beinen?

121. Haben Sie „Kribbeln“?

122. Haben Sie „eingeschlafene“, gefühllose Arme?
Hände?

123. Haben Sie kalte, schwitzende Hände?

124. Rauchen Sie?

125. Welche Sorte?

126. Wieviel?

127. Auch während der Arbeitszeit?

128. Halten Sie sich als Raucher in einem Büro auf, in dem viel geraucht wird?

129. Halten Sie sich als Nichtraucher in einem Büro auf, in dem viel geraucht wird?

130. Wann machen Sie Ferien?

131. Wie lange?

132. Wo verbringen Sie diese normalerweise?

133. Betreiben Sie Sport?

134. Welchen Sport betreiben Sie?

135. Machen Sie täglich Turn- und Atemübungen?

136. Welche?

137. Wie lange dauern diese Übungen?

138. Wann machen Sie diese Übungen?

139. Wollen Sie an Gewicht abnehmen?
Wollen Sie an Gewicht zunehmen?

140. Haben Sie schon solche Kuren gemacht?

141. In welcher Form?

142. Mit welchem Erfolg?

143. Wieviele Stunden arbeiten Sie im Geschäft, in der Fabrik?

Für männliche Patienten:

1. Haben Sie Beschwerden beim Wasserlassen?
2. Wie oft müssen Sie nachts Wasser lassen?
3. Waren Sie wegen dieser Beschwerden beim Arzt?
4. Diagnose?

Für weibliche Patienten:

1. Haben Sie Menstruationsstörungen?
2. Nehmen Sie die Pille?
3. Seit wann?
4. Welche Sorte?

Datum: Unterschrift:

Anhang V

1. Zeitungsartikel Neue Zürcher Zeitung vom 6. März 1985
2. Linus Pauling Institute of Science and Medicine Presseerklärung vom 26. Januar 1985.

Vitamin C: zweifelhaftes Krebsmittel*)

Linus Paulings Theorie nicht bestätigt

Von Dr. *H. Cerutti*

Etliche biologische Hinweise legten Ende der sechziger Jahre die Vermutung nahe, *Vitamin C (Ascorbinsäure)* könnte sich zur Krebsbehandlung eignen. Mit einer Reihe von klinischen Studien schien *Cameron* in Schottland vor zehn Jahren schließlich den Beweis zu liefern: 50 Krebskranke, für die keine herkömmliche Krebstherapie mehr offenstand, waren mit Megadosen von *zehn Gramm Vitamin C pro Tag* behandelt worden, wobei sich bei fünf dieser Patienten der Tumor deutlich zurückbildete. Als sich dann noch *Linus Pauling,* Nobelpreisträger und legendärer Hansdampf in allen wissenschaftlichen Gassen, für die Sache engagierte, erhielten diese Therapieversuche große Publizität.

In einer weiteren Studie behandelten *Cameron* und *Pauling* 100 Patienten, die an inoperablen Krebsgeschwülsten litten. Der Krankheitsverlauf wurde nachträglich mit 1000 Krankheitsgeschichten früherer Krebspatienten der schottischen Klinik verglichen. Für die Vitamin-C-Gruppe ergab sich schließlich eine mittlere Überlebenszeit von 210 Tagen, während die „Kontrollgruppe" im Durchschnitt lediglich 50 Tage überlebte. In einer revidierten Version der Studie ersetzten die Versuchsleiter zehn ihrer ursprünglichen Patienten durch zehn neue und etwa die Hälfte der 1000 Kontrollfälle durch andere Krankengeschichten aus dem Archiv der Klinik. Jetzt kletterte die Überlebensrate der Vitamin-C-Gruppe gar auf 293 Tage, diejenige der Kontrollgruppe schrumpfte auf 38 Tage zurück. Bei etlichen der mit Vitamin C Behandelten verkleinerte sich der Tumor. Solche Hoffnung auf Heilung bei einer Krankheit, wo Mißerfolge zum traurigen Alltag gehören, und dies mit einem Medikament, dessen Nebenwirkungen im Vergleich der sonst üblichen Therapien völlig vernachlässigbar sind, mußte größtes Interesse wecken.

---

*) Aus: Neue Zürcher Zeitung, Mittwoch 6. März 1985, Nr. 54; mit freundlicher Genehmigung des Verlages.

Überprüfung an der Mayo-Klinik

Der Vergleich der mit Vitamin C behandelten Patienten mit einem *nachträglich* selektionierten Kollektiv früherer Krebspatienten genügt jedoch den Anforderungen einer objektiven Versuchsdurchführung keineswegs. Eine größere Ärztegruppe an der renommierten amerikanischen Mayo-Klinik machte sich deshalb daran, das Vitamin-C-Behandlungsschema unter rigoroseren Versuchsbedingungen zu prüfen. 150 Patienten mit Krebsgeschwülsten verschiedener Art im fortgeschrittenen Stadium erhielten wiederum täglich zehn Gramm Ascorbinsäure. Die Studie erfolgte *doppelblind:* aus einer Gruppe von 300 Patienten erhielt eine nach einem Zufallsschlüssel ausgewählte Hälfte das Medikament, während der anderen Hälfte lediglich ein Scheinpräparat verabreicht wurde. Weder Patient noch Arzt waren während der Versuchsdauer bekannt, ob ein bestimmter Patient Vitamin C oder lediglich das Plazebo erhielt.

Das 1979 publizierte Resultat: Vitamin C beeinflußt weder das Krebswachstum noch die Überlebenszeit der Kranken. *Pauling* allerdings ließ sich von diesem negativen Resultat nicht beeindrucken. Da – im Gegensatz zu den schottischen Patienten – die meisten Krebskranken der amerikanischen Studie zu einem früheren Zeitpunkt chemotherapeutisch mit *Zytostatika* behandelt worden waren, bezeichnete *Pauling* die Studie als wenig aussagekräftig. Seiner Auffassung gemäß basiert der heilende Effekt von Vitamin C auf einer Stimulation des körpereigenen Abwehrsystems. Eine chemotherapeutische Behandlung schädige jedoch das Abwehrsystem tiefgreifend und verunmögliche deshalb dem Vitamin C, seine günstige Wirkung zu entfalten.

Eindeutigkeit im zweiten Anlauf

Die vorderhand noch recht rudimentären wissenschaftlichen Daten zu diesen Zusammenhängen erlaubten weder eine Bestätigung noch eine Widerlegung des Einwandes *Paulings,* weshalb die Mayo-Gruppe eine in dieser Hinsicht verbesserte Studie in Angriff nahm. Ausgewählt wurden jetzt 100 Patienten, die alle an fortgeschrittenen inoperablen Geschwülsten am *Dickdarm* oder *Enddarm* litten, sonst aber in guter körperlicher Verfassung waren. Die Beschränkung auf diese Krebsformen erfolgte, weil gerade diese Tumoren in der Studie von *Cameron* und *Pauling* am häufigsten vertreten waren und besonders gut auf Vitamin C anzusprechen schienen. Die Einteilung, ob ein Patient mit täglich zehn Gramm Ascorbinsäure oder mit einem Scheinmedikament behandelt werden soll, erfolgte wiederum doppelblind.

Das jetzt von *Moertel* und Mitarbeitern im „New England Journal of Medicine" (Vol. 312, 3, 137–141) publizierte Ergebnis spricht (wiederum) eine deutliche Sprache: *keiner* der 51 mit Vitamin C Behandelten zeigte eine Verkleinerung des Tumors. Auch die Überlebensrate der behandelten Gruppe unterschied sich nicht von derjenigen der Kontrollgruppe: nach zwölf Monaten lebten 49% der Vitamin-C-Gruppe gegenüber 47% der Plazebogruppe. Zwei Jahre nach Versuchsbeginn waren alle Vitamin-C-Patienten verstorben, von den 49 der Kontrollgruppe lebten noch sieben.

So seriös diese zweite Mayo-Studie konzipiert und durchgeführt worden zu sein scheint und so eindeutig das Resultat ausgefallen war – *Linus Pauling* will sich nicht mit dem negativen Ergebnis abfinden. Bereits hat er das amerikanische *National Cancer Institute* aufgefordert, eine Untersuchung gegen die Mayo-Klinik einzuleiten, denn die Studie sei in betrügerischer Weise manipuliert worden. In einem längeren Kommentar im „New England Journal of Medicine" (Vol. 312, 3, 178–179) attestiert jedoch just ein Vertreter des National Cancer Institute der Mayo-Studie Seriosität und methodische Sauberkeit. Die positiven Resultate der schottischen Studien hingegen dürften zustande gekommen sein, weil die behandelten Fälle mit Kontrollfällen verglichen worden seien, die hinsichtlich des Stadiums der Krebserkrankung wie auch der Prognose nicht vergleichbar waren.

Für den Onkologen in der Praxis besteht vorderhand also keine Veranlassung, Vitamin C als Krebsheilmittel einzusetzen. Was aber nicht heißen soll, Vitamin C sei für die Krebsforschung völlig uninteressant geworden. Nicht wenige Laborexperimente und Tierversuche belegen diverse Wirkungen von Ascorbinsäure auf das Wachstum gesunder als auch maligner Zellen. Außerdem wird die zelltötende Wirkung etlicher Chemikalien durch Vitamin C verstärkt. Nur sollte sich die entsprechende Forschung nach Ansicht von Kritikern vorläufig auf Laborexperimente beschränken und erst nach Vorliegen überzeugender Laborresultate auf Kliniken ausdehnen. Wem allerdings bewußt geworden ist, daß für sein persönliches Krebsleiden die Onkologen mit ihrem Latein am Ende angelangt sind, wird sich begreiflicherweise nicht um eine korrekte Abfolge der wissenschaftlichen Wahrheitsfindung kümmern und nach jedem noch so dünnen Strohhalm greifen.

Linus Pauling Institute of Science and Medicine
440 Page Mill Road, Paolo Alto, California 94306

Presseerklärung

Zeitpunkt der Herausgabe: Samstag, den 26. Januar 1985, 11 Uhr.

Dr. *Linus Pauling*, emeritierter Professor an der Standford University und Mitarbeiter des Linus Pauling Institute of Science and Medicine in Palo Alto, California, beschuldigte heute Ärzte der Mayo-Clinic, daß sie seiner Meinung nach fälschlicherweise behauptet hätten, die Studie von Dr. *Ewan Cameron*, ehemals leitender Arzt des Vale of Leven Hospital, Loch Lomondside, Schottland, und heute ärztlicher Direktor des Linus Pauling Institute of Science and Medicine, über das Ansprechen von Krebskranken auf hohe Dosen von Vitamin C wiederholt zu haben.

Diese Beschuldigung erhob Dr. *Pauling* heute (10 Uhr 30, 26. Januar) auf dem 7. Annual Levin Cancer Symposium in Fresno, das vom Central California Oncology Program, dem Fresno Chapter of the American Cancer Society und dem Fresno Community College veranstaltet wurde.

Dr. *Pauling* beschuldigte die Ärzte der Mayo-Clinic, in einer am 17. Januar 1985 in einer in The New England Journal of Medicine erschienenen Veröffentlichung über ihre Untersuchung des Ansprechens von Patienten mit fortgeschrittenem kolorektalem Karzinom auf hohe Dosen Vitamin C als Wiederholung und Kontrolle vergleichbarer Studien berichtet zu haben, die früher von Dr. *Cameron* und seinen Mitarbeitern einschließlich Dr. *Pauling* publiziert worden waren, die aber in Wirklichkeit von der vorangegangenen Studie stark abwiche. Er beschuldigte die Ärzte der Mayo-Clinic weiter, daß diese Falschinterpretation seines Erachtens Absicht sei, weil sie Schritte unternommen hätten, um zu verhindern, daß Dr. *Cameron* und Dr. *Pauling* vor der Veröffentlichung der Arbeit von dieser Falschinterpretation Kenntnis erhielten.

Dr. *Cameron* und seine Mitarbeiter begannen mit ihrer Studie über die Bedeutung hoher Dosen von 10 g Vitamin C täglich bei Patienten mit fortgeschrittenem Krebs im Jahre 1971. Seit 1973 haben sie eine Anzahl von Arbeiten über ihre Beobachtungen und 1979 ein Buch – *Cancer and Vitamin C* von *Cameron* und *Pauling* veröffentlicht. Das wichtigste Resultat war, daß fast alle Patienten im Vergleich zu Kontrollpatienten, die kein Vitamin C erhielten, günstig auf die Verabreichung von Vitamin C ansprachen und ihre Lebensdauer beträchtlich verlängert wurde.

Die Patienten von Dr. *Cameron* erhielten laufend – bis sie starben oder bis heute –, d. h. manche von ihnen bis zu 12 Jahre lang Vitamin C in hohen Dosen. Die Patienten der Mayo-Clinic erhielten hingegen hohe Vitamin C-Dosen nur über einen kurzen Zeitraum von durchschnittlich 2,5 Monaten. Während der Einnahme von Vitamin C sind zudem keine Patienten verstorben. Die Todesfälle traten erst nach dem Absetzen von Vitamin C auf.

Dr. *Pauling* behauptete, daß die Arbeit der Mayo-Clinic in der Form veröffentlicht worden sei, daß seiner Ansicht nach beinahe jeder Leser der Arbeit den Eindruck haben könnte, daß die Patienten der Mayo-Clinic auf dieselbe Weise behandelt worden seien wie die Patienten von Dr. *Cameron*, was aber falsch sei.

Wichtig ist die Feststellung, daß es beim Vitamin C zum Reboundeffekt kommt. Wenn man über längere Zeit hohe Dosen Vitamin C genommen hat und es dann abrupt absetzt, kommt es zum plötzlichen Absinken der Vitamin C-Konzentration im Blut auf einen sehr niedrigen Wert, und einige Wissenschaftler vertreten sogar die Meinung, daß die Gefahr bestünde, daß es zum Skorbut kommt. Dr. *Cameron* und Dr. *Pauling* erwähnen in ihrem Buch, daß dieser Reboundeffekt zu einer gefährlich niedrigen Ascorbatkonzentration im Blut führe und deshalb der Krebs zu diesem Zeitpunkt weniger gut beherrscht werden könne. Sie empfehlen, die Zufuhr hoher Vitamin C-Dosen nicht plötzlich abzusetzen oder auch nur einen Tag lang zu unterbrechen. Es ist denkbar, daß einige Patienten der Mayo-Clinic infolge des Reboundeffektes starben, als die hohen Vitamin C-Dosen bei ihnen abgesetzt wurden.

Dr. *Pauling* beschuldigte weiter The New England Journal of Medicine und das National Cancer Institute, die falschen und irreführenden Schlußfolgerungen im Bericht der Mayo Clinic gutgeheißen zu haben.

Die Studie der Mayo-Clinic wurde mit Mitteln des National Cancer Institute unterstützt, doch hätte dies dem Vorschlag nicht zustimmen dürfen, eine Studie anzustellen, die derartig stark von dem von Dr. *Cameron* angewandten Protokoll abwich. Er führte aus, daß der Herausgeber von The New England Journal of Medicine am Erscheinungstag mitgeteilt habe, daß ihm die starke Differenz zwischen der Dauer der Verabreichung von Vitamin C in der Studie der Mayo Clinic und der von Dr. *Cameron* nicht bekannt gewesen sei und daß er nichts vom Reboundeffekt des Vitamins C gewußt habe, der in der Veröffentlichung der Mayo-Clinic nicht erwähnt wird.

Dr. *Pauling* führte aus, daß die Karzinomexperten, die die Arbeit für The New England Journal of Medicine redigierten, die Falschinterpretation der Ärzte der Mayo-Clinic über die Differenz zwischen ihrer Studie und der von Dr. *Cameron* nicht hätten ignorieren dürfen.

Er beschuldigte darüber hinaus einen Mitarbeiter des National Cancer Institute, der einen Leitartikel für The New England Journal of Medicine verfaßt hatte, der in der gleichen Ausgabe erschien wie der Artikel der Mayo-Clinic. Der Verfasser behauptete, daß sich in der Planung oder Ausführung der Studie der Mayo-Clinic schwerlich ein Fehler nachweisen ließe, da die Ascorbinsäure in der gleichen Tagesdosis und auf gleichem Wege verabreicht wurde, wie es *Cameron* und *Pauling* empfohlen hätten, erwähnte aber nicht, daß das Vitamin C in der Studie der Mayo-Clinic nur über kurze Zeit verabreicht und dann abgesetzt wurde, während es bei den Patienten von Dr. *Cameron* nicht abgesetzt worden sei.

Dr. *Pauling* führte weiter aus, daß die Angabe der Ärzte der Mayo-Clinic in der Zusammenfassung ihrer Arbeit, wonach man aus ihren Resultaten schlußfolgern könne, daß die Behandlung mit hohen Vitamin C-Dosen bei der fortgeschrittenen malignen Erkrankung nicht wirksam sei, jeglicher Grundlage entbehre. Sie haben lediglich nachgewiesen, daß man Krebspatienten Vitamin C nicht über kurze Zeit verabreichen und dann absetzen sollte. Die Resultate von Dr. *Cameron* belegen eindeutig, daß Vitamin C für Krebspatienten von sehr großem Nutzen sei.

Dr. *Pauling* hob weiter hervor, daß die Schlußfolgerung des Sprechers des National Cancer Institute, wonach weitere kontrollierte Studien mit Vitamin C bei Krebspatienten nicht angezeigt seien, nicht gerechtfertigt sei.

Er drückte auch sein Befremden über das Verhalten der Ärzte der Mayo-Clinic aus, die positive Schritte unternommen hätten, ihn und Dr. *Cameron* daran zu hindern, vor der Veröffentlichung etwas über die Art der Untersuchung in der Mayo-Clinic in Erfahrung zu bringen. Der für die Studie der Mayo-Clinic verantwortliche Forscher hatte zugesichert, Dr. *Pauling* und Dr. *Cameron* vor der Veröffentlichung eine Kopie der Studie zuzusenden, dies dann aber unterlassen.

In seinem Vortrag führte Dr. *Pauling* aus, daß die Falschinterpretation der Studie der Mayo-Clinic durch die Untersucher in Zusammenarbeit mit The New England Journal of Medicine eine Tragödie sei, weil dadurch zahlreiche Krebspatienten daran gehindert würden, von der Einnahme hoher Vitamin C-Dosen als Adjuvans der entsprechenden konventionellen Therapie zu profitieren. Da in den Vereinigten Staaten jährlich über 400 000 Menschen an Krebs sterben, könnte nach den Ergebnissen von Dr. *Cameron* vielen 10 000 mit Vitamin C geholfen werden, doch dürften viele von ihnen dank der falschen und irreführenden Angaben im Artikel der Mayo-Clinic und im Leitartikel von The New England Journal of Medicine vom 17. Januar 1985 daran gehindert werden, davon zu profitieren.

Anhang VI

Nährstofftabellen

Lebensmittelkategorie und Substanz	Lebensmittelbedarf pro Tag		Maß		Nährwert der Lebensmittel					
					Vitamine					
	Min.	Max.	Portion	GM	Thiamin (MG)	Riboflavin (MG)	Niacin (MG)	B6 (MG)	Folacin (MCG)	B12 (MCG)
Empfohlene tägl. Menge					1,4	1,7	18	2	400	3
MILCHPRODUKTE										
Vollmilch	120	500	1 Tasse	244	0,04	0,16	0,08	0,04	5	0,36
Magermilch	120	500	1 Tasse	244	0,04	0,14	0,09	0,04	5	0,38
Buttermilch	120	500	1 Tasse	244	0,03	0,15	0,06	0,034	-	0,22
Joghurt	120	240	1 Tasse	244	0,04	0,2	0,14	0,05	11	0,6
EIER										
Ganz	50	50	1 mittleres	50	0,11	0,3	0,1	0,12	65	1,5
Dotter	29	29	1 mittlerer	29	0,22	0,44	0,1	0,3	152	3,8
Eiweiß	15	15	1 mittleres	15	tr	0,27	0,1	0,003	16	0,07
BROT										
Roggen, normal	21	75	1 Stück	25	0,18	0,07	1,4	0,1	23	0
Vollkorn	25	75	1 Stück	25	0,3	0,1	2,8	0,18	27	0
FRÜHSTÜCKSGETREIDE										
Haferflocken	20	80	1 Tasse	80	0,6	0,14	1	-	16	-
Roggen	20	80	1 Tasse	80	0,4	0,22	1,6	-	-	-
GETREIDE										
Gerste	50	200	1 Tasse	200	0,12	0,05	3	0,22	20	0
Reis, braun, roh	50	200	Rundkorn / 1 Tasse	200	0,34	0,05	5	0,55	16	0
Weizenkleie	6	18	1 Essl.	6	0,7	0,35	20	0,8	260	0
Weizenkeime	6	18	1 Essl.	6	2	0,7	4	1,2	330	0
Bulgarischer Weizen	50	200	1 Tasse	200	0,3	0,15	4	0,2	-	0
FETTE & ÖLE										
Butter, gesalzen	14	28	1 Essl.	14	0,005	0,034	0,042	0,003	3	tr
Maisöl	14	28	1 Essl.	13,5	-	-	-	-	-	-
Olivenöl	14	28	1 Essl.	13,5	-	-	-	-	-	-
Saffloröl	14	28	1 Essl.	13,5	-	-	-	-	-	-
Sojaöl	14	28	1 Essl.	13,5	-	-	-	-	-	-
NÜSSE & SAMEN										
Mandeln	18	36	1 Tasse ganze	144	0,24	0,9	3,5	0,1	100	0
Cashewnüsse	18	36	1 Tasse ganze	144	0,43	0,25	1,8	-	70	0
Erdnüsse, geröstet mit Haut	18	36	1 Tasse ganze	144	0,32	0,13	17	0,4	100	0
Sonnenblumenkerne	10	36	1 Tasse ganze	80	2	0,23	5,4	1,3	-	0
VERSCHIEDENES										
Brauereihefe, entbittert	7	14	1 oz	28	16	4	40	2,500	3900	0

Werte pro 100 GM

		MINERALIEN										
Pantothensäure MG	Biotin (MCG)	Ca (MG)	P (MG)	Mg (MG)	K (MG)	Na (MG)	Fe (MG)	Cu (MG)	Mn (MG)	Zn (MG)	Se (MCG)	Cr (MG)
4-7	100-200	1200	1200	400	1875-5675	1100-3300	18	2-3	2.5-5.0	15	50-200	0.05-0.2
0.31	5	120	90	13	150	50	0.05	0.005	0.01	0.4	1.2	0.015
0.33	-	120	100	11	166	52	0.04	0.005	0.01	0.4	4.8	0.015
0.28	-	116	89	11	150	100	0.05	0.005	0.01	0.4	-	0.015
0.6	-	130	140	17	230	70	0.08	-	-	0.9	-	-
1.7	23	55	200	11	130	120	2.3	0.05	0.02	1.4	-	0.05
4.4	52	140	600	16	100	50	6	0.01	0.02	3.4	18	0.03
0.24	7	9	15	9	140	150	0.1	0.005	0.01	0.02	5	0.015
0.45	-	75	150	40	145	560	1.6	0.017	0.5	1.2	-	0.06
0.8	2	80	250	80	260	530	2.3	0.17	1.2	1.7	70	0.06
-	24	50	400	140	350	2	4.5	-	-	-	-	-
-	-	40	375	115	470	1	3.7	-	-	-	-	-
0.5	31	16	200	37	160	3	2	-	-	-	66	-
1.1	12	30	220	90	210	9	1.6	-	-	-	39	-
3	14	120	1300	490	1100	9	15	-	-	-	-	-
1.2	-	70	1100	340	800	3	9	-	-	-	-	-
0.7	-	30	350	-	230	-	3	-	-	-	-	-
-	-	24	23	2	26	800	0.16	-	-	0.05	-	-
-	-	-	-	-	-	-	-	-	-	-	-	-
-	-	0.18	1.2	0.01	-	0.04	0.4	-	-	-	-	-
-	-	-	-	-	-	-	-	-	-	-	-	-
-	-	-	-	-	-	-	-	-	-	-	-	-
0.5	18	230	500	270	775	4	5	-	-	-	-	-
1.3	-	40	375	270	480	15	4	-	-	-	-	-
2	35	70	400	175	700	5	2.2	0.4	1.5	3	-	0.06
1.4	-	120	800	40	920	30	7	5	0.4	11	71	0.007
12.000	110	200	1750	230	1900	120	17	5.3	0.4	11	71	0.007

Lebensmittelkategorie und Substanz	Lebensmittelbedarf pro Tag		Maß		Nährwert der Lebensmittel					
	Min.	Max.	Portion	GM	Kalorien	Total Protein (GM)	Essentielle Aminosäuren (MG)			
							Tryptophan	Treonin	Isoleucin	Leucin
Empfohlene tägl. Menge						56	180	48	720	960
MILCHPRODUKTE										
Vollmilch	120	500	1 Tasse	244	62	3,3	45	150	200	300
Magermilch	120	500	1 Tasse	244	35	3,4	50	150	200	330
Buttermilch	120	500	1 Tasse	244	41	3,3	35	160	200	330
Joghurt	120	240	1 Tasse	244	64	5,3	30	210	300	500
EIER										
Ganz	50	50	1 mittl.	50	164	13	180	600	800	1100
Dotter	29	29	1 mittl.	29	345	16	240	750	800	1400
Eiweiß	15	15	1 mittl.	15	47	11	175	500	600	900
BROT										
Roggen, normal	21	75	1 Stück	25	254	9	-	400	400	700
Vollkorn	25	75	1 Stück	25	255	9	150	400	475	475
FRÜHSTÜCKSGETREIDE										
Haferflocken	20	80	1 Tasse	80	391	14	175	460	500	1000
Roggen	20	80	1 Tasse	80	355	12	-	400	400	700
GETREIDE										
Gerste	50	200	1 Tasse	200	357	8	-	400	400	800
Reis, braun, roh	50	200	Rund-/korn 1 Tasse	200	356	7,5	-	300	300	650
Weizenkleie	6	18	1 Essl.	6	353	16	-	500	450	900
Weizenkeime	6	18	1 Essl.	6	395	27	260	1000	900	1700
Bulgar. Weizen	50	200	1 Tasse	200	361	11	127	340	390	750
FETTE & ÖLE										
Butter, gesalzen	14	28	1 Essl.	14	733	0,9	12	40	50	80
Maisöl	14	28	1 Essl.	13,5	900	0	0	0	0	0
Olivenöl	14	28	1 Essl.	13,5	900	0	0	0	0	0
Safflóröl	14	28	1 Essl.	13,5	900	0	0	0	0	0
Sojaöl	14	28	1 Essl.	13,5	900	0	0	0	0	0
NÜSSE & SAMEN										
Mandeln	18	36	1 Tasse ganze	144	642	19	175	500	700	1300
Cashewnüsse	18	36	1 Tasse ganze	144	598	17	375	650	1100	1700
Erdnüsse, ges.m.Haut	18	36	1 Tasse ganze	144	629	26	340	800	1300	1900
Sonnenblumenkerne	10	36	1 Tasse ganze	80	599	24	200	550	600	950
VERSCHIEDENES										
Brauereihefe, entb.	7	14	1 oz	28	327	39	700	2300	2400	3200

Werte pro 100 GM

Lysine	Phenyl-alanin	Tyrosin	Valin	Methionin od.Cystein	Fett (GM)	Kohlen-hydrate (GM)	Fasern (GM)	Vitamine A (I.E.)	C (MG)	D (I.E.)	E (I.E.)	K (MCG)
720	960		840	600	35% der Tot.Kal.	50-100 gr		5000	60	400	15	70-140
250	160	160	220	85	3.3	4.7	0	13	0.9	3-4 I.U.	0.09	3
270	165	165	230	85	0.18	4.9	0	200	1	-	0.006	-
280	175	140	250	80	0.9	4.8	0	33	1	-	-	-
475	300	275	400	150	1.6	7	0	70	0.8	-	-	-
900	700	500	850	400	12	0.9	0	1. 180	0	-	1.6	11
1200	700	700	1000	350	31	0.6	0	3.400	0	100	3.9	-
750	650	400	550	450	tr	0.8	0	-	-	0	-	-
400	500	225	560	170	1.1	52	0.4	0	0	-	-	-
325	550	380	550	200	2.6	49	1.5	tr	tr	-	0.5	-
500	700	450	700	230	7	68	1.2	0	0	0	0.36	20
400	500	225	560	170	1.7	73	2	0	0	0	1.8	-
400	600	365	600	200	1	79	0.5	0	0	0	0.9	-
300	400	275	400	180	2	77	0.9	0	0	0	2	-
600	550	425	680	220	4.6	62	9	0	0	0	2.2	-
1600	1000	800	1200	500	11	47	2.5	0	0	0	90	-
300	480	350	450	200	1.5	76	1.7	0	0	-	-	-
70	40	40	60	21	81	0.06	0	3.000	0	35	2.4	30
0	0	0	0	0	100	0	0	0	0	0	28	10
0	0	0	0	0	100	0	0	0	0	0	20	0
0	0	0	0	0	100	0	0	0	0	0	50	0
0	0	0	0	0	100	0	0	0	0	0	16	0
450	1000	600	1100	500	54	20	2.6	0	tr	0	22	-
950	900	-	1200	300	46	29	1.4	100	-	0	-	-
1100	1600	1100	1500	270	49	21	2.7	-	0	0	10	-
530	660	280	750	280	47	20	4	50	-	0	-	-
3300	1900	1900	2700	800	1.0	38	1.7	tr	tr	-	-	-

Lebensmittelkategorie und Substanz	Lebensmittelbedarf pro Tag		Maß		Nährwert der Lebensmittel					
					Vitamine					
	Min.	Max.	Portion	GM	Thiamin (MG)	Riboflavin (MG)	Niacin (MG)	B6 (MG)	Folacin (MG)	B12 (MCG)
Empfohlene tägl. Menge					1,4	1,7	18	2	400	3
GEMUESE										
Spargeln	100	200	4 grosse	100	0,18	0,2	1,5	0,15	64	0
Bohnen										
Lima	75	150	1 Tasse	150	0,24	0,12	1,4	0,6	110	0
grüne	75	150	1 Tasse	100	0,08	0,11	0,5	0,08	44	0
Garbanzos	100	200	1 Tasse	200	0,31	0,15	2,0	0,5	200	0
Sojabohnen (reif)	100	200	1 Tasse	200	1,1	0,3	2,2	0,8	170	0
Sojabohnen (Tofu)	60	120	1 Stück 2,5x1x2,75	120	0,06	0,03	0,1	-	-	-
Runkelrüben										
grüne	75	150	gek. 1 Tasse	150	0,1	0,22	0,4	0,1	-	0
rote Beete, roh	70	140	1 Tasse gewürfelt	140	0,03	0,05	0,4	0,055	90	0
Broccoli	100	400	1lb, 2gross/4 kl.	450	0,1	0,23	0,9	0,2	70	0
Rosenkohl	100	200	1lb, 24x1inch Ø	450	0,1	0,16	0,9	0,23	55	0
Kohl	70	200	1 Tasse fein geschn.	90	0,05	0,05	0,3	0,16	33	0
Karotten	80	240	1 Kar. 7,5x1 1/8	80	0,06	0,05	0,6	0,15	14	0
Blumenkohl	50	100	1 Tasse ganze Röschen	100	0,11	0,1	0,7	0,21	30	0
Sellerie	60	120	1 Tasse gehackt	120	0,03	0,03	0,3	0,06	6	0
Mais	100	400	1 Kolben(Abfall45%	225	0,15	0,12	1,7	0,16	33	0
Kuherbsen	70	140	1 Tasse	140	1	0,2	2,2	0,56	70	0
Gurken	45	130	1 kl.6 3/8x 1 3/4	180	0,03	0,04	0,2	0,04	15	0
Aubergine	100	200	1 Tasse gewürfelt	200	0,05	0,05	0,6	0,08	30	0
Salat	90	360	1/8 Kopf	90	0,06	0,06	0,3	0,055	37	0
Pilze	35	105	1 Tasse geschn.	70	0,10	0,46	4,2	0,13	23	0
Zwiebeln	40	160	1 Tasse gehackt	160	0,03	0,04	0,2	0,13	25	0
Petersilie	3,5	60	1 Tasse gehackt	60	0,12	0,26	1,2	0,16	120	0
Erben	70	140	1 Tasse	140	0,35	0,14	3	0,16	50	0
Pepperoni, grün	25	100	1 Tasse in Streif.	100	0,08	0,08	0,5	0,26	8	0
Kartoffeln										
weiss	100	500	2 3/4x 4 1/4	250	0,1	0,04	1,5	0,25	19	0
süss	90	360	5 x 2	180	0,1	0,06	0,6	0,22	50	0
Spinat	25	100	1 Tasse gehackt	55	0,1	0,2	0,6	0,28	193	0
Kürbis	65	195	1 Tasse geschn.	130	0,05	0,09	1	0,08	31	0
Tomaten	50	200	2,5 inch Ø	100	0,06	0,04	0,7	0,1	39	0
Rübe, Grünes	115	400	1 lb	450	0,2	0,4	0,8	0,26	95	0
KAESE										
Amerikanisch	25	100	1 Stück 2 1/4x 2 1/4x 1/4	25	0,027	0,35	0,07	0,07	8	0,7
Cheddar	30	120	1 inch Würfel	30	0,027	0,38	0,08	0,07	18	0,8
Cottage (niedr.Fettgehalt aus 1%Milchfett)	60	240	1/4 Tasse	60	0,02	0,17	0,13	0,07	12	0,6
Monterey Jack	30	120	1 inch Würfel	30	-	0,4	-	-	-	-
Mozzarella (teilentr.)	30	120	1 inch Würfel	30	0,018	0,3	0,1	0,07	9	0,8
Schweizer Käse	30	120	1 inch Würfel	30	0,022	0,37	0,09	0,08	6	1,7

Werte pro 100 GM

		MINERALIEN										
Pantothensäure MG	Biotin (MCG)	Ca (MG)	P (MG)	Mg (MG)	K (MG)	Na (MG)	Fe (MG)	Cu (MG)	Mn (MG)	Zn (MG)	Se (MCG)	Cr (MG)
4-7	100-200	1200	1200	400	1875-5675	1100-3300	18	2-3	2.5-5.0	15	50-200	0.05-0.2
0.6	-	22	60	20	280	2	1	0.21	0.18	0.8	-	-
1	-	50	142	180	650	2	2.8	0.18	0.54	0.8	-	0.06
0.2	-	56	44	30	240	7	0.8	0.04	0.27	0.3	0.6	0.06
1.3	10	150	330	-	800	26	7	-	-	-	-	-
1.7	60	230	550	265	1700	5	8	-	-	-	-	-
-	-	130	130	110	40	7	2	-	-	-	-	-
0.25	2.7	120	40	-	570	130	3.3	-	-	-	-	-
0.15	2	16	33	-	335	60	0.7	0.2	0.08	0.3	-	0.03
1.2	-	100	80	24	380	15	1.1	0.011	0.056	0.27	-	0.03
0.7	-	36	80	30	390	14	1.5	0.011	0.11	0.37	-	0.03
0.2	2.4	50	30	13	230	20	0.4	0.06	0.06	0.14	2.3	0.03
0.28	2.5	37	36	23	340	47	0.7	0.011	0.02	0.12	2.2	0.03
1	17	25	56	24	300	13	1.1	0.011	0.16	0.46	0.65	0.03
0.43	-	40	28	22	340	130	0.3	0.01	0.02	0.07	-	0.03
0.54	6	3	110	50	280	tr	0.7	0.011	0.02	0.33	0.4	0.03
1	21	75	430	230	1000	35	5.8	-	-	-	-	-
0.25	-	25	27	11	160	6	1.1	0.01	0.06	0.1	-	0.03
0.22	-	12	26	16	200	2	0.7	-	-	-	-	-
0.2	3	20	22	11	175	9	0.5	0.037	0.07	0.25	0.8	0.03
2.200	16	6	120	13	400	15	0.8	0.26	0.033	1.1	13	0.03
0.13	3.5	27	36	12	160	10	0.5	0.1	0.08	0.11	1.5	0.03
0.3	-	200	60	40	700	45	6.2	-	-	-	-	-
0.75	9	26	120	35	300	2	2	0.13	0.11	1.3	-	0.03
0.23	-	9	22	18	210	13	0.7	-	-	-	0.7	-
0.38	-	7	50	35	400	3	0.6	0.05	0.04	0.2	0.45	0.03
0.82	4.3	30	50	30	240	10	0.7	0.06	0.62	0.16	0.65	0.03
0.3	7	90	50	90	470	70	3	0.08	0.6	0.4	-	0.03
0.36	-	30	30	16	200	1	0.4	0.14	0.1	0.3	-	0.03
0.33	4	13	27	14	240	3	0.5	0.01	0.02	0.046	0.5	0.03
0.38	-	250	60	60	-	-	1.8	-	-	-	-	-
0.5	-	600	750	22	160	1400	0.4	0.11	0.4	3	9	0.17
0.4	3.6	720	500	28	100	620	0.7	-	-	3	-	-
0.2	-	60	130	5	90	400	0.14	-	-	0.4	-	-
-	-	750	440	27	80	500	0.7	-	-	3	-	-
0.08	-	650	460	23	84	470	0.2	-	-	3	-	-
0.4	-	960	600	36	110	260	0.17	-	-	4	11	-

	Lebensmittelbedarf pro Tag		Maß		Nährwert der Lebensmittel					
							Essentielle Aminosäuren			
Lebensmittelkategorie und Substanz	Min.	Max.	Portion	GM	Kalorien	Total Protein (GM)	Tryptophan	Treonin	Isoleucin	Leucin
Empfohlene tägl. Menge						56	180	48	720	960
GEMUESE										
Spargeln	100	200	4 grosse	100	32	2,5	25	60	55	100
Bohnen										
Lima	75	150	1 Tasse	150	126	8,4	200	825	975	1600
grüne	75	150	1 Tasse	100	37	1,9	33	90	90	160
Garbanzos	100	200	1 Tasse	200	373	21	175	750	900	1500
Sojabohnen (reif)	100	200	1 Tasse	200	434	34	525	1600	1900	3200
Sojabohnen (Tofu)	60	120	1 Stück 2,5x1x2,75	120	79	8	-	2150	2400	3950
Runkelrüben										
grüne	75	150	gek. 1 Tasse	150	32	2,2	20	60	40	90
rote Beete, roh	70	140	1 Tasse gewürfelt	140	97	1,6	17	60	45	80
Broccoli	100	400	1 lb, 2gr.od.4kl.	450	41	3,6	45	160	186	240
Rosenkohl	100	200	1 lb 24x1 inch Ø	450	56	5	60	200	230	250
Kohl	70	200	1 Tasse fein geschn.	90	27	1,3	17	60	50	85
Karotten	80	240	1 Kar.7,5x 1 1/8	80	46	1,1	8	33	33	50
Blumenkohl	50	100	1 Tasse, ganz	100	33	2,7	40	120	135	200
Sellerie	60	120	1 Tasse gehackt	120	21	0,9	14	40	45	75
Mais	100	400	1 Kolben Abfall 45%	225	111	3,5	12	80	75	220
Kuherbsen	70	140	1 Tasse	140	354	23	250	850	900	1650
Gurken	45	130	1 kl. 6 3/8x1 3/4	180	18	0,9	6	21	25	35
Auberginen	100	200	1 Tasse gewürfelt	200	31	1,2	12	45	50	70
Salat	90	360	1/8 Kopf	90	17	0,9	10	54	50	83
Pilze	35	105	1 Tasse geschn.	70	31	2,7	40	100	85	135
Zwiebeln	40	160	1 Tasse gehackt	160	43	1,5	20	20	20	35
Petersilie	3,5	60	1 Tasse gehackt	60	56	3,6	75	-	-	-
Erbsen	70	140	1 Tasse	140	84	6	65	250	275	455
Pepperoni, grün	25	100	1 Tasse in Streifen	100	27	1,2	-	-	-	-
Kartoffeln										
weiss	100	500	2 1/4 x 4 1/4	250	77	2	33	75	75	120
süss	90	360	5 x 2	180	118	1,7	22	50	50	70
Spinat	25	100	1 Tasse gehackt	55	32	3,2	35	115	100	200
Kürbis	65	195	1 Tasse gewürfelt	130	21	1,1	-	-	-	-
Tomaten	50	200	2,5 inch Ø	100	26	1,1	9	25	20	30
Rübe, Grünes	115	400	1 lb	450	30	3	-	127	106	210
KAESE										
Amerikanisch	25	100	1 Stück 2 1/4x1/4	25	373	22	325	700	1025	2000
Chedar	30	120	1 inch Würfel	30	402	25	320	900	1550	2400
Cottage (niedr.Fett geh. aus 1% Milchfett)	60	240	1/4 Tasse	60	68	12	140	550	700	1300
Monterey Jack	30	120	1 inch Würfel	30	369	24	300	875	1500	2350
Mozzarella (teilentr)	30	120	1 inch Würfel	30	252	24	-	900	1200	2400
Schweizer Käse	30	120	1 inch Würfel	30	369	28	400	1000	1500	3000

Werte pro 100 GM

								Vitamine				
Lysin	Phenyl-alanin	Tyrosin	Valin	Methionin od. Cystein	Fett (GM)	Kohlen-hydrate (GM)	Fasern (GM)	A (I.E.)	C (MG)	D (I.E.)	E (I.E.)	K (MCG)
720	960		840	600	35% der Tot.Kal.	50-100 gr		5000	60	400	15	70-140
100	55	45	80	28	0.2	5	0.7	900	33	0	3.7	60
1475	1200	650	1000	250	0.5	22	1.8	290	30	0	-	-
130	100	80	115	30	0.2	7	1	600	20	0	-	14
1375	1150	600	900	200	5	61	5	50	-	0	-	-
2650	2050	1300	2000	525	18	34	5	80	-	0	-	-
3050	2525	1900	2600	700	4.2	2.4	0.1	0	0	0	-	-
60	55	50	45	17	0.3	5	1.3	6100	30	0	-	-
95	65	65	45	35	0.1	10	0.8	20	10	0	-	-
220	175	-	210	60	0.3	6	1.5	2500	110	0	3.0	200
250	170	-	230	45	0.4	8	1.6	550	100	0	1.5	-
50	50	30	70	17	0.2	5	0.8	130	50	0	0.3	125
45	30	25	50	14	0.2	10	1.0	11,000	8	0	0.8	-
160	100	-	155	45	0.2	5	1	60	80	0	0.2	-
27	50	-	55	25	0.1	4	0.6	240	9	0	0.45	-
75	110	70	125	40	1.0	22	0.7	400	12	0	2.5	-
1600	1200	600	1060	270	1.5	62	4.4	30	-	0	-	-
35	20	-	28	8	0.1	3.4	0.6	250	11	0	0.15	-
60	50	45	60	13	0.2	6	0.9	10	5	0	-	-
50	67	102	71	24	0.1	3	0.5	330	6	0	0.8	129
165	75	70	95	17	0.3	4.4	0.8	tr	3	0	0.1	-
60	40	-	30	16	0.1	9	0.6	40	10	0	0.15	-
530	-	-	-	18	0.6	9	1.5	8500	172	0	2.7	-
480	290	200	300	60	0.4	14	2.0	640	27	0	0.15	-
-	-	-	-	-	0.2	5	1.4	420	128	0	-	-
100	80	55	90	25	0.1	17	0.5	tr	20	0	0.07	3
45	50	30	60	22	0.4	27	0.7	8,800	21	0	-	-
160	130	110	130	45	0.3	4	0.6	8,100	51	0	3.7	89
-	-	-	-	-	0.1	4	0.6	400	22	0	-	-
30	20	14	25	7	0.2	5	0.5	900	23	0	0.45	5
157	142	86	136	32	0.3	5	0.8	7,600	139	0	-	650
2100	1100	1200	1300	575	31	1.6	0	1200	0	12-15	-	-
2100	1300	1200	1700	650	33	1.3	0	1100	0	12-15	-	-
1000	670	660	770	375	1.0	2.7	0	37	tr	12-15	-	-
2000	1300	1200	1600	640	30	0.7	0	950	0	12-15	-	-
2500	1300	1400	1500	700	16	3	0	600	0	12-15	-	-
2000	1700	1700	2100	800	27	3.4	0	800	0	12-15	-	-

LEBENSMITTEL Kategorie und Substanz pro Tag	Mittelmenge Min.	Max.	Maß Portion	GM	Nährwert von Lebensmitteln Kalorien	Total Protein (GM)	ESSENTIELLE AMINO- Tryptophan	Threonin	Isoleucin	Leucin
Empf. tägl. Menge						56	180	48	720	980
FLEISCH & GEFLUEGEL										
Hamburger	100	100	3 1/2 oz	100	174	21	190	700	850	1300
Kalbsleber	100	100	3 1/2 oz	100	137	19	300	900	1000	1750
Huhn (leicht)	100	100	3 1/2 oz	100	110	23	200	800	1100	1475
Lamm (ausgewählt)	100	100	3 1/2 oz	100	257	17	200	750	800	1200
Schweinefleisch	100	100	3 1/2 oz	100	275	17	150	600	600	900
Schinken (in Dose)	100	100	3 1/2 oz	100	184	18	200	700	800	1100
Truthahn (Fleisch)	100	100	3 1/2 oz	100	159	24	-	1000	1280	1800
Kalbfleisch	100	100	3 1/2 oz	100	184	19	250	850	1030	1400
FISCH & SCHALENTIERE										
Venusmuscheln	70	70	4 Kirschsteine	70	74	13	-	450	475	775
Dorsch	100	100	3 1/2 oz	100	75	18	-	900	800	1450
Krabben (gedämpft)	50	100	3 1/2 oz	100	88	17	-	730	745	1400
Halibut	100	100	3 1/2 oz	100	93	20	-	800	822	1350
Hering, Atlantik	50	100	1 Hering	50	167	17	-	1000	1050	1750
Hummer	50	100	1 Tasse	145	91	19	-	730	745	1400
Makrele, Atlantik	100	100	3 1/2 oz	100	184	19	-	1075	1200	1850
Ozean-Barsch	100	100	3 1/2 oz	100	83	18	-	700	800	1200
Austern	50	100	mitt.-2 ausgew.	25	63	8,4	-	450	475	775
Lachs										
Atlantik	100	100	3 1/2 oz	100	209	23	-	800	800	1250
Atlantik, in Dose	100	100	1 Dose 6 1/2 oz	185	196	22	200	875	1025	1500
Sardinen, Paz., roh	50	100	3 1/2 oz	100	157	19	-	325	330	550
Garnele, roh	50	100	3 1/2 oz	100	85	18	-	730	750	1400
Sol	100	100	3 1/2 oz	100	75	17	-	800	800	1350
Schwertfrisch	100	100	3 1/2 oz	100	112	19	-	1100	1200	1850
Thunfisch, in Wasser	50	100	1/2 Tasse	115	119	28	-	1100	1200	1850
FRUECHTE										
Aepfel	150	300	1 mitt.2 3/4" Ø	150	67	0,2	3	14	13	23
Aprikosen	40	80	1 mitt.	40	58	1	-	16	14	23
Avocado	75	150	1 Tasse	150	178	2	9	40	47	76
Banane	150	300	1 mitt.	150	94	1,1	13	38	32	53
Zuckermelone	200	400	1/2 mitt.	400	36	0,7	-	-	-	-
Grapefruit	100	200	Schnitze 1 Tasse	190	47	0,5	-	-	-	-
Trauben	75	150	1 Tasse	150	78	1,3	3	19	6	14
Orange	90	360	1 mitt.	180	54	1,0	6	12	23	22
Pfirsiche	100	200	1 mitt.	100	43	0,6	4	27	13	29
Birnen	75	150	1 kl.	75	66	0,7	-	-	-	-
Ananas	70	140	1 Tasse gewürfelt	140	59	0,4	-	-	-	-
Rosinen	30	60	2 Esslöffel	18	320	2,5	-	-	-	-
Erdbeeren	75	150	1 Tasse ganz	150	39	0,7	9	25	18	42
Wassermelone	160	320	1 Tasse gewürfelt	160	28	0,5	-	-	-	-

Werte pro 100 GM

SAEUREN (MG)					Fett (GM)	Kohlen-hydrate (GM)	Fasern (GM)	VITAMINE				
Lysin	Phenyl-alanin	Tyrosin	Valin	Methionin od.Cystein				A (I.E.)	C (MG)	D (I.E.)	E (I.E.)	K (MCG)
720	960		840	600	35 % der tot. Kal.	50-100GR		5000	60	400	15	70-140
1400	650	555	900	400	10	0	0	20	-	0	0,9	7
450	950	700	1200	450	5	4	0	22'500	36	0-15	2	90
1590	800	650	1000	500	2	0	0	60	-	0	0,6	-
1275	625	500	800	400	21	0	0	-	-	0	0,9	-
1000	500	425	600	325	23	0	0	0	-	0	0,7	11
1250	600	550	790	375	12	0,9	0	0	-	0	1,0	15
2200	960	-	1200	650	7	0	0	-	-	0	-	-
1600	800	700	1000	450	12	0	0	-	-	0	-	-
800	400	400	625	275	1,6	2,0	0	100	10	0	-	-
1700	850	650	900	575	0,3	0	0	0	2	-	0,33	-
1250	650	600	750	450	2	0,5	-	2200	2	0	-	-
1650	650	625	900	400	1,4	0	0	-	-	44	0,9	-
1800	925	775	1200	600	11	0	0	110	-	315	1,6	-
1250	650	600	750	475	1,5	0,3	0	-	-	0	-	-
2300	900	950	1800	650	12	0	0	450	-	1100	-	-
1600	650	625	1100	500	1,2	0	0	-	-	3 mitt.	-	-
800	400	400	625	275	1,8	3,4	0	300	-	0	-	-
1600	675	550	950	500	13	0	0	-	9	154-550	-	-
1800	750	550	1100	600	12	0	0	-	-	220-440	-	-
550	300	250	400	200	9	0	0	-	-	1150-117	-	-
1250	650	600	750	475	0,8	1,5	-	-	-	150	-	-
1650	650	625	900	400	0,8	0	0	-	-	-	-	-
2300	900	1000	1800	650	4	0	0	1600	-	-	-	-
2300	900	1000	1800	650	0,8	0	0	-	-	-	-	-
22	10	6	15	3	0,6	15	1	90	4	0	0,8	-
23	13	10	19	4	0,2	13	0,6	2700	10	0	-	-
59	48	32	63	29	16	6	1,6	290	14	0	-	-
46	44	29	45	22	0,2	22	0,5	190	10	0	0,45	2
-	-	-	-	-	0,1	8	0,3	3400	33	0	0,18	-
-	-	-	-	-	0,1	11	0,2	80	40	0	-	-
15	14	12	9	23	1,0	16	0,6	100	4	0	-	-
43	30	17	31	12	0,2	12	0,5	200	50	0	-	1
30	18	21	40	31	0,1	10	0,6	1330	7	0	-	8
-	-	-	-	-	0,4	15	1,4	20	4	0	0,8	-
-	-	-	-	-	0,2	14	0,4	70	17	0	-	-
-	-	-	-	-	0,2	77	0,9	20	1	0	-	6
32	23	27	23	1	0,5	8	1,3	60	60	0	0,3	-
-	-	-	-	-	0,2	6	0,3	590	7	0	-	-

LEBENSMITTEL Kategorie und Substanz pro Tag	Tägliche Lebensmittelmenge Maß				Nährwert von Lebensmitteln VITAMINE					
	Min.	Max.	Portion	GM	Thiamin (MG)	Riboflavin (MG)	Niacin (MG)	B-6 (MG)	Folsäure (MG)	B-12 (MCG)
Empf.tägl.Menge					1,4	1,7	18	2	400	3
FLEISCH & GEFLUEGEL										
Hamburger	100	100	3 1/2 oz	100	0,09	0,18	5	0,4	7	1,8
Kalbsleber	100	100	3 1/2 oz	100	0,2	2,7	11	0,7	220	60
Huhn (leicht)	100	100	3 1/2 oz	100	0,05	0,09	11	0,68	6	0,45
Lamm (ausgewählt)	100	100	3 1/2 oz	100	0,15	0,2	5	0,28	4	2
Schweinefleisch	100	100	3 1/2 oz	100	0,8	0,2	4	0,45	8	0,7
Schinken (In Dose)	100	100	3 1/2 oz	100	0,5	0,2	4	0,4	8	0,6
Truthahn (Fleisch)	100	100	3 1/2 oz	100	0,08	0,14	8	-	10	-
Kalbfleisch	100	100	3 1/2 oz	100	0,14	0,25	6	0,34	5	1,6
FISCH & SCHALENTIERE										
Venusmuscheln	70	70	4 Kirschsteine	70	0,1	0,18	1,3	0,08	-	98
Dorsch	100	100	3 1/2 oz	100	0,06	0,07	2,2	0,23	18	0,8
Krabben (gedämpft)	50	100	3 1/2 oz	100	0,16	0,08	2,8	0,3	2	10
Halibut	100	100	3 1/2 oz	100	-	-	-	0,43	12	1
Hering, Atlantik	50	100	1 Hering	50	0,02	0,15	3,6	0,37	-	10
Hummer	50	100	1 Tasse	145	0,1	0,07	-	-	17	0,5
Makrele, Atlantik	100	100	3 1/2 oz	100	0,15	0,33	8,2	0,5	-	0,9
Ozean-Barsch	100	100	3 1/2 oz	100	0,1	0,08	1,9	0,23	9	1
Austern	50	100	mitt.-2 ausgew.	25	0,14	0,18	2,5	0,05	-	18
Lachs										
Atlantik	100	100	3 1/2 oz	100	-	0,08	7	0,7	26	4
Atlantik, in Dose	100	100	1 Dose 6 1/2 oz	185	-	-	-	0,3	20	7
Sardinen, Paz.,roh	50	100	3 1/2 oz	100	-	-	-	0,24	16	17
Garnele, roh	50	100	3 1/2 oz	100	0,02	0,03	3,2	0,1	11	0,9
Sol	100	100	3 1/2 oz	100	0,05	0,05	1,7	-	11	-
Schwertfisch	100	100	3 1/2 oz	100	0,05	0,05	8	-	-	1
Thunfisch, in Wasser	50	100	1/2 Tasse	115	-	0,1	13	0,43	15	2,2
FRUECHTE										
Aepfel	150	300	1 mitt.2 3/4" Ø	150	0,03	0,02	0,1	0,03	8	0
Aprikosen	40	80	1 mitt.	40	0,03	0,04	0,6	0,07	-	0
Avocado	75	150	1 Tasse	150	0,11	0,2	1,6	0,42	51	0
Banane	150	300	1 mitt.	150	0,05	0,06	0,7	0,5	28	0
Zuckermelone	200	400	1/2 mitt.	400	0,04	0,03	0,6	0,09	30	0
Grapefruit	100	200	Schnitze 1 Tasse	190	0,04	0,02	0,2	0,034	11	0
Trauben	75	150	1 Tasse	150	0,05	0,03	0,3	0,08	7	0
Orange	90	360	1 mitt.	180	0,1	0,04	0,4	0,06	46	0
Pfirsiche	100	200	1 mitt.	100	0,02	0,05	1	0,024	8	0
Birnen	75	150	1 kl.	75	0,02	0,04	0,1	0,017	14	0
Ananas	70	140	1 Tasse gewürfelt	140	0,09	0,03	0,2	0,088	11	0
Rosinen	30	60	2 Esslöffel	18	0,11	0,08	0,5	0,24	4	0
Erdbeeren	75	150	1 Tasse ganz	150	0,03	0,07	0,6	0,055	16	0
Wassermelone	160	320	1 Tasse gewürfelt	160	0,03	0,03	0,2	0,068	8	0

Werte pro 100 GM

		MINERALIEN										
Pantothensäure (MG)	Biotin (MCG)	Ca (MG)	P (MG)	Mg (MG)	K (MG)	Na (MG)	Fe (MG)	Cu (MG)	Mn (MG)	Zn (MG)	Se (MCG)	Cr (MG)
4-7	100-200	1200	1200	400	1875-5675	1100-3300	18	2-3	2,5-5,0	15	50-200	0,05-0,2
0,6	-	12	200	21	350	65	3	0,06	0,02	3,4	20	0,03
8	100	8	330	16	280	70	9	5	0,17	4	43	0,06
0,8	11	11	218	17	320	50	1,1	0,011	0,02	0,6	12	0,03
0,55	6	10	150	15	90	90	1,2	0,06	0,02	3	18	0,03
0,8	5	10	190	22	120	120	2,5	0,011	0,02	1,4	24	0,03
0,68	5	11	160	19	340	1100	2,7	0,34	0,02	1,7	-	0,03
0,86	-	8	200	28	315	66	1,5	0,037	0,02	2	-	0,03
0,9	2	11	200	15	170	170	3	0,05	0,02	3	-	0,03
0,3	-	70	160	-	180	120	6	-	-	1,5	-	-
0,14	-	10	200	28	400	70	0,4	-	-	-	43	-
0,6	-	43	175	34	-	-	0,8	0,27	0,02	3,6	-	0,03
0,28	8	-	-	-	-	-	-	-	-	-	-	-
1	-	-	260	-	-	-	1.1	-	-	-	-	-
1,5	-	65	200	22	180	210	0,8	-	-	-	63	-
0,24	18	5	230	28	-	-	1	-	-	-	-	-
0,36	-	20	200	-	270	80	1	-	-	-	-	-
0,25	9	90	140	32	120	70	5.5	-	-	-	65	-
1,3	-	80	190	-	-	-	0,9	-	-	-	-	-
0,55	15	270	300	30	400	80	-	0,08	0,08	1,1	-	0,08
1	24	33	215	24	-	-	1,8	-	-	-	-	-
0,28	-	60	170	50	220	140	1,6	-	-	-	60	0,03
0,3	-	12	200	-	340	80	0,8	0,01	0,02	0,3	-	0,03
0,19	-	19	200	-	-	-	0,9	-	-	-	-	-
0,3	3	16	200	-	280	40	1,6	0,01	0,02	0,4	-	0,03
0,11	0,9	7	10	5	110	1	0,3	0,014	0,035	0,012	0,45	0,015
0,24	-	17	23	12	280	1	0,5	0,04	0,01	0,085	-	0,015
1	5,5	10	42	45	600	4	0,6	-	-	-	-	-
0,26	4,4	8	26	33	370	1	0,7	0,11	0,13	0,15	0,95	0,015
0,25	3	14	16	16	250	12	0,4	0,014	0,01	0,14	-	0,015
0,28	3	16	16	12	135	1	0,4	0,04	0,01	0,1	-	0,015
0,08	1,6	16	12	13	160	3	0,4	0,035	0,065	0,035	-	0,015
0,25	1,9	40	20	11	200	1	0,4	0,004	0,008	0,02	1,3	0,012
0,17	1,7	9	20	10	202	1	0,5	0,04	0,01	0,05	0,4	0,015
0,07	-	8	11	7	130	2	0,3	0,04	0,01	0,055	0,6	0,015
0,16	-	17	8	13	150	1	0,5	0,15	1,2	0,08	0,55	0,015
0,045	4,5	60	100	35	760	27	3,5	-	-	-	-	-
0,34	4	20	20	12	160	1	1	-	-	-	-	-
0,3	3,6	7	10	8	100	1	0,5	0,017	0,026	0.085	-	0,015

Sachverzeichnis